免疫学

―巧妙なしくみを解き明かす―

Peter Wood 著　山本一夫 訳

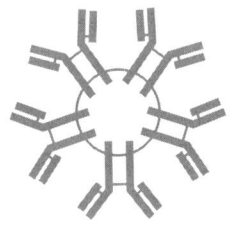

東京化学同人

Understanding Immunology

Second Edition

Peter Wood
University of Manchester

© Pearson Education Limited 2001, 2006

This translation of UNDERSTANDING IMMUNOLOGY 02 Edition
is published by arrangement with Pearson Education Limited.

わが妻，Jude に
そして，亡き Jack と Kirsten に捧げる

まえがき

　この本は，免疫学を学んだことのない学生に免疫学を紹介することを目的としている．生物学や生命科学，医学を学ぶ学部学生を対象にしているが，そのほかの分野の学生にも役立つと思う．免疫学の知識がないことを前提としてはいるが，生化学や細胞生物学の基礎知識があればなおよい．

　この本の執筆は，理学部，医学部，歯学部の学部学生を対象にした初級免疫学の講義での体験がきっかけとなった．講義中，しばしば，免疫系の複雑さに学生がとまどう場面があった．なぜなら，免疫系は，一見単純な課題に直面したときでも，実に複雑な機構を駆使してそれを解決しているような印象を与えてしまうからである．それゆえ，この本の目標の一つは，複雑に見える免疫システムが，もっと単純なシステムに比べて，はるかに効率的なのはなぜかを，わかりやすく解説することである．

　この本の前半は，感染症の病因と，さまざまな病原体からからだを守る免疫系の分子，細胞，組織について，順を追って段階的に理解できるようになっている．後半は，アレルギー，自己免疫疾患，移植などの際に働く免疫系を取上げている．初級の教科書では必然であるが，ほとんど触れていないテーマもある．免疫不全症は簡単に触れたのみだし，異種移植や粘膜における免疫寛容などは取上げていない．

　この本は，各章を順番に読み進むと，最も容易に理解できるようになっている．これは二つの基本方針に基づいている．一つ目は，専門用語や諸概念は，可能な限り，最初に出てきたところで説明するという方針である（後述の章を参照した例外は多少ある）．もう一つは，どの章も，その前までの章を読んで内容を理解していることを前提にするという方針である．前の章を参照することが大事だと思われる箇所には引用を入れた．この本のもう一つの特徴は，囲み記事（Box）を多用していることである．Boxに記載した内容は，本文を理解するうえで必須ではない．Boxには，1）本文で触れたことの詳細な説明と，2）免疫学に大きな進歩をもたらす鍵と

なった発見や実験結果（胸腺の発見など）の説明を加えてある．時間がない場合や，必要がないと思われる場合には読みとばしてもよい．

　1章では，病原体がいかに多種，多様であるかから始めて，これらの病原体の感染を単純な防御機構では回避できない理由を説明する．2章では，感染に対する即時応答について述べ，病原体と宿主細胞を区別する必要性について説明する．3章では，先天性免疫の認識機構と，先天性免疫より優れた病原体の認識機構として，体液性免疫を司る抗体分子について述べる．また特異的な免疫系を担うB細胞について解説する．特異的な免疫系を担うもう一つの重要なリンパ球であるT細胞については4章で述べ，この免疫担当細胞が認識する抗原および主要組織適合遺伝子複合体（MHC）について解説する．5章では，B細胞やT細胞が，限られた種類の遺伝子を用いて膨大な数の抗原特異性をつくり出すしくみを説明する．6章では，免疫系組織の解剖学の観点から，免疫応答に必須の細胞間相互作用がどのように行われるのかを説明する．抗体産生の解剖学的ならびに細胞生物学的側面は，7章でさらに詳しく説明する．8章では，病原体の排除や中和に抗体がどのように寄与しているかを説明し，9章では，抗体産生と対を成している，さまざまな細胞性免疫についてまとめる．免疫系を操作して大きな成果が挙がった例であるワクチンと，その基礎である免疫記憶については10章で解説する．11章ではB細胞とT細胞の増殖・分化を扱い，なぜリンパ球を産生し続けなければならないかを説明する．残りの章は，疾病における免疫系の関与についての説明である．すなわち，12章，13章では自己免疫疾患とアレルギーをそれぞれ取上げ，先進国において，これら疾患の発症が急増している原因について述べる．また14章では，免疫病の一つとして関心の高いAIDSについて解説する．最後の章では，がん治療や移植での，免疫系を制御する臨床的ならびに実験的な試みについて述べる．繰返しになるが，この本では，なぜ免疫系がいまあるような形に構築されたのかという点を，紙面の許す限り丁寧に説明したので，免疫系の複雑さの理由を，きっと理解していただけると思う．

Peter Wood

謝　辞

　この第 2 版の制作に貢献して下さった多くの人たちに感謝する．何よりも，図の作成と校正を大いに助けてくれた Jude Wood に深謝する．また，この本の制作過程でご援助下さった Alex Seabrook, Louise Lakey, Bridget Allen, Pauline Gillett の各氏に感謝する．

　著作物の転載を許諾して下さった下記の方々にも出版社ともども深く感謝する．

　図 15・4：移植片の生着に及ぼす *HLA-DR* 適合性の影響 は Philip A. Dyer 博士のご好意により許可を得て転載；口絵 1：象皮病 はインペリアル・カレッジ医学部感染症研究部（英国ロンドン）Richard Suswillo 氏のご好意による；口絵 2a, 2b, 2c：貪食細胞，ならびに，口絵 3a, 3b：肥満細胞と好塩基球，口絵 4a, 4b：リンパ球と形質細胞，口絵 9：脾臓の組織染色像（ヘマトキシリン - エオシン染色，20 倍），口絵 10：粘膜関連リンパ組織（MALT）の染色像，口絵 12：胸腺の組織染色像 はマンチェスター大学 Mike Mahon, John S. Dixon, Philip F. Harris　3 氏のご好意による；口絵 5：抗体の構造 は E. O. Saphire *et al.*, "Crystal structure of a neutralising human IgG against HIV-1: A template for vaccine design", *Science*, Vol. 293, pp. 1155〜59 (2001) より許可を得て転載 (Copyright © 2001, American Association for the Advancement of Science (AAAS))；口絵 6：抗原 - 抗体相互作用，および，口絵 8：T 細胞受容体と抗原/クラス I MHC 分子複合体との相互作用 はチューリッヒ大学生化学研究所 (Winterthurerstrasse 190, CH-8057 Zurich, Switzerland) の Annemarie Honegger 博士, Andreas Plueckthun 教授のご好意により許可を得て掲載；口絵 7：クラス I MHC 分子とクラス II MHC 分子 は L. J. Stern, D. C. Wiley, "Antigenic peptide binding class I and class II histocompatibility proteins", *Structure*, Vol. 2, pp. 245〜51 より許可を得て転載（Copyright © 1994 Elsevier）；口絵 11a,11b：ランゲルハンス細胞と樹状細胞 はハーバード大学医学部スケペンス眼科学研究所 Pedram Hamrah 博士と Reza Dana 博士のご好意による．

　一部の著作物は，所有者と連絡が取れなかったので，これらの連絡先に関する情報を寄せていただければありがたい．

訳者序文

　大学で免疫の講義を受けたのは，30年前のことである．3文字アルファベットの略語や抗体名，そして専門用語が飛び交い，理解しながら講義を聴くのをあきらめて，ひたすら板書をノートに書き写した．あるとき，マウスを使った実験結果が示され，これが"MHC拘束性"だという．T細胞が抗原を認識するには自己の主要組織適合遺伝子複合体（MHC）が必要なことはわかるが，分子レベルでどのようなことが起こっているかをイメージすることができずに，消化不良のまま，その日の講義は終わった．それから何年かの月日が流れて，クラスI MHC分子の立体構造がX線結晶構造解析により解かれた．T細胞受容体が，多型を示すMHC分子の溝に結合した抗原ペプチドを同時に認識すること，これが"MHC拘束性"の正体であった．謎解きがされれば，哲学的な用語も，その意味することを瞬時にイメージすることができるようになる．そして今日では，多くの知見が得られたことにより，さまざまな免疫のプロセスを頭の中で容易に構築できるようになった．

　免疫は，きわめて身近な現象である．一度インフルエンザにかかれば，それに対する抵抗力を獲得することは，誰もが知っている．アレルギーで悩む人も多いし，ワクチンは例外なく接種された経験があるはずである．また，エイズ（AIDS）や臓器移植なども身近な話題である．身近ではあるが，ふと考えてみると，免疫はとても不思議であり，なぜという素朴な疑問を理解したいという欲求に駆られる．そのような方に，是非，本書を一読して欲しい．本書は，難しい専門用語を知らなくても，さまざまな疑問に明解な答を与えることを最優先に考えた教科書である．消化不良に陥ることなく，それらの疑問に対する答が一読しただけで理解でき記憶に残るので，読み終えるころには，免疫の体系をも概観できるようになるはずである．そして何よりも，免疫系の巧みさに，あらためて感心し，興味を抱くに違いない．一度体系が理解できてしまえば，分厚い専門書ももう怖

くはなく，より詳細な内容を拾い読みしながら理解を深めてゆくことが難なくできるであろう．そんな入門書として，免疫を初めて学ぶ学生諸君に，是非とも気軽に手に取っていただきたい．

　本書の翻訳にあたり，東京化学同人編集部の田井宏和氏に細部にわたって推敲していただき，大変読みやすく仕上げてくださったことに感謝致します．

　2010 年 8 月

山 本　一 夫

目 次

1. からだへの攻撃——免疫系の役割と必要性 ··················· 1
    - 1・1 免疫系の役割と複雑さ ································ 1
    - 1・2 病原体の種類とそれらの相違点 ······················· 5
    - 1・3 病原体による病気の発症過程 ························· 6
    - 1・4 結論 ·· 17
    - 1・5 まとめ ·· 18

2. 感染に対する即時応答——先天性免疫と炎症反応 ·········· 19
    - 2・1 感染に対する応答 ·································· 19
    - 2・2 感染に対する即時応答——先天性免疫 ················· 20
    - 2・3 サイトカイン ······································ 24
    - 2・4 炎症反応と細胞の遊走 ······························ 26
    - 2・5 細胞の遊走 ·· 27
    - 2・6 炎症反応 ·· 32
    - 2・7 急性期反応 ·· 36
    - 2・8 オプソニンと貪食作用 ······························ 38
    - 2・9 インターフェロンとナチュラルキラー細胞 ············ 38
    - 2・10 まとめ ·· 41

3. 免疫系の特異的な抗原認識——抗体分子 ··················· 42
    - 3・1 免疫系の特異性とは ································ 42
    - 3・2 抗体の構造 ·· 43
    - 3・3 抗体による認識——抗原とエピトープ ················· 45
    - 3・4 抗体のクラス ······································ 52
    - 3・5 抗体は分泌されるか，Bリンパ球の表面に発現される ·· 56
    - 3・6 まとめ ·· 59

4. Tリンパ球とMHC分子を介した抗原の認識 ················ 60
    - 4・1 T細胞サブセットの概要 ····························· 60

4・2　T細胞受容体……………………………………………62
　4・3　主要組織適合遺伝子複合体…………………………63
　4・4　T細胞による抗原認識………………………………74
　4・5　MHC分子による抗原プロセシングと抗原提示……76
　4・6　まとめ…………………………………………………84

5. 多様性の獲得 ── T細胞とB細胞の抗原受容体は
いかにして多様性を獲得するのか ………… **86**
　5・1　序　論…………………………………………………86
　5・2　免疫グロブリンとT細胞受容体遺伝子と産生されるタンパク質……88
　5・3　B細胞およびT細胞の抗原受容体の再構成………94
　5・4　まとめ…………………………………………………103

6. リンパ系器官の構造と機能 ………………………… **105**
　6・1　生体内における免疫系の必要性……………………105
　6・2　特異的な免疫応答の種類……………………………106
　6・3　リンパ系器官の構造…………………………………109
　6・4　リンパ球の再循環……………………………………116
　6・5　まとめ…………………………………………………117

7. 抗体産生の解剖学と細胞生物学 …………………… **119**
　7・1　抗体産生の概要………………………………………119
　7・2　CD4 T細胞の活性化（抗原刺激後 0～5日目）……123
　7・3　抗原およびヘルパーT細胞との相互作用による
　　　　B細胞の活性化（抗原刺激後，2～4日目）………130
　7・4　胚中心の形成（抗原刺激後，4～14日目）…………132
　7・5　粘膜関連リンパ組織とIgA産生………………………146
　7・6　まとめ…………………………………………………148

8. エフェクター機構：生体内での病原体の処理法(1)
──抗体を介した応答…… **149**
　8・1　体液性免疫と細胞性免疫……………………………149
　8・2　抗体を介したエフェクター反応……………………150
　8・3　抗体による中和反応…………………………………150
　8・4　凝集反応………………………………………………153
　8・5　貪食と細胞傷害………………………………………153
　8・6　補　体…………………………………………………158

8・7　抗体，補体，および細菌のオプソニン化……………………… 169
8・8　抗体依存性細胞傷害活性（ADCC）……………………………… 170
8・9　まとめ………………………………………………………………… 170

9. エフェクター機構：生体内での病原体の処理法(2)——細胞性免疫…… 173
9・1　序　論………………………………………………………………… 173
9・2　細胞傷害性T細胞…………………………………………………… 174
9・3　遅延型過敏反応……………………………………………………… 180
9・4　エフェクター反応の違いにより宿主細胞のリスクも異なる…… 185
9・5　2種類のCD4ヘルパーT細胞……………………………………… 187
9・6　まとめ………………………………………………………………… 193

10. 免疫記憶とワクチン…………………………………………………… 195
10・1　免疫記憶……………………………………………………………… 195
10・2　ワクチン……………………………………………………………… 198
10・3　まとめ………………………………………………………………… 207

11. リンパ球の分化と免疫寛容…………………………………………… 208
11・1　なぜリンパ球は恒常的に産生され続けなければならないか…… 208
11・2　リンパ球の産生……………………………………………………… 209
11・3　B細胞の産生………………………………………………………… 214
11・4　T細胞の産生………………………………………………………… 219
11・5　T細胞の末梢における寛容………………………………………… 226
11・6　まとめ………………………………………………………………… 230

12. 自己免疫疾患…………………………………………………………… 231
12・1　自己免疫疾患の定義と用語………………………………………… 231
12・2　自己免疫疾患の範囲と臨床的荷重………………………………… 232
12・3　自己免疫疾患の免疫学的特徴……………………………………… 235
12・4　自己免疫疾患の病因………………………………………………… 242
12・5　免疫寛容の破綻……………………………………………………… 248
12・6　まとめ………………………………………………………………… 255

13. アレルギーと過敏症…………………………………………………… 256
13・1　序　論………………………………………………………………… 256
13・2　I型過敏症（アレルギー）…………………………………………… 256
13・3　アレルギーの臨床症状……………………………………………… 261

13・4　アレルギーの検査 ……………………………………… 264
13・5　アレルギーの疫学 ……………………………………… 265
13・6　なぜIgEをもつのか …………………………………… 267
13・7　アレルギーの治療 ……………………………………… 269
13・8　II型過敏症 ……………………………………………… 271
13・9　III型過敏症 ……………………………………………… 273
13・10　II型過敏症とIII型過敏症の相違 ……………………… 275
13・11　接触過敏症……………………………………………… 275
13・12　ま と め ……………………………………………… 278

14. エイズ（AIDS） ……………………………………… 279
14・1　AIDS発見の歴史 ……………………………………… 279
14・2　ヒト免疫不全ウイルス ………………………………… 280
14・3　HIV感染の臨床経過 …………………………………… 284
14・4　HIV感染に伴う免疫学的事象 ………………………… 285
14・5　HIVの化学療法 ………………………………………… 290
14・6　HIVワクチン …………………………………………… 291
14・7　ま と め ……………………………………………… 292

15. 免疫系の操作——移植とがん ……………………… 294
15・1　序　論 …………………………………………………… 294
15・2　移　植 …………………………………………………… 294
15・3　がんに対する免疫系の利用 …………………………… 303
15・4　ま と め ……………………………………………… 312

索　引 ………………………………………………………… 315

Box 目次

Box 1・1　外毒素 …………………………………………………………… 16
Box 1・2　病原性微生物の生活環 ………………………………………… 17
Box 2・1　プロスタグランジンとロイコトリエン ……………………… 35
Box 2・2　インターフェロンの抗ウイルス作用 ………………………… 40
Box 3・1　抗体のさまざまなフラグメント ……………………………… 48
Box 4・1　胸腺の重要性の発見 …………………………………………… 61
Box 4・2　種によるMHC遺伝子の名称 ………………………………… 65
Box 4・3　クラスIB MHC ………………………………………………… 69
Box 5・1　どのくらいの種類の抗原エピトープが存在しうるのか …… 87
Box 5・2　免疫グロブリンおよびT細胞受容体の遺伝子再構成 ……… 96
Box 6・1　脾臓と赤血球 …………………………………………………… 115
Box 7・1　T細胞依存性抗原とT細胞非依存性抗原 …………………… 121
Box 7・2　クラススイッチの分子的背景 ………………………………… 138
Box 8・1　宿主細胞に対するウイルスや細菌の接着 …………………… 152
Box 8・2　細菌を傷害するラジカルおよび一酸化窒素の産生 ………… 157
Box 8・3　C1の構造 ……………………………………………………… 160
Box 9・1　病原体は貪食細胞による傷害をいかにして回避しているか … 181
Box 9・2　先天性免疫不全症が教えてくれる免疫機構 ………………… 189
Box 9・3　CD4 T細胞の分化に影響する他の因子 ……………………… 191
Box 10・1　過去の経験 …………………………………………………… 199
Box 11・1　B細胞およびT細胞の分化におけるチェックポイント …… 213
Box 11・2　対立遺伝子排除 ……………………………………………… 216
Box 11・3　γ/δ T細胞 …………………………………………………… 220
Box 12・1　自己免疫疾患の分類 ………………………………………… 235
Box 12・2　自己寛容の多様性 …………………………………………… 253
Box 13・1　粘膜型肥満細胞と結合組織型肥満細胞 …………………… 260
Box 13・2　アレルギーに対する環境の寄与 …………………………… 268
Box 15・1　モノクローナル抗体 ………………………………………… 302

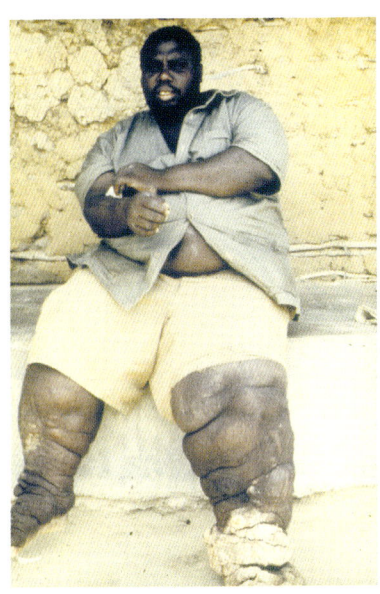

口絵1 象皮病 線虫の一種であるバンクロフト糸状虫によってひき起こされるリンパ管の閉塞症で，広範な浮腫と他の合併症により象皮病になる．（インペリアル・カレッジ医学部感染症研究部（英国ロンドン）Richard Suswillo 氏のご好意による）

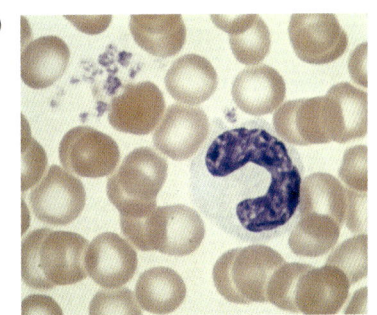

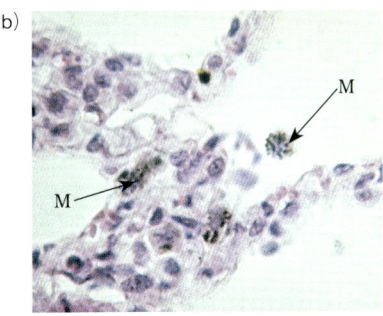

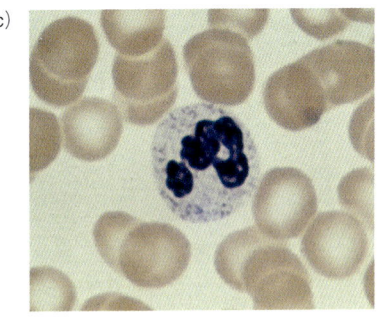

口絵2 貪食細胞 (a) 単球は血液中を循環しており，その段階では貪食能をもっていない．単球が血流を離れて炎症部位に遊走すると，そこで炎症性メディエーターの刺激を受けて，炎症性マクロファージへと分化する（ヘマトキシリン-エオシン染色，1000倍）．(b) 組織性マクロファージは，微生物由来の物質や炎症性メディエーターの刺激がないと，ほとんど貪食することはない．マクロファージ（M）が黒い炭素粒子を貪食した写真（400倍）．(c) 好中球は，多数の分葉した核をもつのが特徴である．最初に血中から炎症部位に遊走してくるのが，好中球である．血流を離れて遊走すると，素早く細菌を貪食して殺傷するが，数時間後には好中球自体も死滅するという，自殺的攻撃をする．好中球や細菌の死骸や分解物は膿となる（ヘマトキシリン-エオシン染色，800倍）．（マンチェスター大学 Mike Mahon, John S. Dixon, Philip F. Harris 3氏のご好意による）

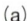 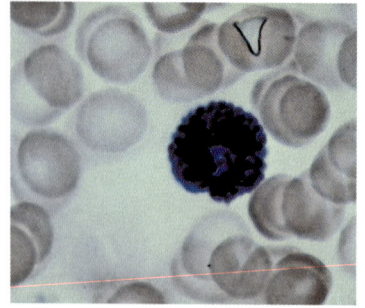 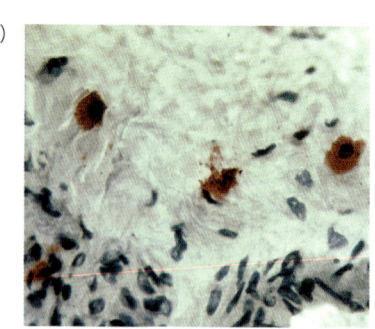

口絵3 肥満細胞と好塩基球 二つの細胞には多くの共通点があり,多数の大きな顆粒をもつことが特徴である.(a)白血球の一つである好塩基球は,炎症部位に遊走する(ヘマトキシリン–エオシン染色,800倍).(b)肥満細胞は,結合組織や粘膜組織に存在する.写真は膀胱壁の組織切片であり,肥満細胞の顆粒が赤く染色されている.右から3番目の肥満細胞は,顆粒の一部を放出している(a-ナフチルパラローザナリン染色,800倍).肥満細胞と好塩基球は形態学的に類似しているが,肥満細胞が好塩基球から分化したという証拠は見つかっていない.(マンチェスター大学 Mike Mahon, John S. Dixon, Philip F. Harris 3氏のご好意による)

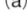 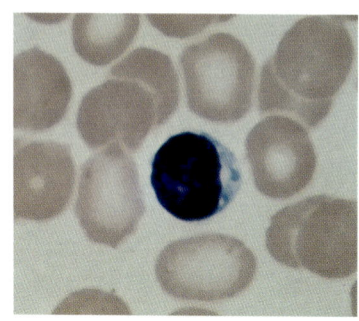

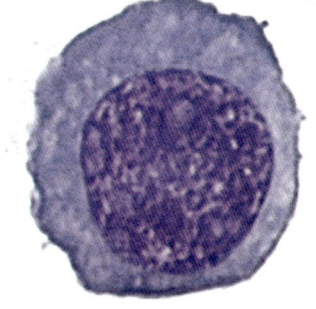

口絵4 リンパ球と形質細胞 (a)リンパ球は濃く染色される核と,薄い細胞質を特徴とする(ヘマトキシリン–エオシン染色,1000倍).(b)形質細胞はリンパ球よりも大きく,細胞質の面積も広い(ヘマトキシリン–エオシン染色,4000倍).(マンチェスター大学 Mike Mahon, John S. Dixon, Philip F. Harris 3氏のご好意による)

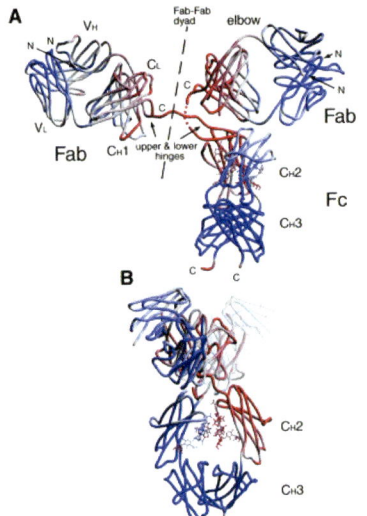

口絵5 抗体の構造　この図はHIVのgp120外被タンパク質に対する抗体の構造を示したものである．抗体は球状のY字型の構造をしている．ヒンジ領域において，可変領域が非対称に配置している．(E. O. Saphire, et al., "Crystal structure of a neutralising human IgG against HIV-1: A template for vaccine design", Science, Vol. 293, pp.1155〜59 (2001). Copyright © 2001 American Association for the Advancement of Science (AAAS). 許可を得て転載.)

口絵6 抗原-抗体相互作用　抗体（棒モデル）は，ニワトリ由来リゾチーム（紫）と結合している．抗原と抗体の境界面は，アミノ酸の側鎖によってつくられた凹凸のある平面的な空間である．(チューリッヒ大学生化学研究所 (Winterthurerstrasse 190, CH-8057 Zurich, Switzerland) Annemarie Honegger博士とAndreas Plueckthun教授のご好意により許可を得て掲載)

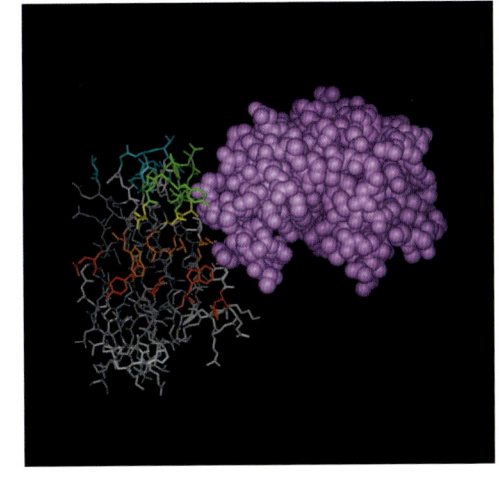

クラス I MHC   クラス II MHC

(a) α1 α2   (b) α1 β1
β2m   α3   α2   β2

(c)   (d)

口絵7 **クラスIMHC分子とクラスII MHC分子** 上図は，クラスI MHC分子（a）とクラスII MHC分子（b）に，それぞれペプチド（青）が結合した構造を示す．下図は，クラスI MHC分子（青）とクラスII MHC分子（赤）を重ねた図で，上側から見た図（c）と側面から見た図（d）を示す．二つの分子は，構造的にきわめて類似している．（L. J. Stern, D. C. Wiley, "Antigenic peptide binding class I and class II histocompatibility proteins", *Structure*, Vol. 2, pp. 245～51（1994）. Copyright ©1994 Elsevier. 許可を得て転載）

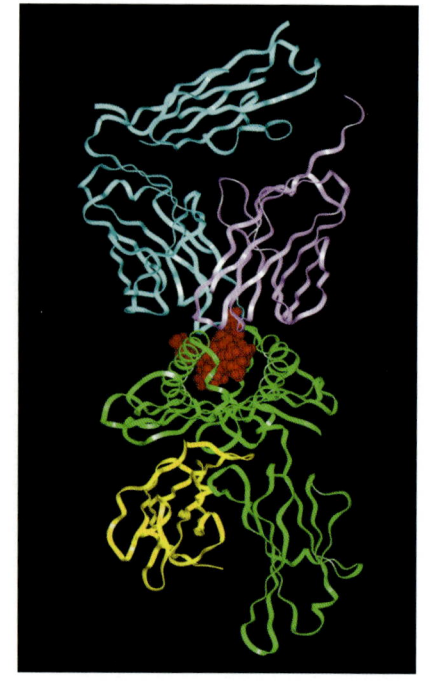

口絵8 **T細胞受容体と抗原/クラスI MHC分子複合体との相互作用** 下側がクラスI MHC分子で，α鎖を緑，β_2ミクログロブリンを黄色で示す．赤で示したものが，クラスI MHC分子に提示された抗原ペプチドである．T細胞受容体α鎖可変部を紫，β鎖を青で示した．簡略化のため，T細胞受容体のCαドメインは表示していない．（チューリッヒ大学生化学研究所（Winterthurerstrasse 190, CH-8057 Zurich, Switzerland）Annemarie Honegger博士とAndreas Plueckthun教授のご好意により許可を得て掲載）

口絵9 (a) 脾臓の組織染色像（ヘマトキシリン-エオシン染色，20倍），(b) リンパ節の組織染色像（ヘマトキシリン-エオシン染色，15倍），(c) リンパ節の高内皮細静脈を矢印で示す．この高内皮細静脈は通常の扁平な内皮細胞とは異なり，立方体の形状をしているため，"高内皮"という名称が付けられている．（マンチェスター大学 Mike Mahon, John S. Dixon, Philip F. Harris 3氏のご好意による）

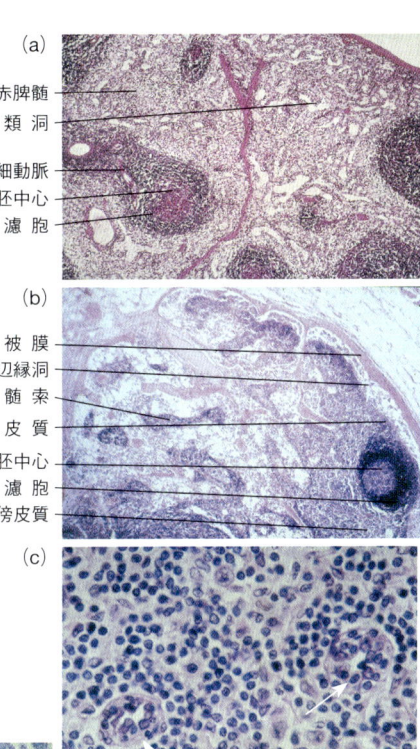

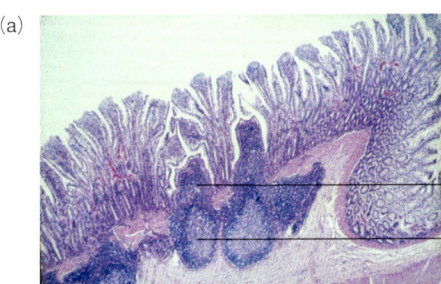

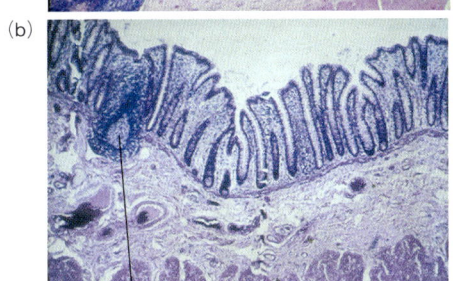

口絵10 粘膜関連リンパ組織（MALT）の染色像 (a) パイエル板を含む回腸の組織切片．パイエル板上側の上皮は薄くなっている（ヘマトキシリン-エオシン染色，9倍），(b) リンパ小節を含む大腸の組織切片（ヘマトキシリン-エオシン染色，9倍）．（マンチェスター大学 Mike Mahon, John S. Dixon, Philip F. Harris 3氏のご好意による）

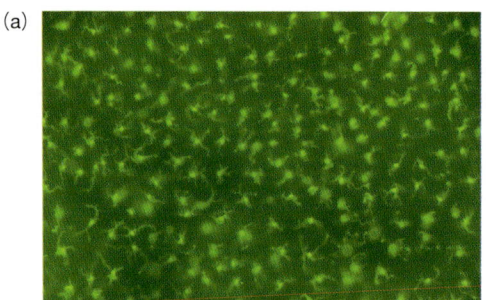

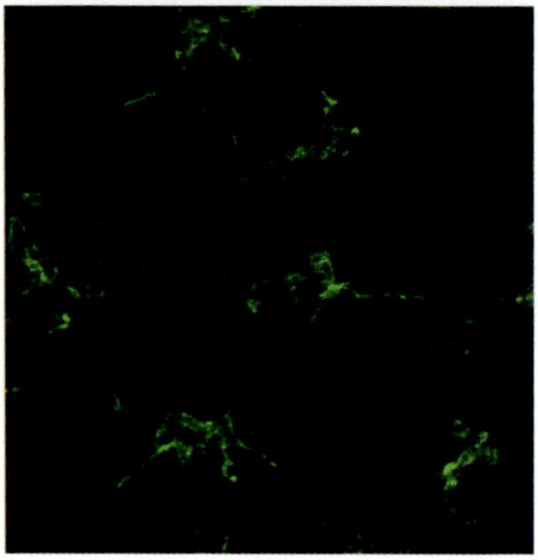

口絵11　ランゲルハンス細胞と樹状細胞
(a) 緑色に明るく光っている細胞が，抗CD1a抗体で免疫染色されたランゲルハンス細胞である．ランゲルハンス細胞は樹状の突起を網目状に伸張させ，皮膚内の抗原を取込む（100倍）．(b) 樹状細胞の共焦点顕微鏡による画像（400倍）．(ハーバード大学医学部スケペンス科学眼研究所（米国マサチューセッツ州ボストン）Pedram Hamrah 博士と Reza Dana 博士のご好意による）

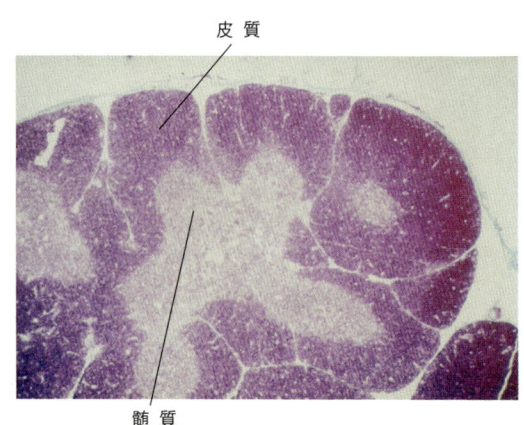

口絵12　胸腺の組織染色像
濃く染色されている小葉の外側の領域が皮質であり，内側の染色の薄い領域が髄質である（ヘマトキシリン-エオシン染色，15倍）．(マンチェスター大学 Mike Mahon, John S. Dixon, Philip F. Harris 3氏のご好意による）

(a)
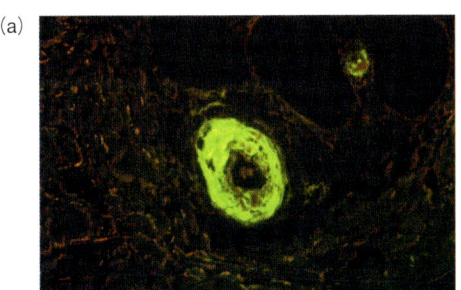

(b)
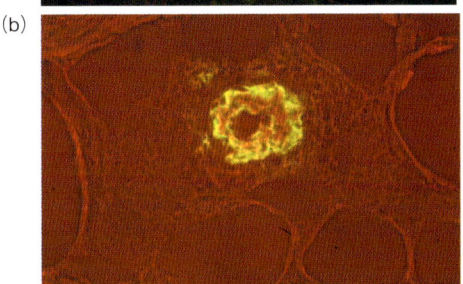

(c)
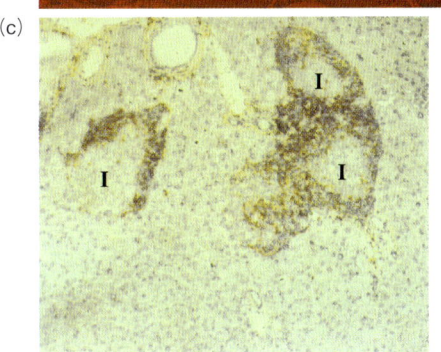

口絵 13　蛍光標識抗体およびペルオキシダーゼ標識抗体による免疫染色　(a) 結節性多発性動脈炎患者由来の皮膚切片の染色像. この疾患では血管壁が弱くなり, そこに IgG が沈着する. 沈着した IgG は, 蛍光標識した抗ヒト免疫グロブリン抗体によって検出できる(480倍). (b) 結節性多発性動脈炎の患者では, 蛍光標識した抗 C3 抗体によって補体の結合も観察される(480倍). (c) 糖尿病患者由来膵臓切片の酵素標識抗体による免疫染色像. 切片を抗 CD4 抗体で染色した後, ペルオキシダーゼ標識抗免疫グロブリン抗体を反応させ, ペルオキシダーゼで褐色に変化する基質を添加した. 切片はヘマトキシリンで薄く染色してあり, 褐色で染色されたランゲルハンス島 (I) に多数の CD4 T 細胞が集積している (100倍)

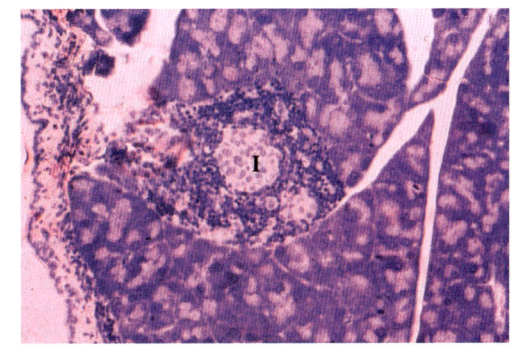

口絵 14　糖尿病患者由来の膵臓に浸潤した細胞像　ランゲルハンス島を I で示す. この糖尿病患者の膵臓では, ランゲルハンス島に単核球 (濃く染色された小さな細胞) が多数浸潤している (ヘマトキシリン-エオシン染色, 100倍)

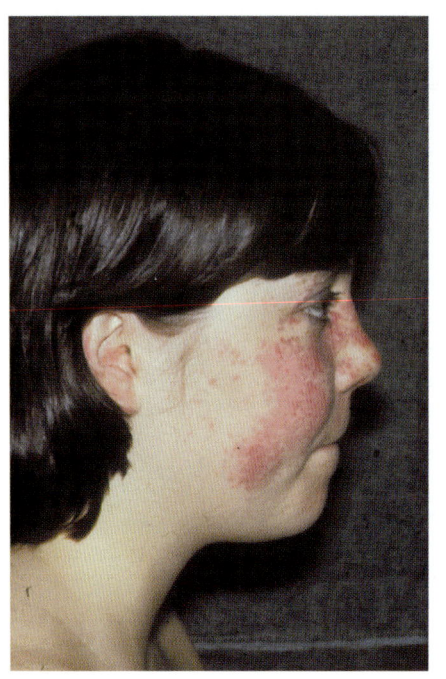

口絵15 全身性エリテマトーデス患者の蝶形紅斑 直射日光にさらされた皮膚に,しばしば特徴的な紅斑が観察される.

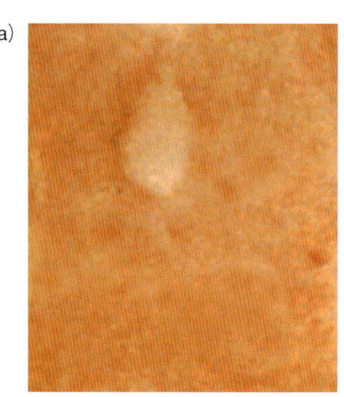
(a)

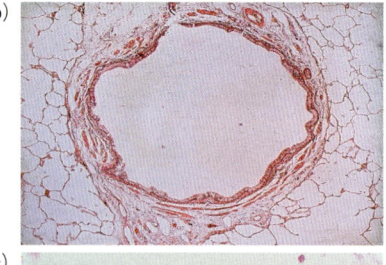
(b)

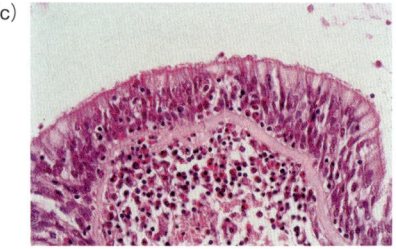
(c)

口絵16 皮膚および肺のアレルギー反応 (a) アレルゲンの曝露によりひき起こされた,皮膚の膨疹と発赤. (b) ぜん息症状のない慢性ぜん息患者の肺の組織切片像.細気管支と肺胞はきれいに空洞化している. (c) ぜん息発作時の慢性ぜん息患者の肺の組織切片の高倍率写真.基底膜が肥厚し,呼吸粘膜に好酸球が大量に浸潤している(ヘマトキシリン-エオシン染色,80倍)

1 からだへの攻撃
─免疫系の役割と必要性─

この章で学ぶこと

免疫系の役割を理解する．感染性微生物によってひき起こされるさまざまな病気について学ぶ．さらに感染に対するからだの複雑な生体防御機構を理解する．

重要項目

- 免疫系の役割
- 病原体の種類
- 病原体によってひき起こされる感染症
  - 感 染
  - 病原体の複製
  - 感染の拡大
  - 病　因
- 感染に対する抵抗性

1・1　免疫系の役割と複雑さ

　免疫系は，さまざまなタンパク質や細胞，組織（図1・1）が一体となって，**感染性微生物**（infectious organism）によってひき起こされる病気から自己を**防御**（defence）する機構である．病気をひき起こす感染性の微生物を**病原体**（pathogen）といい，病原体が感染する人や動物を**宿主**（host）とよぶ．感染した微生物が必ずしも病気をひき起こすとは限らず，腸内細菌が食物の消化を助けているように，宿主を助けている細菌もいる．宿主を助けるこのような微生物は，**共生微生物**（commensal organism）とよばれる．しかし，ウイルス，細菌，菌類，酵母，寄生虫の多くは宿主に病気をもたらし，われわれはこれらの病原体の感染とそれによってひき起こされる病気の恐怖に絶えずさらされている．表1・1に，さまざまな病原体によってひき起こされる感染症の例を示す．

　感染に対して抵抗性を示す免疫系の重要性は，次のような例から明らかである．免疫系に関与する分子を欠損した幼児は，正常な免疫能をもつ健常人にとって，あまり病原性のない微生物（インフルエンザウイルス，カンジダ，サイトメガロウイ

ルスなど）に対して抵抗性がなく，これらの感染によって幼くして死亡する．また近年の AIDS（acquired immunodeficiency syndrome，後天性免疫不全症候群）の流行では，AIDS 患者の多くが，カリニ肺炎をひき起こすニューモシスチス・カリニや，髄膜炎を起こすクリプトコッカスによる日和見感染で死亡しており，これらの重篤な感染症が免疫不全によりひき起こされることを多くの人に知らしめた．健康なときには免疫系がうまく機能し，これらの病原体が感染しても宿主にはあまり

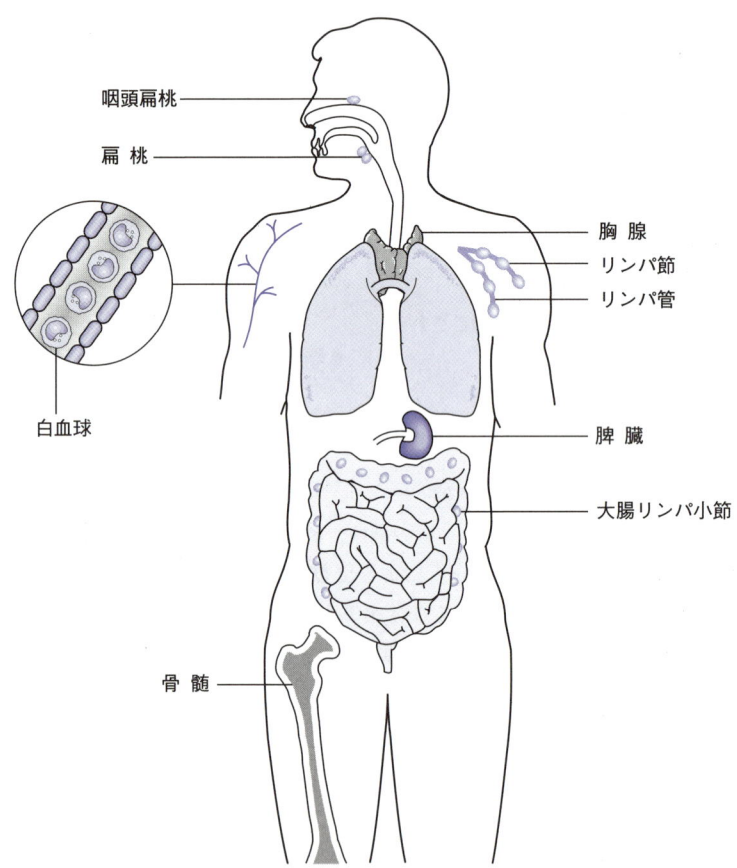

図 1・1　免疫系を構成する組織　骨髄と胸腺は，免疫応答にかかわるリンパ球や白血球を産生する場所である．咽頭扁桃，扁桃，リンパ節，脾臓，リンパ小節は，免疫応答が行われる組織である．血管と同様に，リンパ管は免疫担当細胞の体内循環を助けている．

表1・1 さまざまな病原体によってひき起こされる感染症

病原体	感染症
ウイルス	
ヘパドナウイルス	B型肝炎
ヘルペスウイルス	水痘
ポックスウイルス	天然痘
ピコルナウイルス	ポリオ，感冒
ミクソウイルス	麻疹，流行性耳下腺炎
レトロウイルス	エイズ
細菌	
連鎖球菌	肺炎
クロストリジウム	破傷風，ボツリヌス中毒
ナイセリア	淋病
サルモネラ	食中毒
ビブリオ	コレラ
マイコバクテリア	結核，ハンセン病
真菌（酵母，カビ）	
白癬菌	足白癬，たむし
カンジダ	口腔カンジダ症
クリプトコッカス	髄膜炎
寄生原虫	
マラリア原虫	マラリア
ジアルジア	ジアルジア鞭毛虫症
トリパノソーマ	シャーガス病，睡眠病
蠕（ぜん）虫	
条虫類	条虫症
住血吸虫	住血吸虫症
回虫	回虫感染症
回旋糸状虫類	河川盲目症

害がない．

　免疫系は感染性微生物に対する防御機構であるが，他のさまざまな病気にも関係している．たとえば，**腫瘍**（tumor）に対する防御にも免疫系が関与しているという報告が数多くある．免疫応答をひき起こさない腫瘍に対しても，免疫応答を誘導することができる腫瘍ワクチンという新しい画期的な手法が研究されており，がんに対する新たな治療法として大きな期待が寄せられている．免疫系は**臓器移植**（transplant）の際の拒絶反応にも深くかかわっている．免疫は外から侵入したもの

から自己を守る反応であるが，外から与えたものが，からだにとって有益なものであっても同様に拒絶をする．移植片が生着しない主要な原因は，この拒絶反応によるものであり，この拒絶反応を抑制するための多くの試みがなされている．

健康を維持するためには，適切に免疫系が機能することが必須であるが，さまざまな生理機構と同様に，免疫不全が原因でひき起こされる病気が知られている．最もよく知られた病気の一つに**アレルギー**(allergy)がある．花粉症や食物アレルギーは，花粉や食物といった通常では何の害もない物質に対して，過剰な免疫応答をすることによってひき起こされる病気である．また，リウマチやⅠ型糖尿病に代表される**自己免疫疾患**(autoimmune disease)も，免疫不全の一種である．これらの自己免疫疾患は，免疫系が自己のからだや組織を誤って攻撃することによってひき起こされる．免疫系の破綻が原因でひき起こされるこれらの病気は，しばしば重篤で致命的な場合もあるが，適度に免疫系が機能することは生きてゆく上で必須であり，それがなければ，先に述べた例にもあるようなさまざまな感染性微生物から身を守ることができない．

1・1・1 なぜ免疫学は複雑なのか

免疫にかかわる分子を挙げれば数千種類に上ることからも明らかなように，免疫系は，単に感染性微生物を排除するものではなく，もっと複雑な機構であることがわかる．免疫系が複雑であることには，たくさんの理由がある．第一は，宿主に傷害を与えることなく病原体を排除する必要があるためである．病原体を排除するだけなら，肝臓に病原体が感染した場合，病原体に対して強力な毒素を産生すればよい．しかし，それでは同時に肝臓にも傷害を与えてしまう．それゆえ，宿主を攻撃することなく病原体を排除するために，もっと複雑なメカニズムが必要とされるのである．仮に，自国のある町に，他国の軍隊が侵攻してきたとしよう．この敵の軍隊を核兵器によって町ごと破壊して壊滅させることは可能であるが，これは同時に自国の多くの仲間を犠牲にしてしまう．味方を犠牲にすることなく，町に進撃して敵の軍隊を排除したり，捕虜にすることは，はるかに難しいことである．この例は免疫系，すなわち自己と非自己の**認識**(recognition)という機構に，そのまま当てはまる重要な問題である．仲間を殺すことなく敵の軍隊を排除するには，二つを区別して異なる対応をしなければならないように，免疫系は病原体と宿主を区別し，病原体だけに破壊力を向けなければならない．そのために，さまざまに特化した免疫系が存在し，外から侵入してきた病原体の認識に関与している．

免疫系が直面するもう一つの難しい問題は，病原体による違いである．病原体は形や大きさがさまざまで，異なる生活環をもっており，いろいろなメカニズムで病

気をひき起こす．この問題に対処するための複雑な免疫系を完全に理解するには，感染性微生物を理解し，それらがどのように病気をひき起こしているのかを理解する必要がある．この章の残りの部分で，病原体のさまざまな違いについて触れ，免疫系がどのように対処しているかについて理解を深めていこう．

1・2 病原体の種類とそれらの相違点

　病気の原因となる病原体の種類は非常に多く，単細胞の微生物から多細胞の寄生虫に至るまでさまざまである．単細胞病原体としては，ウイルス，細菌，酵母，原虫などがあり，多細胞病原体のおもなものとしては，菌類や蠕虫（腸内寄生虫）が挙げられる（表1・1）．これらの病原体は生物界のさまざまな種類にまたがっており，多くの点で異なっている．たとえば，大きさという点でも大きな違いがあり，生活環も異なれば，病気をひき起こすメカニズムもそれぞれに異なっている（表1・2）．

1・2・1　病原体の大きさ

　表1・2に列記した病原性微生物の特徴の一つとして，**大きさ**（size）の違いが挙げられる．ウイルスは最も小さな感染性の病原体であり，20〜400 nm ときわめて小さい．これとは対照的に，腸内に寄生するサナダムシは，大きいものでは長さが7 m にもなる．この長さを比較すると，10^9 倍もの違いがある．ウイルスがテニスボールの大きさだと仮定すれば，大きく成長したサナダムシはロンドンからロサンゼルスまでの距離に相当する長さになる．この二つの生物からも想像できるように，さまざまな病原体に対して免疫系は，明らかに異なる対処法を必要とする．

1・2・2　病原体によってひき起こされる病気の段階

　病原体の相違は，大きさだけではない．どのようにして宿主に感染し，体内で増殖するか，またどのようにして病気をひき起こすかという点においても，さまざまな違いがある．病原体の感染や病気の発症は，以下の四つの段階に分けることができる．

　1）侵　入
　2）増　殖
　3）拡　散
　4）病気の発症（発病）

　感染は，一般的にこれらすべての段階を順番に経て起こるが，いずれかの段階において通常と異なる場合があったり，また順番が異なっている例もある．たとえば，体内に感染しても，広がらない病原体もある．また，ある病原体は感染した局所で

表 1・2 病原体の大きさと生活環

病原体	大きさ	生息場所	増殖方法	増殖速度（倍加時間）
ウイルス	20〜400 nm			
ポリオウイルス		細胞内：咽頭，腸管，神経系	ウイルス構成分子を細胞内で合成	＜1時間
ポックスウイルス		細胞内：上気道，リンパ節，皮膚	ウイルス構成分子を細胞内で合成	＜1時間
細菌	1〜5 μm			
化膿性連鎖球菌		細胞外：咽頭	細胞融合	3時間
らい菌		細胞内：マクロファージ，内皮細胞，シュワン細胞	細胞融合	2週間
真菌	2〜20 μm			
カンジダ・アラビカンス		細胞外：粘膜表面	無性芽	数時間
ヒストプラズマ・カプスラーツム		細胞内：マクロファージ	無性芽	数時間
寄生原虫	1〜50 mm			
トリパノソーマ		細胞外：血液	二分裂	6.5時間
マラリア原虫		細胞内：赤血球，肝細胞	無性生殖的に細胞分裂（肝細胞内）	8時間
寄生虫	3 mm〜7 m			
回虫		腸管	産卵	200,000個/日
有鈎条虫（サナダムシ）		腸管	卵を含む片節を遊離	800,000個/日

増殖し，その後，体内に広がる場合もあれば，はじめに体内に拡散し，その後に増殖する例もある．このように，これら四つの段階それぞれにおいて，病原体ごとにかなり異なる．以下にその詳細を示す．

1・3 病原体による病気の発症過程

　病原体による病気の発症過程の第一段階は，感染，すなわち体内への侵入である．ほとんどすべての病原体は，まず体内に侵入し，次に増殖や拡散をする．しかし，皮膚に付着したままの病原体（いぼをつくるウイルスなど）や，消化管に付着するだけで，それ以上体内に侵入することはない病原体（コレラを起こす細菌など）も少数だが存在する．感染は病原体にとって容易なことではない．からだには，病原

体の体内への侵入を阻止するための多くの物理的障壁や化学的障壁があるからである．

1・3・1 感染に対する障壁

われわれのからだは多くの物理的，化学的，生化学的な障壁をもっており，これによって病原体の体内への侵入をきわめて困難なものにしている（図1・2）．

感染に対する**物理的障壁**（physical barrier）は，以下の通りである．

- **皮膚と粘膜** 無傷な皮膚や粘膜は物理的な障壁をつくり，病原体の体内への侵入を阻止している．
- **繊 毛** 気道には，喉の方向へ粒子を押し出すように波打つ繊毛様の構造をもった細胞が並んでおり，また喉では咳や嚥下・排泄によって粒子は外に吐き出される．
- **粘 液** 粘液は腸管，気道，泌尿生殖器の上皮細胞から分泌される．粘着性でどろどろしており，微生物を捕捉することができる．気道においては，繊毛と粘液が協同して働くことにより，効率的に微生物を捕捉して排出している．

感染に対する**化学的および生化学的障壁**（chemical and biochemical barrier）は，以下の通りである．

- **酸** 胃から分泌される胃酸（塩酸）は，多くの細菌にとって致死的である．膣に生息する共生細菌は，乳酸およびプロピオン酸を分泌してpHを低下させる．これにより，多くの細菌の繁殖を抑制している．
- **脂肪酸** 皮膚にある皮脂腺から分泌される脂肪酸は，細菌の増殖を抑制する働きをもっている．
- **リゾチーム** この物質は，汗や涙などの多くの分泌液中に含まれている酵素である．細菌の細胞壁を構成するペプチドグリカンを分解し，細菌に傷害を与えたり殺す効果をもっている．
- **ディフェンシン** ディフェンシンは抗菌作用をもつペプチドであり，粘膜や皮膚の分泌物中に含まれている．
- **カテリシジン** この抗菌ペプチドは，当初，昆虫の生体防御を担うペプチドとして発見された．同じファミリー（同族）のペプチドが，ヒトの粘膜の分泌液中にも見いだされている．
- **コレクチン** コレクチンは微生物の細胞表面に存在する糖に結合するタンパク質の一群であり，結合した微生物を排除する働きをもつ．糖に結合するタンパク質はレクチンと総称されるが，コレクチンはカルシウムイオン存在下で糖に結合し，その構造からC型レクチンに分類される．肺に存在する界面活性

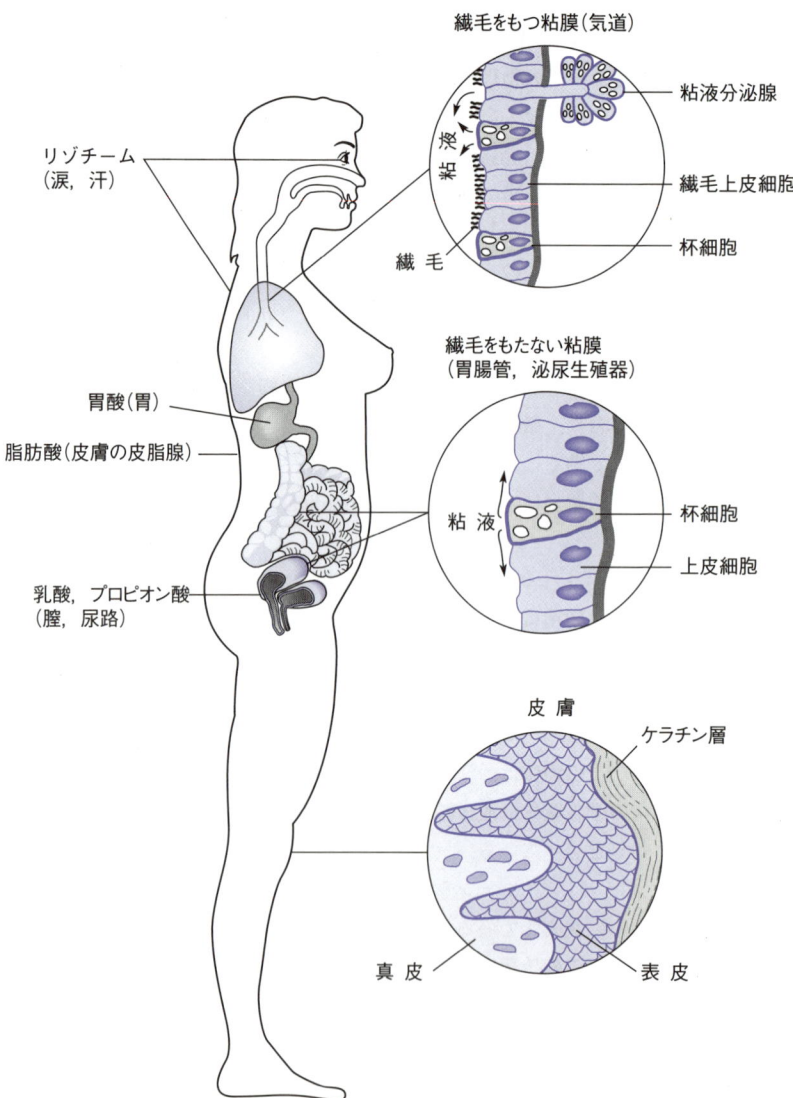

図1・2 物理的・化学的な防御機構

作用をもつサーファクタントタンパク質AおよびDはコレクチンの一種であり，外界と接する肺の表面で微生物の感染を阻止している．このほかに血清中には，マンノース結合タンパク質などのコレクチンが存在する．

病原体の体内への侵入に対して，物理的障壁や化学的・生化学的障壁は大変効果的に機能しており，われわれがさらされている感染性微生物の99.9％以上を排除している．しかしながら，さまざまな病原体が体内に感染しているのは事実である．これらの感染はさまざまな経路を通して起こる．

1・3・2 侵入──病原体の体内への侵入

病原体が体内に感染する経路として，皮膚，気道，胃や腸管，泌尿生殖器などが挙げられる．病原体が物理的障壁や化学的・生化学的障壁を突破するには，基本的に異なる二つの場合がある．一つあるいは複数の障壁となる構造物に病原体が強引に侵入する場合と，物理的障壁が損傷した箇所から侵入する場合である（図1・3）．

無傷の皮膚や粘膜からの侵入

- **皮 膚** 微生物の多くは無傷の皮膚を通過して体内に侵入することはできないが，寄生虫（鉤虫など）やその幼虫（住血吸虫など）の中には，皮膚から容易に感染することができるものもいる．イボウイルスなどの病原菌のように，皮膚への感染を起こすが，さらに体内へ侵入することがないものもある．
- **粘 膜** 粘膜は皮膚に比べて柔らかく水分を多く含む組織であり，ほかに比べて，感染の確率が非常に高い組織である．完全な粘膜であっても，さまざまな微生物が侵入することができる．その例を表1・3に示す．髄膜炎をひき起こす髄膜炎菌のように，病原体が上皮細胞内を通過して上皮の障壁を越えることもあり，また，インフルエンザ菌（*Haemophilus influenzae*）のように，上皮細胞の隙間を通過して感染する病原体もある．

損傷した皮膚や粘膜からの侵入

皮膚や粘膜の損傷はいろいろなことで起こるが，損傷によって，本来感染できない感染性微生物が体内に侵入することができるようになる．特に皮膚の損傷は重要な感染ルートであり，さまざまな原因によって感染をひき起こす．

- **火 傷** 重篤な火傷は感染をひき起こす危険性が高く，特にブドウ球菌，連鎖球菌，緑膿菌，破傷風菌などの感染を起こしやすい．
- **切り傷・創傷** 火傷と同様の病原体の感染を起こす．
- **虫刺され** 多くの感染症は虫によって媒介される．マラリア，発疹チフス，

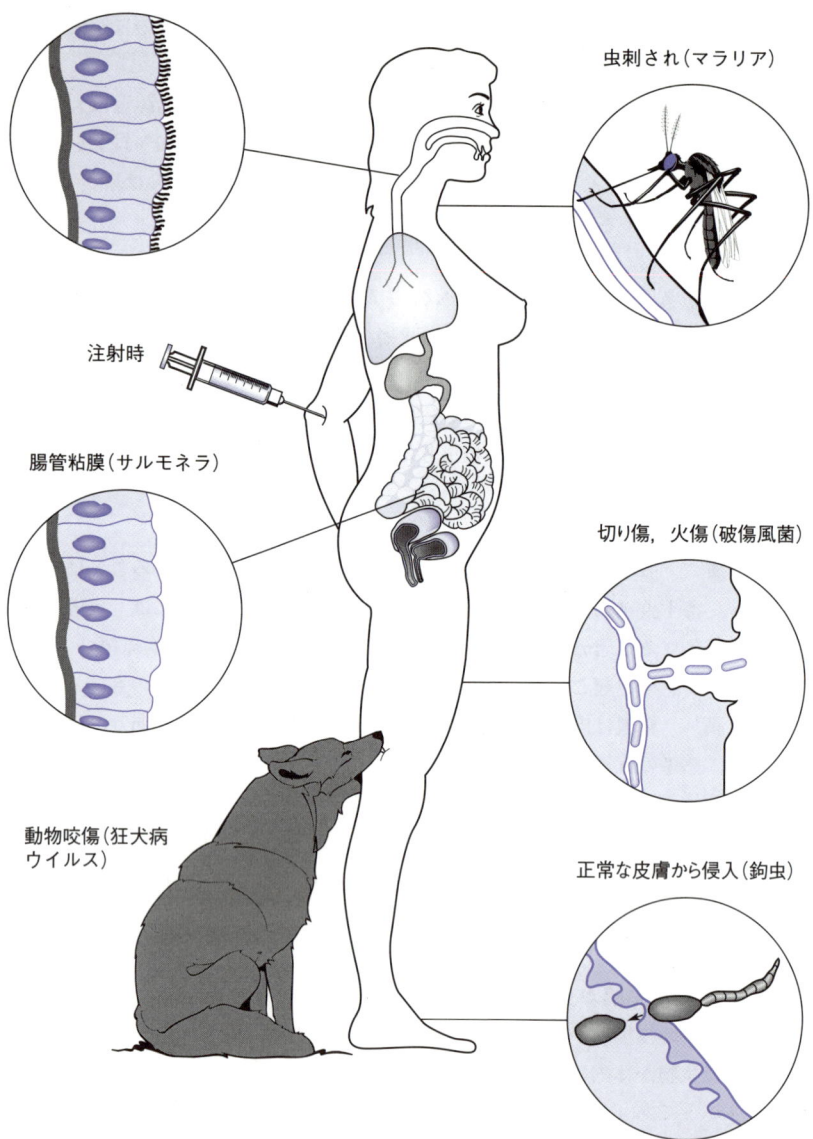

図1・3 病原体の体内への侵入経路 虫刺され，切り傷，火傷，動物咬傷により皮膚の障壁が損傷すると，病原体が体内に侵入できるようになる．損傷を受けていない皮膚から侵入できる寄生虫もあり，また，損傷を受けていない気道，腸管，泌尿生殖器の粘膜から侵入する病原体もある．

表1・3 粘膜における病原体の侵入経路

病原体	感染症	侵入する粘膜
ライノウイルス	かぜ	鼻上皮
インフルエンザウイルス	インフルエンザ	上気道
百日咳菌	百日咳	下気道
サルモネラ	食中毒	小腸
ロタウイルス	下痢	小腸
大腸菌（一部の菌）	尿路感染	膀胱, 尿管
淋菌	淋病	膣, 尿道

ペストはその代表的な例である.
- **動物咬傷** 狂犬病のように, 動物に咬まれることにより, 動物から直接感染することもある. 咬傷は皮膚に大きな損傷をもたらすので, 火傷や切り傷, 創傷などと同様に, 周囲に生息する微生物の感染などもひき起こす.
- **人為的行為** 人為的な行為が, 皮膚からの病原体の感染をもたらすこともある. 静脈注射用の注射器を共用することにより, 肝炎ウイルスやヒト免疫不全ウイルス（HIV）の感染の危険性が高まる. 適切な検査の手法が確立されていなかったために, 輸血や血液製剤（血友病患者用の血液凝固第VIII因子製剤など）の投与によって, ウイルス感染（肝炎ウイルス, HIV）を起こした例も多い. ドナーに対する適切な検査が行われないままに臓器移植をしてしまったために, 感染をひき起こすこともある.

粘膜の損傷は, 皮膚ほど重篤な感染は起こさない. しかし, 粘膜の物理的・化学的な損傷によって, さまざまな病原体が感染する例がある（たとえば, 喫煙により, 気道を介して微生物が感染する危険性が高まる）. また, あるウイルスによる粘膜への感染が粘膜の損傷をひき起こし, それが引き金となって, 別の病原体の侵入を容易にすることもある.

1・3・3 病原体の増殖

最も初期の感染は局所的, すなわち, 感染性微生物が体内に侵入した最初の箇所（虫刺され箇所, ある特定の粘膜表面など）だけである. 感染の次の段階は, 侵入した病原体の増殖と拡散である. この段階は, 病原体の生活環の一部と考えることができ, その生活環は感染性微生物によって非常に多岐にわたっている.

病原体の増殖は, 増殖の**仕方**（mode）, 増殖の**場所**（site）, 増殖の**速度**（rate）, という三つの点において多様である.

増殖の仕方

　病原体は，それぞれ異なる様式で増殖する（図1・4）．細菌，酵母，寄生虫などの多くの単細胞生物は，単純な細胞分裂によって増殖する．一方，ウイルスは複製という異なる様式で増殖をする．ウイルスが細胞に感染した後，ウイルス粒子はばらばらになり，ウイルスのゲノム（DNAやRNA），ウイルスタンパク質など増殖に必要な物質の合成が行われる．最終的に新しいウイルス粒子がつくられ，感染した細胞から外へ出てゆく．細胞内で複製されたウイルス粒子は，別の細胞へ感染する際に，細胞を破壊して細胞外へ放出されるため，感染した細胞は溶解して死んでしまう．別の手法としては，出芽とよばれる方法がある．ウイルス粒子が感染した細胞からちぎれる穏やかな増殖法であり，この場合には細胞が死滅することはない．寄生虫の多くは細胞内で増殖することはないが，卵を細胞内に産み付け，それが他の個体へ感染する要因になっている．

増殖の場所

　病原体は宿主細胞の中や外で生息し増殖する．細菌，酵母，寄生虫の多くは細胞外で増殖する．一方，ウイルスは本来ウイルスタンパク質を合成する酵素やさまざまな因子をもっていないことから，細胞内で複製せざるを得ない．また，細菌や寄生原虫の多くも，細胞内で増殖する必要がある．ある種の微生物（結核菌，淋菌など）は，細胞内および細胞外のどちらの環境でも生息することができる．寄生虫（トリパノソーマなど）は非常に複雑な生活環をしており，細胞内で増殖する段階と細胞外で増殖する段階がある．

　病原体が生息し増殖するそれぞれの部位で，免疫系はさまざまな問題に直面する．最も重要な問題は，病原体が細胞内に生息する生活環をもつことである．なぜなら，細胞内に留まっている間は，免疫系から回避できるからである．しかし，7章で触れるように，免疫系は細胞内に病原体が隠れているか否かを調べるさまざまな手法をもっている．

増殖の速度

　病原体が増殖する速度は，病原体ごとに大きく異なっている．ある細菌は，最適条件下で，20分間に1回の速さで分裂をする．単細胞の細菌がこの速さで分裂を繰返せば，1日で一つの細菌が10^{21}に増殖する計算になる！　もちろん，この増殖の速さが試験管内の最適な条件下で長時間続くことはありえず，まして，このような増殖の速さで宿主の体内で増殖することは困難であろう．一方，一つのウイルスから数百，数千のウイルスが数時間のうちに体内で増殖することはよくある．他の

細菌の複製（細胞分裂）

n　　$2n$　　$4n$　　$8n$　　$16n$

ウイルスの複製

ウイルス粒子

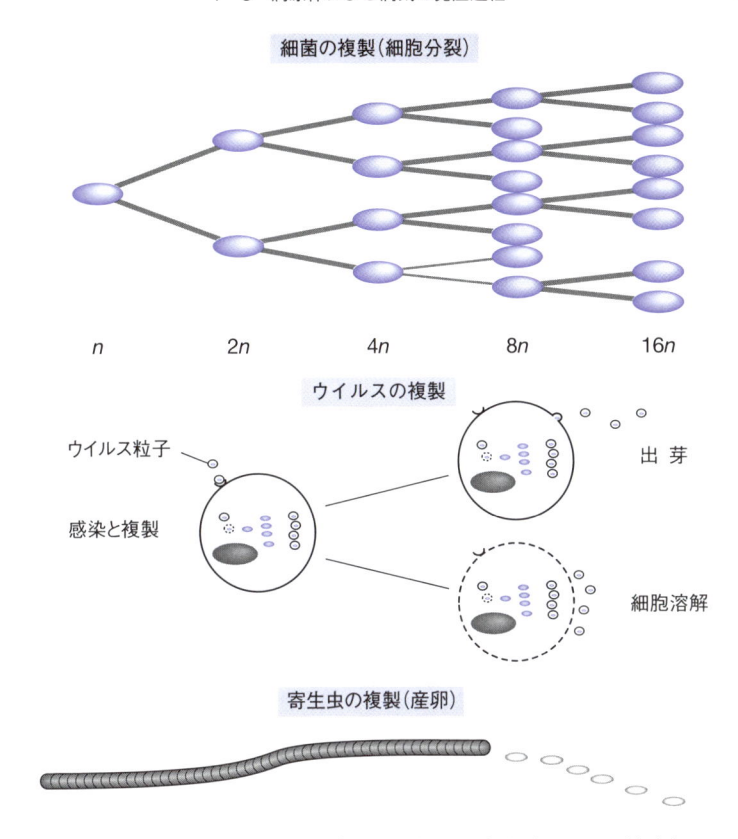

感染と複製

出芽

細胞溶解

寄生虫の複製（産卵）

図1・4　**病原体の増殖**　細菌の多くは単純な細胞分裂によって増殖する．ウイルスは複製するために，宿主細胞に感染しなければならない．寄生虫（蠕虫）は産卵し，その卵が新たな宿主に感染した後に成虫となる．

病原体は，これらに比べると，はるかに増殖速度は遅い．また，必ずしも多くの細菌が急激に増殖できるわけではなく，結核やハンセン病をひき起こすマイコバクテリアなどは，1回の分裂に数日を要する．寄生虫の多くは宿主体内で分裂することはないが，卵を産み，他の宿主へ感染できる個体の数を増やす．ただし，産卵の速度は寄生虫により大きく異なっており，肝吸虫症の原因であるマンソン住血吸虫は1日で200個程度であるが，回虫は20万個もの卵を産む．

1・3・4　病原体の拡散

病原体が宿主体内で拡散する方法は，それらが細胞内に感染しているか，細胞外で生息しているのか，あるいはその両方なのかによって異なる．細胞外で生息して

いる病原体も，血液などの体液を介して体内に広がることが多い．細胞内で増殖する病原体も，細胞内から外に出て細胞外の経路で拡散することができる．病原体の拡散には，以下のような経路がある．

- **細胞と細胞との接触**　ウイルスが代表的だが，多くの病原体は，細胞から細胞へ直接感染が拡大し，生活環にかかわる細胞外の物質に依存することは原則的にない．したがって，これらの病原体による感染は局所的であり，インフルエンザウイルスは，おもに気道にのみ感染をひき起こす．しかし，局所的な感染が広範な症状を起こすこともあるので，インフルエンザの感染にはよく頭痛，発熱，筋肉痛を伴う．
- **血管およびリンパ管を介した拡散**　最も一般的で，急速な病原体の拡散は，血液を媒介する方法である．血液を介してあらゆる臓器や組織に養分が運ばれているので，血液に侵入した感染性微生物はあらゆる臓器や組織に広がる可能性がある．しかし，個々の病原体は特定の臓器や組織に好んで感染するので，感染を起こす場所は病原体によって異なる（表1・2参照）．

    リンパ管は血管と類似の循環系ではあるが（図1・1，および6章参照），両者には重要な違いがある．リンパ液の循環は心臓で維持されているわけではなく，リンパ管を取巻く筋肉の動きで制御されていることから，血液に比べてはるかにゆっくりと流れている．しかも，組織液は直接，リンパ管との間を出入りすることができる．したがって，病原体は感染した部位を通るリンパ管から容易に侵入することが可能であり，そこから局所リンパ節に運ばれることになる．
- **体腔での拡散**　感染性微生物は腹腔のような体腔に存在する一つの器官に感染した後，しばしば同じ体腔内にある別の臓器に感染することがある．
- **神経を介した拡散**　神経を介した感染の拡大は，ある種のウイルスにとって，とりわけ重要な経路である．ウイルスは末梢神経を介して，中枢神経系に感染したり，逆に中枢神経系から末梢神経を介して他に感染を拡大する．この経路を介することにより，ウイルスが神経系のさまざまな部位に感染を拡大し，そこで症状をひき起こす例が知られている（単純ヘルペスウイルスなど）．このほかに，ウイルスが神経を介して拡散し，その後に他の臓器へ感染する場合もある．狂犬病ウイルスは，このような手段で最終的に唾液腺に感染し，その結果，唾液に含まれるウイルスが咬傷により人に伝搬される．

1・3・5　病　因

病気の過程の最終段階（これは感染の最終段階とは必ずしも同じではない）は，

実際に病気を発症することである．多くの感染性微生物は，病気をひき起こすことなく宿主の体内あるいは体表で生き長らえている．これらの微生物は，**共生微生物**（commensal organism）とよばれ，宿主にとって有利な場合もある．たとえば，膣に共生する乳酸桿菌は，乳酸やプロピオン酸を産生することにより，さまざまな細菌の増殖を阻害しているし，多くの腸内細菌は腸管内の"生息場所"を病原体と取りあうことにより，病原体を排除している．病原体が病気をひき起こす機構はさまざまで（図1・5），以下のような原因が考えられる．

● **毒素の分泌**　微生物の中でも，特に細菌は，直接的または間接的に毒素を分泌し，それらがさまざまな病気をひき起こす．クロストリジウム属の細菌から分泌される強力な神経毒素による破傷風，ボツリヌス毒素による食中毒，志賀赤痢菌やコレラ菌の毒素による赤痢やコレラ，化膿性連鎖球菌の毒素による猩紅熱はよく知られている（Box 1・1）．このほかに，原虫や真菌の中にも，同

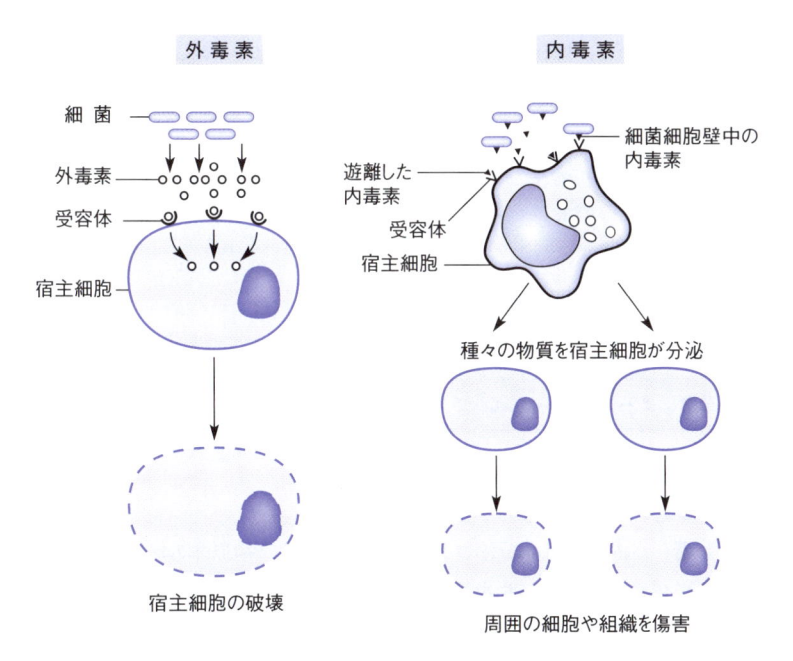

図1・5　微生物の産生する外毒素と内毒素による損傷　病原体の多くは，外毒素を分泌する．この外毒素は宿主細胞の受容体に結合し，細胞内に取込まれ，細胞を殺す．内毒素は，病原体の細胞壁の成分である．細胞壁中の内毒素や，それが切断されて遊離した内毒素は，宿主細胞（マクロファージなど）の受容体に結合して刺激する．刺激を受けた宿主細胞はさまざまな物質を産生し，その周囲の細胞や組織に損傷を与える．

Box 1・1 外毒素

外毒素は，通常，細菌から分泌される物質であるが，原虫や真菌から産生されることもある．これらの外毒素は，いくつかの作用機作によって毒性を示す．

タンパク質合成の阻害　ジフテリアをひき起こすジフテリア菌は，翻訳開始因子2（eIF2）のADPリボシル化をひき起こす毒素を産生し，それによってタンパク質合成を阻害する．この作用はきわめて強力であり，わずか1分子の毒素で一つの細胞を殺すことができる．大腸菌，コレラ菌，百日咳菌も，タンパク質のADPリボシル化をひき起こす毒素を産生する．

志賀赤痢菌や大腸菌 O157:H7 株（重篤な食中毒の原因菌）は 28S リボソーム RNA のアデニンを加水分解することによって，タンパク質合成を阻害する．

cAMPの上昇　多くの細菌が，cAMPの濃度を上昇させる毒素を産生する．コレラ菌，炭疽菌，百日咳菌，大腸菌のいくつかの株が，その例である．cAMP濃度の上昇が起こると，イオン輸送やそれに伴う水分の移動に異常をきたし，急激な浮腫をひき起こす．

神経毒　クロストリジウム属は，きわめて強力な神経毒を産生する．その一つである破傷風菌は，抑制性の神経伝達物質であるグリシンの放出を阻害する毒素を産生する．その結果，筋肉の過剰活動と持続的な収縮によるけいれん，そして開口障害をひき起こす．ボツリヌス菌はアセチルコリンの遊離を促進する神経毒を産生し，運動麻痺をもたらす．この毒素は最も強力な毒素として知られており，$1\mu g$ 以下で人を死に至らしめる．

細胞壁を分解する酵素　ウェルシュ菌はガス壊疽の原因菌であり，α溶血毒を産生する．この毒素は，細胞膜のレシチンを加水分解するホスホリパーゼの一種であり，細胞を破壊する．

スーパー抗原　ブドウ球菌や連鎖球菌などの細菌は，免疫系（特にTリンパ球全般，6章参照）を過度に活性化する毒素を産生する．その結果，ショック症状をひき起こすさまざまな因子が産生される．毒素性ショック症候群と食中毒は，これらの毒素によってもたらされる二大症状である．

様に外毒素を分泌するものが存在する．

- **内毒素**　内毒素は，分泌されるものではなく，病原体の細胞壁の成分である．特にグラム陰性菌（サルモネラなど）由来のものが多いが，それ以外にも酵母や原虫由来のものもある（Box 1・1）．直接的で特徴的な毒性を示す外毒素とは違い，内毒素は宿主の細胞に働きかけて，発熱や血圧低下など，さまざまな症状をもたらす因子の産生を誘導する．
- **宿主細胞の直接的な破壊**　宿主の細胞内に生息している病原体の中には，細胞内で複製した後に宿主細胞から去り（通常は細胞表面から出芽により遊離する），細胞に大きな傷害を与えないものも存在する．その結果，病原体は，感

> **Box 1・2 病原性微生物の生活環**
>
> **麻　疹**
> 　麻疹ウイルスは気道から体内に侵入する．その後，感染部位のリンパ節や粘膜のリンパ組織に移動する．数日後，ウイルスは脾臓を含む他のリンパ組織に拡散し，そこで，複製を開始する．1週間程度で，大量のウイルスが血流に乗って，からだ中の上皮に広がってゆく．上皮に大量のウイルスが存在すると，麻疹に見られるさまざまな症状が観察されるようになる．気道に広がったウイルスは，鼻水と咳をひき起こす．また，目の結膜で炎症が起こり，皮膚に拡散したウイルスは麻疹の特徴的な所見である紅斑をつくる．
>
> **腸チフス**
> 　チフス菌を大量に経口摂取すると，胃の酸性環境下でも菌の一部が生き残って腸管へ入る．細菌はパイエル板（6章参照）という特殊なリンパ組織を通過して腸粘膜に侵入し，腸管膜リンパ節に広がってゆき，そこでマクロファージに取込まれて，その中で増殖する．チフス菌は最終的に血流中に出てゆき，肝臓，骨髄，脾臓などに到達し，そこで増殖を繰返す．さらに細菌が大量に増殖すると，血流や胆道系を介して腎臓や胆嚢へと感染が拡大する．また，脳や心臓，皮膚にも感染が拡大する場合もある．初期の感染に比べてはるかに大量の細菌が腸管へ届くと，パイエル板で炎症性のさまざまな病変を誘引し，腸管壁に潰瘍を伴うこともある．別の組織に細菌感染が拡大し，髄膜炎，骨髄炎，心内膜炎，発疹の所見を呈する場合もある．

染した細胞を利用して，増殖し続けることができる．一方，病原体が細胞内に感染し増殖した後に，宿主細胞を破壊して大量の病原体を外に放出する場合もある（急激な病原体の放出の過程を細胞溶解という．§1・3・3参照）．ウイルスや原虫の多くは，このように直接的に宿主細胞を破壊し，その破壊が広がった結果として病気をひき起こす．

- **物理的な阻害**　病原体が宿主の中に単に存在することにより病気をひき起こす例も少なくはない．最も劇的な例は，フィラリア（糸状虫）の感染により発症する象皮病である．糸状虫は患者のリンパ管を閉塞することにより，胸部，睾丸，下肢組織の広範な肥厚をもたらす（口絵1）．

1・4　結　論

　以上に述べた，病原体の多様性，それに伴う宿主内での生息方法や病気のひき起こし方の多様性から明らかなように，多様な病原体によってもたらされるすべての病気からからだを守る免疫系は，じつに多くの問題に直面していることがわかる．Box 1・2に2種類の病原体の生活環について記載したように，もう一つの要因が

免疫系に大きな問題としてのしかかっており，必要とする免疫応答をさらに複雑にさせている．病原体は免疫系と共進化しており，免疫反応から逃れて生き残るために，いろいろな能力を獲得しつつ進化してきた．病原体にとって最も大事なのは宿主内で生き残ることであり，宿主内で生存し増殖する優れた能力を獲得した病原体が，優位となり大多数を占めるような自然選択が繰返されている．免疫反応から逃れる必要性が大きく影響していると思われる病原体もある．肺炎をひき起こすサイトメガロウイルスは，ゲノムの30％を変化させて免疫応答から回避できるように進化したよい例である．免疫系も，さまざまな病原体による多様な脅威に対応できるように，その都度さまざまな複雑な機構を進化させてきている．

1・5 ま と め

- からだは絶えず，病気をひき起こす可能性のある微生物（病原体）の感染にさらされている．宿主は，物理的，化学的，生化学的な防御機構を組合わせて，大部分の病原体の侵入を阻止している．しかし，ある種の病原体はこれを突破できるし，また，けがや他の原因により障壁が破壊されたとき，その裂け目を突破して侵入することもある．
- 病原体の大きさ，宿主への感染方法，増殖の仕方，細胞内あるいは細胞外などの増殖する場所，宿主体内での拡散の仕方，病気を起こす原因などは，さまざまである．
- 病原体の生活環がさまざまであるから，免疫系も，さまざまな脅威に対処するための多様な機構をもたなければならない．

2 感染に対する即時応答
—先天性免疫と炎症反応—

> **この章で学ぶこと**
>
> 感染に対する免疫応答のさまざまな段階を知る．先天性免疫における病原体認識の概略と分子基盤を理解する．炎症反応，急性期反応，リンパ球の体内循環について学ぶ．

> **重要項目**
> - 感染に対する応答
> - 先天性免疫における病原体認識機構
> - サイトカイン
> - 免疫担当細胞の遊走
> - 炎症反応
>   ・免疫担当細胞の種類
>   ・補体，キニン，凝固系の活性化
> - 急性期応答
>   ・脳の役割
>   ・肝臓の役割
>   ・貪食作用とオプソニン
> - ナチュラルキラー細胞とインターフェロン
>   ・貪食作用とオプソニン
>   ・ナチュラルキラー細胞

2・1 感染に対する応答

1章では，病原性微生物と病気に至る感染の進行について述べ，われわれがさまざまな病原体にさらされ，どのようにして病気になるかを説明した．この章では，われわれのからだが，どのようにして多様な病原体の感染を回避しようとするのかという問題に触れる．感染に対する応答には，五つの段階がある．

 1) **感染の察知**　からだは病原体が体内に侵入してきたことを察知して初めて，それを排除しようという反応を開始する．

 2) **感染に対する即時応答**　これは，感染が起こった際に，すでに存在していた細胞や分子を使って病原体に対して起こす応答である．この反応には，感染局所に細胞や分子を集積させたり，集積した細胞や分子の活性化を必要とする．

 3) **感染に対する遅延型反応**　即時応答による病原体の排除が不十分だった場

合，新たな免疫担当細胞や分子をつくり出すことによって感染に対処するのがこの反応である．

4）病原体の破壊と排除，病原体の毒性を緩和すること　病原体に抵抗する最もよい方法は，それらを死滅させ，体内から排除することである．しかし，病原体が強力な毒素を産生する場合もあるため，まず最初にこの毒素を中和して作用を緩和し，その後に病原体を排除するほうがより有効である．

5）免疫の獲得　これによって同じ病原体の再感染に対して抵抗力を獲得する．

2・2　感染に対する即時応答──先天性免疫

"先天性免疫"とは，本来から備わっている病原体感染に対する生体防御機構，すなわち病原体に抵抗する即時型反応のことである．1章で述べた感染に抵抗する物理的，化学的・生化学的障壁は，先天性免疫の一部でもある．これらの機構を"先天性免疫"あるいは"自然免疫"とよぶ理由は，そもそも感染が起こる以前から備わっている能力だからである．ただし，それにかかわる構成要素の一部は，感染に伴って誘導されたり増強される場合もある．

2・2・1　先天性免疫にかかわる細胞群

多くの細胞やタンパク質が，からだのさまざまな場所で先天性免疫にかかわり，病原体に対して抵抗している．これらの細胞やタンパク質は機能の点で二つに大別できる．すなわち，外からの異物の侵入，たとえば細菌の感染を察知するものと，感染した異物に対して即時に細胞応答するものの二つである．細胞応答の仕方は細胞の性質によっても異なり，またそれらの活性化の経路によっても異なってくる．

先天性免疫を担う重要な細胞の一つが**マクロファージ**（macrophage）である．この細胞は骨髄由来の細胞で，さまざまな組織に存在している（口絵2）．あるものは同じ組織に長時間留まっているため，固定マクロファージとよばれている．一方，組織を移動しているものを，遊走マクロファージとよぶ．マクロファージは単球とよばれる白血球の一種と関連がある（口絵2）．単球は，骨髄由来の細胞であり，血液中から組織の中に侵入してゆき，そこでマクロファージへと分化する．そのため，マクロファージと単球は，単球・マクロファージ系の細胞として一括して分類される．

先天性免疫にかかわるもう一つの細胞は，好中球である（口絵2）．この細胞は多形核白血球ともいう．この細胞も，損傷を受けたり感染を起こした組織に，血液中から侵入してゆく．組織中に見いだされる他の先天性免疫にかかわる細胞として，肥満細胞や樹状細胞などがある．後述するように，これらは特別な機能を担ってい

る（肥満細胞の詳細については13章を，また樹状細胞に関しては8章を参照）．

2・2・2 先天性免疫にかかわる免疫担当細胞による病原体の認識機構

先天性免疫機構にかかわる細胞による病原体の"認識"とは，具体的にどのような事象を指すのだろうか．認識とは，免疫担当細胞の表面にある分子，すなわち受容体が，われわれのからだには存在しない病原体に特異的な分子に結合することをいう．このような手段を使って，免疫系は外から侵入してきた異物を自己と区別し，病原体に対して応答するが，自己の組織や細胞を攻撃することはない．非自己を標的とする反応は，免疫系の最も重要な特徴である．先天性免疫を担う細胞の表面には，多くの受容体が存在している．表2・1にその例を示す．

病原体由来のさまざまな分子を認識するうえで重要な受容体ファミリーが同定されている．その一つであるToll様受容体は，ショウジョウバエの発生にかかわるToll分子と構造が類似していることからその名が付いた．ヒトでは約10種類のToll様受容体が知られており，他の種でもほぼ同じ数のToll様受容体が報告されている．これらのToll様受容体は細菌由来のいろいろな物質を認識する．ウイルス感染の際にのみ生ずる二本鎖RNA，細菌の細胞壁由来のリポ多糖（LPS），細菌由来のリポタンパク質，メチル化されていないDNA（細菌由来であることを意味する），細菌の鞭毛の構成成分であるフラジェリンタンパク質が，その例である．それぞれのToll様受容体は，表2・2に示すように，それぞれ別の細菌由来物質を認識している．

2・2・3 細菌由来物質に対する細胞応答

先天性免疫にかかわるさまざまな細胞の細胞表面には，細菌由来物質を認識するいろいろな受容体が存在しており，それらを使って細菌による感染を検知している．

表2・1 貪食細胞上に存在する受容体

受容体	受容体をもつ細胞	病原体上の標的分子	標的となる病原体
マンノース受容体	マクロファージ，好中球	マンノースを含む糖鎖（多糖）	細菌
スカベンジャー受容体	マクロファージ	シアル酸	細菌，酵母
CD14	マクロファージ，好中球	リポ多糖（細菌細胞壁の構成成分）	グラム陰性細菌
補体受容体CR3およびCR4	マクロファージ	リポ多糖 リポホスホグリカン	細菌，酵母

表 2・2　Toll 様受容体による認識

Toll 様受容体	リガンド
TLR1	細菌リポペプチド
TLR2	ペプチドグリカン，リポペプチド，ザイモサン（酵母の細胞壁由来）
TLR3	二本鎖 DNA（ウイルス由来）
TLR4	リポ多糖（グラム陰性細菌の細胞壁由来）
TLR5	フラジェリン（鞭毛の構成タンパク質）
TLR6	リポペプチド，ザイモサン
TLR7	一本鎖 RNA
TLR8	一本鎖 RNA
TLR9	非メチル化 DNA（細菌由来）
TLR10	細菌由来分子？（未同定）

感染を検出することができれば，感染の初期の段階で病原体を排除したり，病原体の増殖を抑制して拡散を防ぐのに非常に有効である．検出の方法は細胞によってさまざまであるが，その一つに貪食がある．

2・2・4　感染に対する細胞応答——貪食作用

貪食（phagocytosis）とは，細菌などを細胞内に取込んで破壊することで，これを行う細胞を**貪食細胞**（phagocyte）という．貪食細胞の代表例が，マクロファージと好中球である．これら 2 種類の細胞が病原体を貪食する過程は基本的に同じであり，以下の四つの段階がある（図 2・1）．

1）接着　貪食細胞は，病原体，死細胞，感染により傷害を受けた細胞，組織片などの貪食すべき粒子に接着する．

2）細胞内への取込み　貪食細胞は，粒子のまわりに偽足とよばれる突起状の膜を突き出し，**食胞**（phagosome）とよばれる小胞として粒子を細胞内に取込む．

3）傷害　取込まれたものが生きた病原体（細菌など）であれば，貪食細胞はいくつかの手段を用いて取込んだ病原体を殺傷する（8 章で詳細に述べる）．

4）分解　細胞内に取込んだ死細胞や組織片などの粒子は，食胞内で種々の酵素によって分解を受ける．

これら貪食の基本的な過程は，好中球とマクロファージでは共通であるが，一つ大きな相違がある．好中球は，細菌やウイルスのような小さな病原体を貪食するが，マクロファージは，これらの病原体に加えて，死細胞や組織片のようなより大きな粒子も貪食することができる．そのため，マクロファージは組織から病原体を排除

貪食の流れ

① 貪食細胞／細菌／接着
② 細胞内への取込み
③ 傷害
④ 分解

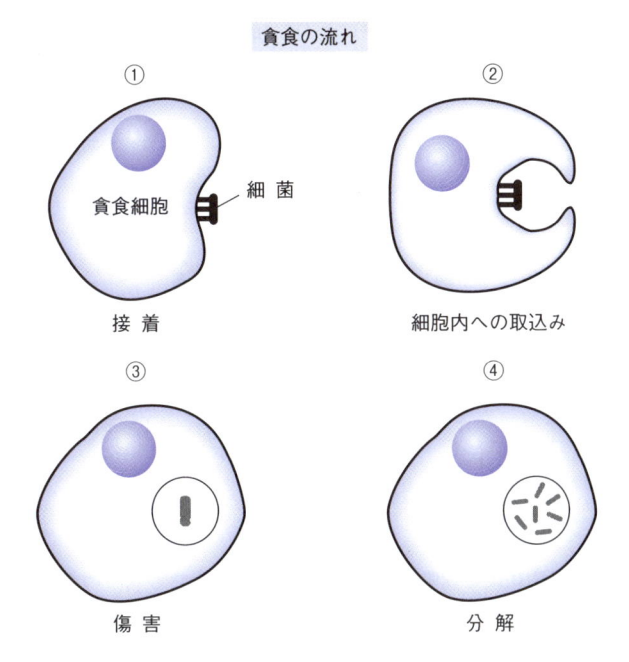

図2・1 貪食 貪食細胞は，細菌や破壊された宿主の細胞，組織の残骸を取込み，除去する．図は，細菌の貪食を示す．① 貪食細胞が細菌に結合する．② 貪食細胞は細菌のまわりを取囲むように偽足を伸ばし，細胞内の食胞に取込む．③ 貪食細胞は，取込んだ細菌を傷害する．④ 細菌はタンパク質分解酵素によって消化される．

するだけでなく，死細胞や傷害を受けた自己の細胞を排除することにより，損傷を受けた組織をきれいにする役割も担っている．マクロファージは病原体の糖鎖を認識する受容体だけでなく，死細胞あるいは傷害を受けた細胞上に露出する糖鎖を認識する受容体を細胞表面にもっているので，正常な宿主細胞と死細胞あるいは傷害を受けた細胞を識別することができる（図2・2参照）．

2・2・5 感染に対する細胞応答──新たな因子の産生

先天性免疫を担う細胞が病原体の産生する物質に出会うと，貪食以外にもさまざまな応答をする．これらの細胞は，さまざまな新しい因子を産生して分泌するように活性化を受ける．分泌される因子のいくつかは，病原体の傷害に直接かかわっている．そのほかに，別の免疫担当細胞の助けを借りて，間接的に病原体を排除するように働く因子もある．病原体の感染による刺激応答によって分泌されるこれらの

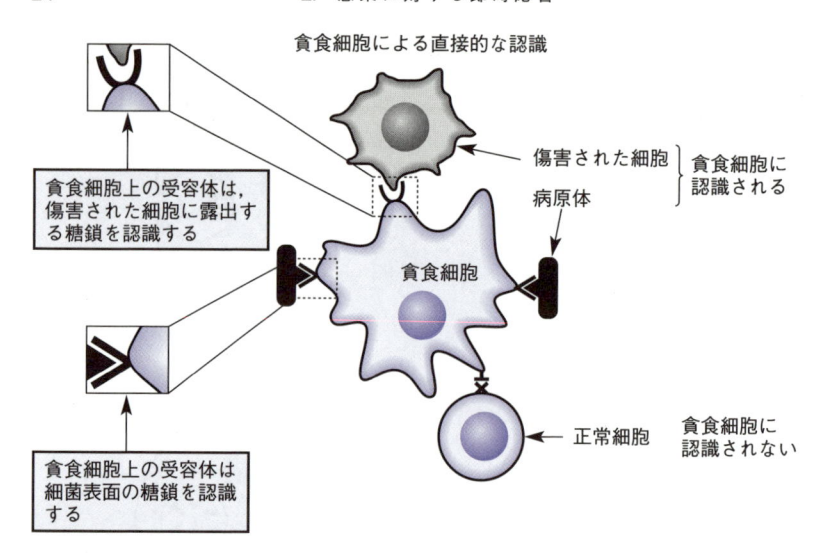

図2・2 貪食細胞による認識 貪食細胞は，微生物および宿主の死細胞を，正常の細胞から区別するとともに，正常の細胞を誤って貪食しないようにする必要がある．そのため，貪食細胞は，細菌の表面に存在する糖鎖や，死細胞や傷害を受けた宿主細胞に新たに露出する糖鎖を認識するための複数の受容体をもっている．これらの糖鎖は，宿主の正常細胞には存在しないので，宿主の細胞が貪食されることはない．

重要なタンパク質は，サイトカインと総称される．

2・3 サイトカイン

　サイトカインは，細胞同士の情報伝達を可能にするホルモン様の作用をもつ因子で，数多くの低分子量タンパク質（通常，20 kDa 以下）が知られている．ホルモンとしてよく知られているのはインスリンや成長ホルモンで，これらは，ある器官や組織で産生された後に血流によって他の臓器に運ばれ，そこに存在する細胞の受容体に結合して特異的な反応をひき起こす．ある臓器で分泌されたホルモンが異なる組織で作用する場合，その分泌様式を**エンドクリン**（内分泌，endocrine）という（図2・3）．サイトカインは，通常，内分泌型の分泌様式で作用することはなく，むしろ局所で作用する．サイトカインはある特定の組織で産生され，同じ組織内の細胞に作用する．すなわち，**パラクリン**（傍分泌，paracrine），**オートクリン**（自己分泌，autocrine）で作用する（図2・3）．パラクリンとは，サイトカインを産生する細胞の近傍にある細胞に，受容体を介してサイトカインが結合することを意味

する．ここで"近傍"とは1mm以下の微小環境をいう．オートクリンとは，サイトカインを産生する細胞自体に存在する受容体に結合し，作用することを意味する．このように，サイトカインの役割は，局所的な環境において細胞間の情報伝達をすることである．サイトカインの中にはエンドクリン様式で作用を示すものもある．

サイトカインにはさまざまなものが含まれ，いくつかのファミリー（族）に分類されている（表2・3）．おもなサイトカインのファミリーとして，インターロイキン，インターフェロン，腫瘍壊死因子，コロニー刺激因子，ケモカイン，成長因子がある．トランスフォーミング増殖因子や上皮増殖因子などの成長因子は，当初，免疫と関連する役割は知られていなかったが，今日ではサイトカインの仲間に含めている．これらのサイトカインは，細胞の増殖，分化，細胞機能，白血球の遊走など，細胞のさまざまな活性を制御している．

サイトカインの機能については，それらの特徴的な機構を理解する際に，個々に

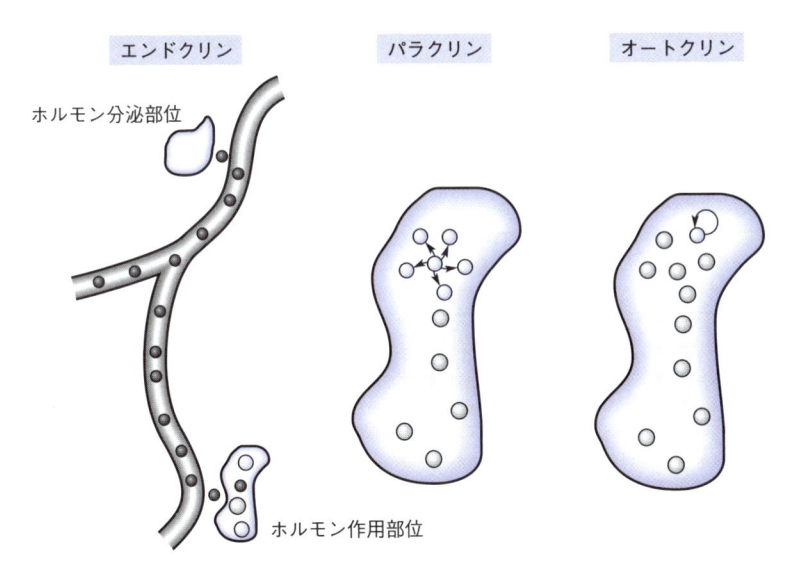

図2・3 ホルモンの作用機構 **エンドクリン**：ホルモンはからだの一つの器官で分泌され，血流に乗って体内を循環する．ホルモンは離れた特定の場所に存在する細胞（色で示した細胞）上の受容体に結合し，その細胞で作用を発揮する．**パラクリン**：ある組織の細胞によって産生されたホルモンが，ごく近傍の別の細胞上の受容体に結合する（矢印の先の細胞）．同じ組織中の離れた部位の細胞には作用しない．**オートクリン**：分泌されたホルモンが，ホルモンを産生した細胞自体の表面に発現している受容体に結合する（矢印）．

表2・3 サイトカインファミリー

ファミリー	メンバー	機能など
インターロイキン (IL)	IL-1〜IL-32	それぞれ異なる機能をもち，異なる細胞から分泌される
インターフェロン(IFN)	IFN-α	白血球由来のIFN．ウイルスの複製を阻害
	IFN-β	線維芽細胞由来のIFN．ウイルスの複製を阻害
	IFN-γ	リンパ球から放出．多くの免疫機能を制御する
腫瘍壊死因子 (TNF)	TNF-α	単球やその他の細胞から分泌．マクロファージおよび内皮細胞を活性化
	TNF-β	T細胞から分泌．TNF-αと同じ活性をもつ
コロニー刺激因子(CSF)	G-CSF, M-CSF, GM-CSF, その他	当初，骨髄細胞を特定の細胞（好中球など）へ分化誘導する分子として発見されたが，成熟した細胞（単球，マクロファージ，好中球など）にもさまざまな作用を及ぼす
ケモカイン	MCP，エオタキシンなど多数	組織間や組織内での細胞の移動を制御する．さまざまな細胞の機能に影響を及ぼす
成長因子	TGF, IGFなど多数	当初，免疫と無関係な分子として発見されたが，さまざまな免疫担当細胞に作用する

G-CSF: 顆粒球コロニー刺激因子，M-CSF: マクロファージコロニー刺激因子，GM-CSF: 顆粒球/単球コロニー刺激因子，MCP: 単球走化性因子，TGF: トランスフォーミング増殖因子，IGF: インスリン様増殖因子

説明を加えることにする．体内では，細胞が1種類のサイトカインのみによって刺激を受けているのではなく，多種類の細胞から分泌される複数のサイトカインによって同時に刺激されていることを理解しておくべきである．複数のサイトカインは，協同的に働いて一つの反応を促進させたり，互いの作用を阻害するように拮抗的に作用したりしている．そのために，細胞に作用するサイトカインの組合わせが，その細胞の活性を決定している．

2・4 炎症反応と細胞の遊走

病原体が組織に侵入すると，組織に常在しているマクロファージは§2・2・2に

述べたいずれかの受容体を使ってその病原体を認識し，貪食して殺傷しようとする．しかし，感染した病原体すべてを貪食して傷害できるだけの十分な量のマクロファージが組織に存在するとは限らないため，組織性マクロファージはより多くの貪食細胞やさまざまな感染阻止に働くタンパク質を，血液から感染部位によび寄せる反応を開始する．その結果，遊走してきた貪食細胞やタンパク質の助けも加わって，病原体の排除が行われる．この反応は，**炎症反応**（inflammatory response）としてよく知られる．炎症反応の目的は，他の免疫担当細胞やタンパク性の因子を血中から組織へ遊走させ，病原体や死細胞，あるいは破壊された組織を排除することである．白血球は体内を循環できるという，独特な性質をもっている．これらのリンパ球は，血流にのって体内を循環するだけでなく，血流から離れて組織や器官に遊走することができる．このように体内を自在に移動することを，"細胞の遊走"という．

2・5 細胞の遊走

　細胞の体内移動は，必要とされる場所へのみ運ばれるように，注意深く制御する必要がある．この制御には二つの段階がある．一つは白血球が血液中から出てゆく場所で制御する方法，もう一つは血流から出た白血球が組織や器官へ侵入してゆく場所で制御する方法である．1個の細胞にとって器官は広大な場所であり，遊走した細胞は器官や組織内の正しい部位へ到達しなければならない．

　細胞が組織の特定の場所へ移動するにあたり，重要な役割を果たしている二つの要因がある．一つは**接着分子**（adhesion molecule）である．白血球および内皮細胞表面には接着分子が存在しており，この分子の結合を介して白血球が内皮に結合し，内皮に侵入して遊走を開始する．もう一つは**走化性因子**（chemotactic agent）であり，とりわけケモカインは，細胞の遊走に大きく寄与している．走化性因子は，直接，細胞に働き，特定の方向性をもって白血球が移動するように機能したり，あるいは間接的に接着分子の発現や結合活性を変化させる役割を担っている．

2・5・1 接着分子

　セレクチン（selectin），**インテグリン**（integrin），**ムチン様血管アドレシン**（mucin-like vascular addressin），**免疫グロブリンスーパーファミリー**（immunogloblin superfamily）とよばれる4種類の接着分子ファミリー（図2・4）が知られており，いずれのファミリーにも数多くの分子が存在する．接着分子は互いに独特の様式で結合し，細胞同士の相互作用を誘導する．細胞間の接着は，特異的な接着分子の発現と接着分子の活性化状態，すなわち実際の結合可能な量に依存しており，この二つの反応によって結合能が制御されている．細胞により異なる接着分子が発現して

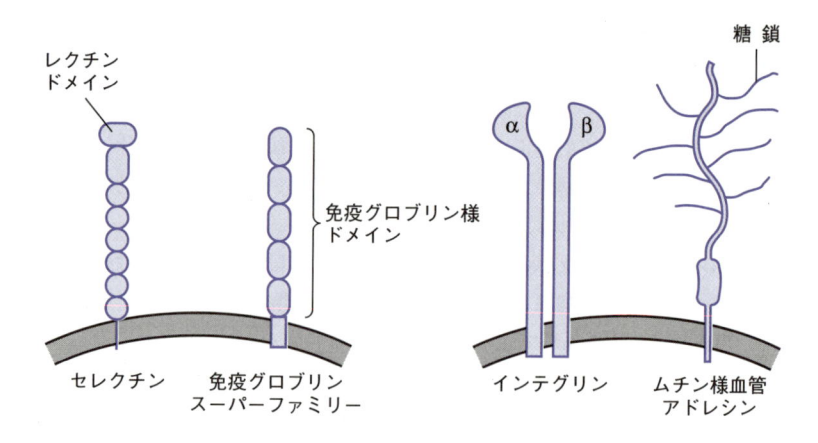

図2・4 接着分子

おり，恒常的に細胞表面に発現されている接着分子もあれば，サイトカインなどによる細胞の活性化に伴って発現が誘導される分子もある．

内皮細胞や白血球上に存在する細胞接着分子の発現や活性化状態を変えることにより，特定の白血球を特定の組織の内皮細胞に結合させることが可能であり，このことにより特定の白血球を組織の特定の部位に遊走させることができる．

セレクチン　セレクチンはレクチンと総称される糖結合タンパク質の一種である．白血球に発現しているセレクチンもあれば内皮細胞に発現しているものもある．

ムチン様血管アドレシン　この分子は高度に糖鎖修飾を受けているので，セレクチンに結合可能なリガンドである．白血球や内皮細胞に発現している．

インテグリン　インテグリンはα鎖とβ鎖からなるヘテロ二量体であり，白血球に多く発現している．α鎖およびβ鎖には数多くの種類があり，それぞれのα鎖とβ鎖が二量体を形成できることから，多くの組合わせによってさまざまな結合特異性をつくり出す．ある種のインテグリンは標的分子，すなわちリガンドとの結合にさまざまな活性化因子による白血球の活性化を必要とする．

免疫グロブリンスーパーファミリー　このファミリーは免疫グロブリン (Ig) 様ドメイン（分子内ジスルフィド結合をもつ110アミノ酸残基からなるドメイン）をもち，インテグリンが結合するリガンドである．これらは，内皮細胞上に発現している．

2・5・2　血液から組織への細胞の遊走と，組織内での細胞の移動

白血球が血流から離れ，血管の内皮細胞を通過してさまざまな組織へ浸潤してゆ

く過程を，**血管外遊走**（extravasation）という．さまざまな局面で関与する分子はそれぞれ異なっているが，基本的な過程は同じである．血管外遊走は，ローリング，活性化と強固な接着，内皮細胞への浸潤の三つの段階に大別できる．細胞が血流から離れた後は，組織内の適切な場所に運ばれなければならない．好中球の炎症部位への侵入が，この過程の好例なので，図2・5で図解しながら，三つの段階を説明する．

1）ローリング　好中球は，他の白血球と同じように，血管の内皮細胞から離れた血管の中央を，血流に乗って循環している．ところが，炎症部位では血管の拡張が起こることにより血液の流れが遅くなって，好中球は血管の内皮細胞に"衝突"する．この過程をローリングという．炎症性のメディエーター，特にTNF-αの作用により内皮細胞は活性化を受けて，細胞表面にP-セレクチンやE-セレクチンを発現するようになる．これらのセレクチンが，好中球の細胞表面にあるシアリルルイスX糖鎖に結合するため，好中球の移動速度は遅くなり，内皮細胞に沿って転がり始める．

2）活性化と強固な接着　セレクチンとシアリルルイスX糖鎖との結合は弱く，好中球と血管内皮細胞との強固な結合には十分ではない．強固な結合をつくるには，好中球表面上のインテグリンLFA-1が，内皮細胞上のICAM-1と結合する必要がある．LFA-1がICAM-1に結合する場合，これに先立ってLFA-1の構造変化が起こらなければならない．炎症反応により産生される分子の一つに，**ケモカイン**（chemokine）の一種であるインターロイキン8（IL-8）がある．ケモカインはサイトカインの一種であり，細胞の走化性や他のさまざまな機能を担っている（表2・4）．血管内皮細胞で産生されたIL-8は，内皮細胞表面にある細胞外マトリクス中に分泌され，好中球表面にあるIL-8受容体に結合する．このIL-8の結合によって好中球は活性化され，好中球上のLFA-1が構造変化することによって，内皮細胞上のICAM-1と強固な結合をする．

3）内皮細胞への浸潤　内皮細胞と強固な結合を形成した好中球は，内皮細胞の間隙に侵入し，その下にある基底膜と接触することになる．この過程の詳細は不明であるが，他の接着分子もこの過程にかかわっているようである．最終的に，酵素によって基底膜が分解されて，白血球が組織へと浸潤することができるようになる．

4）炎症部位への移動　炎症組織において，炎症の中心を頂点としてIL-8の濃度勾配が生ずる．血液から組織に浸潤した好中球は，IL-8の濃度勾配に従って濃度の高くなる方向へ移動することにより，炎症の中心に集積する．

接着分子やケモカインの種類は異なるが，他の白血球が内皮細胞の間隙を通過し

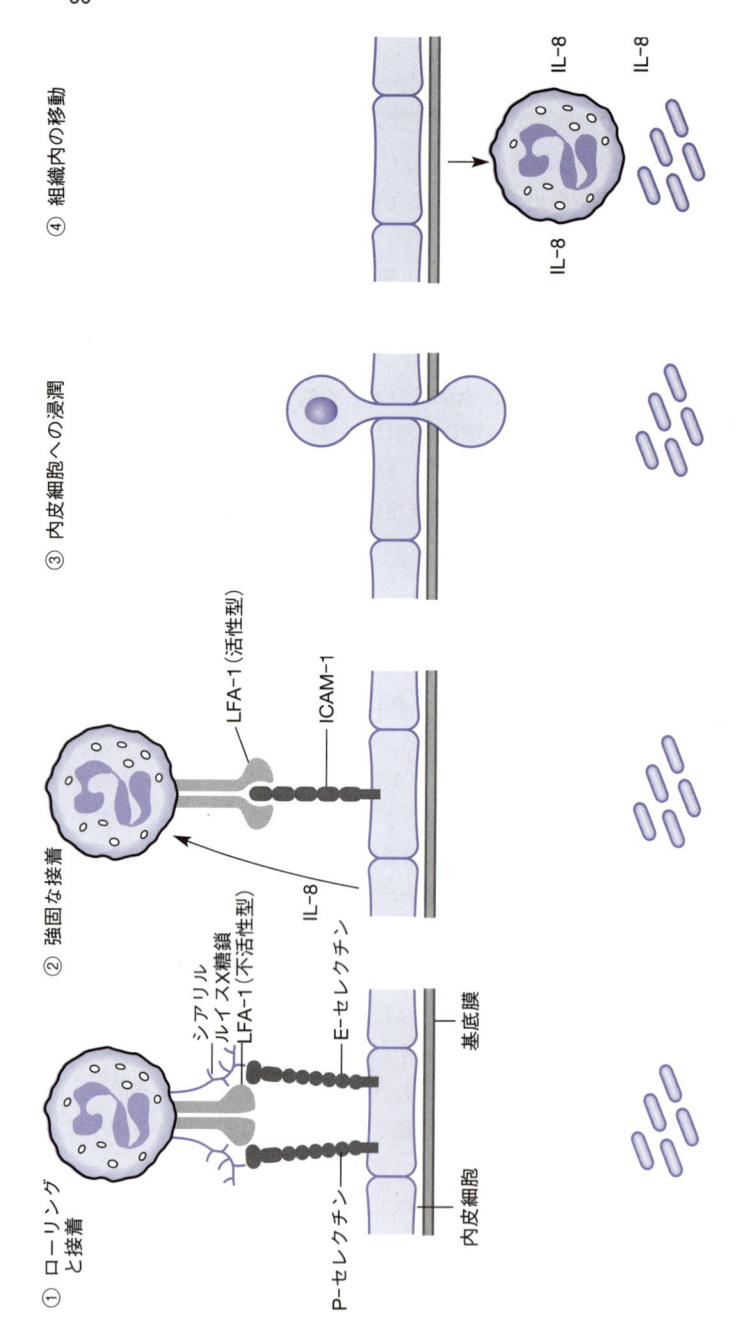

図 2・5 好中球の炎症部位への遊走 最初の段階は、好中球上のシアリルルイス X 糖鎖が、内皮細胞上の E-セレクチンや P-セレクチンに結合する反応である。好中球が IL-8 により活性化されると、LFA-1 が構造変化を起こし、内皮細胞上の ICAM-1 と強固に結合する。その後、好中球は IL-8 などのケモカインの作用を受けて、内皮細胞の間隙に侵入し、組織内を移動して炎症部位へ到達する。

① ローリングと接着
② 強固な接着
③ 内皮細胞への浸潤
④ 組織内の移動

シアリルルイス X 糖鎖
LFA-1 (不活性型)
LFA-1 (活性型)
E-セレクチン
P-セレクチン
ICAM-1
IL-8
内皮細胞
基底膜

表2・4 ケモカインファミリーとその受容体および機能

ケモカインファミリーは，タンパク質のN末端近傍に存在するシステイン残基の数と配列によって分類されている．CXCファミリーでは，二つのシステイン残基の間に一つのアミノ酸が挿入されている．CCファミリーは隣接した二つのシステイン残基をもつ．このほかに，CファミリーとCXXXCファミリーがある．これら二つのファミリーは，それぞれ2種類および1種類からなる．

ケモカイン	受容体	作用を受ける細胞
CXCファミリー		
IL-8	CXCR1, CXCR2	好中球
GRO-α	CXCR2	好中球
IP-10	CXCR3	T細胞
CCファミリー		
MIP-1α	CCR-1, CCR-3, CCR-5	T細胞，単球，樹状細胞
MIP-1β	CCR-1, CCR-3, CCR-5	T細胞，単球，樹状細胞
MCP-1	CCR2B	T細胞，単球
RANTES	CCR-1, CCR-3, CCR-5	好酸球，単球，樹状細胞，T細胞
エオタキシン	CCR-3	好酸球，単球，T細胞

表2・5 白血球の炎症部位への遊走に関与する接着分子

接着分子	細胞における発現	内皮細胞上のリガンド
L-セレクチン	白血球全般	CD34
$\alpha_L\beta_2$インテグリン（LFA-1）	T細胞，単球，マクロファージ，好中球，樹状細胞	ICAM-1, ICAM-2, ICAM-3
$\alpha_4\beta_1$インテグリン（VLA-4）	T細胞，単球，好中球	VCAM-1，フィブロネクチン
CR3	単球，好中球，マクロファージ	ICAM-1
PSGL-1	好中球	E-セレクチン，P-セレクチン

て血液中から組織へ浸潤する方法も，好中球と本質的に同じである．さまざまな組織における細胞の違いによって，接着，インテグリンの活性化，移動の各段階を制御する接着分子やケモカインはそれぞれ異なっている．また，さまざまな炎症部位において，いろいろな補体成分やプロスタグランジンも走化性因子として機能して

いる．表2・5および表6・1に，炎症部位への白血球の遊走ならびに移動に関与する主要な接着分子を示す．

2・6　炎症反応

上述のように，炎症反応のおもな目的は，感染を起こした部位に細胞や可溶性の因子を血液中からよび寄せて，病原体の排除を助けることである．これを促進するために，炎症反応の際に四つの重要な反応が起こる（図2・6）．

- **血管拡張**　　血管拡張は炎症部位への血液供給を増やし，その結果として白血球や炎症にかかわる因子の供給を増加させる．
- **血管内皮細胞の活性化**　　血管壁に沿って存在する内皮細胞の活性化に伴い，接着分子の発現が上昇して内皮細胞が白血球に対して"粘着性"になり，両者がより強固に結合できるようになる．その結果，血液中の白血球の組織への移動が促進される．
- **血管透過性の亢進**　　血管透過性が上昇することにより，細胞やタンパク質は血管壁を通過して組織へ浸潤することが容易になる．
- **走化性因子**　　血液中から組織へ細胞をよび寄せるために，走化性因子が産生される．

これらの事象は，炎症反応にかかわる細胞から産生された因子，あるいは，血液中から炎症部位へ運ばれた因子によって制御されている．

2・6・1　マクロファージの活性化

感染後に起こる炎症反応の第一段階は，病原体の認識，および組織性マクロファージの活性化である．活性化されたマクロファージは，プロスタグランジン，血小板活性化因子（PAF），サイトカインなどを含むさまざまな因子を産生する．プロスタグランジンはアラキドン酸から合成されるさまざまな生理活性をもつ低分子量の脂質の一種である．マクロファージから産生されるサイトカインでは，インターロイキン1（IL-1），インターロイキン8（IL-8），腫瘍壊死因子α（TNF-α）の3種類が炎症反応では重要で，さまざまな作用をもっている．

TNF-α，PAF，プロスタグランジンは，直接，内皮細胞に作用し，血管透過性を亢進させる．PAFは血小板からヒスタミンの放出を促すことにより，強力な血管透過性をもたらす．

IL-1とTNF-αは，炎症部位で内皮細胞を活性化させる．この活性化によって，内皮細胞は好中球と結合する分子を細胞表面に発現させ，血液中を流れている好中球が血液中から組織へ浸潤しやすくする．好中球やマクロファージは，細菌や微生

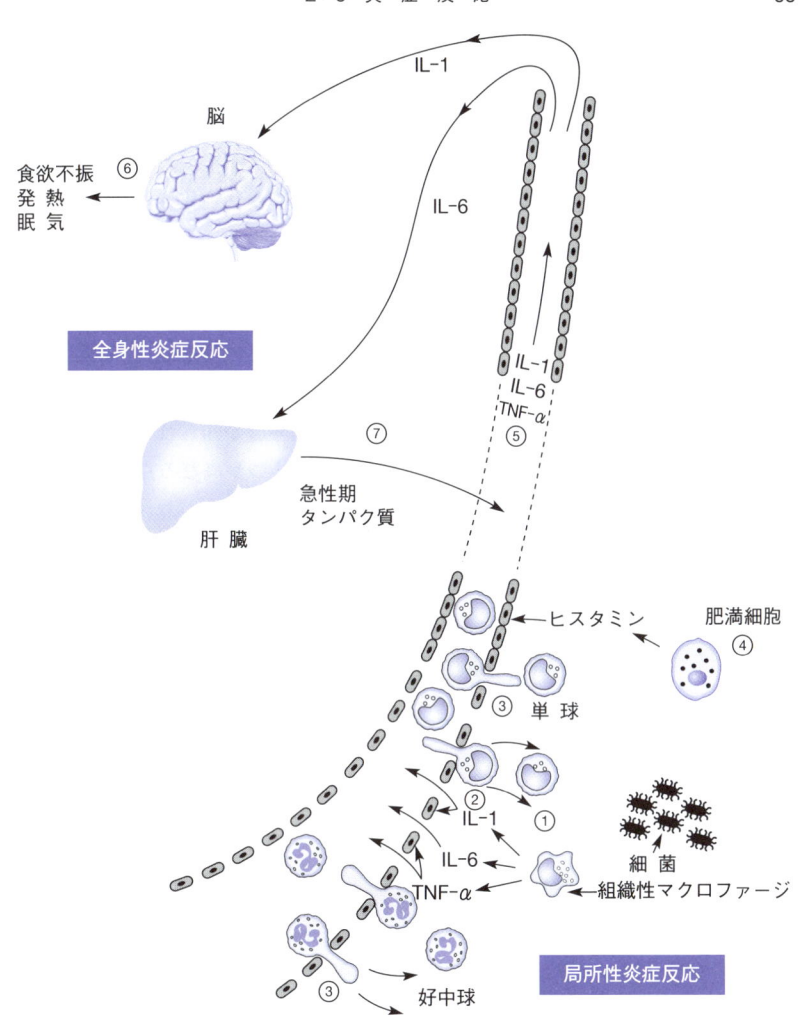

図2・6 炎症反応 炎症反応は，局所的な反応と全身的なものがある．① 組織性マクロファージは，病原体由来の物質を認識する．② マクロファージは，サイトカインや炎症性メディエーター（IL-1, TNF-α, IL-6）を分泌し，血管拡張や血管透過性の亢進をもたらすとともに，これらの分子は単球や好中球の走化性因子として作用する．③ 炎症部位へ単球や好中球が遊走するとともに，血漿やタンパク質の蓄積をもたらし，浮腫を起こす．④ 炎症性メディエーターは肥満細胞を活性化して，さらに反応を増幅するヒスタミンなどを放出する．⑤ 炎症部位におけるサイトカインの濃度が十分に高い場合は，血液を介してサイトカインが他の臓器にも影響を及ぼす．⑥ IL-1が脳に作用すると，発熱，食欲不振，眠気をひき起こす．⑦ IL-6は肝細胞に作用して，急性期タンパク質の産生を促進させる．

物を細胞内に取込み傷害する．IL-8 は好中球の走化性因子であり，好中球の遊走は IL-8 の直接的な作用によっても促進される．

2・6・2 炎症反応における他の経路の活性化

炎症反応時には，このほかにもさまざまな種類の細胞が活性化され，同時に多くの生化学反応の経路が活性化を受ける．

肥満細胞

肥満細胞は，からだ中の至るところに存在している．この細胞は大きな顆粒をもち，白血球の一つである好塩基球（口絵 3）と類似の性質をもっている．2 種類の肥満細胞，すなわち粘膜型肥満細胞と結合組織型肥満細胞が知られている．これら 2 種類の肥満細胞は多くの共通点をもっているが，いくつか異なる点もある（肥満細胞の詳細については，13 章参照）．

これらの肥満細胞が活性化を受けると，脱顆粒とよばれる過程により，顆粒内に蓄えられていた物質が細胞外へと放出される．顆粒内には，ヒスタミン，ヘパリン，何種類かのタンパク質分解酵素が含まれている．これらは血管拡張と血管透過性の上昇をもたらす．一方で，活性化された肥満細胞は，アラキドン酸経路の産物であるプロスタグランジンやロイコトリエンなどを新たに産生し始める（Box 2・1）．新しく産生されたこれらの物質もまた，血管の拡張と透過性の亢進を導き，炎症部位へ好中球の遊走を促す．

血液凝固系

血液凝固系の活性化により，フィブリノーゲンの分解を介してフィブリン繊維がつくられ，さらに血餅の形成と**フィブリノペプチド**（fibrinopeptide）の産生が起こる．フィブリノペプチドは，貪食細胞の走化性因子として作用する．また，血液凝固に伴ってつくられる血餅は，血管が破れた場合には重要な意味をもつ．なぜなら，この血餅は傷害を受けた箇所から病原体が血液中に侵入することを妨害して病原体の拡散を阻止するからである．

補体系

補体系は，多種類の血漿タンパク質から構成されており，これらはさまざまな手段で病原体の感染の阻止に働いている．その詳細は，8 章で再度取上げることにする．血液凝固系と同様に，補体系は一連のプロ酵素およびその関連因子から成り，これらが逐次活性化して，さまざまな生物活性をもつタンパク質を生成する．炎症

Box 2・1　プロスタグランジンとロイコトリエン

　プロスタグランジン (PG) とロイコトリエン (LT) は膜リン脂質由来の低分子化合物である．プロスタグランジンとロイコトリエンの前駆体はアラキドン酸である．この脂肪酸はホスホリパーゼ A_2 がリン脂質に作用することによりつくられる．アラキドン酸はシクロオキシゲナーゼ経路に入ってプロスタグランジン G_2 になり，さらに他のプロスタグランジンやトロンボキサン B_2 に変換される．このほかに，アラキドン酸はリポキシゲナーゼ経路に入ってロイコトリエン A_4 になり，さらに別のロイコトリエンに変換される．プロスタグランジンやロイコトリエンは，炭素数 20 から成る構造的に類似した大きなファミリーを形成している．これらはいずれも化学伝達物質であり，それぞれ異なる活性をもっている．これらは，炎症，排卵，分娩，胃液分泌，ステロイド産生，血圧の制御など，多くの生理的過程で作用している．

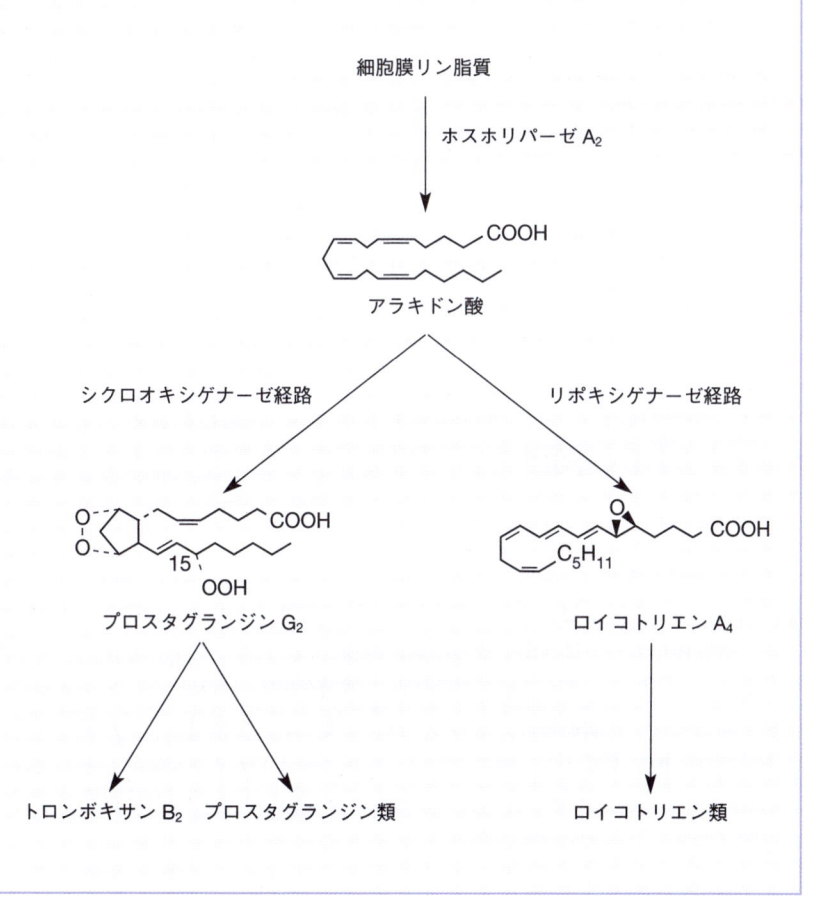

細胞膜リン脂質
↓ ホスホリパーゼ A_2
アラキドン酸

シクロオキシゲナーゼ経路　　　リポキシゲナーゼ経路

プロスタグランジン G_2　　　ロイコトリエン A_4

トロンボキサン B_2　プロスタグランジン類　　ロイコトリエン類

反応においては，C5aという補体成分が生成され，これが血管透過性を上昇させる．また，C3aおよびC5aは肥満細胞の脱顆粒反応を誘導し，それによって炎症反応を増強する．

キニン系

キニンは9～11アミノ酸残基からなる低分子量のペプチドである．これらは，キニノーゲンという高分子量の血漿タンパク質から，カリクレインというエラスターゼによって特異的に切り出されてつくられる．炎症に関係する最も重要なキニンは**ブラジキニン**（bradykinin）とよばれ，痛みや血管拡張をひき起こすほかに，血管透過性を上昇させる働きをもつ．

上述した炎症性メディエーターは，血流の増加，血管透過性の亢進，顆粒球や単球の炎症部位への遊走，遊走してきた白血球の活性化を誘導する．炎症性メディエーターにより活性化されたマクロファージや顆粒球は，貪食を介して病原体を排除しはじめる．

2・7 急性期反応

炎症反応によって，病原体の排除に成功する場合もあるが，反応は急性の一時的なものであり，損傷を受けた領域に限られた話である．病原体をうまく排除できなかった場合，ひき続きマクロファージの遊走や活性化が継続して起こり，マクロファージから分泌されるサイトカインの血中濃度がさらに上昇する．これらのサイトカインが他の器官（特に，脳や肝臓）を刺激して，**急性期反応**（acute phase response）とよばれる全身性の反応を起こす．

2・7・1 サイトカインと脳

インターロイキン1（IL-1）は脳を刺激し，発熱，眠気，食欲不振をもたらす．感染症にかかった際に起こる多くの症状は，脳でのサイトカインの働きによって起こる．病原体によっては高温でその増殖が抑制されるため，発熱は感染に対する防御効果をもっている．また，眠気は物理的な運動を抑え，それによってエネルギー消費を抑制する．食欲不振は，食物の摂取に対する欲求を減退させ，眠気と同様に物理的運動を抑制するように働く．脳でこれらのサイトカインが働くことによって，"休息を取り感染に打ち勝つためにエネルギーを注げ"という指示に従い，からだは忠実に応答しているのである．

2・7・2 サイトカインと肝臓

インターロイキン6（IL-6）は，肝実質細胞に作用して，**急性期タンパク質**（acute phase protein, APP）とよばれる一連のタンパク質産生を強力に誘導する．急性期タンパク質は，健常者の血清中にほとんど検出されないが，肝臓の刺激に伴って，それらの血中濃度が上昇する．これらのタンパク質は，急性期にどの程度増加するかによって二つに大別され，1.5～5倍程度の上昇に留まるものと，100～1000倍に上昇するものが知られている．

1.5～5倍程度の上昇を伴う急性期タンパク質

- **フィブリノーゲン**　§2・6・2に記載したように，フィブリノーゲンは血液凝固にかかわるタンパク質であり，フィブリノペプチドの前駆体でもある．
- **ハプトグロビン**　ハプトグロビンは，鉄イオンを含むヘモグロビンに結合するタンパク質である．鉄イオンは細菌の代謝に必須であることが多いので，この血中濃度を減少させ，その結果として，細菌の増殖を抑制するように作用する．
- **補体成分 C3**　補体成分 C3 は，プロテアーゼで切断されて C3a と C3b を生成する．前者は肥満細胞を活性化し，後者は貪食細胞が病原体を認識する際の目印となっている（§2・6・2）．
- **マンノース結合タンパク質（MBP）**　MBP は病原体の表面に存在するマンノース残基を含む糖鎖に結合し，C3b と同様に，貪食細胞による病原体の認識の際の目印として働く．
- **血清アミロイド A タンパク質（SAA）**　SAA は，発熱および血小板活性化を抑制する作用をもっている．すなわち，このタンパク質は，多くの生理的な反応に見られるような，負のフィードバックにかかわり，炎症反応を制御する役割を果たしている．
- **C 反応性タンパク質（CRP）**　このタンパク質は，細菌，真菌，寄生虫の表面，あるいは傷害を受けた細胞表面に存在するホスファチジルコリンに結合するタンパク質である．

急性期タンパク質の血中濃度が上昇すると，炎症部位におけるそれらの蓄積も増加する．この蓄積は，炎症時に放出されるメディエーターによってひき起こされる，血流の増加や血管透過性の亢進によっても助長される．急性期タンパク質は，感染した病原体，特に細胞外に生息している細菌，酵母，寄生虫の排除にかかわる新たな因子を誘導する．CRP，C3b，MBP の三つが急性期タンパク質として重要で，貪食細胞が病原体を認識する際のオプソニンとして作用する．

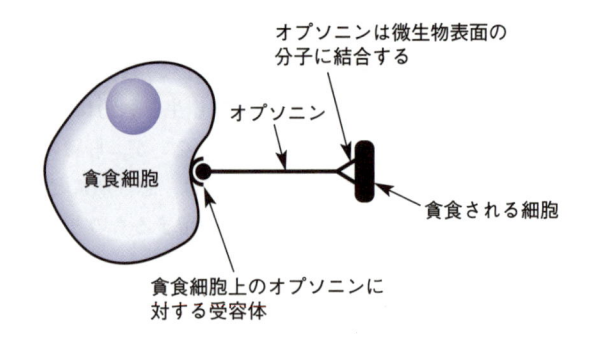

図2・7 オプソニン オプソニンは，微生物表面に存在する分子と，貪食細胞の特異的な受容体の両方に結合するタンパク質である．オプソニンが貪食細胞の受容体に結合すると，貪食反応が促進される．

2・8 オプソニンと貪食作用

オプソニンの語源は，ギリシャ語の"食事の準備をする"という言葉に由来している．ヴィクトリア朝の生物学者が，貪食作用を食事になぞらえて，貪食細胞のための"食べもの"をオプソニンと名づけた．オプソニンの概念はきわめて単純である（図2・7）．オプソニンは，その両端の一方が感染した微生物の表面上に存在する分子を認識して結合し，もう一方で貪食細胞上の受容体に結合するものと定義される．すなわち，貪食細胞の受容体に取込むべき標的をつなぎ止め，その後の貪食反応を促進する作用をもつ．

2・9 インターフェロンとナチュラルキラー細胞

炎症や急性期応答にかかわる細胞やタンパク質は，**先天性免疫系**（innate immune system），すなわち**自然免疫系**（natural immune system）の一部である．この先天性免疫にかかわるインターフェロンとナチュラルキラー細胞について以下に述べる．

2・9・1 インターフェロン

インターフェロンは，細胞内に感染したウイルスの複製を阻害するサイトカインである．インターフェロンは，ウイルスを産生している細胞に作用して，ウイルスの複製を抑制する働きをもつ．すなわち，細胞から放出されたインターフェロンは，特異的な受容体を介して他の細胞へ結合し，ウイルスの感染に対する抵抗性を誘起する（図2・8）．インターフェロンがウイルスの複製を抑制するメカニズムは，

2・9 インターフェロンとナチュラルキラー細胞

ウイルス感染細胞はIFNを産生する

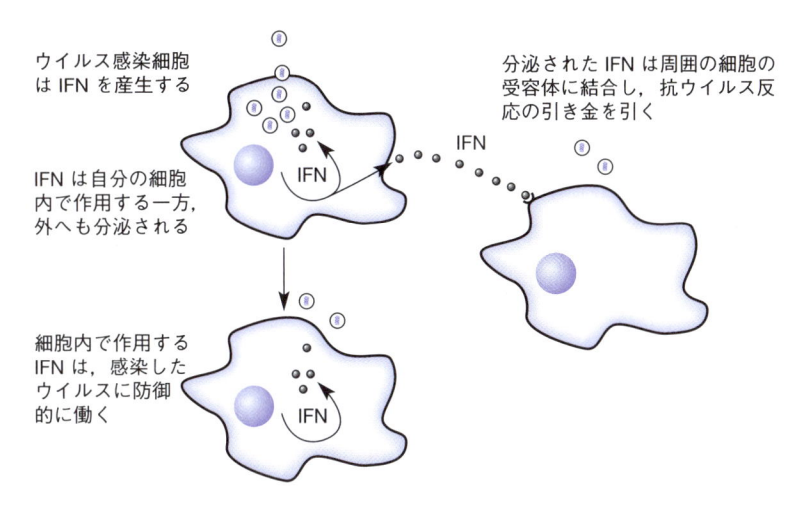

IFNは自分の細胞内で作用する一方、外へも分泌される

細胞内で作用するIFNは、感染したウイルスに防御的に働く

分泌されたIFNは周囲の細胞の受容体に結合し、抗ウイルス反応の引き金を引く

図2・8 インターフェロン ウイルス感染細胞は、インターフェロン（IFN）を自ら産生して細胞内のウイルスに対する防御反応を活性化する。また、細胞外へ分泌されたインターフェロンは、周囲の細胞に作用して、ウイルスに対する防御反応を誘導する．

Box 2・2に示した通りである．

主要なインターフェロンとして、IFN-α，IFN-β，IFN-γの3種類が知られている．IFN-αとIFN-βは、マクロファージ，繊維芽細胞，リンパ球，内皮細胞，上皮細胞など，多くの細胞が産生する．一方，IFN-γは，リンパ球（7章参照），およびナチュラルキラー細胞から分泌される（§2・9・2参照）．IFN-αおよびIFN-βは、微生物の産生する物質，特に二本鎖RNA（これはウイルス以外は産生せず、細胞がウイルスに感染しているかどうかの指標になる）によって刺激を受けて分泌される．このほかに，細菌や菌類，寄生虫由来の物質，および多くのサイトカインが，IFN-αやIFN-βの産生を誘導する．

インターフェロンは、ウイルスの複製を抑制する以外にも多くの機能をもっている．特にマクロファージおよびナチュラルキラー細胞の活性化は重要な機能である（次項参照）．インターフェロンは、ウイルスだけでなく、インターフェロン産生を誘導するような病原体に対しても先天性免疫応答を増強する．

2・9・2 ナチュラルキラー細胞

先天性免疫を担うもう一つの細胞が，**ナチュラルキラー細胞**（natural killer cell, NK cell）である（図2・9）．この細胞は白血球の1～5%を占める細胞で、その名

Box 2・2 インターフェロンの抗ウイルス作用

インターフェロン α および β の作用機構として,二つの経路の誘導・活性化が知られている.一つは 2',5'-オリゴアデニル酸合成酵素の活性化である.この酵素はATP から 2',5'-オリゴアデニル酸を合成する反応を触媒する.2',5'-オリゴアデニル酸はさらにリボヌクレアーゼを活性化して,ウイルス RNA を分解する.もう一つの経路は,P1 キナーゼというセリン/トレオニンキナーゼの活性化である.この酵素はタンパク質合成の翻訳開始因子である eIF2 をリン酸化し,eIF2 の不活性化とタンパク質合成の阻害をもたらす.

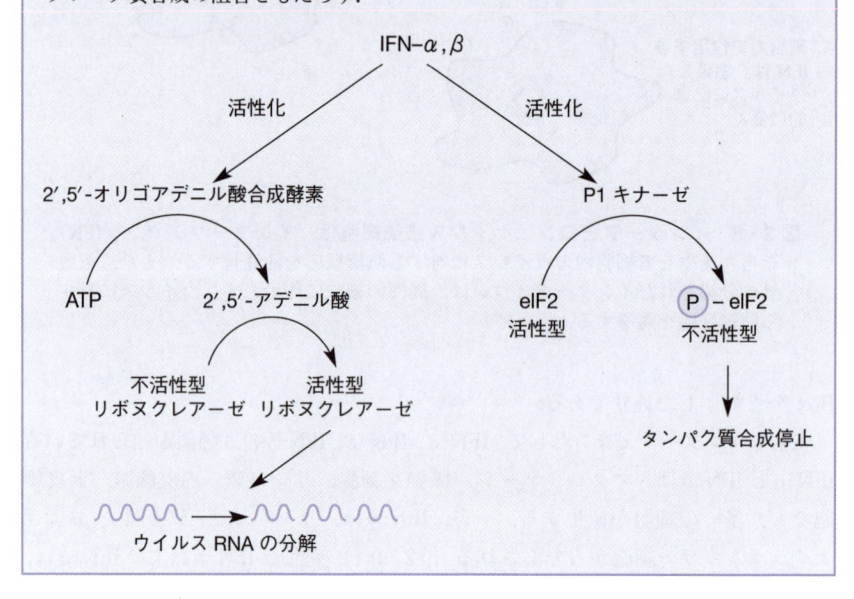

```
                        IFN-α, β
                     ↙活性化    ↘活性化
         2',5'-オリゴアデニル酸合成酵素        P1 キナーゼ

      ATP      2',5'-アデニル酸        eIF2          P - eIF2
                                     活性型          不活性型

        不活性型      活性型                              ↓
      リボヌクレアーゼ リボヌクレアーゼ                  タンパク質合成停止
                        ↓
                  ウイルス RNA の分解
```

前から推測されるように,当初,がん細胞を傷害する活性をもつ細胞として発見された.今日では,NK 細胞はウイルス,細菌,原虫の感染阻止に働くことが知られている.この細胞を欠失したヒトではヘルペスウイルスに感染しやすい.

NK 細胞のもう一つの重要な役割として,炎症反応における機能が知られている.この細胞は炎症部位に遊走し,そこで活性化マクロファージが分泌する IL-12 によって刺激を受け,マクロファージの強力な活性化物質である IFN-γ を産生する.この正のフィードバック機構は,マクロファージと NK 細胞の活性化された状態を維持する.NK 細胞はウイルス感染細胞を認識して傷害することができるが,この細胞の傷害活性やサイトカイン産生が,感染に対する抵抗性にどの程度寄与しているかについては明らかではない.

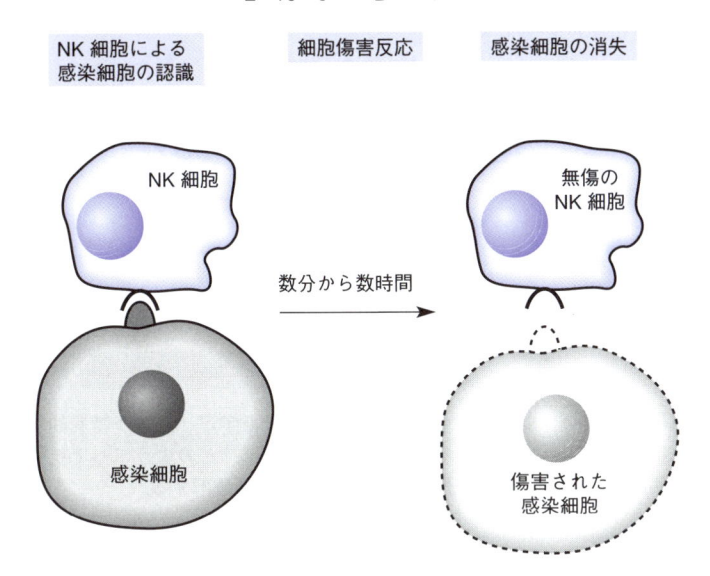

図2・9 NK細胞の細胞傷害活性 NK細胞は病原体に感染した細胞を認識し，それらを傷害する．また，自己のがん化した細胞も傷害する．

2・10 まとめ

- 感染における最初の応答は，感染が起こったことを察知することである．組織性マクロファージは，さまざまな病原体のもつ分子を認識するための多くの受容体をもっている．
- 組織性マクロファージは，炎症反応をひき起こすような病原体の存在を察知して，さまざまな細胞やタンパク質の活性化を導き，炎症部位へ貪食細胞を遊走させる．遊走してきた貪食細胞は，病原体や破壊された組織を排除する．
- 接着分子とケモカインは，さまざまな種類の細胞を，炎症部位に遊走させる反応を制御している．
- 炎症反応が重篤な場合，脳にも作用して行動学的な変化をもたらし，また同時に肝臓に作用して急性期反応をひき起こす．
- いくつかの急性期タンパク質は，オプソニンとして作用して，貪食細胞が病原体を取込むのを助ける．
- ナチュラルキラー細胞とインターフェロンは，先天性免疫にかかわる重要な役者であり，炎症反応やウイルス感染の阻止に働いている．

3 免疫系の特異的な抗原認識
―抗体分子―

この章で学ぶこと

抗原特異的な免疫機構にかかわる細胞や分子を学ぶ．抗体が特異的な免疫機構を担う分子であることを学ぶとともに，どのようにして抗体は病原体の表面にある分子や構造を認識するかを理解する．

重要項目

- 抗体の基本的な構造
- 抗体と外来性の分子（抗原）の結合の性質
- 抗体のクラス：IgG, IgM, IgA, IgE, IgD
- 可溶性抗体と細胞表面にある抗原受容体

3・1 免疫系の特異性とは

　病原体が感染すると，最初に病原体に対して宿主の先天性免疫が始動し，炎症反応がひき起こされる（2章参照）．その結果として，先天性免疫が病原体を排除できる場合と，できない場合がある．

　先天性免疫によって病原体を排除できない理由は，さまざまである．たとえば，病原体が先天性免疫担当細胞とオプソニンによる認識から回避するためのさまざまな戦略をとることが挙げられる．そのよい例が連鎖球菌である．無毒な連鎖球菌は貪食細胞によって容易に認識されて傷害を受け，決して病気をひき起こすことはない．一方，有毒な連鎖球菌は多糖を細胞壁にまとうことにより，先天性免疫にかかわる細胞やオプソニンの認識から逃れている．その結果，有毒な連鎖球菌は先天性免疫から回避し，病気をひき起こす．またウイルスと同様に，病原体の中には宿主と異なる分子を発現しないようにすることで，先天性免疫からの認識を免れているものもいる．

　先天性免疫では排除できない病原体に対して，われわれはどのように対処してい

るのだろうか．答は，先天性免疫では排除できなかった病原体およびその病原体が産生する物質をもっとよく認識できる細胞や分子の助けによって，この問題を解決しているのである．幸運にも，免疫系は病原体に発現した分子と宿主のもつ分子を，きわめて類似したものでも区別することのできる細胞や分子を創製し進化させてきたのである．この章では，**特異的な免疫系**（specific immune system）に関与する，これらの細胞や分子について解説する．

特異的な免疫系を担う細胞は，白血球に属するリンパ球である（口絵4）．リンパ球は，形態学的には類似しているが，多くの種類があり，さまざまな機能を担っている．その一つであるBリンパ球（B細胞）は，特異的な免疫を担う重要な糖タンパク質を産生する細胞である．この糖タンパク質は**抗体**（antibody）とよばれ，病原体の表面のさまざまな分子を認識することができる．抗体は**免疫グロブリン**（immunoglobulin）ともいう．したがって，抗体（Ab）と免疫グロブリン（Ig）は同じ分子のことである．抗体は人が生きてゆくうえで必要不可欠な分子であり，抗体を産生できない人は，健常者から得た抗体を投与しないと，感染症によって死んでしまう．先天性免疫と特異的な免疫の相違点は，抗体による病原体由来分子の認識だが，特異的な免疫には，さらに別の分子も必要である．

3・2 抗体の構造

抗体は，四つのサブユニットから成るY字形の構造をもつ分子として図示されることが多い（図3・1a）．**重鎖**（heavy chain，**H鎖**）とよばれる50〜75 kDaの同一な二つの長鎖のサブユニットと，約25 kDaの，これも同一な2本の**軽鎖**（light chain，**L鎖**）から構成されている．軽鎖には，κ鎖とλ鎖という2種類が存在し，これらは構造的に非常に類似しているが，異なる遺伝子によってコードされている．個々の抗体分子は，2本のH鎖と2本のκ鎖，あるいは2本のH鎖と2本のλ鎖でつくられているが，同一分子にκ鎖とλ鎖の両方をもつことはない．H鎖同士，およびH鎖とL鎖は，それぞれジスルフィド結合によってつながっている．

立体構造の解析などから，H鎖およびL鎖は，**ドメイン**（domain）とよばれる繰返し構造をもつことがわかった（図3・1b, c）．H鎖およびL鎖に存在するこれらのドメインは，約110アミノ酸残基から成り，分子内ジスルフィド結合をドメインの両端にもっている．抗体のH鎖は四つあるいは五つのドメインを繰返した構造をもち，L鎖は二つのドメインを繰返した構造をもつ．H鎖およびL鎖のN末端側のドメインは可変部（V_HおよびV_L）とよばれている．その理由は，これらのアミノ酸配列は個々の抗体によってそれぞれ異なっているからである．そのほかのドメインはアミノ酸配列において抗体ごとの相違が認められないことから，定常部

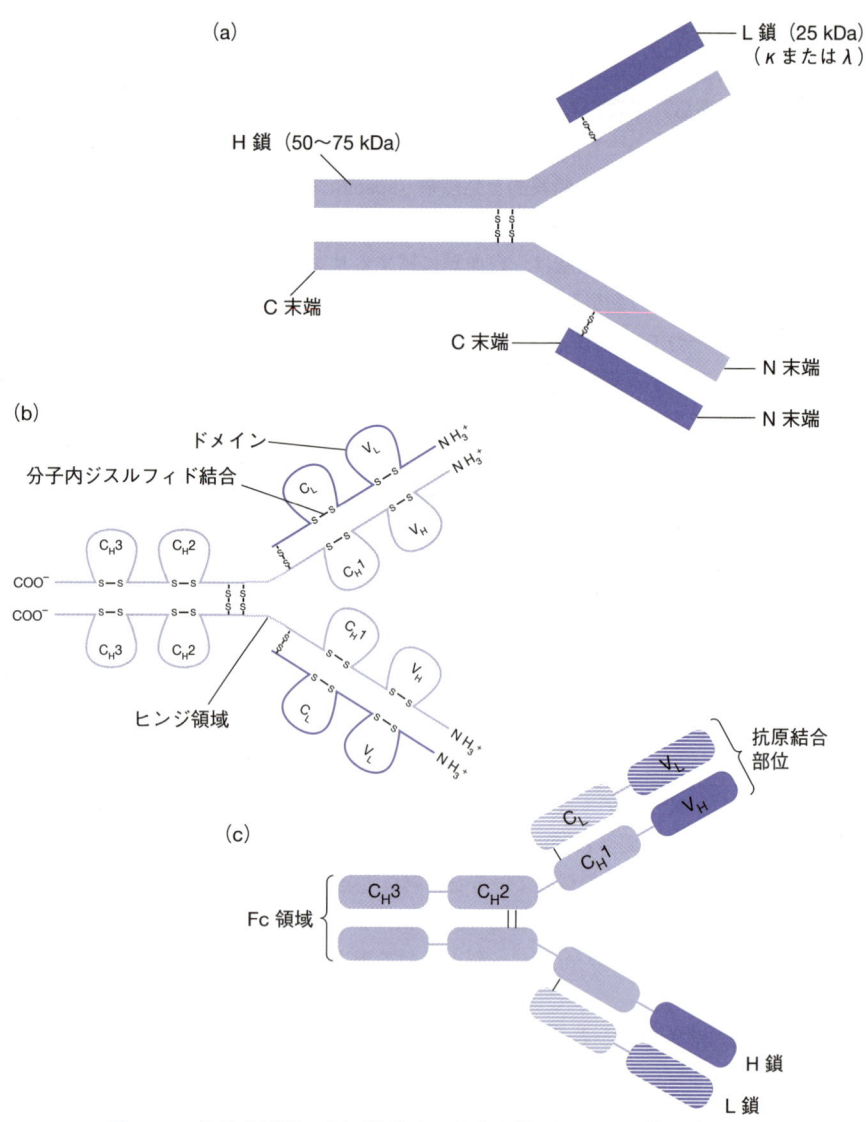

図3・1 抗体の構造 (a) 抗体は，高分子量の同一のH鎖2分子と低分子量の同一のL鎖2分子から構成されている．(b) H鎖もL鎖も，分子内ジスルフィド結合をもつ約110アミノ酸残基から成るドメインをもち，このドメインが抗体の構造的な基盤となっている．ヒンジ領域にはプロリン残基が複数あり，抗体分子に柔軟性を与えている．(c) N末端ドメインは抗原が結合する部位であり，H鎖のC末端ドメインを，抗体のFc領域という．

とよばれている．H鎖の定常部は，C_H1, C_H2, C_H3, C_H4 とよばれており，L鎖は C_L という．H鎖の C_H1 と C_H2 の間にはプロリンを多く含む領域があって自由に曲がる性質をもっているので，ヒンジ領域とよばれている．X線結晶構造解析によると，H鎖とL鎖は一緒に折りたたまれ，一つの球状の構造をとっていることが知られている（口絵5）．

3・3 抗体による認識──抗原とエピトープ

抗体は，からだにとって"異物"である分子に結合する．このような異物と見なされる分子は，病原体の表面に存在したり，病原体から分泌される毒素のような可溶性の物質である．抗体が結合する分子を，**抗原**（antigen）という．抗原の多くは高分子である．タンパク質が最も多いが，多糖（糖鎖）や，まれに脂質や核酸も抗原になる．抗体は抗原の全体に結合するわけではなく，抗原の一部分である**抗原エピトープ**（antigenic epitope．単にエピトープ，あるいは抗原決定基ともいう）

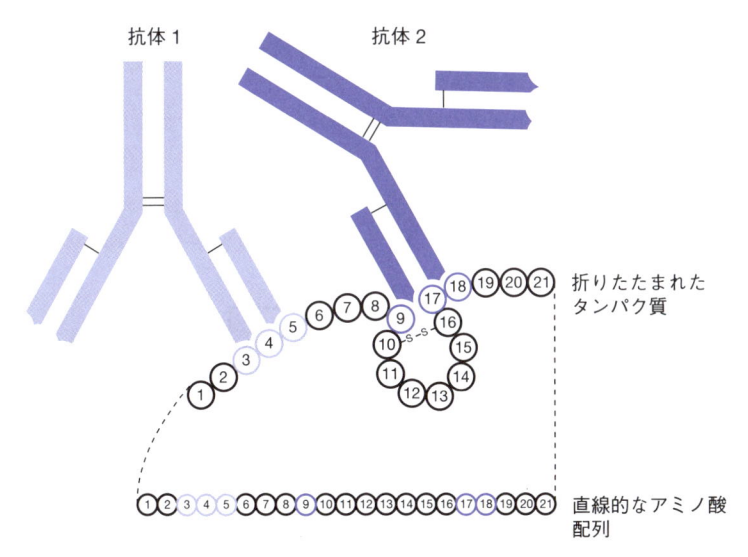

図3・2 直線的なエピトープと立体的なエピトープ　抗体1は，アミノ酸が連続的につながった配列で構成された直線的なエピトープに結合する（アミノ酸3, 4, 5でつくる配列）．抗体2は，抗原となるタンパク質が折りたたまれてできた立体的なエピトープに結合する（アミノ酸残基9, 17, 18でつくる構造）．立体的なエピトープをつくるアミノ酸は，抗原となるタンパク質のアミノ酸配列中に，直線的に並ぶことはない．実際の抗原のエピトープは5〜15アミノ酸残基で構成されており，この図のような3アミノ酸残基で規定されるようなことはない．

という部分に結合する（図3・2参照）．タンパク質性の抗原の場合，エピトープはタンパク質中の8〜22アミノ酸残基から成る立体的な構造の場合が多い．抗体に認識されるエピトープは，直線的なアミノ酸の配列の場合も立体的な構造の場合もある（図3・2）．直線的なエピトープとは，抗原上にある線状につながったアミノ酸で形成された構造を指す．一方，立体的なエピトープは，タンパク質の折りたたみによって形成された構造である（図3・2）．タンパク質によっては，分子量が100万を超え，1000以上のアミノ酸残基によって構成されているので，このような抗原では複数の（数百もの）異なるエピトープが存在しうる．巨大なタンパク質の場合は，論理的に膨大な数のエピトープをつくりうるが，実際にはそうではない．分子量14,000のニワトリの卵白リゾチームを用いた実験では，8種類のエピトープが同定されているに過ぎない．大部分の抗原は，分子量に比例して，同程度のエピトープをもっているものと考えられている．一つの抗原上のそれぞれのエピトープは，それぞれ異なっているのが一般的であるが，ある種の多糖のように，同一分子内に同じエピトープの繰返しが，数多く存在する場合もある（図3・3）．

3・3・1 抗体分子の抗原結合部位

抗体分子が抗原のエピトープと結合する部分を，抗原結合部位といい，H鎖とL

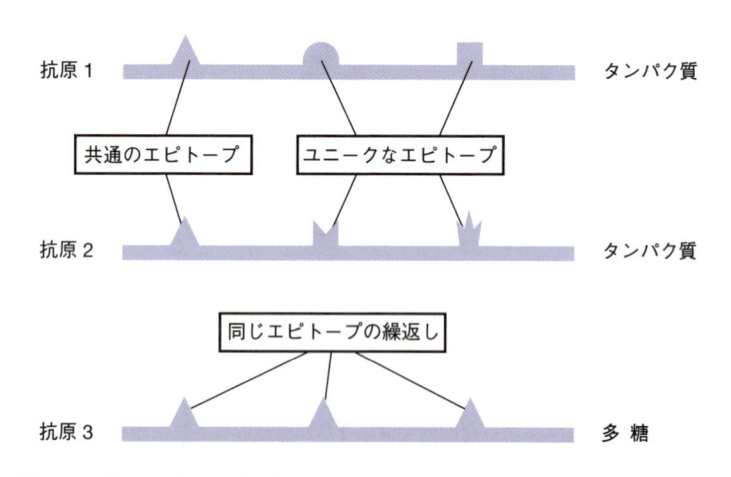

図3・3 同じエピトープの繰返しとユニークなエピトープ 抗原1は，三角，四角，半円で示した3種類の異なるエピトープをもつ．抗原2は，抗原1と共通の抗原（三角）を一つもつほかに，2種類のユニーク（独自）なエピトープを含んでいる．抗原3には，同一分子内に同じエピトープが繰返し存在している．多糖はこの典型的な例である．

鎖の可変部にまたがって存在している（図3・2および3・4）．H鎖とL鎖の可変部は抗原との結合を担っているので，これらを合わせて抗体の抗原結合フラグメントあるいはFabという（Box 3・1）．抗原結合部位はH鎖とL鎖の折りたたみ構造によって形成されている（図3・4）．異なる抗原を認識する抗体は，それごとにこの可変部のアミノ酸配列が異なっている．詳細な解析によると，アミノ酸配列の多様性をもつ箇所はH鎖とL鎖のおのおの3カ所（計6カ所）に限定されており，それぞれの長さは5〜15アミノ酸残基程度である（図3・4）．これらの領域は，特に抗体の**超可変部**（hyper-variable region）とよばれている．可変部の中の超可変部と超可変部との間の部分は，抗体間でアミノ酸配列に大きな相違は見られず，**フレームワーク領域**（framework region）とよばれている．この領域がフレームワーク領域とよばれる理由は，抗体の全体的な構造を形づくるのに寄与しており，超可変部をつくる骨組みになっているからである．超可変部は可変部のアミノ酸配列の中に等しい間隔で存在しているが，これら3カ所の超可変部は分子の端に集まるように抗体分子が折りたたまれている（図3・4）．さらに，H鎖とL鎖は一緒に折りたたみがなされ，両方の超可変部が一つの抗体分子表面の一つの領域を構成している．この1カ所の領域が抗原結合部位を形成し，抗原のエピトープと相互作用する（図3・4および口絵6）．異なる抗体は，図3・5に示すように，異なる形をした抗

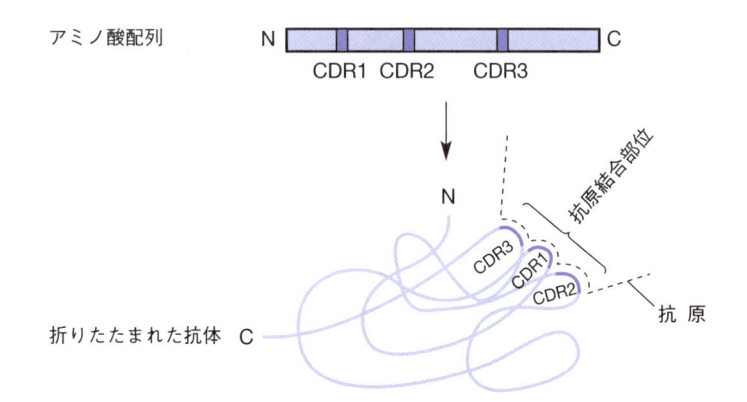

図3・4 抗体の超可変部 抗体のペプチド鎖は，抗原結合部位を形成するように折りたたまれる．H鎖とL鎖の可変部内に，それぞれ3カ所の超可変部が存在している．しかし，タンパク質の折りたたみが起こると，三つの超可変部が1カ所に集まって一つの抗原結合部位を形成する．この抗原結合部位はH鎖とL鎖の両方で形成されるため，合わせて六つの超可変部（H鎖とL鎖のそれぞれ3カ所）によって構成されている．

Box 3・1　抗体のさまざまなフラグメント

　抗体の構造を明らかにしようという初期（1950年代および60年代）の研究から，抗体のさまざまな部位に対する名称が生まれた．抗体（血清のIgG画分）の分子量は150,000であるが，この抗体分子が一つの分子なのか，それともいくつかのより小さなサブユニットから構成されたものなのかは不明であった．

　この問題を解明するためにとられたアプローチは，抗体がより小さなサブユニットに分解されるか否かを検討することであった．その一つのアプローチが，抗体をさまざまな酵素によって分解する方法だった．抗体をパパイン（papain，パパイヤの乳液中に含まれるプロテアーゼ）で消化すると2種類のフラグメントに分解される．一つは分子量45,000で，依然として抗原との結合能をもつためFab（抗原結合フラグメント，fragment antigen binding）と命名され，もう一方の分子量50,000の断片は，4℃で保存すると結晶化することからFc（結晶可能なフラグメント，fragment crystallizable）と名付けられた．ペプシンで抗体を消化すると，分子量100,000の1種類の断片が得られ，これはF(ab)$_2$とよばれた．抗体を2-メルカプトエタノール（2-ME）で処理すると分子間のジスルフィド結合が切断され，分子量50,000と25,000の二つの断片，すなわちH鎖とL鎖が得られた．

　最終的にIgGの構造が予想され，図に示すような異なる様式で消化を受けると説明された．後に，この研究を行った英国のポーター（Rodney Porter）と米国のエーデルマン（Gerald Edelman）に，ノーベル賞が授与された．

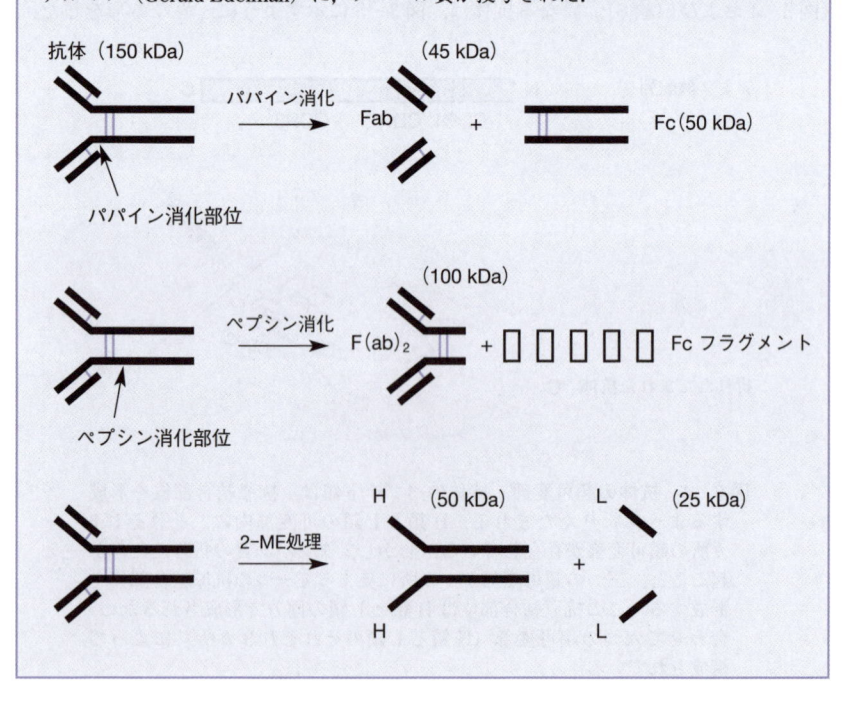

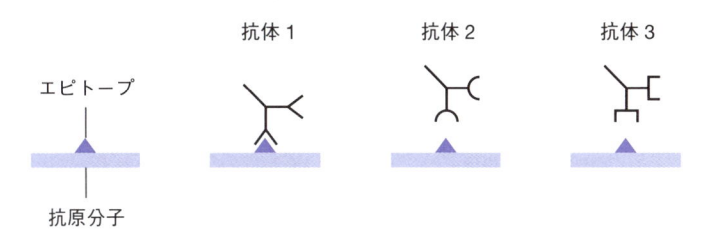

図3・5 異なる抗体は異なるエピトープに結合する　抗原は三角で示したエピトープをもっている。抗体1, 2, 3は、それぞれの末端に∧, ∩, ⊓で示した異なる形の抗原と結合する部位をもち、抗体1のみがエピトープと結合することができる。

原結合部位をもっている。この形の違いが、ある一つのエピトープのみが抗体に結合できる理由である。

超可変部と相補性決定領域

"超可変部"と"相補性決定領域"とは同一の部位を意味している。二通りの名があるのは次の理由による。抗体がエピトープに結合する場合、エピトープの形は抗体の抗原結合部位にうまく適合しなければならない。言い換えれば、抗体の抗原結合部位は、エピトープと**相補的な**（complementary）形をしている（図3・4）。抗体の超可変部がエピトープと相補的な形を担う部位であるため、抗体の超可変部は**相補性決定領域**（complementary-determining region、省略してCDR）とよばれる由縁である。

3・3・2　抗体の性質——抗原への結合と特異的認識

抗体と抗原の化学的相互作用は、非共有結合である。非共有結合相互作用には、水素結合、静電的相互作用、ファンデルワールス力、疎水的相互作用の4種類がある（図3・6）。これらの非共有結合による相互作用は、二つの分子がきわめて近接していない場合にはいずれも非常に弱いので、抗体と抗原が強く結合するためには、複数の相互作用が分子間に形成される必要がある。しかしながら、抗体と抗原が近接すると、両者の原子のもつ電子が負の電荷をもつことから、互いに反発し合う。それゆえ、抗体の抗原結合部位とエピトープとの結合の強さは、互いの引き合う相互間力と電荷による反発力とのバランスによって決まる。このことが、抗体の抗原結合部位とエピトープが強く結合する際に、両者に最適な相補性が必要となる理由である（口絵6および図3・7）。抗原結合部位とエピトープの相補性が最適でなけ

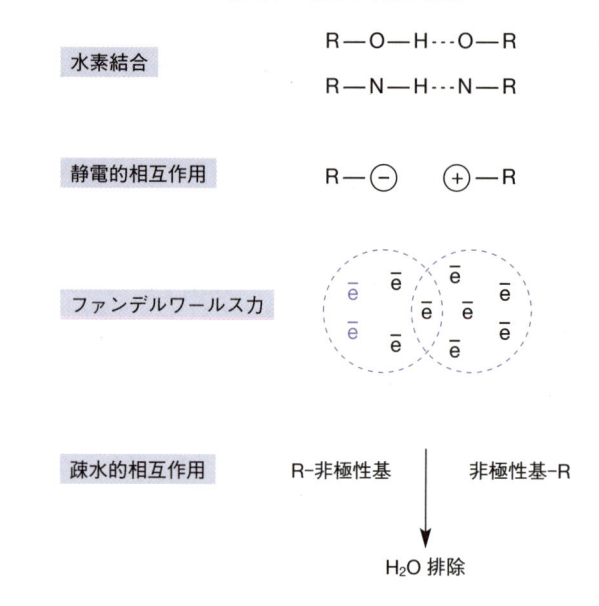

水素結合	R—O—H⋯O—R
	R—N—H⋯N—R
静電的相互作用	R—⊖ ⊕—R
ファンデルワールス力	(電子雲の図)
疎水的相互作用	R-非極性基　非極性基-R ↓ H_2O 排除

図3・6　抗体と抗原の結合にかかわる分子間力

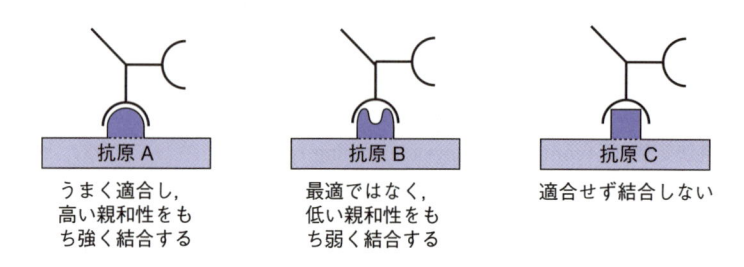

抗原A	抗原B	抗原C
うまく適合し，高い親和性をもち強く結合する	最適ではなく，低い親和性をもち弱く結合する	適合せず結合しない

図3・7　さまざまなエピトープに対する抗体のアフィニティーの相違
　一つの抗体が異なる3種類のエピトープと結合した例を示す．抗原Aの場合，抗体の抗原結合部位とエピトープは適切に結合しているので，強いアフィニティー（親和力）で結合する．抗体は抗原Bのエピトープとかろうじて結合しているが，アフィニティーは低く結合力は弱い．抗原Cに対しては，抗体は相補的でないので，結合は見られない．

れば，結合力はずっと弱くなる．抗体の抗原結合部位とエピトープの結合力のことを，抗体の抗原に対する**親和力**（アフィニティー，affinity）という．
　多くの場合，エピトープのわずか1アミノ酸の違いが，抗体に結合するか否かを左右している．口絵6で抗体が結合している抗原は，ニワトリ卵白リゾチームであ

る．この分子は，免疫応答や抗原-抗体相互作用を解析する実験によく用いられる抗原である．ニワトリ卵白リゾチームのエピトープに存在する1残基のグルタミンが，抗体の抗原結合部位と複数の水素結合を形成し，強く相互作用している．七面鳥の卵白リゾチームはニワトリのそれとほぼ同一のアミノ酸配列をもっているが，エピトープにあるグルタミンが別のアミノ酸に置換されているため，ニワトリ卵白リゾチームに対する抗体は，七面鳥のそれと結合することはない．これは，抗体がわずか一つのアミノ酸が置換されただけのタンパク質を区別して，結合しなくなるというよい例である．このことは，病原体の表面に存在するあるタンパク質が，宿主のそれとわずか1残基のみ違うだけでも，抗体は病原体と選択的に結合し，宿主には結合しない性質をもちうることを意味している．このことが，自己と非自己の分子を識別する，きわめて強力な手法となっている．

3・3・3 抗体-抗原相互作用のアフィニティーとアビディティー

アフィニティー（親和力）とアビディティーという二つの言葉は，よく混同される．抗体は少なくとも二つの抗原結合部位をもっており，これらの抗原結合部位はH鎖とL鎖で構成されている．抗体のおのおのの抗原結合部位が抗原エピトープと結合する力を，結合の**アフィニティー**（affinity，親和力）とよぶことは，以前に

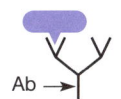

(a) 1分子に一つのエピトープをもつ抗原

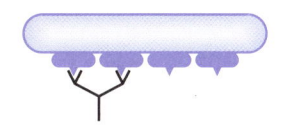

(b) 同一のエピトープを複数もつ抗原粒子（微生物の細胞壁など）

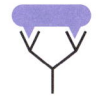

(c) 同一のエピトープを複数もつ抗原

図3・8 アフィニティーとアビディティー (a) 細菌から分泌された毒素などの可溶性のタンパク質抗原には，複数の異なるエピトープが存在するが，それぞれのエピトープはタンパク質1分子当たり一つである．これらは繰返しをもたないエピトープであり，抗体との結合力は，抗体の抗原結合部位とエピトープとのアフィニティーによって決まる．(b) 一方，細菌のように，ある一つの粒子の表面に複数の同一タンパク質が存在する場合は，同一抗体に由来する複数の抗原結合部位が，同一粒子上の複数のエピトープと結合することができるので，抗体と粒子との結合力，すなわち結合のアビディティーは，結合部位の数と個々の結合部位のアフィニティーによって規定される．(c) 特に多糖のような抗原では，1分子上に同一のエピトープが複数繰返して存在するので，複数の抗原結合部位で1分子の抗原に結合することができ，(b) と同様にアビディティーが高い．

述べた通りである．しかし，同一の物質上にある二つのエピトープに対して，同一抗体の2カ所の抗原結合部位を介して同時に結合する場合，全体の結合力は強まる．この場合，全体の結合力を，抗原に対する抗体の**アビディティー**（avidity）という（図3・8）．アビディティーは，個々の抗体の抗原結合部位とエピトープとのアフィニティーの単純な和よりも大きい．複数の箇所で結合している相互作用をなくすためには，すべての箇所において同時に結合を解除しなければならず，1カ所の結合を切るエネルギーよりもはるかに大きなエネルギーが必要である．

アフィニティーとアビディティーの相違を説明するのによく用いられるのが，張り綱に片手あるいは両手でぶら下がる例である．片手でぶら下がっている場合には，綱にぶら下がっている力は，単に手の握力によって決まる．この握力は，ちょうど1カ所の抗原結合部位のエピトープに対するアフィニティーに相当する．綱から手を離すのに十分な力が掛かった場合には，ただちに綱から落下してしまう．では，綱に両手でぶら下がっている場合を想定しよう．片手でぶら下がっているときに手を離してしまうのと同じ大きさの力が掛かったとしても，両手を離すほどの力にはならない．このように，綱にぶら下がっている力の総和ははるかに強いことから明らかなように，抗体が2カ所，あるいはそれ以上の抗原結合部位を介して一つの抗原と結合する場合，そのアビディティーはきわめて強いのである．

3・4 抗体のクラス

抗体のオプソニンとしての役割について前述したが，この機能を果たすためには，貪食される病原体に抗体が結合し，かつ貪食される必要がある．抗体は，細菌やウイルスなどの粒子の表面にある，さまざまな抗原に特異的に結合する．一方，貪食細胞は，抗体分子のFc領域に結合する**Fc受容体**（Fc receptor, FcR）を，その細胞表面にもっている．それゆえ，貪食細胞は抗体の結合した細菌やウイルス粒子を，まるごと貪食することができる（図3・9）．

オプソニン化は抗体のとても重要な役割の一つであるが，これが抗体の唯一の機能ではない（抗体の機能に関する詳細は，8章参照）．抗体の多くの異なる機能には，抗体分子のFc領域の違いが関係しており，異なるFc領域をもつさまざま種類の抗体が存在している．この抗体の種類を抗体の**クラス**（class）とよぶ．ヒトでは，IgM, IgG, IgA, IgE, IgDの5種類の抗体がある．また，IgGとIgAの中には，さらに少しだけ異なる種類が存在し，これらを抗体の**サブクラス**（subclass）とよんでいる．IgGには四つのサブクラスが，またIgAには二つのサブクラスがある．クラス，およびサブクラスの異なる抗体は，それぞれの抗体のFc領域に規定される特異的な機能を担っている（IgAの二つのサブクラスは例外であり，同一の機能を担っ

3・4 抗体のクラス

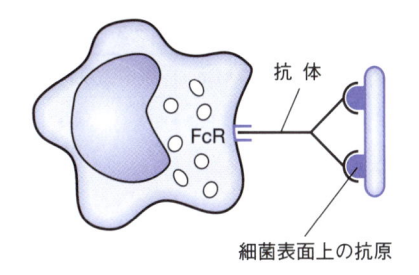

図3・9 オプソニンとしての抗体 抗体は，抗原結合部位を介して細菌の表面の抗原と結合し，Fc 領域を介して貪食細胞の Fc 受容体と結合する．これにより，細菌の貪食を促進する．

ている）．しかしながら，抗体の抗原に対する特異性はこれらのクラスには関係がなく，抗原結合部位の立体構造に依存しており，異なるクラスの抗体であっても，同一の抗原特異性をもつ．

3・4・1 免疫グロブリンG（IgG）

この抗体は，血清中に最も多く含まれている抗体であり（表3・1参照），2本ずつのH鎖とL鎖で構成された基本構造をもつ（図3・10）．ヒトのIgGには四つのサブクラス，すなわちIgG1, IgG2, IgG3, IgG4があり，いずれも二つのH鎖と二つのL鎖から成る点は同じである（表3・1）．IgGサブクラス間では互いに非常に似通っているが，これらサブクラスは，構造や機能がわずかに違う程度である．IgG1が最も主要なものであり，全IgGの約70%を占める．

3・4・2 免疫グロブリンM（IgM）

IgMは，抗原に初めて接触した際に，最初に産生される抗体である．五つの免疫グロブリン分子が，ジスルフィド結合とJ鎖とよばれるタンパク質を介して，五量体を形成している（図3・10）．IgMのH鎖はIgGのH鎖とは異なり，前者の定常部は4回繰返した構造をしているのに対し，後者は3回の繰返し構造をもつ．IgMのJ鎖は，分子量15,000であり，J鎖をコードする遺伝子は，H鎖やL鎖をコードしている遺伝子とは異なる染色体上にある．J鎖は五つの免疫グロブリン分子のうち，二つのH鎖にジスルフィド結合によって結合している（図3・10）．J鎖はIgMが五量体をつくる際に必要であり，これがないと五量体を形成できない．IgMは1分子内に10カ所の抗原結合部位をもっているが，立体的な障害もあるため，同時に結合できる数は通常では6カ所までである．

表 3・1 抗体のクラス

クラス	H 鎖	分子量/kDa	血中濃度/mg/ml	血中半減期/日
IgM	μ	900	1.5	10
IgG1	$\gamma 1$	150	9	21
IgG2	$\gamma 2$	150	3	20
IgG3	$\gamma 3$	165	1	7
IgG4	$\gamma 4$	150	0.5	21
IgA1	$\alpha 1$	160	3	6
IgA2	$\alpha 2$	160	0.5	6
IgE	ε	190	5×10^{-5}	2
IgD	δ	185	0.03	3

3・4・3 免疫グロブリン A (IgA)

IgA は血清中に存在するが,腸管や気管の粘液,唾液,汗,乳汁,初乳などの,さまざまな分泌物中にも存在する抗体である.ヒトでは2種類のサブクラス,すなわち IgA1 と IgA2,があるが,機能的には同じである.IgA は,血清中に存在する場合と分泌物中に存在する場合で,その構造が異なっている.血清中では,2本ずつの H 鎖と L 鎖から成る基本構造をしている(図3・10).一方,分泌物中の IgA は,2分子の免疫グロブリンが IgM のように J 鎖によって結ばれていて,さらに分泌片とよばれるもう一つのタンパク質が結合している.この分泌片は抗体産生細胞でつくられているのではなく,特殊な方法で IgA に結合する(§7・4参照).分泌片は IgA を分泌物中に輸送するのを助け,分泌物中に存在するさまざまなタンパク質分解酵素による分解を受けないように働いている.

3・4・4 免疫グロブリン E (IgE)

あらゆる抗体のクラスの中で,IgE は血清中の濃度が最も低い抗体である.2本ずつの H 鎖と L 鎖から成る単量体として存在している.IgM と同様に,H 鎖は4回繰返したドメインからなる定常部をもつ(図3・10).この抗体は非常に特殊な機能を担っており,ぜん息やアレルギーにかかわっている(13章参照).

3・4・5 免疫グロブリン D (IgD)

IgD は一般に血清中の濃度は低く,血清中で不安定であり,プラスミンによって素早く分解される.2本ずつの H 鎖と L 鎖から成る単量体として存在しているが(図3・10),血清 IgD の機能は不明である.

3・4 抗体のクラス　　　　　　　　　　55

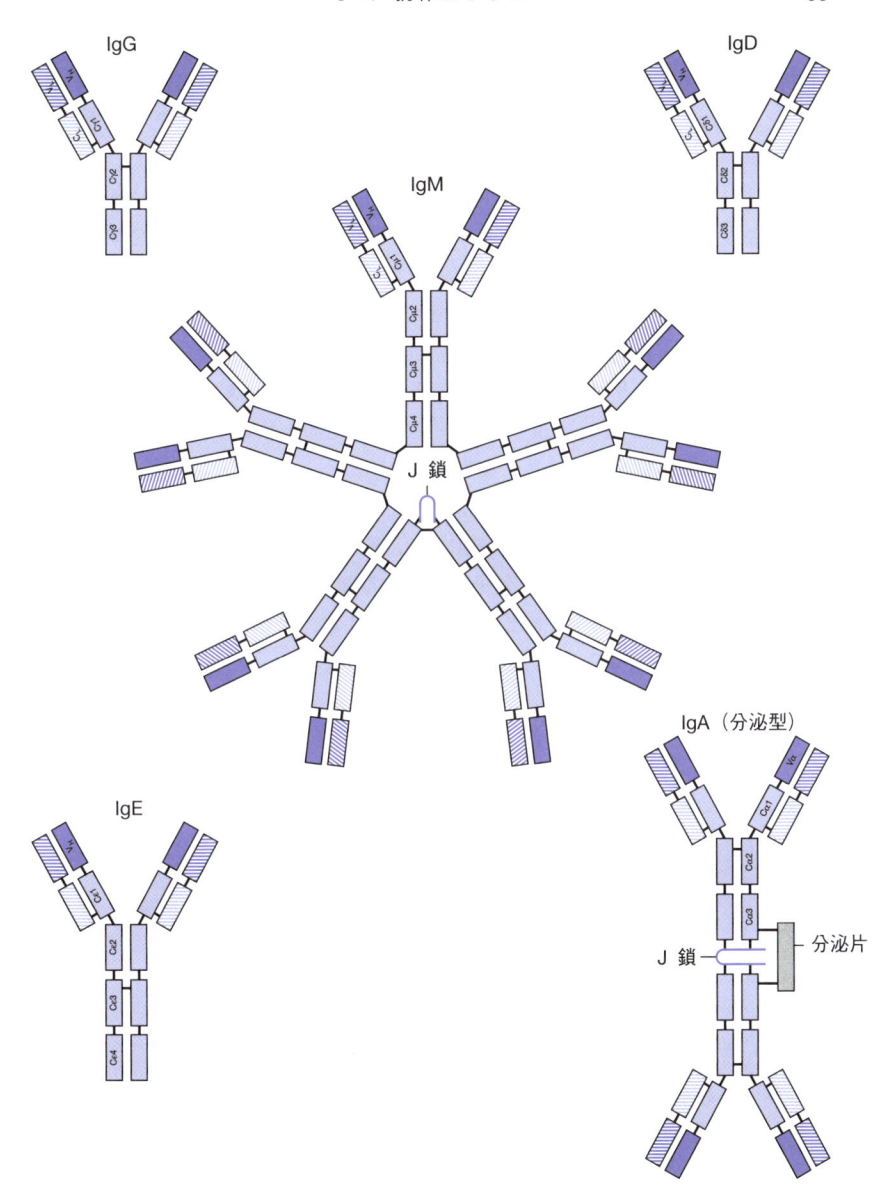

図 3・10　抗体のクラス　IgM および IgE の H 鎖は，四つの C_H ドメインをもち，他のクラスは三つの C_H ドメインをもつ．図中には分泌型 IgA を示した．血清中の IgA は単量体として存在し，J 鎖と分泌片をもっていない．

3・5 抗体は分泌されるか，Bリンパ球の表面に発現される

抗体を産生する細胞を，形質細胞という（口絵4）．この細胞は，Bリンパ球（B細胞）とよばれる白血球が分化した細胞である．B細胞は骨髄でつくられ，血流に乗って脾臓，リンパ節，その他のリンパ組織を循環している（6章参照）．

B細胞は，膜型免疫グロブリンのIgMおよびIgDを細胞表面にもつ（図3・11）．これらの免疫グロブリンが，可溶性の分泌型ではなく膜型になるのは，H鎖をコードするRNAのプロセシングの違いよる（図3・12）．一つのB細胞上にあるIgMおよびIgDは，すべて同一の可変部をもっており，それぞれのH鎖は同じL鎖とヘテロ二量体をつくっている．H鎖の定常部のみがIgMとIgDでは異なっている．B細胞は，1組のH鎖とL鎖からなる可変部をもつことから，特異性は一つである．別のB細胞は異なる1組のH鎖とL鎖からなる可変部をもつので，B細胞一つ一つが異なる抗原特異性をもつことになる（図3・13）．

B細胞表面にある膜型免疫グロブリンは，IgαおよびIgβという二つのタンパク質と複合体を形成して，シグナルを細胞内に伝達している．このシグナル伝達複合体は，八つの分子，すなわち，Ig分子を構成する2本の同じ免疫グロブリン（Ig）のH鎖（μまたはδ）と2本の同じL鎖（κまたはλ），それにIgαとIgβのヘテロ二量体2分子で構成されている（図3・14）．

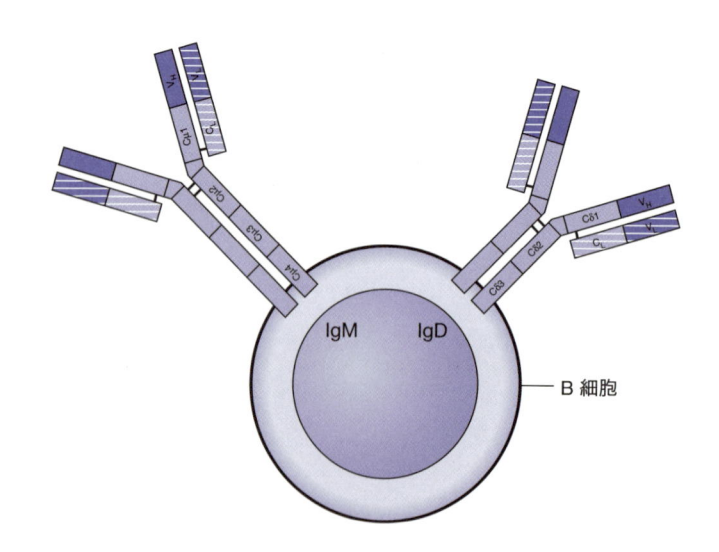

図3・11 B細胞は細胞表面に膜型IgMと膜型IgDを発現している V_H領域はこのIgMとIgDで同一であり，またIgMとIgDのL鎖も同じである．

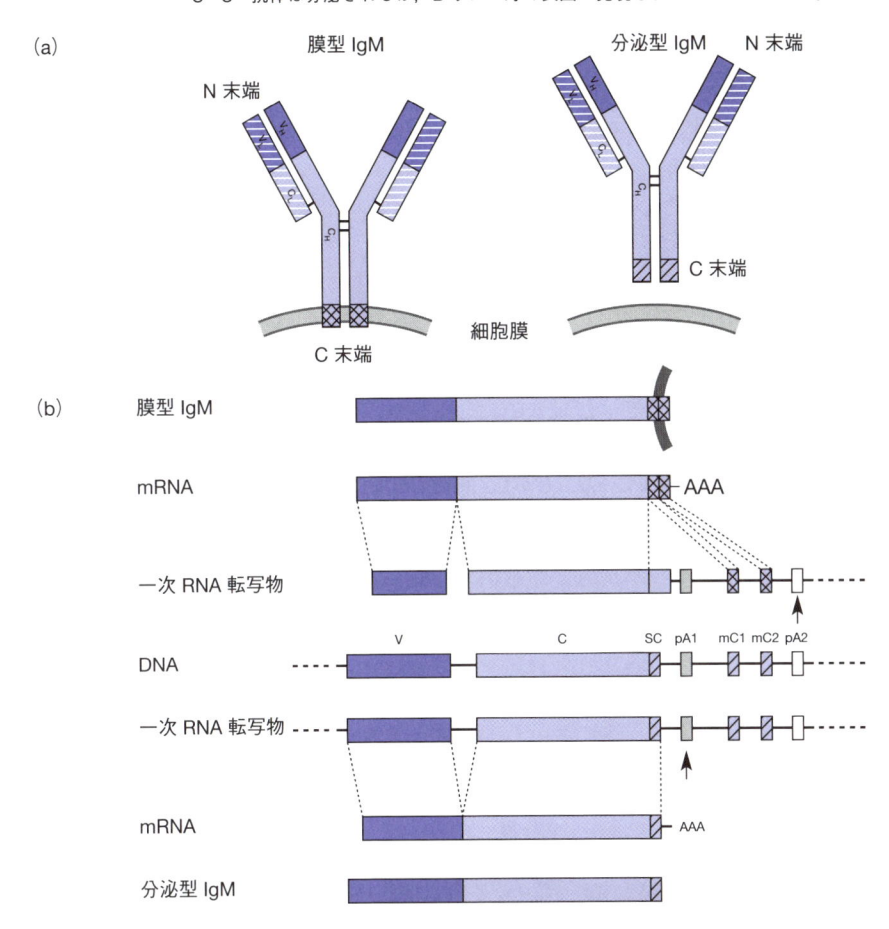

図3・12 膜型および分泌型 IgM の産生 (a) B細胞は細胞表面に膜型の IgM をもつとともに，分泌型 IgM を細胞外へ分泌する．この膜型 IgM と分泌型 IgM は，H鎖のC末端（図中の黒の斜線部分）を除いてすべて同じである．膜型 IgM の C 末端部分は疎水性アミノ酸残基が多数含まれ，これによって膜に結合しているのに対し，分泌型 IgM の C 末端には疎水的な領域は存在しない．分泌型および膜型の H 鎖は，いずれも B 細胞で産生される 1 種類の同じ L 鎖と複合体をつくる．(b) IgM をコードする遺伝子には，pA1 と pA2 の二つの異なる poly A 付加部位が存在し，また分泌型 H 鎖の C 末端をコードする部分（secretory component, SC）や膜型 H 鎖の C 末端をコードする部分（membrane component, mC1 および mC2）をもつ．転写された初期の一次 RNA 転写物は，膜型 IgM も分泌型 IgM も同じである．pA1 に poly(A) が付加すると分泌型 IgM をコードする mRNA へと RNA のスプライシングが進行し，一方，pA2 に poly(A) が付加すると別の様式でスプライシングが起こり，膜型 IgM をコードする mRNA がつくられる．

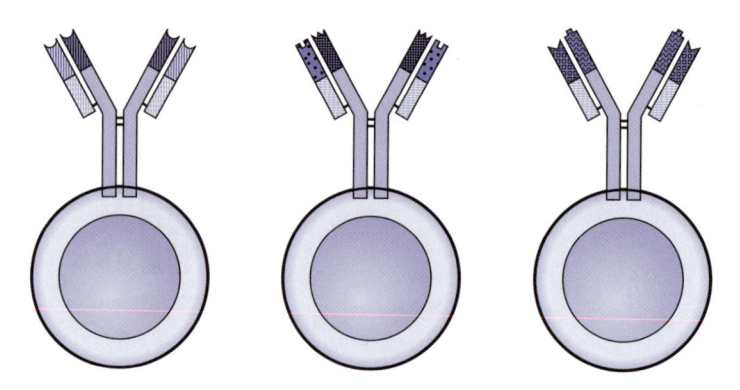

図 3・13　B 細胞はそれぞれ異なる抗原特異性をもった膜型免疫グロブリンを発現している　一つの B 細胞に発現する免疫グロブリンは，すべて同一の H 鎖と L 鎖で構成されている．しかし，細胞が異なると，V_H 領域および V_L 領域の異なる免疫グロブリン（図中では V 領域の末端を異なる模様と形で表現）を発現する．それゆえ，異なる B 細胞は異なる抗原特異性をもつ．

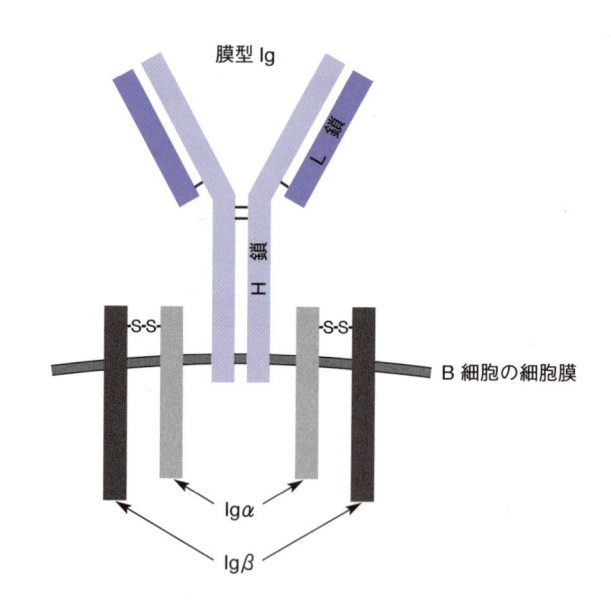

図 3・14　B 細胞抗原受容体複合体　B 細胞表面にある膜型免疫グロブリンには，ジスルフィド結合でつながった $Igα$ 鎖および $Igβ$ 鎖のヘテロ二量体が 2 分子相互作用している．$Igα$ 鎖および $Igβ$ 鎖は，膜型免疫グロブリンに抗原が結合した際に，細胞内にシグナルを伝達する分子である．

抗体は二つの様式で存在する．すなわち一つは抗体のクラスに依存したさまざまな生物活性をもつ可溶型（8章参照），もう一つは膜タンパク質として存在する膜型である．後者はB細胞上に存在し，B細胞が特異的に抗原を認識して反応するための受容体として機能している．

3・6 ま と め

- 抗体は，認識機能および生物活性を併せもつ一群の分子である．抗体は，2分子の同一のH鎖と2分子の同一のL鎖から構成されている．
- H鎖およびL鎖のN末端部分を可変部という．二つのN末端部分が一つになって抗原結合部位を形成し，病原体や外来性異物上の抗原と結合する．抗原の多くはタンパク質であるが，まれに糖鎖や脂質なども抗原となる．抗体は，エピトープとよばれる抗原の一部分に結合する．
- 抗体による抗原の認識は，その結合が特異的な点で，先天性免疫における認識機構と異なる．すなわち，一つの抗体分子は，すべてのエピトープに結合できるわけではないが，いくつかには結合できる．異なる抗体分子は，異なるエピトープに結合する，すなわち，異なる特異性をもっている．
- 個々の抗体は，数多くのエピトープの中のきわめて限られた一部にしか結合しないので，あらゆる抗原を認識するためには，膨大な種類の異なる特異性をもった抗体が必要である．
- 抗体のC末端部分を定常部という．抗体のクラスによって，定常部が異なる．抗体のクラスには，IgM, IgG, IgA, IgE, IgDがあり，これらはそれぞれ異なる機能を担っている．
- 免疫グロブリンは可溶型タンパク質として分泌される一方，B細胞の細胞膜に膜結合型タンパク質として発現し，細胞内にシグナルを伝える受容体として機能する．

4 Tリンパ球とMHC分子を介した抗原の認識

この章で学ぶこと

MHC分子の構造と，T細胞への抗原提示の役割を学ぶ．T細胞はどのように抗原を認識し，抗原がどのように処理されるかを知る．クラスIおよびクラスII MHC分子の多型とその意義について学ぶ．

重要項目

- T細胞サブセット
- 主要組織適合遺伝子複合体 (MHC)
  - MHC分子の遺伝子構成
  - MHC遺伝子産物──クラスIおよびクラスII MHC分子
  - MHC遺伝子の多型
- MHC分子の発現
- T細胞による抗原認識──T細胞抗原受容体の構造
- 抗原のプロセシングとクラスIおよびクラスII MHC分子による抗原提示

4・1 T細胞サブセットの概要

前章において，免疫系の特異的な認識にかかわる大切な分子である抗体について解説した．抗体は，可溶型として分泌される一方，Bリンパ球（B細胞）の細胞表面に抗原受容体として存在している．細胞表面上に存在する抗体を介して，B細胞は抗原を認識して細胞内にシグナルを伝え，細胞応答をひき起こすことを説明してきた．この章では，B細胞とは異なる方法で抗原を認識する別の種類のリンパ球について解説する．この細胞は，**Tリンパ球**（T lymphocyte，T細胞）である．

T細胞の"T"は，**胸腺**（thymus）由来であることを示す．胸腺は二葉からなる器官で，心臓の上の縦隔に存在している（11章参照）．T細胞の成熟における胸腺の重要性がどのような経緯で発見されたかについては，Box 4・1を参照してほしい．B細胞の前駆細胞と同様に，T細胞の前駆細胞は骨髄でつくられる．B細胞

Box 4・1　胸腺の重要性の発見

1950年代後半から1960年代前半のミラー（Jacques Miller）の研究以前は，胸腺の役割は何もわかっていなかった．なぜなら，成熟マウスや成人から胸腺を摘出しても，何ら害のある影響は観察されなかったからである．Chester Beattyがん研究所にいたミラーは，マウスにグロス（Gross）白血病ウイルスを投与して，白血病の進行における胸腺の役割を研究していた（このGrossウイルスという名前は，"ひどい"という意味からその名が付いたわけではなく，米国のグロス（Ludwik Gross）によって単離されたからである）．このウイルスを新生仔マウスに接種すると白血病を発症したが，離乳後（4週齢）に胸腺を摘出すると，白血病を発症しなくなった．すなわち，この実験では，白血病の進行に胸腺が必須であった．

つぎにミラーは，新生仔マウスにウイルスを接種する前に胸腺の摘出を行い，その効果を調べることにした．そのために，さまざまな系統のマウスを用いて，新生仔マウスから胸腺の摘出を行った．彼はその実験の過程で，胸腺を摘出した新生仔マウスは離乳するまで正常に生育できるが，その後，ウイルス接種に関係なく，衰弱性の病気に罹患して早期に死んでしまうことに気づいた．

組織学的な検証を行ったところ，血液やリンパ組織中のリンパ球が減少しており，肝臓の病変からウイルスの感染が示唆された．また免疫学的な応答を調べてみると，新生時に胸腺を摘出したマウスでは，他系統のマウスや異種由来の皮膚移植片を拒絶することができず，顕著な免疫不全を起こしていることが明らかになった．さらに，これらのマウスを無菌的な環境で飼育すると，病気になることなく長時間にわたり飼育することができたことから，早期に死亡する原因は感染によるものと考えられた．これらの研究は，白血病の進行とはまったく異なる研究ではあったが，胸腺が免疫機能に重要であることをことを明確に示した最初の研究となった．

は骨髄において成熟を完了するが，T細胞は胸腺に移動し，そこで成熟T細胞に分化する（T細胞の分化については，11章に記載）．成熟したT細胞は胸腺から出て，血液中やリンパ組織を循環する（6章参照）．

T細胞には，ヘルパーT細胞に加えてもう一つの種類の主要なT細胞がある．このT細胞（細胞傷害性T細胞という）も胸腺でつくられるが，ヘルパーT細胞と異なる機能をもつ．これら2種類のT細胞を合わせて，T細胞，あるいはTリンパ球という．これら2種類のT細胞は，細胞表面上のいくつかの分子の発現の有無によって，それぞれを区別することができる．ヘルパーT細胞はCD4分子を細胞表面に発現しており，**CD4 T細胞**（CD4 T cell）ともよばれる．もう一方のT細胞は，CD8という別の分子を細胞表面にもっており，**CD8 T細胞**（CD8 T cell）とよばれる．末梢組織に存在するT細胞は，CD4かCD8のいずれかの分子を発現しており，両方の分子を同時に発現していることはない．

4・2 T細胞受容体

T細胞とB細胞は類似しているが，T細胞の抗原認識は，B細胞とは基本的に異なっている．CD4 T細胞も CD8 T細胞も，T細胞受容体（TcR）という同じ受容体を使って抗原を認識している．TcR は抗体のいわば親戚だが，異なる構造をしており，その遺伝子も，抗体をコードする遺伝子と異なる染色体上にコードされている．TcR は，α鎖およびβ鎖の2種類の糖タンパク質からなり（図4・1），α鎖の分子量は 40〜50 kDa，β鎖は 35〜47 kDa である．いずれも，典型的な免疫グロブリン（Ig）様ドメインをもっており，TcR と Ig は共通の遺伝子から進化したと考えられる．Ig と同様に，TcR の各鎖は細胞膜側に定常部を，細胞の外側に可変部をもつ（図4・1）．可変部内には，これも Ig と同様に超可変部があり，α鎖とβ鎖で球状の構造をつくり，二つで抗原結合部位を形成している．しかし，TcR は抗体と違って分泌されることはなく，T細胞の表面上に受容体としてのみ存在する．

B細胞上の抗原受容体，すなわち膜型の抗体は，細胞内のシグナル伝達分子と相互作用しているが，TcR も同様に，CD3 というシグナル伝達を担う分子と相互作用している．この CD3 分子は，ガンマ（γ），デルタ（δ），イプシロン（ε），ゼー

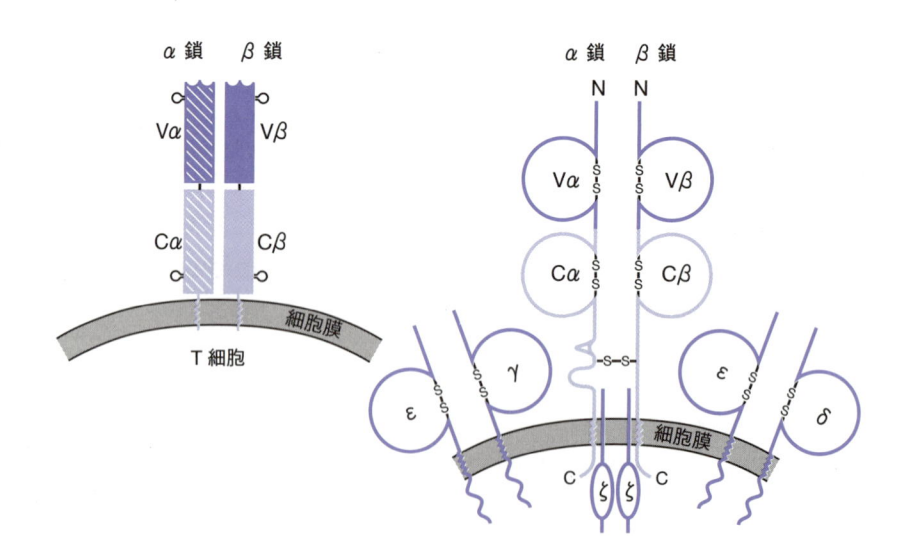

図4・1 T細胞受容体（TcR）の構造 T細胞受容体は，分子量 40〜50 kDa のα鎖と分子量 35〜47 kDa のβ鎖の二つの糖タンパク質から構成される．Cα，Cβ，Vα，Vβドメインは，構造的に類似の免疫グロブリン（Ig）ドメインである．このα鎖とβ鎖からなるT細胞受容体は，γ，δ，ε，ζ鎖の複合体である CD3 分子と会合している．

タ（ζ），イータ（η）の5種類のサブユニットから構成されている．ε鎖はγ鎖あるいはδ鎖とヘテロ二量体を形成し，ζ鎖はもう一つのζ鎖とのホモ二量体，あるいはη鎖とのヘテロ二量体として存在している（図4・1参照）．すなわち，TcRに相互作用しているCD3複合体は，γε二量体およびδε二量体，そして90％はζζ二量体で，10％はζη二量体で構成されている．

　T細胞は，B細胞と共通する特徴をいくつかもっている．TcRはそれぞれ異なる可変部をもち，一つのT細胞には，1種類のTcRのみが発現しているので，T細胞はそれぞれ異なる抗原を認識する．CD4 T細胞ならびにCD8 T細胞は，同一の遺伝子を使って多様なTcRを発現する．しかし，T細胞の抗原認識は，基本的に抗体による抗原認識とは異なっている．T細胞は，抗体とは違って，抗原を単独で認識することはない．T細胞は細胞表面の**主要組織適合遺伝子複合体**（major histocompatibility complex，MHC）分子に相互作用した抗原を認識する．したがって，どのようにしてT細胞が抗原を認識するかを説明する前に，まず，MHC分子について知る必要がある．

4・3　主要組織適合遺伝子複合体

　主要組織適合遺伝子複合体関連の専門用語は，実際よりも複雑なもののように印象づけられるので，MHC分子の詳細な説明を始める前に，いくつかの用語を説明しておこう．

4・3・1　MHCに関連する専門用語
主要組織適合遺伝子複合体（MHC）

　主要組織適合遺伝子複合体という用語は，実際には4 M（4×10^6）塩基対（bp）の長さをもつ一つのDNA領域を指し，そこには100を超える遺伝子がコードされている．ヒトでは第6番染色体，マウスでは第17番染色体上にある．ヒトのMHC上の遺伝子の構成は，図4・2に示した通りである．脊椎動物はすべてMHCをもつので，種が異なっても同じMHCという用語を用いる．個々の種によってMHCの別の名称を使うこともあり，ヒトではHLA（**h**uman **l**eukocyte **a**ntigen），マウスではH-2ともいう．それゆえ，ヒトではMHCとHLAは同じものを意味する．MHCにまつわる名称の由来については，Box 4・2に記載した．

MHC遺伝子産物

　MHC遺伝子によってコードされているタンパク質は，MHCタンパク質，MHC分子，MHC遺伝子産物などという．これらの用語は同じものを意味し，互いに言

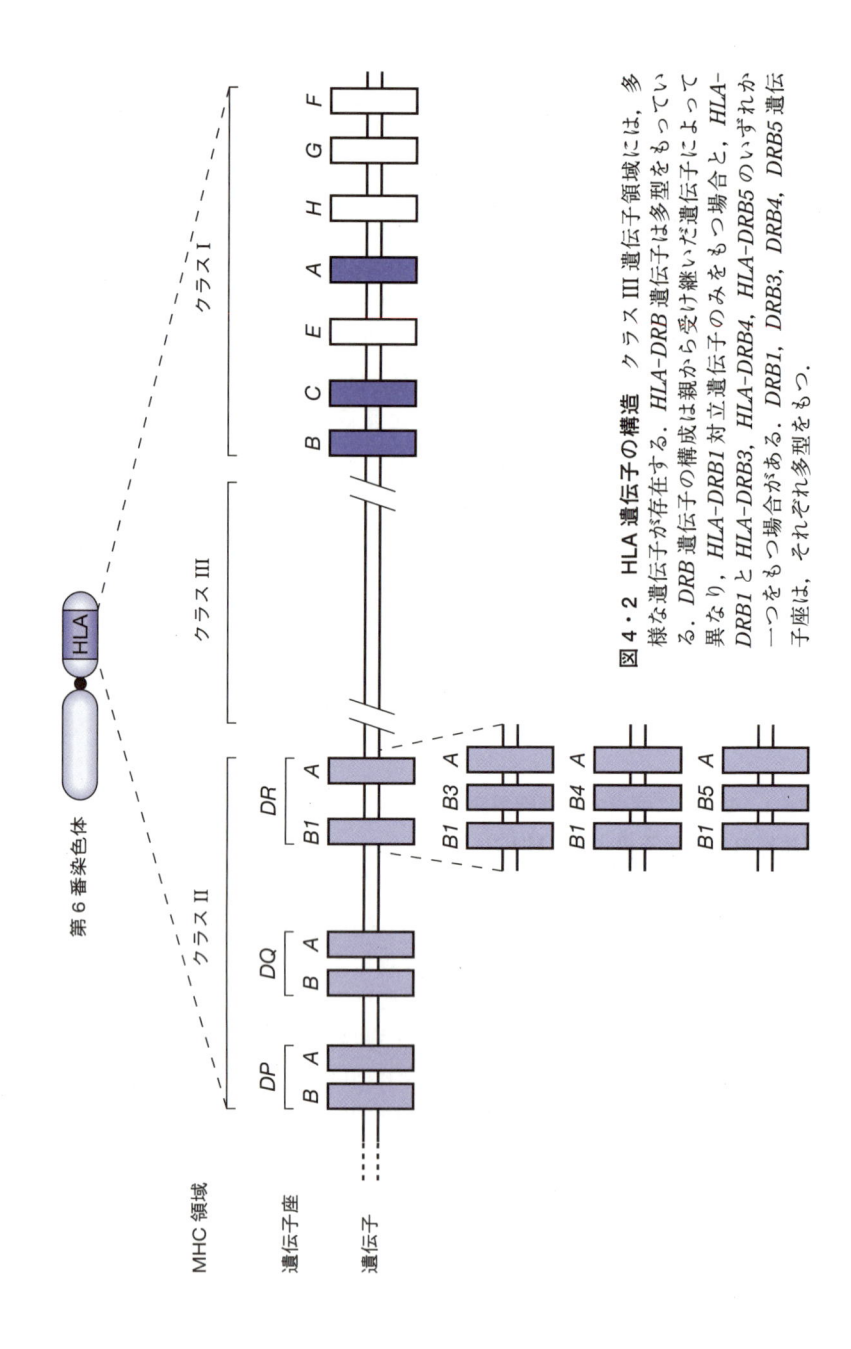

図4・2 HLA遺伝子の構造 クラスIII遺伝子領域には、多様な遺伝子が存在する。クラスIII遺伝子は多型をもっている。HLA-DRB遺伝子は親から受け継いだ遺伝子によってDRB遺伝子の構成は異なり、HLA-DRB1対立遺伝子のみをもつ場合と、HLA-DRB1とHLA-DRB3、HLA-DRB4、HLA-DRB5のいずれか一つをもつ場合がある。DRB1, DRB3, DRB4, DRB5遺伝子座は、それぞれ多型をもつ。

4・3 主要組織適合遺伝子複合体

Box 4・2 種による MHC 遺伝子の名称

　主要組織適合遺伝子複合体が最初に発見されたのはマウスであり，マウスでは H-2 とよばれている．H は，組織適合性(histocompatibility)を表す．histocompatibility という単語は，ギリシャ語の組織を意味する"Histos"と，適合性を意味する"Compatibilitos"に由来する．20 世紀初頭，腫瘍生物学者は腫瘍をマウス間で移植して研究を行っていた．その際，移植した腫瘍は 3 種類の反応性を示した．すなわち，増殖して宿主マウスが死亡する場合と，ゆっくりと（50 日以上）拒絶される場合，そして早期に（20 日以内）に拒絶される場合である．近交系の異なる系統間のマウスを用いた場合，この 3 種類の反応が観察されたが，相互に移植した腫瘍片が拒絶されないこともあり，その場合，二つの系統のマウスを histocompatible とよんだ．これは互いに共存可能であるという意味である．一方，互いに移植した腫瘍片が拒絶される場合を histoincompatible といい，相互にそれぞれの組織が共存できないことを意味した．拒絶反応が急速に起こる場合，これらの系統は主要組織不適合を示した（major incompatibility）といい，拒絶反応がゆっくりの場合には，非主要組織不適合を示した（minor incompatibility）と表現した．古典的な交配によって遺伝的背景が異なる系統の作製がなされ，急速な拒絶反応は，ある一つの遺伝子座によって規定されていることがわかった．それが，当初，主要組織適合性遺伝子座とよばれていたものであった．後に，この遺伝子座には多くの遺伝子がコードされていることがわかり，"locus"は"complex"と置き換えられ，主要組織適合（性）遺伝子複合体（略して MHC）と改められた．この遺伝子領域は，マウスで同定された 2 番目の組織適合性領域であったため，H-2（histocompatibility-2 の意味）とよばれるようになった．

　同様にヒトにおいても，移植を目指して組織適合遺伝子複合体が探索された．実際にヒトで発見され，MHC は HLA と命名された．HLA の名前の由来は，ヒト白血球抗原（**h**uman **l**eucocyte **a**ntigen）であるが，その理由は MHC のコードするタンパク質が白血球上の移植抗原として初めて同定されたからである．

　マウスでもヒトでも MHC の名前の由来には理由があったが，必ずしもすべての研究者が意味を知って用いているとは限らない．ラットの MHC は RT1 とよばれているように，深く考えずに用いられる傾向がある．幸いにも，今日では異種の MHC の名称については共通の理解が得られており，ヒトと同様の命名法が採用されている．すなわち，イヌの MHC は DLA，ブタの MHC は SLA（swine LA），チンパンジーの MHC は ChLA などである．ただし，マウスの MHC は現在でも H-2 であり，ラットは RT1 である．

い換えてもよい．たとえば，MHC タンパク質は，当初，移植における拒絶反応の抗原として同定されたものであることから，しばしば MHC 抗原ともよばれる．

MHC 遺伝子座

　当初，MHC は一つの遺伝子または遺伝子座と考えられていたが，のちに多くの

遺伝子からなることがわかった．いまでは"MHC遺伝子座"という用語は個々の遺伝子産物をコードするDNA領域を示すのに用いる．個々の遺伝子座には一つまたは複数の遺伝子がある．

MHC遺伝子と遺伝子産物のクラス

　MHCには，100を超える遺伝子が含まれている．これらの中のいくつかの遺伝子は，互いに密接に関連し，共通の機能を担っている．このような観点から，MHC上の遺伝子，並びにMHCにコードされるタンパク質は，それぞれクラスI，クラスII，クラスIIIの三つのグループに分類されている．クラスIおよびクラスII MHC分子は，相互に関連しているが，明確に異なる二つのファミリーとして区別されている．これらは，大部分の細胞の表面に存在するタンパク質であり，あとで述べるように，T細胞の抗原認識に関与する分子である．クラスIII MHC分子には，さまざまなタンパク質が含まれており，クラスI，クラスII MHC分子とは異なる免疫機能や，クラスI，クラスII MHC分子と関連しない免疫応答にかかわっている．表4・1に，クラスIII MHC分子の主要なもののいくつかを列記した．

4・3・2　クラス I MHC 分 子
クラス I MHC 分子の構造

　クラスI MHC分子はほとんどすべての細胞の表面に発現している糖タンパク質であり，2種類のサブユニットから成るヘテロ二量体である（図4・3）．高分子量のα鎖は，クラスI遺伝子にコードされる45 kDaのタンパク質である．α鎖は，β_2ミクログロブリン（β_2m）という12 kDaのタンパク質と非共有結合で複合体を形成しているが，β_2ミクログロブリンはMHCとは異なる染色体上（ヒトの場合は第15番染色体）にコードされている．

表4・1　クラス III MHC 遺伝子産物

遺伝子産物	機　能	
ステロイド21水酸化酵素	酵　素	
C2	補体成分	
C4	補体成分	8章参照
B	補体成分	
Hsp70（熱ショックタンパク質）	タンパク質の細胞内輸送	
TNF-α	炎症性サイトカイン	
TNF-β	炎症性サイトカイン	

4・3 主要組織適合遺伝子複合体　　67

α鎖は，細胞外に三つの免疫グロブリン様ドメイン，α_1，α_2，α_3 をもつ．α_1 ドメインは，α鎖のN末端側に位置し，α_3 ドメインは細胞膜に最も近接している．またα鎖は，他の膜タンパク質と同様に，疎水的な短い膜貫通ドメインと短い細胞質ドメインをもつ．クラスI MHC分子から，細胞内へ直接シグナルが伝達されているという報告はない．β_2 ミクログロブリンは免疫グロブリン様ドメインを一つもつ可溶性のタンパク質であり，細胞膜の外側に存在し，膜貫通ドメインや細胞質ドメインは存在しない．クラスI MHC分子を図示すると，α_3 ドメインと β_2 ミクログロブリンが膜のすぐ上に位置し，その上に二つの α_1，α_2 ドメインが重なった構造をしている（図4・3）．

クラスI MHC分子の詳細な立体構造は，1987年にX線結晶構造解析によって決定され，α_1，α_2 ドメインが残りの部分の上部に重なった構造をしていた（口絵7）．この構造は，フライパン上のソーセージに構造が似ている．α_1，α_2 ドメインのそれぞれ4本のβストランドにより，8本のβストランドから成る繰返しβシート構

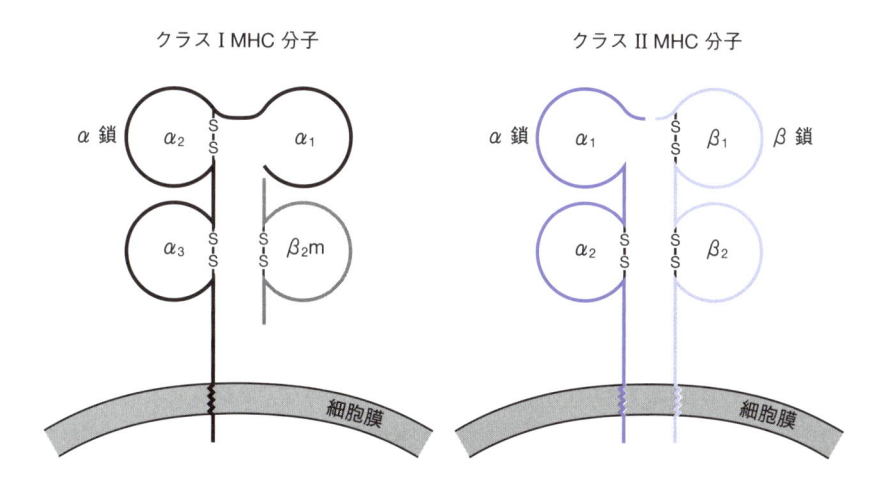

図4・3　クラスIおよびクラスII MHC分子の構造の模式図　クラスI MHC分子は，45 kDaのα鎖に β_2 ミクログロブリンが非共有結合で結合している．クラスI MHC分子のα鎖は，α_1，α_2，α_3 の三つのドメインから構成されている．クラスII MHC分子は，30〜34 kDaのα鎖に26〜30 kDaのβ鎖が非共有結合で会合している．α鎖もβ鎖も，二つのドメイン（それぞれ α_1 と α_2，β_1 と β_2）からなる．これらのクラスI MHC分子のα鎖，クラスII MHC分子のαおよびβ鎖，β_2 ミクログロブリンは，いずれも抗体やT細胞受容体と構造的に類似した免疫グロブリンドメインをもっている．クラスI MHC分子α鎖の α_1，α_2 ドメインは，クラスII MHC分子α鎖の α_1，α_2 ドメインと同じではない．

造をつくり，その上にα_1，α_2ドメインに由来する二つのαヘリックスがのっている．この二つのヘリックスの間の溝が，MHC分子を特徴づける構造となっている．

ヒトでは三つのクラスI遺伝子座があり，それぞれ*HLA-A*, *HLA-B*, *HLA-C*とよんでいる．それぞれの遺伝子座は，クラスI MHC分子のα鎖を1分子コードしており，β_2ミクログロブリンと複合体をつくり，完全なクラスI MHC分子として発現される．

クラスI MHC遺伝子の第二のファミリー

クラスI MHCといえば，多くの場合，*HLA-A*, *HLA-B*, *HLA-C*遺伝子，あるいはこれらの遺伝子にコードされているタンパク質を指す．しかし，このMHC遺伝子座の中には，他のクラスI MHC様の遺伝子，あるいは遺伝子産物もコードされている．他のいくつかのMHC分子とそれらの性質を，Box 4・3に示す．これら分子がどのような細胞に発現し，どのような機能を担っているかについては，よくわかっていない．クラスI MHCと記載した場合，この本では*HLA-A*, *HLA-B*, *HLA-C*のこととし，別の種のクラスI MHCにおいても同様とする．

4・3・3 クラスII MHC分子

クラスII MHC分子も二つのサブユニットから構成されており，α鎖は分子量30〜35 kDa，β鎖は26〜30 kDaである．しかし，クラスI MHC分子と異なり，発現がかなり限られており，おもに免疫系の単球，マクロファージ，B細胞に発現している．クラスII MHC分子のα鎖およびβ鎖は，いずれもMHC遺伝子にコードされているが，どちらも膜貫通ドメインおよび細胞質ドメインをもっている点で，クラスI MHC分子とは異なっている（図4・3）．クラスII MHC分子は，細胞内にシグナルを伝えることができ，これもクラスI MHC分子と違う点である．

α鎖およびβ鎖は，いずれも細胞外に二つの免疫グロブリン様のドメインをもっている．α鎖およびβ鎖の細胞膜から離れた免疫グロブリン様ドメインは，それぞれα_1，β_1ドメインとよび，細胞膜に近いほうを，それぞれα_2，β_2ドメインという．クラスII MHC分子の折りたたみは，クラスI MHC分子ときわめて類似の構造をしている（口絵7）．α_1，β_1ドメインによりつくられるβプリーツシートとその上にある二つのαヘリックス構造により，クラスI MHC分子に存在する典型的な"フライパン上のソーセージ"様の構造を形成している．

ヒトMHC遺伝子には，3種類のクラスII MHC遺伝子座があり，それぞれ*DP*, *DQ*, *DR*という（図4・2）．*DP*と*DQ*遺伝子座には，α鎖をコードする遺伝子*DPA*や*DQA*，ならびにβ鎖をコードする*DPB*, *DQB*が，それぞれ含まれている．

Box 4・3　クラス IB MHC

クラス I MHC 分子の第二のファミリーの発見

　マウスのクラス I MHC 遺伝子座には，*H-2D*, *H-2K*, *H-2L* がある．ある系統のマウス由来の白血球を免疫して作製した抗体や，系統の異なるマウスの皮膚移植片を用いた実験により，さまざまな異なる対立遺伝子が同定された．免疫されたマウスは，非自己であるドナーのクラス I 分子に対して，抗体を産生する．しかし，同じ *H-2D*, *H-2K*, *H-2L* をもつマウスから調製した細胞を，同じ系統のマウスに免疫した際に，しばしば免疫に用いた細胞に対する抗体が産生される．これらの抗体によって認識される抗原のいくつかは，分子量が 40〜45 kDa で β_2 ミクログロブリンと相互作用しており，クラス I MHC 分子と類似の構造をもっていることが明らかになった．しかしながら，これらは，多型がはるかに少ない点と発現している組織がきわめて限られている点において，*H-2K*, *D*, *L* 分子とは明らかに異なっていた．

クラス IB MHC 遺伝子と機能

　MHC を遺伝子レベルで解析した結果によると，クラス I MHC 様の分子をコードする遺伝子は，約 30 種類ほど存在していることが知られている．これらの多くは偽遺伝子であり，タンパク質は発現されない．同様にクラス I MHC 様の分子をコードする遺伝子が，ヒトにおいても同定されている．これらは *HLA-E*, *HLA-F*, *HLA-G*, *HLA-H*, *HLA-J*, *HLA-X* とよばれている．これらは *HLA-A*, *HLA-B*, *HLA-C* の後で発見されたので，クラス IB MHC または非古典的クラス I MHC と命名された．これに対応させて，*HLA-A*, *HLA-B*, *HLA-C* のことを，クラス IA MHC または古典的クラス I MHC としばしば総称する．

　クラス IB MHC 分子の細胞における発現や機能に関する詳細な解析は，あまり進んでいない．マウスのクラス IB MHC 分子の一つは，*N*- ホルミルメチオニンを含むペプチドに結合することが知られている．このペプチドは細菌によって産生され，真核細胞ではつくられないものであり，細菌では翻訳後に *N*- ホルミルメチオニンがプロセシングによって除去される．したがって，このクラス IB MHC 分子は，細菌由来の抗原と特異的に結合し抗原提示することができる．自己の細胞をナチュラルキラー細胞の攻撃から守るための，クラス IB MHC 分子も他に知られている．

DR 遺伝子座はさらに複雑で，1 分子の α 鎖をコードする *DRA* 遺伝子がある一方，ほかに一つあるいは二つの *DRB* 遺伝子（対立遺伝子によって異なる）が存在し，それぞれ異なる β 鎖をコードしている（図 4・2 参照）．

4・3・4　クラス I MHC とクラス II MHC の多型

　クラス I MHC およびクラス II MHC 遺伝子の特徴は，別の遺伝子に比べて，多型の頻度がきわめて高いことである．遺伝子は，個体によって微妙にアミノ酸配列

が異なっている．個体ごとに異なる遺伝子型を，対立遺伝子という．対立遺伝子は，タンパク質をコードする遺伝子領域に変異が導入された場合に生じ，それからできるタンパク質のアミノ酸配列も異なったものになる．これらの変異の多くは偶然失われるか，変異したタンパク質がもはや機能しないために失われる．しかし，その中のいくつかは一つの集団に固定され，対立遺伝子として保存される．異なる対立遺伝子をもつ遺伝子を，**多型性**（polymorphic）をもつという．

多くの遺伝子は多型性を示さず，1種類のタンパク質のみがコードされている．このような遺伝子を，単型性であるという．遺伝子が多型性であっても，通常，対立遺伝子の数はわずか（5種類以下）であり，それぞれの対立遺伝子からできるタンパク質もアミノ酸が1残基から数残基異なっている程度である．それに対して，クラスI MHCとクラスII MHCの遺伝子は，それぞれの遺伝子座において，対立遺伝子の数，および対立遺伝子間で異なっているアミノ酸残基数が非常に多いことが特徴である．ヒトMHC遺伝子座における対立遺伝子は100種類を超えているものもあり，対立遺伝子間で異なるアミノ酸残基数も20を超えている（表4・2参照）．それゆえ，一つの集団に発現しているMHC分子の多様性は，他のどのようなタンパク質よりもはるかに大きい．MHC分子が異常なほど多型性に富む理由は，あとでMHC分子の機能に触れる際に説明する．

4・3・5 MHC遺伝子，タンパク質，対立遺伝子の命名法

クラスI MHCとクラスII MHCの遺伝子座には多数の多型が存在することから，

表4・2 クラスI, クラスII MHC遺伝子の対立遺伝子数
それぞれの遺伝子に，多くの種類の塩基配列が存在するが，必ずしも異なるタンパク質の種類を表しているわけではない．

遺 伝 子	対立遺伝子の数
HLA-A	323
HLA-B	727
HLA-C	209
HLA-DPA	22
HLA-DPB	119
HLA-DQA	31
HLA-DQB	67
HLA-DRA	3
HLA-DRB	501[†]

† あらゆる種類，すなわちあらゆる*DRB*遺伝子座における対立遺伝子の合計である

それらの名称について混乱することが予想される．今日では，MHC遺伝子の多型の名称について，一貫性のある命名法が用いられているが，その経緯を知らないと容易に理解することができない．

当初，MHCの異なる対立遺伝子は，抗体に対する反応性の違いによって区別されていた．自己と異なる対立遺伝子がコードするMHC分子に出会った際に，それらを外来性の抗原と認識して抗体が産生される．そのため，子供（特に，1人以上）をもつ母親，輸血や臓器移植を受けた人は，いずれも外来性のMHC分子にさらされたことがあるため，自己とは異なる特定の対立遺伝子のMHC分子に対する抗体を血清中にもっている場合がある．この血清（抗血清という）は，白血球の細胞表面にある特定のMHC分子を特異的に認識することができるため，この抗血清を用いて個人のもつ特徴的な対立遺伝子が特定された．この方法は，**組織タイピング**（tissue typing）として知られている（図4・4）．

これらの抗血清を用いることにより，*HLA-A, HLA-B, HLA-C, HLA-DR*遺伝子（およびタンパク質）に数多くの対立遺伝子が同定された（*HLA-DP, HLA-DQ*には有効でなかった）．ある特定のMHC分子に関して，抗体で同定された対立遺伝子には，それぞれ異なる数字が付加された．すなわち，*HLA-A*の異なる対立遺伝子は，それぞれ*HLA-A1, HLA-A2, HLA-A3*などと名付けられた．同様に*HLA-B*の対立遺伝子も，*HLA-B1, HLA-B2*などとよばれ，*HLA-C, HLA-DR*についても同様に適用された．血清で同定されたこれらの対立遺伝子のことを，**血清学的対立遺伝子**（serologically determined allele）という．

一方，DNA塩基配列決定法や他の分子遺伝学的な手法が用いられるようになると，HLAには抗血清で検出された数よりはるかに多くの多型があることが明らかになった．たとえば，*HLA-A2*は抗血清により*HLA-A*の一つの対立遺伝子と考えられていたが，*HLA-A2*に分類されているヒトの遺伝子解析（DNA塩基配列の決定など）をすると，抗血清では*HLA-A2*と同定されていた中に，さらに13種類の異なる対立遺伝子が存在していることがわかった．これらの**遺伝学的対立遺伝子**（genetic allele）は互いに類似しているために，*HLA-A2*を認識する抗体は相違を区別することができず，同一の対立遺伝子と分類されていたのである．

§4・3・2に記載したように，クラスI MHC遺伝子には，それぞれ*HLA-A, HLA-B, HLA-C*がある．クラスII MHC α鎖をコードする遺伝子は，*DPA, DQA, DRA*である．クラスII MHC β鎖をコードする遺伝子は，*DPB, DQB, DRB1, DRB3, DRB4*，それに*DRB5*である．DRβ鎖をコードする遺伝子領域は4種類知られており，それぞれ*DRB1*のみをもつ場合，*DRB1*と*DRB3*をもつ場合，*DRB1*と*DRB4*をもつ場合，*DRB1*と*DRB5*（図4・2）をもつ場合，のいずれかである．それぞれ

の対立遺伝子は，4桁の番号によって区別されている．はじめの2桁の数字は抗血清によって同定された対立遺伝子の番号であり，下2桁の数字は遺伝子で区別された対立遺伝子を指す．*HLA-A2* を例にすると，血清学的対立遺伝子は *HLA-A*02* と記載する．13種類の遺伝学的対立遺伝子は，01から13までの数字で区別する．したがって現在の正式な対立遺伝子名は，*HLA-A*0201, HLA-A*0202, ……, HLA-A*0213* となる．同様の命名法が他のMHC遺伝子に関しても適用されており，クラスIおよびクラスII MHC遺伝子のそれぞれの対立遺伝子の数は，表4・2に示した通りである．

4・3・6 発現しているクラスI，クラスII MHCタンパク質の種類

他の遺伝子と同様に，MHC遺伝子も母親と父親から，それぞれ1コピーが子供に遺伝する．MHC遺伝子の多型に膨大な種類があるために，ほとんどの子供は両

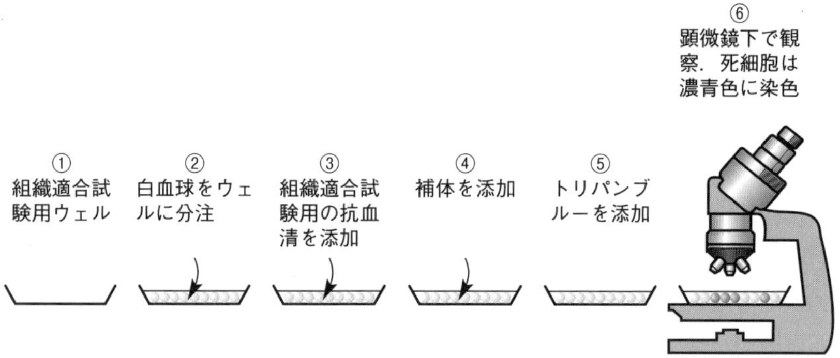

HLAに対する抗体を含む血清（抗血清）	細胞のHLA-A		
	対象者① A1　　A1	対象者② A1　　A2	対象者③ A2　　A2
血清(a) 抗A1＋抗A2	✓	✓	✓
血清(b) 抗A2＋抗A3	✗	✓	✓
血清(c) 抗A1＋抗A3	✓	✓	✗
血清(a), (b), (c)に対する細胞の反応性のパターン	✓ ✗ ✓	✓ ✓ ✓	✓ ✓ ✗

図4・4 **HLAの分類法** 表には，3種類の異なる *HLA-A* をもつ細胞を用いた三つの異なるタイプの血清の反応様式を簡略化して示した．✓印は，血清中の抗体が細胞表面のHLAを認識し，細胞を傷害することを示す．✗印は，血清が細胞表面上のHLAを認識せず，細胞傷害が起こらないことを示す．

親から異なる2種類の遺伝子を受け継ぐことになる．このような個体は，遺伝学的に**ヘテロ接合体**（heterozygote）という．一方，同一の対立遺伝子を両方から遺伝された個体は，遺伝学的に**ホモ接合体**（homozygote）という．MHC遺伝子は共優性である．すなわち，二つの異なる対立遺伝子をもっていれば，両方の異なるタンパク質が同時に発現する．それゆえに，一人一人には，数は異なるが，多種類の異なるMHC分子が発現している．以下，個々のMHC分子を説明する．

クラス I MHC

クラス I MHC については，比較的単純である．1人が発現しうるクラス I MHC分子は，*HLA-A*, *HLA-B*, *HLA-C* について，それぞれ1種類（ホモ接合体の場合）あるいは2種類（ヘテロ接合体の場合）のいずれかである．したがって，1人は3～6種類のクラス I MHC 分子をもっていることになる．

クラス II MHC

クラス II MHC に関しては，はるかに複雑である．なぜなら，α 鎖と β 鎖の両方が多型をもつからである．2種類のMHC遺伝子にコードされたタンパク質が会合して一つのクラス II MHC分子をつくる場合，一つの遺伝子座由来の α 鎖は，同じ遺伝子座にコードされている β 鎖とのみ会合することができる．すなわち，DPα 鎖はDPβ 鎖と複合体をつくれるがDQβ とは会合できず，またDQα 鎖はDQβ 鎖とのみ複合体をつくる．一方，DRα 鎖は，あらゆる種類のDRβ 鎖と会合することができる．

しかしながら，一つの遺伝子座にコードされる α 鎖は同じ遺伝子座の複数の β 鎖と会合できるため，それぞれの遺伝子座ごとに複数のクラス II MHC分子を形成する．DQの場合を例に挙げると，母親と父親からそれぞれ一つずつ *DQA* が遺伝し，*DQB* も母親と父親からそれぞれ一つずつ遺伝する．母方の *DQA* 遺伝子にコードされた α 鎖は，母方および父方の *DQB* 遺伝子にコードされた異なる2種類の β 鎖と会合することができる（図4・5）．同様に，父方の α 鎖は，父方および母方の *DQB* 遺伝子にコードされた両方の β 鎖と複合体をつくる．DQα 鎖および β 鎖をコードする遺伝子のいずれもがヘテロ接合体であれば，4種類の異なるDQ分子が発現されることになる．もし，いずれの遺伝子もホモ接合体であれば，DQ分子は1種類のみである．このような状況はDP分子に関しても当てはまり，*DPA* および *DPB* 遺伝子がいずれもヘテロ接合体である場合，4種類の異なるDP分子を発現する．

DR分子に関しては，ある場合には単純であるが，そうでない場合ははるかに複

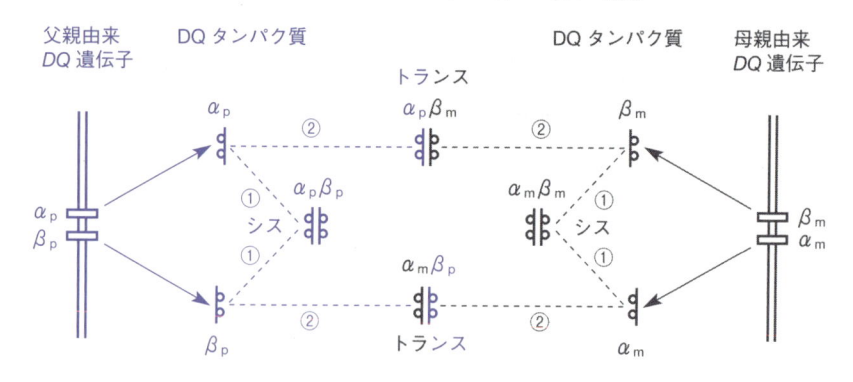

図4・5 クラスⅡ MHC α 鎖と β 鎖のシスとトランスの会合 *HLA-DQ* の *DQα* と *DQβ* がヘテロ接合体の場合を，例として取上げる．すべての人は，1対の *DQ* 遺伝子を父親から，もう1対を母親から受け継いでいる．図中では，父親から受け継いだ遺伝子およびその産物を■色で，母親から受け継いだものを■色で示す．MHC 遺伝子は共優性に発現するので，二つの異なる DQα 鎖（すなわち $α_p$ と $α_m$）および二つの異なる DQβ 鎖（すなわち $β_p$ と $β_m$）が産生される．それぞれの α 鎖は，いずれの β 鎖とも会合することができる．$α_p$ と $β_p$ および $α_m$ と $β_m$ が会合する場合，α 鎖と β 鎖をコードする遺伝子は同じ染色体上に存在するので，シス会合という（①）．一方，$α_p$ と $β_m$ および $α_m$ と $β_p$ が会合する場合，α 鎖と β 鎖をコードする遺伝子は異なる染色体上に存在するので，トランス会合という（②）．

雑である．*HLA-DRA* 遺伝子は機能的に多型はなく，1種類の DRα 鎖のみである．しかし，どのような *HLA-DRB* 遺伝子の対立遺伝子をもっているか（図4・2参照），そしてそれらはヘテロ接合体（遺伝子重複あり）であるかどうかによって，1～4種類の異なる DRβ 鎖をもつことになる．その結果，1～4種類の HLA-DR 分子を発現することになる．

総括すると，発現したクラスⅡ MHC 分子の種類が最も少ない場合は3種類（すなわち，DP，DQ，DR がそれぞれ1種類）であり，最も多い場合は12種類（すなわち，DP，DQ，DR がそれぞれ4通り）である．個人によって違うが，3～12のいずれかの種類のクラスⅡ MHC 分子を発現していることになる．

4・4 T 細胞による抗原認識

クラスⅠ MHC 分子とクラスⅡ MHC 分子には構造上の類似性があり，またクラスⅠ MHC およびクラスⅡ MHC 遺伝子にはきわめて多くの種類の多型が見られるという共通した特徴を考えると，両者は共通した機能を担っていることが示唆され

る．事実，これらの分子は，T細胞による抗原認識を助けるという重要な役割を担っている．クラスIおよびクラスII MHC分子は，分子の上側に一つの溝をもっている（図4・3，口絵7）．抗原由来の短いペプチドが，これらMHC分子の溝に結合し，それによってMHC分子が細胞の表面に抗原由来のペプチドを提示することができる（図4・3，4・6，口絵7）．ペプチドを結合したMHC分子は，細胞表面から突き出しているために，T細胞表面上のT細胞受容体によって容易に認識される．一方，T細胞受容体は，これらの抗原ペプチドを結合したMHC分子に結合する．すなわち，T細胞受容体の抗原結合部位は，抗原ペプチドの一部，およびMHC分子の溝を形成するαヘリックス構造の何カ所かに結合する（図4・6，口絵8）．CD4 T細胞とCD8 T細胞による抗原認識には，重要な違いが一つある．CD4 T細胞はクラスII MHC分子に提示された抗原ペプチドを認識するのに対して，CD8 T細胞はクラスI MHC分子に提示された抗原ペプチドを認識している点である．

T細胞受容体と抗原/MHC分子複合体（抗原ペプチドを提示したMHC分子）との結合は，抗原とMHC分子の両方に対して特異的である．T細胞受容体のα鎖

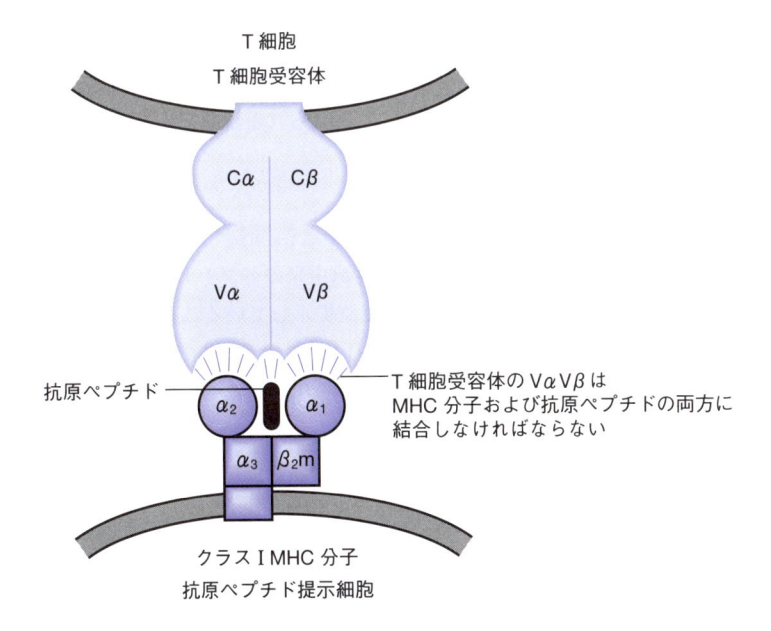

図4・6　T細胞受容体と抗原/クラスI MHC分子の相互作用　T細胞受容体の抗原結合部位は，$V\alpha$と$V\beta$で構成されている．この結合部位の一部は，MHC分子の溝に結合した抗原ペプチドと相互作用する一方，抗原結合部位の別の部位でMHC分子と相互作用する．

およびβ鎖の可変部（Vα，Vβ）により，抗原およびMHC分子に対する結合部位を形成している．CD4 T細胞もCD8 T細胞も，いずれも同じT細胞受容体遺伝子を使っているが，抗体と同様に，それぞれのT細胞に発現したT細胞受容体のα鎖およびβ鎖の可変部は，それぞれ異なるアミノ酸配列をもっている．それゆえ，T細胞受容体の抗原/MHC複合体と結合する部位は，個々のT細胞によって構造がいずれも異なっている（§3・2・2参照）．このT細胞受容体の構造が，抗原およびMHC分子の両方にぴったり当てはまったとき，両者の結合が起こる．すなわち，異なるT細胞は，抗原/MHC複合体に対して，それぞれ異なる特異性をもっている．

　おのおののT細胞は，特定の1種類のMHC分子と，それに結合した抗原のみを認識する．すなわち，同じ抗原であっても，異なるMHC分子に提示されたものは，別のT細胞によって認識される（図4・7）．たとえば，あるHLA-A分子に提示された抗原ペプチドを認識できるCD8 T細胞は，別のHLA-B分子に提示された同じ抗原ペプチドを認識することはできない．HLA-Aの対立遺伝子にコードされる異なるHLA-A分子であっても同様であり，たとえばHLA-A1分子に提示された抗原を認識するT細胞受容体は，HLA-A2分子に提示された同一のペプチドを認識することができない．このことを，**抗原認識におけるMHC拘束性**（MHC-restricted recognition of antigen）といい，T細胞にのみ見られる現象であり，B細胞では観察されない．

4・5　MHC分子による抗原プロセシングと抗原提示

　クラスIおよびクラスII MHC分子が，抗原由来のペプチドを結合させて，T細胞上のT細胞受容体に認識できるように抗原提示していることを学んできた．これらの提示された抗原ペプチドの長さは7〜18アミノ酸残基であり，これらはおもに1000アミノ酸残基以下の抗原タンパク質から由来したものである．では，どうやって抗原ペプチドはMHC分子と出会って複合体をつくるのであろうか．その答は，以下の通りである．まず，大きな抗原タンパク質は，細胞内で小さないくつものペプチド断片に消化され，その後，細胞内でMHC分子と結合する．その後，抗原ペプチドと結合したMHC分子が，細胞表面へと輸送されるのである．しかしながら，クラスI MHC分子とクラスII MHC分子では，細胞内での輸送経路が異なっており，また抗原が細胞内のどこに存在しているかによっても大きな違いが生ずる．細胞質に存在する抗原（ウイルスタンパク質など）は，細胞質でそのまま消化されて，クラスI MHC分子上に抗原提示される．一方，外来性の抗原（細胞外に生息する細菌や寄生虫など）は，細胞の外から細胞内へ取込まれ，細胞内で消化された

4・5 MHC 分子による抗原プロセシングと抗原提示　77

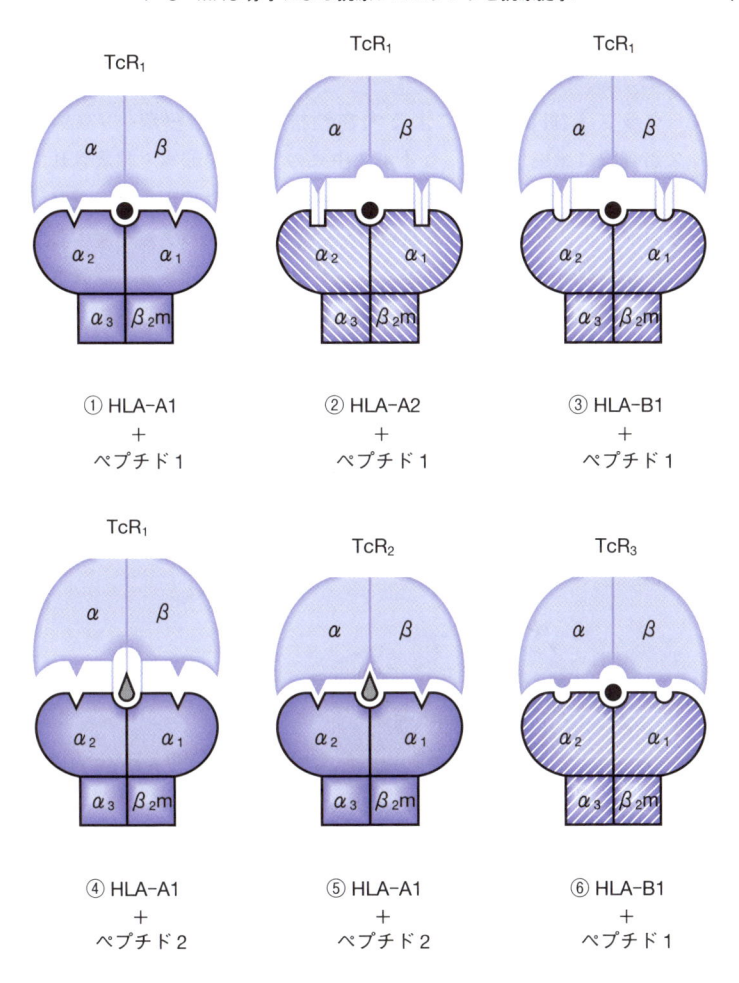

① HLA-A1
＋
ペプチド 1

② HLA-A2
＋
ペプチド 1

③ HLA-B1
＋
ペプチド 1

④ HLA-A1
＋
ペプチド 2

⑤ HLA-A1
＋
ペプチド 2

⑥ HLA-B1
＋
ペプチド 1

図 4・7　T 細胞による MHC 拘束性の抗原認識　T 細胞受容体 1 (TcR_1) は，HLA-A1 に提示された抗原ペプチド 1 を認識することができる (①)．しかし，HLA-A2 (②) や HLA-B1 (③) 上に提示された抗原ペプチド 1 は，認識することができない．また，HLA-A1 に提示された抗原ペプチド 2 も認識することができない (④)．このことを，"TcR_1 は HLA-A1 拘束性の抗原ペプチド 1 に特異的である"と表現する．T 細胞受容体 2 (TcR_2) は，TcR_1 と同様に，HLA-A1 に提示された異なる抗原ペプチド 2 を特異的に認識することができるので (⑤)，TcR_2 は HLA-A1 拘束性の抗原ペプチド 2 に特異的である．同様に，TcR_3 は HLA-B1 拘束性の抗原ペプチド 1 に特異的である．図中では，抗原ペプチドを黒あるいは灰色で示した．

後に，クラス II MHC 分子上に提示される．

4・5・1　クラス I MHC 分子による内在性抗原の抗原提示

ウイルスが細胞に感染すると，ウイルス由来の DNA が転写・翻訳されて，細胞質内でウイルスタンパク質を産生し始める（図4・8）．ウイルス側の視点に立てば，これは新しいウイルスを増殖させるために，ウイルスタンパク質を産生して準備しているのであり，細胞質で翻訳されたタンパク質は，抗体によって認識されないので好都合である．しかし，これらウイルスタンパク質に由来するさまざまなペプチドが，クラス I MHC 分子によって抗原提示される危険性がある．そのしくみは，以下の通りである．

プロテアソームによる細胞質内抗原の分解

細胞の細胞質内には，プロテアソームとよばれる構造体がある（図4・8）．プロテアソームは 12〜15 のサブユニットから成る複合体であり，チューブ状の構造を

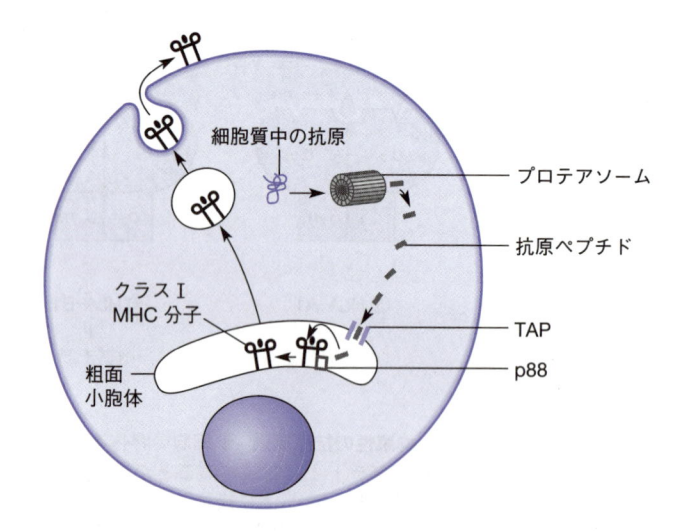

図4・8　クラス I MHC 分子による抗原提示の流れ　内在性の抗原（細胞内で産生された抗原）はプロテアソームで分解され，分解された抗原ペプチドが TAP を経由して粗面小胞体内へ送られる．粗面小胞体内で，抗原ペプチドがクラス I MHC 分子に結合する．抗原ペプチドを結合したクラス I MHC 分子は，次に細胞表面へ輸送され，抗原ペプチドを提示する．p88 タンパク質は，小胞体内でクラス I MHC 分子と結合しているが，抗原ペプチドが結合するとクラス I MHC 分子から解離する．

形成している.プロテアソームを構成するタンパク質のうち,少なくとも二つ,LMP2 および LMP7 は,クラス II MHC 遺伝子領域にある遺伝子にコードされている.その名称から明らかなように,プロテアソームはタンパク質分解酵素活性をもっており,細胞質にあるタンパク質を 5～15 アミノ酸の短いペプチド断片に消化する.クラス I MHC 分子に結合するのに適したペプチドの大きさは,8～10 アミノ酸残基である.

抗原ペプチドを粗面小胞体へ運ぶ輸送体(トランスポーター)

次の問題は,プロテアソームによって消化されてつくられたペプチドが,どのようにしてクラス I MHC 分子に結合するかである.他の細胞表面上に存在するタンパク質と同様に,クラス I MHC 分子は粗面小胞体で生合成され,ゴルジ体で修飾を受け,その後,輸送小胞によって細胞表面へと運ばれる.当然ながら,プロテアソームでつくられたペプチドと MHC 分子は,細胞内の異なる区画に局在している.これを解決するのは,細胞質に存在するペプチド断片を粗面小胞体の内腔側へ輸送する,特殊なペプチドトランスポーター(ペプチド輸送体)の存在である.これらのトランスポーターは,TAP1,TAP2 という二つのタンパク質によって構成されている(図 4・8).LMP2,LMP7 と同様に,TAP1,TAP2 をコードする遺伝子も,クラス II MHC 遺伝子領域内にある.TAP という名称は,抗原提示にかかわるトランスポーター(transporter associated with antigen processing)に由来する.TAP1 および TAP2 から成るトランスポーターは,ABC トランスポーターというファミリーの一つである.ABC トランスポーターとは,分子内に ATP 結合部位(ATP-binding casette,略して ABC)をもち,ATP の加水分解のエネルギーを利用して,イオンや低分子のタンパク質を膜を越えて輸送するチャネル様の分子である.TAP トランスポーターは,8～15 アミノ酸残基の長さをもつペプチドを,最も効率よく輸送するトランスポーターである.

クラス I MHC 分子が正しく会合するために必須な抗原ペプチド

TAP トランスポーターを介して,粗面小胞体の内腔側へ輸送された抗原由来のペプチドは,次に,クラス I MHC 分子の溝に結合しなければならない.この過程は,単に折りたたみの完了したクラス I MHC 分子の溝にペプチドが結合するような単純なものではなく,はるかに複雑な過程を経ている.クラス I MHC 分子が安定な構造を形成するためには,β_2 ミクログロブリンと適切な形で会合する必要があるが,その際に一つの抗原ペプチドが必要である.すなわち,クラス I MHC 分子 α 鎖,β_2 ミクログロブリン,および抗原ペプチドが組合わさって,初めて三者の複合体

が完成する．溝に抗原ペプチドを結合させたクラス I MHC 分子はゴルジ体へと移動したのち，輸送小胞によって細胞表面まで運ばれ，さらに細胞表面で抗原ペプチドを CD8 T 細胞へ提示することができるようになる．抗原ペプチドがないと，小胞体で生合成されたクラス I MHC 分子は不安定で，細胞表面へと輸送されることはない．細胞表面への輸送は，抗原ペプチドを結合できたクラス I MHC 分子に限られており，それゆえ，クラス I MHC 分子に結合したペプチドのみが細胞表面に運ばれて T 細胞へ抗原提示される一方，ペプチドの結合していない役に立たないクラス I MHC 分子が，細胞表面上に無駄に発現されることはないのである．

4・5・2　クラス II MHC 分子による外来性抗原の提示

クラス II MHC 分子は，細胞外の抗原に由来する抗原ペプチドを提示する．基本的な疑問はクラス I MHC 分子と同じで，どのようにして大きな分子量の抗原タンパク質から抗原ペプチドがつくられ，さらにこれらがクラス II MHC 分子に結合するのかという点である．この過程は，クラス I MHC 分子とは大きく異なっている．

細胞内に貪食されてリソソームで分解される細胞外のタンパク質

細胞外に生息する病原体に由来する細胞外のタンパク質は，エンドサイトーシスによって細胞内に取込まれる．この取込みは，飲作用（ピノサイトーシス），受容体を介したエンドサイトーシス，貪食作用のいずれかによる（図4・9）．抗原タンパク質を貪食して形成されたエンドソームは，pH が低下するとともに，リソソームと融合してエンドリソソームを形成する．エンドソームに含まれている内容物は，リソソームと融合することによって，リソソーム内のタンパク質分解酵素の作用を受ける．これらのリソソーム酵素は酸性側に至適 pH をもっており，抗原を分解して低分子のペプチド断片を生成する．

細胞内の特殊な区画でクラス II MHC 分子と結合する抗原ペプチド

クラス I MHC 分子と同様に，クラス II MHC 分子は粗面小胞体で生合成され，ゴルジ体を経由して，輸送小胞に詰め込まれて細胞表面へ運ばれる．ここで疑問になる点は，エンドリソソーム内にある抗原ペプチドが，どのようにして別の小胞にあるクラス II MHC 分子に結合するのかということである．この反応は，CPL (compartment for peptide loading) という特殊な細胞内の区画で起こっていることが，最近明らかになった．粗面小胞体で生合成されたクラス II MHC 分子の α 鎖や β 鎖は，小胞体内で第三のタンパク質である**不変鎖**（invariant chain）と結合する（図 4・9）．この不変鎖は，二つの重要な機能を担っている．一つは，クラス II MHC

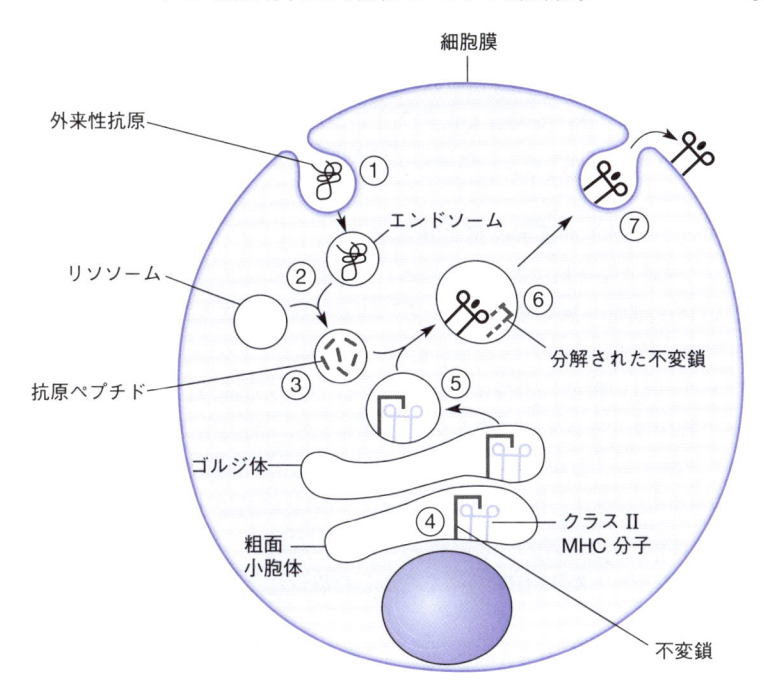

4・5 MHC 分子による抗原プロセシングと抗原提示   81

図4・9 クラス II MHC 分子による抗原提示の流れ 外来性抗原（細胞外で産生された抗原）は，エンドサイトーシスによって細胞内に取込まれる（①）．エンドソームはリソソームと融合し（②），エンドソーム内の取込まれた抗原は酵素によって分解を受ける（③）．クラス II MHC 分子は，不変鎖と結合した状態で粗面小胞体で合成される（④）．細胞内に取込まれた小胞は，ペプチドを付加するコンパートメントへ抗原ペプチドを運び（⑤），そこで抗原ペプチドが不変鎖と置き換わって，クラス II MHC 分子に結合する（⑥）．その後，クラス II MHC 分子は細胞表面へ輸送され（⑦），抗原提示を行う．

分子の溝に結合することによって，同じ小胞体内で生合成された自己のペプチドが結合することを阻止していることである．もう一つは，不変鎖の結合したクラス II MHC 分子を，ゴルジ体から CPL へ輸送することである．一方，不変鎖の結合していないクラス II MHC 分子は，CPL へ輸送されることはない．このように，同じゴルジネットワークに局在しているクラス I およびクラス II MHC 分子は，別々の区画，すなわちクラス I MHC 分子は通常の輸送小胞へ，またクラス II MHC 分子は CPL という特殊な区画へと運ばれるのである．

分解された多くの抗原ペプチドを含むエンドリソソームと CPL が融合すると，

その中に含まれる適切な長さの抗原ペプチド（5～13 アミノ酸残基）がクラス II MHC 分子に結合している不変鎖と置き換わり，クラス II MHC 分子の溝に結合するらしい．抗原ペプチドを結合したクラス II MHC 分子は，その後，細胞表面へと運ばれて，そこで CD4 T 細胞に抗原提示できるようになる．

4・5・3 二つの抗原提示経路の重要性

上記の二つの異なる抗原提示の経路は，外来性抗原をクラス II MHC 分子に結合させて CD4 T 細胞へ抗原提示する一方，内在性抗原をクラス I MHC 分子に乗せ CD8 T 細胞へ抗原提示することを可能にしている．このことは，CD4 T 細胞ならびに CD8 T 細胞の機能に密接に関連している（6, 9 章参照）．CD4 T 細胞ならびに CD8 T 細胞はさまざまな細胞と相互作用するが，その際に，抗原/MHC 分子の複合体を認識することが重要なポイントである．CD8 T 細胞はほとんどの種類の細胞と相互作用しなければならず，ほとんどの細胞に発現するクラス I MHC 分子と，それに結合したペプチドを認識するシステムになっている．これに対して，CD4 T 細胞は，クラス II MHC 分子を発現した限られた免疫系の細胞とのみ相互作用する．

4・5・4 MHC 分子に結合するペプチドの性質

MHC 分子へのペプチドの結合は，ある特異性をもつことは想像に難くないが，抗原と抗体の結合，あるいは抗原/MHC 分子と T 細胞受容体との結合に比較すると，それほど厳密ではない．すべてではないが，クラス I MHC 分子に結合するペプチドは，概して多くの異なるクラス I MHC 分子や多くの対立遺伝子のコードするクラス I MHC 分子にも結合することができる．HLA-A1 や HLA-B1 に結合して，HLA-A2 あるいは HLA-B2 には結合できないというペプチドもあるかもしれないが，クラス I MHC 分子に対する結合と比べると，クラス II MHC 分子に結合するペプチドは少し状況が異なり，広範な種類をもつクラス II MHC 分子との結合性には，かなり差違があるようである．

4・5・5 MHC の多型性との関連

MHC 分子と抗原ペプチドとの複合体形成に関して，二つの疑問が生じてくる．一つは，なぜ MHC は多くの多型をもっているのかという疑問であり，もう一つは，なぜクラス I MHC 遺伝子は同じ機能を担う三つの異なる遺伝子座をもっているのか，また，クラス II 遺伝子にある三つの遺伝子座はみな同じ役割を担っているのか，という疑問である．これらの答は相互に関連しており，仮に一つのクラス I と一つ

4・5 MHC 分子による抗原プロセシングと抗原提示   83

ウイルス由来ペプチド

クラス I MHC 分子

T 細胞受容体

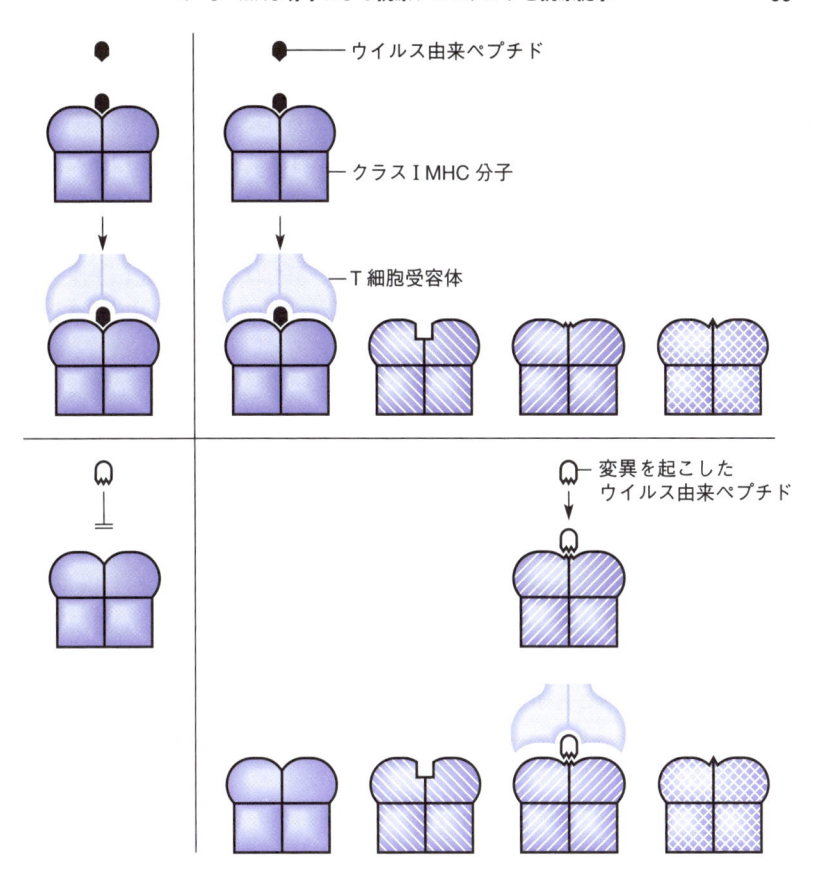

変異を起こした
ウイルス由来ペプチド

図 4・10　多数の MHC 遺伝子座と多型をもつ利点　左側は，クラス I HLA 遺伝子を一つしかもっていない（多型をもたない）場合を想定した模式図である．ウイルス由来のペプチドは HLA 分子に偶然に結合するかもしれないが（図上），ペプチドをコードする遺伝子に変異が起こると，抗原ペプチドはもはや HLA に結合しなくなり，認識されなくなる（図下）．その結果，ウイルスによりひき起こされる病気に抵抗できない．右側は，複数の HLA 分子をもっている場合の模式図であり，それぞれの HLA 分子は抗原ペプチドに対してさまざまな異なる結合能をもっている．ウイルスに同様の変異が起こった場合，ウイルス由来のペプチドは本来結合していた HLA には結合しなくなるが，異なるクラス I HLA 分子に結合し，ウイルスに対する免疫応答を維持することができる．

のクラスII MHC遺伝子座しかもたず，多型がない状況を想定すると，明確に理解することができる．病原体が生き延びる戦略の一つとして，宿主のMHC分子に結合しないペプチドをもつように進化することが考えられる．この場合，明らかにT細胞が抗原を認識することはできなくなる．MHC遺伝子座が1種類のみで多型がない場合には，病原体は単に抗原をMHC分子に結合しないように進化すればよく，宿主は病原体に感染されるか，病原体を排除できるかのどちらかである（図4・10）．一方，宿主が3種類のそれぞれ異なるMHC分子をコードする遺伝子座をもち，これらが発現している場合，3種類のMHC分子のいずれにもペプチドが結合しないように病原体が進化することは，はるかに難しくなる．もし多くの多型を導入すれば，膨大な種類のMHC分子を発現することになる．これにより，もし病原体が抗原を進化させても，MHC分子のいくつかに同時に結合しないようにすることは，ほとんど不可能になる．すなわち，たとえ病原体の抗原に反応できない人がいてもごく少数であり，全体としては，病原体を排除することができるのである．最近では，特定の地方で広がる感染性病原体に対する抵抗性によってMHCの多型がつくられるという証拠が集まりつつある．アフリカのマラリア感染の広まっている地域では，マラリアが流行していない他の場所に比べて，あるHLAの対立遺伝子をもつ頻度が高いことが知られている．これらの対立遺伝子は，マラリアに対する抵抗性の獲得と相関があることが示されている．

4・6 まとめ

- T細胞には，CD4 T細胞とCD8 T細胞の2種類がある．いずれも，骨髄から移行した前駆細胞が胸腺で分化・成熟してつくられる．
- T細胞は，B細胞と異なる受容体を使って，抗原を認識している．この受容体はT細胞受容体（TcR）といい，α鎖とβ鎖の二つのタンパク質で構成されている．この受容体は，T細胞の細胞表面に存在しているが，抗体のように分泌されることはない．T細胞受容体のα鎖とβ鎖は，それぞれ1カ所の可変部をもち，そこで超可変部を形成している．この超可変部はT細胞によってそれぞれ異なっており，おのおのの細胞に異なる抗原特異性を付与している．
- 主要組織適合遺伝子複合体（MHC）は，100種類を超える遺伝子を含む領域である．MHCは三つのクラスに分類することができ，それぞれクラスI，クラスII，クラスIII MHC遺伝子および遺伝子産物とよばれる．クラスIおよびクラスII MHC遺伝子には多くの多型があり，100種類を超える対立遺伝子をもつものもある．クラスIおよびクラスII MHCタンパク質は，細胞の表面に発現しており，抗原ペプチドを結合させてT細胞受容体に提示している．T細胞は，抗原

ペプチド/MHC分子の複合体を認識する．CD4 T細胞はクラスII MHC分子上に提示された抗原ペプチドを認識し，CD8 T細胞はクラスI MHC分子上の抗原ペプチドを認識する．
- 抗原プロセシングの特殊な機構は，内在性の抗原をクラスI MHC分子に提示し，外来性抗原をクラスII MHC分子に抗原提示する厳密な過程である．

5 多様性の獲得
—T細胞とB細胞の抗原受容体はいかにして多様性を獲得するのか—

この章で学ぶこと

免疫グロブリン遺伝子とT細胞受容体遺伝子の構造を知ったうえで，これらの遺伝子の再構成の過程を学ぶ．数百の遺伝子の多様性から，免疫グロブリンやT細胞受容体分子の数百万の多様性が生まれる分子機構を理解する．

重要項目

- 免疫グロブリンとT細胞受容体をコードする遺伝子の構造
- 遺伝子の再構成
- 免疫グロブリンとT細胞受容体の可変部における多様性の獲得
  - 遺伝子断片の選別
  - 遺伝子断片の結合箇所における多様性
  - 体細胞変異
- 免疫グロブリンH鎖とL鎖およびT細胞受容体α鎖とβ鎖の相互作用
- 免疫グロブリンとT細胞受容体の多様性の数

5・1 序 論

免疫系が直面する重要な問題の一つが，数限りない抗原に対して特異的な膨大な数の抗原受容体をつくり出さなければならないことである．病原体の種類は無数であり，それぞれの病原体は，抗原となる独自のタンパク質，糖鎖，脂質をもっている．どれだけの種類の抗原のエピトープが存在するかを知ることは不可能であるが，すべてのエピトープに対して特異性を網羅した抗体の種類は，10^{11} を超えると予想されている（説明は Box 5・1 を参照）．これらの異なる抗原をすべて認識するためには，膨大な種類の抗体分子が必要となる．T細胞の特異性の数も同様で，抗体と同等の膨大な種類の細胞が必要となる．

一生の間に，すべての抗原にさらされる人は存在しないだろう．しかし，どのよ

Box 5・1　どのくらいの種類のエピトープが存在しうるのか

　どのくらいの種類のエピトープ（抗原エピトープ）が存在するのかを知ることは不可能だが，**可能なエピトープの数を計算によって求めることはできる**．抗原によっても異なるが，抗原抗体複合体のX線結晶構造解析の結果では，抗原のエピトープの大きさは 8～22 アミノ酸残基である．アミノ酸は 20 種類あるので，ペプチドの各アミノ酸の多様性は 20 種類の可能性がある．1 残基のアミノ酸からなるペプチドは 20 種類（アミノ酸の種類）の可能性があり，20^1 で表される．2 残基のアミノ酸からなるペプチド（ジペプチド）は，さらに多くの種類が可能である．1 残基目がアラニンであったとすれば，2 残基目は 20 種類のアミノ酸のいずれもが可能なので，20 種類のジペプチドが存在しうる．1 残基目をアルギニンに変えた場合も，2 残基目は 20 種類が可能であるから，別の 20 種類のジペプチドが存在する．1 残基目のアミノ酸について，この操作を 20 種類すべてについて繰返せば，それぞれのアミノ酸に関して 2 残基目のアミノ酸が 20 種類可能である．それゆえ，組合わせの数は，20 × 20 すなわち 20^2 通りになる．これから明らかなように，組合わせの数はアミノ酸の種類（すなわち 20）と，ペプチドのアミノ酸残基数 n により決まり，20^n 通りである．アミノ酸残基数が 1 のときは $n = 1$ であり，可能な多様性は $20^1 = 20$ 通りである．2 残基のペプチドでは，同様に組合わせの数は $20^2 = 400$ 通りとなる．

　仮に抗原のエピトープの残基数が最も少ない 8 残基を考えた場合，可能なペプチドの種類の総数は $20^8 = 2.56 \times 10^{10}$ となる．22 アミノ酸残基の場合は，$20^{22} = 2 \times 10^{28}$ になる．おそらく，これらの可能な種類の中のわずかが抗原エピトープとして存在しうると想像されるが，それが可能な種類の 100 万分の 1 だとしても，抗原エピトープの総数は，10^{22} を超える数になる．

　正確な数は把握できないが，可能なエピトープの数ははるかに膨大であり，妥当な見積もりでも 10^{11} より多い．これら膨大な数のエピトープを認識するために，免疫系は膨大な種類の特異的な構造をつくり出す必要がある．

うな抗原にさらされるかされないかは，免疫系にとって問題ではない．特異的な免疫系は，あらゆる可能性に対応しなければならない．どのような抗原のエピトープが存在するのか，またどのような抗原にさらされるのかについて，免疫系は事前に知ることはできない．それゆえ，免疫系は，さらされる可能性のある，あらゆるエピトープに対して，B 細胞や T 細胞を準備しなければならない．では，どのようにして，免疫系は 10^{11} を超える異なるエピトープを認識できるだけの数の免疫グロブリンおよび T 細胞受容体を用意するのだろうか．これだけの数の特異性の異なる免疫グロブリンや T 細胞受容体遺伝子を，それぞれ準備することは不可能である．ヒトゲノムには，約 30,000 種類のタンパク質をコードする遺伝子が存在しているが，これらの遺伝子が免疫グロブリンや T 細胞受容体のみをコードしてい

たとしても，10^{11} ものエピトープを認識する免疫グロブリンやT細胞受容体を揃えるには，はるかに及ばない．膨大な数の異なる特異性をもつ受容体をつくるという問題を，限られた数の遺伝子によって解決するために，免疫系では免疫グロブリンやT細胞受容体をコードする遺伝子の再構成という独特のメカニズムを用いて対処している．

5・2　免疫グロブリンとT細胞受容体の遺伝子と産生されるタンパク質

　抗体分子は，二つのH鎖と二つのL鎖がジスルフィド結合によってつながった構造をしている（3章参照）．一方，T細胞受容体はα鎖およびβ鎖から成るヘテロ二量体である（4章参照）．免疫グロブリンおよびT細胞受容体をコードする遺伝子がある染色体は，表5・1に記載した通りである．免疫グロブリンもT細胞受容体も，それぞれ，一つの可変部（V領域）と一つの定常部（C領域）をもつ．しかし，これらの遺伝子にはユニークな特徴がある．最も単純な構造をもつヒト免疫グロブリンκ鎖で，これを説明するのが適切であろう．他の遺伝子については，この章の後半で説明することにする．

表5・1　免疫グロブリンおよびT細胞受容体遺伝子の位置

遺伝子[†]	染色体	遺伝子[†]	染色体
IgH	14	TcRα	14
κ	2	TcRβ	7
λ	22		

† TcRδ遺伝子はVαとJ遺伝子断片の間に位置する．

5・2・1　ヒトκ鎖の遺伝子およびタンパク質の構造

　κ鎖タンパク質は，一つの可変部と一つの定常部から成る最も単純な構造をしている．κ鎖をコードする遺伝子は，タンパク質部分をコードしている複数のエキソンと，タンパク質をコードしていない複数のイントロンから成る．この点では，κ鎖をコードする遺伝子は，ごく普通の真核生物の遺伝子と何ら変わりはない．図5・1に，典型的な遺伝子の代表であるαグロビンの遺伝子と，κ鎖の遺伝子を比較して示した．イントロンとエキソンをもっている点で，両者は見かけ上，類似しているように見える．単純な例として取上げたαグロビン遺伝子は，三つのエキソンと二つのイントロンから成る．他のタンパク質をコードする遺伝子の中には，何十ものイントロンやエキソンをもっているものもある．図5・1に示すように，mRNAから翻訳されるαグロビン前駆体では，すべてのエキソンがタンパク質の

アミノ酸にすべて翻訳されている．これは，多くの遺伝子に一般的に当てはまることであるが，転写されたmRNAがわずかに異なるプロセシングを受けて（いわゆる変則的プロセシング，differential processing），異なる型のタンパク質に翻訳される場合もある．しかし，この変則的なスプライシングによる遺伝子の修飾は，タンパク質の形をほんのわずかだけ変更する程度である．

κ鎖遺伝子に着目すると，他の遺伝子と異なる二つの重要な特徴が認められる．

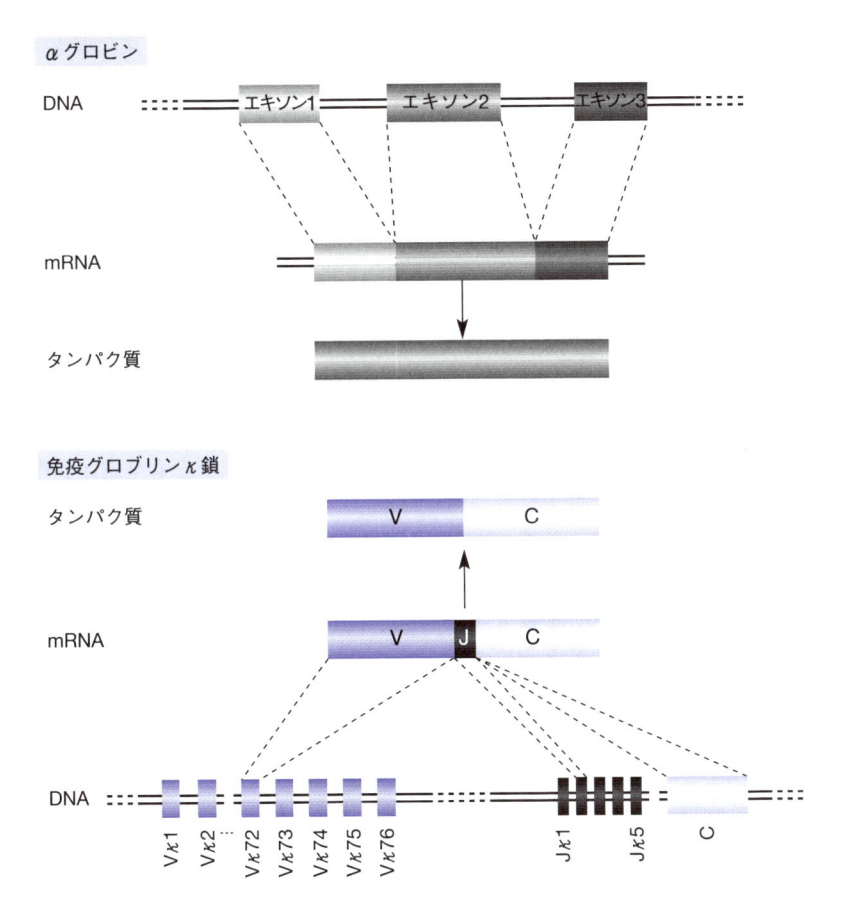

図5・1 αグロビンとκ鎖をコードする遺伝子構造の相違 αグロビンの遺伝子は三つのエキソンから構成されており，これからRNAが転写され，さらにタンパク質に翻訳される．一方，κ鎖遺伝子の場合，76種類のVκ遺伝子のうちの一つと5種類のJκ遺伝子の一つ，そしてその下流にCκ遺伝子がつながった構造のRNAが転写される．

タンパク質レベルでは，κ鎖は可変部と定常部から成る．一つのエキソンがκ鎖の定常部をコードしており，"Cκ遺伝子"（厳密にいえばCκ遺伝子断片）とよばれている．一方，可変部は二つのエキソンによってコードされている．可変部の大部分は一方のエキソンに含まれており，これをκ可変遺伝子（Vκ）という（図5・1）．しかし，κ鎖の定常部に最も近接した可変部はJ遺伝子（Jκ）という別の遺伝子によってコードされている．Jという名称は"joining"に由来するが，その理由は，J遺伝子断片がV遺伝子断片およびC遺伝子断片の両方をつないでいるからである．他の免疫グロブリンおよびT細胞受容体遺伝子にも共通するユニークな点は，たくさんのV遺伝子（エキソン）群と，それよりは少ないが，多くのJ遺伝子群が存在しているのに，**おのおののB細胞は，これらの遺伝子の中から，一つのV遺伝子と一つのJ遺伝子しか使っていないことである**．図5・1に示すように，一つのB細胞のもつ遺伝子は，76種類のV遺伝子断片のうちの一つが，5種類のJ遺伝子断片の一つとつながってVJ DNA配列を形成し，このDNA配列からmRNAが転写される．B細胞の分化の段階でこの遺伝子再構成が起こり，多くのエキソンの中から一つだけが"選択"されて利用される（§5・3参照）．この遺伝子の再構成は，免疫グロブリンとT細胞受容体に限られた特殊な機構である．おのおののB細胞は一つのV遺伝子断片と一つのJ遺伝子断片を選択しており，それぞれのB細胞は，それぞれ別のV遺伝子断片とJ遺伝子断片を一つずつランダムに"選んで"用いている．すなわち，B細胞集団は，全体としてあらゆる異なるV遺伝子断片とJ遺伝子断片の組合わせをつくり上げているのである（図5・2）．

κ鎖遺伝子構築に関する重要な特徴の一つは，J遺伝子断片が可変部にある相補性決定部位の一つであるCDR3の一部をコードしており，抗原の特異的な認識に寄与していることである．免疫グロブリンが，三つの領域でどのようにして異なる抗原結合部位を形成しているかについては，3章で述べた通りである．これら三つの領域は，抗原結合部位を形成している．CDR1およびCDR2はV遺伝子断片によりコードされているが，おのおののB細胞によってその用いる遺伝子断片が異なっている．一方，CDR3にはV遺伝子断片とJ遺伝子断片の一部が使われており（図5・3），それゆえ，B細胞が選択したV遺伝子断片だけでなく，J遺伝子断片も抗体の特異性に影響している．このJ遺伝子断片の寄与は，CDR3のアミノ酸配列の多様性を増やすために重要である（§5・3・1参照）．

5・2・2 λ鎖遺伝子の構造

ヒトλ鎖遺伝子は，κ鎖遺伝子よりもさらに複雑である．5種類のJ遺伝子断片の代わりに30種類のVλ遺伝子断片があり，定常部に関してはκ鎖と同様にC領

5・2 免疫グロブリンとT細胞受容体の遺伝子と産生されるタンパク質   91

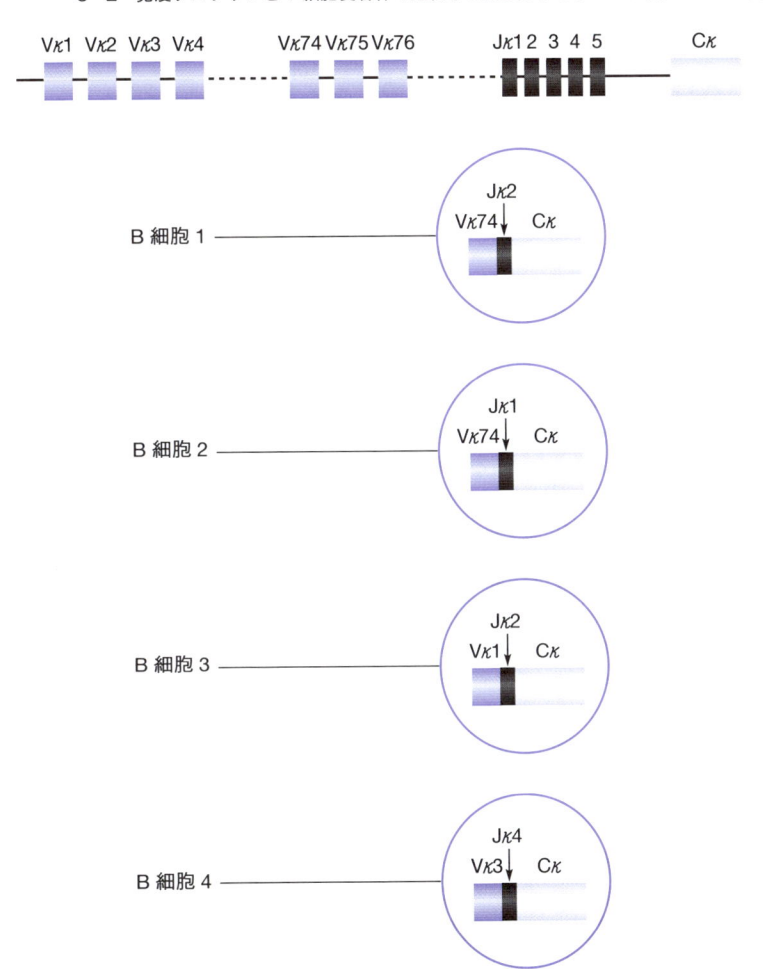

図5・2 異なるB細胞は異なる免疫グロブリン遺伝子断片を用いる　免疫グロブリンκ鎖には，Vκをコードする76種類の遺伝子断片（これらのうち42種類は偽遺伝子であり，使われていない）とJκをコードする5種類の遺伝子断片が存在する．B細胞は，それぞれランダムに機能的なVκ遺伝子断片一つとJκ遺伝子断片一つを選ぶ．実際に選択された遺伝子断片は，個々のB細胞によって異なっている．たとえば，B細胞1ではVκ74とJκ2が選ばれており，B細胞2ではV領域の遺伝子は同じVκ74が使われているが，J領域の遺伝子断片は異なるJκ1が選択されている．4種類のB細胞では異なる組合わせのVおよびJ領域が用いられていることがわかる．それぞれのVおよびJ領域の遺伝子断片は独自の塩基配列をもち，VおよびJ領域のそれぞれの組合わせによってわずかに異なるアミノ酸配列を生ずる．そのため，VおよびJ領域の遺伝子断片の組合わせによって，さまざまな異なる抗原特異性をつくり出すことができる．

図5・3 Igκ鎖遺伝子とIgκ鎖との関係 Vκ遺伝子断片は，κ鎖V領域のN末端側の95アミノ酸をコードしている．一方，Jκ遺伝子断片は，V領域後半の15アミノ酸をコードしている．CDR1とCDR2はすべてVκ遺伝子断片よってのみコードされているが，CDR3は一部をVκ遺伝子断片とJκ遺伝子断片によってそれぞれコードされている．そのため，異なるVおよびJ遺伝子断片の組合わせによって，異なるCDR3をコードする遺伝子がつくられ，異なるCDR3のアミノ酸配列が生ずる．CDR1, 2, 3は抗体の中で折りたたまれて抗原結合部位を形成しているので，CDR3の異なるアミノ酸配列は異なる抗原特異性をつくり出す．

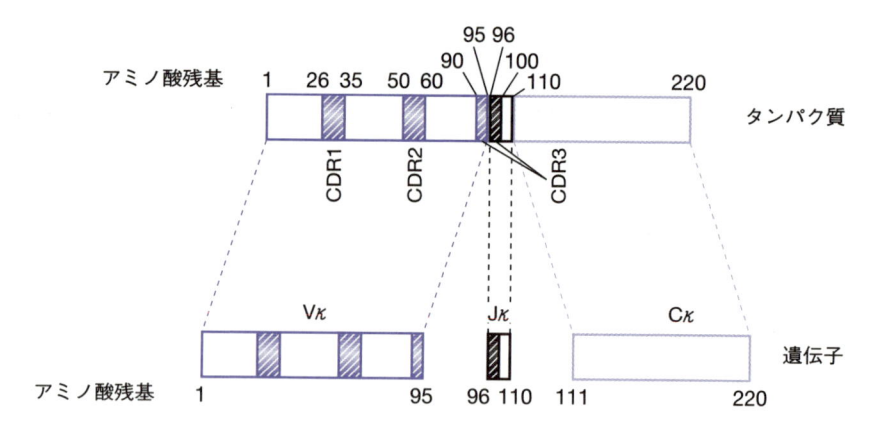

域遺伝子断片1種類のみで構成されている．JおよびC遺伝子断片はゲノム上に4回繰返されている（図5・4参照）．4種類のCλ遺伝子断片によってそれぞれつくられるλ鎖は，構造的に同一である．

5・2・3 免疫グロブリンH鎖遺伝子の構造

免疫グロブリンH鎖をコードする遺伝子の構成は，κ鎖遺伝子と同様であるが，いくつか重要な違いがある（図5・4）．VおよびJ遺伝子断片によってコードされた可変部に，さらにDとよばれるエキソンのセットがVおよびJ遺伝子断片の間に挿入されている．Dという名称は，多様性（diversity）から由来している．B細胞では一つのV遺伝子断片および一つのJ遺伝子断片に加えて，一つのD遺伝子断片を"選択"し，H鎖遺伝子が構成される．D遺伝子断片は，H鎖のCDR3の一部をコードしており，V遺伝子断片の一部分とD, J遺伝子断片により，抗体H鎖のCDR3の配列を決めている．

J遺伝子群の下流（3′末端側）には，定常部をコードする遺伝子がある．免疫グロブリンのおのおののクラス（およびサブクラス）には一つの定常部（C領域）を

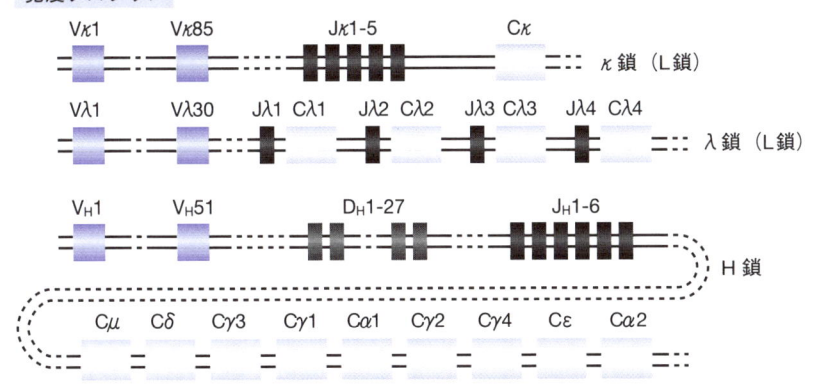

5・2 免疫グロブリンとT細胞受容体の遺伝子と産生されるタンパク質 93

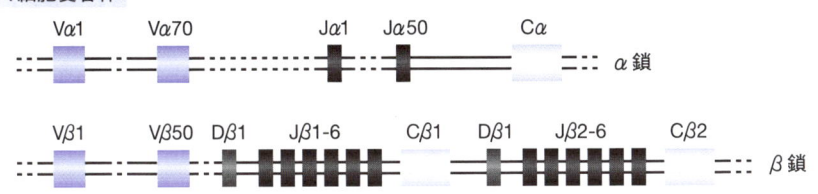

図5・4 免疫グロブリンとT細胞受容体の遺伝子の構造 免疫グロブリンおよびT細胞受容体遺伝子のV領域，J領域，C領域遺伝子の構造，そして免疫グロブリンH鎖およびT細胞受容体β鎖遺伝子のD領域遺伝子の構造は，基本的に同じである．異なる点は，免疫グロブリンH鎖のC領域遺伝子断片が七つのエキソンから成り，T細胞受容体β鎖遺伝子のC領域遺伝子断片は四つのエキソンから成る点である．

コードする遺伝子断片があり，ヒトでは定常部をコードする遺伝子断片が都合8種類ある．これらの遺伝子断片は，免疫グロブリンのクラスの違いによって，それぞれ$C\mu$, $C\delta$, $C\gamma1$, $C\gamma2$ などとよばれている．それぞれ定常部をコードする遺伝子断片は，七つのエキソンから成る．

5・2・4 T細胞受容体遺伝子の構造

T細胞受容体遺伝子もまた，免疫グロブリンの遺伝子と同様の再構成が起こる（図5・4）．T細胞受容体α鎖のC領域の遺伝子断片は一つであり，この部分は四つのエキソンでつくられている．一方，Vα遺伝子断片は約50種類，J遺伝子断片も約

50種類がα鎖遺伝子上にある．免疫グロブリンL鎖をコードする遺伝子と同じように，それぞれのT細胞は一つのV遺伝子断片と一つのJ遺伝子断片を"選んで"T細胞受容体のα鎖遺伝子をつくり上げている．CDR3はV遺伝子断片の一部とJ遺伝子断片の一部でコードされており，CDR1とCDR2はV遺伝子断片によってコードされている．

V, D, J遺伝子断片を用いて可変部を組立てている点で，T細胞受容体β鎖遺伝子は免疫グロブリンH鎖と類似している．T細胞受容体β鎖遺伝子は，約50種類のV遺伝子断片のあとに，一つのD遺伝子断片クラスター，七つのJ遺伝子断片，そして一つの定常部のC遺伝子断片（四つのエキソンで構成）が並んだものが2回繰返した構造をしている．全体で，T細胞受容体β鎖遺伝子は，二つのD遺伝子断片，13種類のJ遺伝子断片（一つは偽遺伝子で発現していない），二つの定常部をコードする遺伝子断片から成る．

免疫グロブリンH鎖は定常部の違いによって機能が異なるが，T細胞受容体β鎖の二つの定常部は，機能的な相違はない．CD4 T細胞もCD8 T細胞も，どちらか一方の定常部の遺伝子をランダムに用いていることから，T細胞受容体は単に抗原の認識に関与しているだけで，細胞内へのシグナル伝達とは関係していないことがわかる．分泌型免疫グロブリンのような，可溶性のT細胞受容体は存在しない．

5・3　B細胞およびT細胞の抗原受容体の再構成

これまで，B細胞ならびにT細胞が，免疫グロブリンあるいはT細胞受容体を発現するために，多くのV, D, J遺伝子断片の中から一つを"選択する"ことについて説明してきた．では，B細胞ならびにT細胞は，どのようにして一つの遺伝子断片を"選択している"のであろうか．われわれが店でインゲンマメの缶詰を買うとき，たとえばメーカーによって選ぶのとは違い，B細胞やT細胞は何らかの基準に従って遺伝子断片を選択しているわけではない．B細胞やT細胞は，骨髄において，多分化能をもつ幹細胞から，特化した機能をもつB細胞やT細胞へと分化する．この分化の過程で，B細胞は免疫グロブリンH鎖およびL鎖（κ鎖あるいはλ鎖いずれか）の再構成を行い，T細胞はT細胞受容体α鎖およびβ鎖の再構成を行う．

遺伝子の再構成には，異なる遺伝子断片を取出し，それらを"つなぎ合わせる"過程が必要である．この概念を免疫グロブリンH鎖遺伝子を例にして説明しよう（図5・5）．V遺伝子群はD遺伝子群の5′側にあり，これらの3′側にJ遺伝子がある．遺伝子の再構成が起こる際に，V遺伝子断片の一つの3′末端が一つのD遺伝子断片の5′末端に"つながる"．このD遺伝子断片の3′末端もまた，J遺伝子断片の5′

① 生殖細胞系列DNA

② V3とJ3の結合

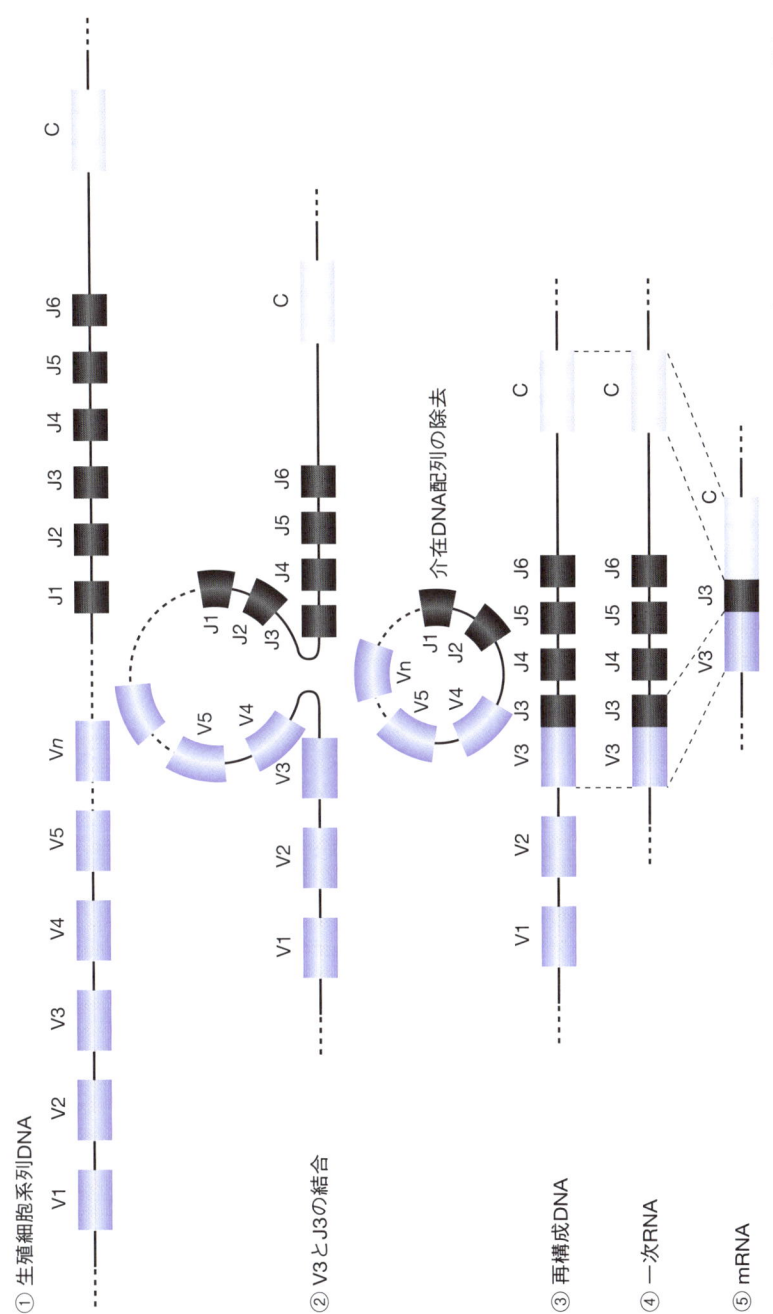

③ 再構成DNA

④ 一次RNA

⑤ mRNA

図5・5 免疫グロブリンとT細胞受容体の遺伝子の再構成 それぞれのT細胞やB細胞は，生殖細胞系列DNAから，一つのV遺伝子断片と一つのJ遺伝子断片を用いる(①)．たとえば遺伝子再構成によってV3がJ3につながる(②)．V3とJ3の間のDNAはループをつくって除去され，残ったV3がJ3につながる(③)．再構成された遺伝子のV3からCまでのDNAがすべて転写されて一次RNA転写物がつくられ(④)，さらに加工されてmRNAが完成し(⑤)，このmRNAがタンパク質に翻訳される．

Box 5・2　免疫グロブリンおよびT細胞受容体の遺伝子再構成

　免疫グロブリンおよびT細胞受容体のV, D, J遺伝子断片は，特異的な塩基配列を末端にもっており，これらがDNA再構成の認識配列になっている．V遺伝子断片の3′末端，D遺伝子断片の5′および3′末端，J遺伝子断片の5′末端はヘプタマー（7塩基対（bp）から成る）とノナマー（9 bpから成る）の間に12 bpまたは23 bpが挿入された特異的な塩基配列をもっている（a）．このヘプタマー＋12 bpまたは23 bp＋ノナマーの塩基配列は，認識シグナル配列（RSS）として知られた配列である．これらの認識シグナル配列が，以下に示す遺伝子再構成の最初の段階に関与している（右図も参照）．

(1) 認識シグナル配列の整列

　12 bpの挿入をもつ認識シグナル配列のノナマーの下流に，ノナマーと23 bpの挿入配列がつながる（右図（a）の①）．この12 bpの挿入をもつ認識シグナル配列が23 bpの挿入をもつ認識シグナル配列のノナマーと結合するという規則は，免疫グロブリンH鎖やT細胞受容体β鎖遺伝子の再構成の際に，V遺伝子断片がD遺伝子断片と結合するが，J遺伝子断片とはつながらない理由である．

(2) DNA切断とPヌクレオチドの生成

　ノナマーが整列すると，ヘプタマーの配列内がエンドヌクレアーゼによって切断され，その間に挿入されていたDNAがループをつくって除去される（(a)の②）．VおよびD遺伝子断片は，この切断によってヘプタマー配列の一部を末端にもつことになる（(a)の③）．

(3) ヘアピン構造の形成と分解

　切断を受けたVまたはD遺伝子断片を末端にもつ二つのDNA鎖は，それぞれの二本鎖同士がつながり，ヘアピン構造を形成する（(b)の①）．次に，ヘアピン構造はランダムに切断され（(b)の②），それぞれのDNA断片に，ヘプタマー配列由来のいくつかの塩基が挿入される（(b)の②）．これらの塩基はPヌクレオチド（Pはpalindrome由来）とよばれ，この塩基の挿入により最終的につくられるDNA配列の多様性が増加する．

(4) Nヌクレオチドの付加

　ターミナルデオキシヌクレオチドトランスフェラーゼ（terminal deoxynucleotide transferase）という酵素が，DNA鎖の末端にランダムに塩基を付加させる（(b)の③）．この反応によりさらにDNA配列の多様性が増加する．これらの付加された塩基は，Nヌクレオチド（Nはnontemplated由来）とよばれる．

(5) 相補塩基の埋め込み

　エキソヌクレアーゼ，DNAポリメラーゼ，DNAリガーゼが作用して，完全な相補性をもつ二本鎖DNAとして，結合したDNAの結合部位を完全なものに修復して仕上げる（(b)の④）．

　右図では，PヌクレオチドならびにNヌクレオチドの挿入により，タンパク質のアミノ酸配列が，Arg-Val から Arg-Cys-Gly-Val-Arg-Val に変化している（(c)）．なお，図中の塩基配列とアミノ酸配列は，説明のためのもので，実際に細胞内で起こっている反応を示したものではない．

5・3 B細胞およびT細胞の抗原受容体の再構成

(a)
① ヘプタマー ノナマー
認識シグナル配列　認識シグナル配列

② ノナマー同士の整列　ヘプタマー配列内の切断　挿入された遺伝子の除去

VとDの整列化

③ ヘプタマーの一部分

(b) 切断位置

① ヘアピン構造の形成　切断位置　切断位置

② ヘアピン構造の分解（Pヌクレオチドの付加）

③ Nヌクレオチドの付加（TdT）

④ 相補塩基の埋め込み

TdT：ターミナルデオキシヌクレオチドトランスフェラーゼ

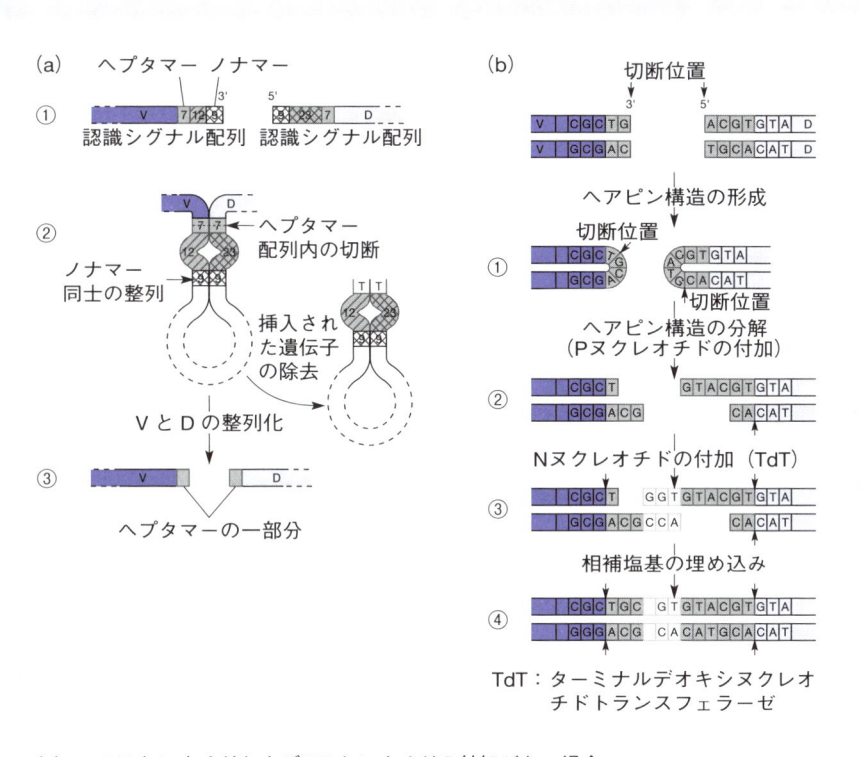

(c) Pヌクレオチドおよび N ヌクレオチドの付加がない場合

アミノ酸配列　Arg Val
塩基配列　V CGC GTA

Pヌクレオチドおよび N ヌクレオチドの付加がある場合

アミノ酸配列　Arg Cys Gly Val Arg Val
塩基配列　V CGC TGC GGT GTA CGT GTA D

(a) DNA 二本鎖を，1 本の棒で示す．(b) DNA 二本鎖を，別々の 2 本の棒で示す．(c) P ヌクレオチドと N ヌクレオチドのアミノ酸配列に及ぼす効果．

末端に"つながる"(図5・5参照). 分子レベルでは, これらの再構成には, 特異的な認識配列といくつかの特別な酵素が必要であることがわかっている. 遺伝子再構成に必須の認識配列は, 再構成を起こす遺伝子それぞれの3′側と5′側の両方に存在している (Box 5・2 参照).

おのおのの細胞で選択されるV, D, J遺伝子断片は, あくまでランダムである. あるB細胞では特定の一つのV_H遺伝子断片, 一つのD_H遺伝子断片, 一つのJ_H遺伝子断片が選択されて, 免疫グロブリンH鎖を形成するように再構成されるし, 別のB細胞ではこれらとは異なるV_H, D_H, J_H遺伝子断片が選ばれる. 同様のランダムな遺伝子断片の選択は, B細胞におけるL鎖をコードするVおよびJ遺伝子断片でも起こるし, T細胞においては, T細胞受容体のV, D, J遺伝子断片についても起こっている. §5・2・1においてκ鎖遺伝子について述べたように, リンパ球によってみな異なる遺伝子断片を用いることにより, すべての遺伝子断片がリンパ球全体で使われていると考えられる.

5・3・1 別々のV, D, J遺伝子断片をもつことにより生まれる免疫グロブリンやT細胞受容体の多様性

CDR3をコードするV, D, J遺伝子を, それぞれ多数もつことが, CDR3の膨大な多様性を生んでいる. CDR3は抗原との結合にかかわっているので, CDR3の種類を増やすことは, 特異的に認識できる抗原の種類を増やしていることを意味する. たとえば, 免疫グロブリンは, 51種類のV_H遺伝子断片, 70種類のV_L遺伝子断片 (40種類のκ鎖と30種類のλ鎖) をもつ. これらのH鎖とL鎖は自由に組合わさって複合体をつくるので, 異なるV, D, J遺伝子断片をもっていなくても, $51\times70=3570$種類の異なる組合わせが可能である.

さらに, DおよびJ遺伝子断片の多様性を考えると, 組合わせは劇的に増大する. 免疫グロブリンH鎖では, 51種類のV遺伝子断片, 27種類のD遺伝子断片, 6種類のJ遺伝子断片がある (表5・2). それぞれのB細胞において, 一つのV_H遺伝子断片, D_H遺伝子断片, J_H遺伝子断片が選択され, 合わせて$51\times27\times6=8262$種類の多様性が生み出される. 免疫グロブリンH鎖のCDR3が上記のV, D, J遺伝子断片の組合わせで構成されると考えれば, CDR3の多様性が51種類 (V_H遺伝子の数) から8262種類 (あらゆるVDJの組合わせの数) のいずれかであることが理解できる. 同様にL鎖に関しても, κ鎖ではVおよびJ遺伝子断片の組合わせが$40\times5=200$通り, λ鎖では$30\times4=120$通り存在することから, L鎖のCDR3の多様性は合わせて320種類となる. H鎖とL鎖は自由な組合わせが可能であるから, DおよびJ遺伝子断片の組合わせを考えなくても, $8262\times320=2.6\times10^6$もの多様な

表5・2 V, D, J遺伝子断片の多様性が免疫グロブリンおよびT細胞受容体の種類に及ぼす効果

受容体	免疫グロブリン						T細胞受容体 (TcR)				
	H鎖			L鎖(κ)		L鎖(λ)	TcRα鎖		TcRβ鎖		
遺伝子	V_H	D_H	J_H	$V\kappa$	$J\kappa$	$V\lambda$ $J\lambda$	$V\alpha$	$J\alpha$	$V\beta$	$D\beta$	$J\beta$
遺伝子の種類	51	27	6	40	5	30　　4	50	70	57	2	13
D, Jを使わない場合											
使う遺伝子	V_H			$V\kappa$		$V\lambda$	$V\alpha$		$V\beta$		
鎖の種類	51			40		30	50		57		
				(=70 L鎖)							
H鎖+L鎖とα鎖+β鎖の種類				51×70 $= 3570$			50×57 $= 2850$				
D, Jを使う場合											
使う遺伝子	V_H	D_H	J_H	$V\kappa$ $J\kappa$		$V\lambda$ $J\lambda$	$V\alpha$ $J\alpha$		$V\beta$ $D\beta$ $J\beta$		
鎖の種類	$51 \times 27 \times 6$ $= 8262$			40×5 $= 200$		30×4 $= 120$	50×70 $= 3500$		$57 \times 2 \times 13$ $= 1482$		
				(=320 L鎖)							
H鎖+L鎖とα鎖+β鎖の種類				8262×320 $= 2.6 \times 10^6$			3500×1482 $= 5.2 \times 10^6$				

抗体をつくることができる．H鎖とL鎖の組合わせは，D遺伝子断片やJ遺伝子断片がない場合の3570よりずっと多いのである．

同様にT細胞受容体に関しても，DおよびJ遺伝子断片の組合わせを考えなければ2850通り，DおよびJ遺伝子断片の組合わせを考慮すると5.2×10^6もの種類を生み出す（表5・2参照）．

5・3・2 CDR3の多様性を生むその他の機構

DおよびJ遺伝子断片の組合わせが，数千から数百万種類もの免疫グロブリンやT細胞受容体を生み出すことを説明してきたが，10^{11}もの抗原エピトープを識別するには，これらの数でも不十分である．免疫グロブリンやT細胞受容体の種類をさらに増やすために，遺伝子再構成の過程には，新たな遺伝子を用いずにCDR3の多様性を生み出すいくつかの特殊な機構が存在している．特殊な機構とは，不正確な遺伝子の連結，使用するD遺伝子断片の数，PヌクレオチドおよびNヌクレオチドの付加である．

遺伝子再構成における不正確な遺伝子の連結

　遺伝子再構成のメカニズムについては，Box 5・2 に詳しく記載した．簡単にいってしまえば，遺伝子再構成とは，ある遺伝子の 3′ 末端に別の遺伝子の 5′ 末端がつながることである（図 5・5 参照）．しかし，二つの遺伝子の末端同士でつながるだけとは限らない．免疫グロブリンのV遺伝子断片とD遺伝子断片がつながる場合を考えてみよう．図 5・6 では，V遺伝子断片の 3′ 末端はグアノシン（G），D遺伝子断片の 5′ 末端はアデノシン（A）である．もし結合が正確に起これば，遺伝子再構成の結果，V遺伝子断片の 3′ 末端であるグアノシンがD遺伝子断片の 5′ 末端のアデノシンと結合するはずである．しかし実際には，V遺伝子断片の 3′ 末端のヌクレオチドはD遺伝子断片 5′ 末端より下流のヌクレオチドとつながっている（図 5・6 の②）．このような不正確な遺伝子の結合は，免疫グロブリンH鎖，L鎖，T細胞受容体α鎖，β鎖のすべてにおけるVとD遺伝子断片，DとJ遺伝子断片，VとJ遺伝子断片のそれぞれの結合の際に起こっている．

　また，免疫グロブリンH鎖，T細胞受容体α鎖，β鎖遺伝子に関して，別の様式の不正確な結合が知られている．VまたはD遺伝子断片の 3′ 末端が，それぞれD遺伝子断片，J遺伝子断片に結合するとは限らず，VまたはD遺伝子断片の 3′ 末端の上流の塩基がD遺伝子断片，J遺伝子断片に結合する場合もある（図 5・6 の③）．

T細胞受容体β鎖遺伝子におけるD遺伝子断片の数の違い

　T細胞受容体β鎖遺伝子のみに見られる特別な機構であるが，遺伝子再構成の際に，あるT細胞ではD遺伝子断片を用いなかったり，ある細胞では一つあるいは二つのD遺伝子断片を使っており，これも遺伝子の多様性を増やしている．

Pヌクレオチドの付加

　遺伝子再構成の際に，イントロンのいくつかのヌクレオチドがランダムにV, D, J遺伝子断片に結合したままで残ることがあり，これらをPヌクレオチドという．Pヌクレオチドは除去されることはなく，タンパク質をコードする遺伝子として使われる（Box 5・2 参照）．

Nヌクレオチドの付加

　遺伝子が結合する際に，いくつかのヌクレオチドが除去されることがある．このことによって，免疫グロブリンの CDR3 を構成するアミノ酸残基数が少なくなる．CDR3 のアミノ酸残基数がさまざまに変われば，さらに免疫グロブリンの多様性を

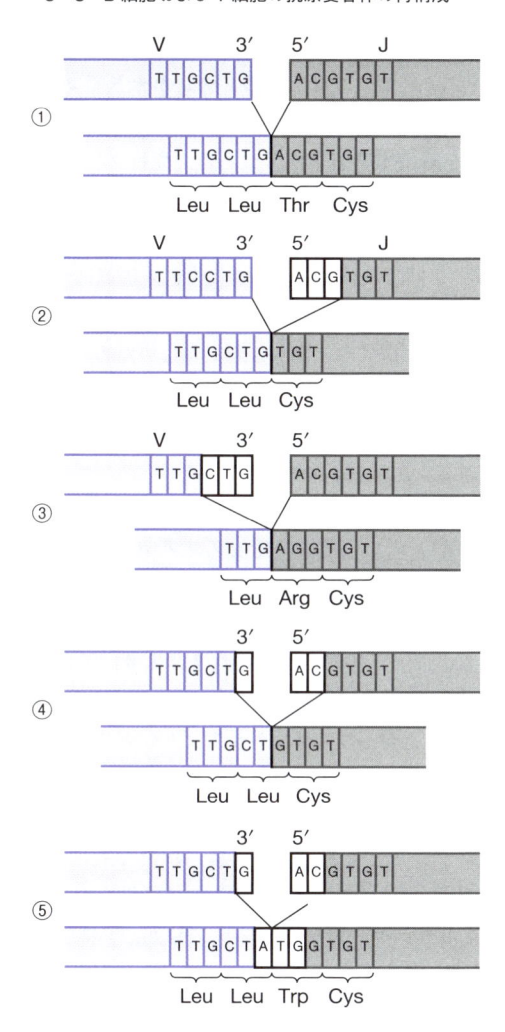

図 5・6 DNA の正確な連結と不正確な連結 V と J, V と D, D と J の遺伝子再構成では，通常，①に示すように，DNA の連結は正確に起こる．すなわち，図の反応では，V 遺伝子断片の 3′ 末端のヌクレオチドが，J 遺伝子断片の 5′ 末端と正確に結合する．しかし，連結が不正確な場合もあり，V 遺伝子断片の 3′ 末端が J 遺伝子断片の 5′ 末端のさらに下流の塩基と結合したり（②），V 遺伝子断片の 3′ 末端の上流の塩基が，J 遺伝子断片の 5′ 末端と結合したり（③），その両方が起こる場合がある（④）．最終的には，特殊なメカニズム（Box 5・2 参照）によって塩基が置換される（⑤）．図の例では，当初の塩基 GAC が ATG に変化し，アミノ酸レベルではトレオニン（①）からトリプトファン（⑤）に変化している．

つくり出すことにつながる．しかし，除去されるヌクレオチドの数が3残基あるいは3の倍数（一つのアミノ酸残基は三つのヌクレオチドでコードされているため）でない場合，遺伝子の読み枠がずれて役に立たないタンパク質がつくられてしまう可能性がある．これを解消する方策が二つある．免疫グロブリンH鎖およびT細胞受容体β鎖遺伝子では，2回の遺伝子再構成（すなわち，VとD遺伝子断片およびDとJ遺伝子断片間での再構成）が起こるので，1回目の再構成の際に読み枠がずれてしまった場合，2回目の再構成のときに，C末端側につながる定常部のアミノ酸配列を正しい読み枠になるように修正される．免疫グロブリンL鎖およびT細胞受容体α鎖遺伝子は再構成が1回しか起こらないため，このような修正反応は起こりえない．しかし，これらの再構成された遺伝子にいくつかのヌクレオチドを付加して除去されたヌクレオチドを補うか，あるいは正しい読み枠に修正するメカニズムが存在する．

分化しつつあるB細胞およびT細胞では，ターミナルデオキシヌクレオチドトランスフェラーゼ（TdT）という酵素を免疫グロブリンならびにT細胞受容体遺伝子の再構成時に発現している．TdTは，DNAの鋳型なしにDNA鎖にいくつかのヌクレオチドを付加するDNAポリメラーゼ活性をもっているため（Box 5・2参照），再構成の際に免疫グロブリンならびにT細胞受容体遺伝子にヌクレオチドの付加が起こる．TdTはGやCのヌクレオチドを好んで付加する傾向があるが，基本的にはランダムである．したがって，付加されるヌクレオチドは，VとD遺伝子断片，DとJ遺伝子断片，VとJ遺伝子断片のそれぞれの結合の際に除去されたものとは異なっている．この意義は，生殖細胞でコードされている塩基配列を，ランダムなヌクレオチドで置換することである．これは，新たな遺伝子を用いることなく，CDR3をコードする塩基配列（アミノ酸配列）の多様性をつくるもう一つの賢い方法である．Nヌクレオチドは，免疫グロブリンH鎖，T細胞受容体α鎖，β鎖の遺伝子で付加されるが，免疫グロブリンL鎖では見られない．

不正確なDNA鎖の連結やPヌクレオチドやNヌクレオチドの付加は，すべての再構成（VとD，DとJ，VとJ遺伝子断片の結合）において，塩基の数や配列を変化させることが本来の目的である．遺伝子がつながる際に，塩基の数は15塩基（アミノ酸で5残基）まで変わることがある．しかも，塩基配列（アミノ酸配列）はランダムにつくられるのである．このことによって，CDR3の配列は膨大な多様性を生み出すことができるのである（以下参照）．

5・3・3 体細胞変異

抗原認識の多様性をつくるもう一つの機構として，体細胞変異がある．この機構

は§7・4・2で述べる.この反応は,抗原の刺激を受けて,抗体を分泌する形質細胞に分化するB細胞のみに起こる特殊な反応である.B細胞の細胞分裂に伴って,免疫グロブリン可変部に変異が導入される.この変異の詳細な分子メカニズムは,明らかになっていない.この体細胞変異は,抗原に対する特異性や親和性を変え,抗原に高い親和性をもつ抗体をつくり出すことに深くかかわっている.T細胞では,このような体細胞変異は起こらない.

5・3・4 免疫グロブリンおよびT細胞受容体の多様性の算出

CDR3における遺伝子再構成によって,いったいどのくらいのアミノ酸配列の多様性がつくられているかを正確に見積もることは困難であるが,膨大な種類になることは間違いない.仮に欠失や置換によって5アミノ酸残基が変化したとすると,異なるアミノ酸配列の組合わせは20^5,すなわち約3×10^6通りになる.免疫グロブリンH鎖やT細胞受容体β鎖遺伝子では,これより多い数のアミノ酸が欠失したり置換されている.免疫グロブリンのH鎖とL鎖の組合わせ,およびT細胞受容体α鎖とβ鎖の組合わせを考えると,異なるアミノ酸配列をもつ組合わせは10^{12}通りを超え,少なく見積もった抗原エピトープの種類10^{11}より多くの種類の受容体を準備できることになる(表5・2).

すべての種類の抗原受容体が同時に発現しているわけではなく,マウスでは,およそ10^9種類のB細胞やT細胞が存在しているに過ぎない.しかし,これほど多くの多様性をもつ能力があるということは,B細胞やT細胞が,少なくとも一つの病原体上の複数の抗原を同時に認識できるだけの広範な特異性をもっていることを意味している.

5・4 まとめ

- 免疫グロブリンおよびT細胞受容体はいずれも二つのサブユニット,すなわち免疫グロブリンはH鎖とL鎖,T細胞受容体はα鎖とβ鎖でつくられている.どのH鎖もあらゆるL鎖と会合して複合体を形成することができ,またα鎖とβ鎖も同様である.可能な受容体の種類は,二つの鎖の可能な組合わせの数によって規定される.

- 免疫グロブリンおよびT細胞受容体をコードする遺伝子は,複数の遺伝子断片をつなぎ合わせてつくられる.それぞれの定常部(C領域)をコードする領域も,また可変部(V領域)をコードする領域も,複数の遺伝子断片で構成されている.免疫グロブリンH鎖の可変部をコードする遺伝子断片はV_H,D_H,J_Hといい,L鎖をコードする断片は$V\kappa$,$J\kappa$,$V\lambda$,$J\lambda$である.κ鎖あるいはλ鎖のど

ちらを用いるかは，個々のB細胞によってそれぞれ異なる．T細胞受容体α鎖の可変部をコードする遺伝子断片はVα, Jαであり，β鎖の遺伝子断片はVβ, Dβ, Jβである．

- V, D, Jをコードする遺伝子断片は多数あるが，それぞれのリンパ球では複数の中から一つだけが発現されている．すなわち，一つのB細胞では，一つのV$_H$, 一つのD$_H$, 一つのJ$_H$遺伝子断片を使ったH鎖が発現しており，また一つのVκとJκ遺伝子断片，あるいは一つのVλ, 一つのJλ断片を用いたL鎖が発現している．これらの遺伝子断片は，B細胞およびT細胞の中でランダムに選択されており，この過程を遺伝子再構成という．これらV, D, Jをコードする遺伝子断片はランダムに選ばれており，その組合わせによって膨大な多様性をつくることができる．
- 免疫グロブリンおよびT細胞受容体をコードする遺伝子断片がつながる際，それらの結合は正確に起こるわけではない．そのため，可変部（V領域）をコードする遺伝子のVとD, DとJ, VとJ遺伝子断片の結合箇所に，多様性が生まれる．この多様性の付加を**結合箇所における多様性**（junctional diversity）といい，抗原受容体の特異性の種類を大きく増やしている．
- B細胞では，抗原に対する親和性を高めるために，免疫グロブリンの可変部をコードする遺伝子に体細胞変異が導入され，特異性の種類をさらに増加させている．体細胞変異は，T細胞では起こらない．
- 多様性をつくる機構がこのほかにもいくつかあり，これらによって，どのような抗原にも対応可能な十分な種類の抗原受容体が用意される．

6 リンパ系器官の構造と機能

この章で学ぶこと

生体内における免疫応答を理解する．リンパ系の解剖学的形態と，リンパ系はどのようにして免疫応答を促進しているのかを学ぶ．免疫系の細胞はどのようにして体内や組織内を循環しているのかを知ったうえで，細胞の移動を制御する分子メカニズムを理解する．

重要項目

- **生体内における免疫系の必要性と，特異的な免疫応答の必要性**
- **リンパ系器官の構造**
  - リンパ系
- リンパ節
- 脾臓
- 粘膜関連リンパ組織（MALT）
- **リンパ球の再循環**

6·1 生体内における免疫系の必要性

　生体内における免疫系の役割は明確である．体内のあらゆる組織や器官を，あらゆる病原体の感染から守ることである．しかし，これをどうやって遂行しているかは単純ではない．免疫系は，どのような病原体が感染しようとしているのか，またどこから病原体が感染しようとしているのかを知ることはできない．それゆえに，どのような事態にも対応できるように準備をしておかなければならない．

　免疫応答の究極の目的は，感染する物質（病原体）によってもたらされるからだに対する危険を，排除したり回避することである．これは，貪食細胞が感染した細菌を取込んで分解するように，先天性免疫によって排除される場合もある．しかしながら多くの場合，先天性免疫のみでは十分に対処できず，特異的な免疫系の助けが必要になる．特異的な免疫系は，3章と4章で述べたBリンパ球（B細胞），CD4 Tリンパ球（CD4 T細胞），CD8 Tリンパ球（CD8 T細胞）から成り，免疫応

答では，これらの細胞が協同して働く．

6・2　特異的な免疫応答の種類

病原体の排除を目的とする特異的な免疫応答には，基本的に以下の三つがある．

- **抗体産生**　　抗体は，先天性免疫系の多種類の構成要素と相互作用することができ，これによって病原体の増殖を抑制したり排除したりするのを助ける．抗体は，B細胞が分化した**形質細胞**（plasma cell）で産生される．それゆえ，抗体産生には，抗原特異的な抗原受容体をもつB細胞が，抗体を産生する形質細胞に分化する必要がある．
- **CD8陽性細胞傷害性T細胞の産生**　　細胞傷害性T細胞はCD8を細胞表面にもち，クラスI MHC分子の上に抗原を提示した細胞を殺すことができる．この応答は，ウイルスが細胞内で複製する前に，感染した細胞を殺傷することができる点で，重要な反応である．
- **遅延型過敏反応**　　多くの組織には，マクロファージが存在している．これらのマクロファージは，病原体や病原体が産生する物質に応答し，活性化して病原体を殺傷する．しかし，この組織性マクロファージによる細胞傷害活性に耐性をもつ病原体もいる．実際，これらの病原体は組織性マクロファージ内で生存し，増殖する．また，感染した病原体が多く，単にマクロファージの数が不十分な場合もある．このような場合には，遅延型過敏反応が必要になる．遅延型過敏反応には，二つの重要な因子が関係している．単球が血流から感染部位へ遊走することと，これらの単球と組織に常在しているマクロファージが活性化されることである．この二つの反応により効率的に病原体を殺傷する（§8・5・3参照）．

これらの特異的な免疫応答は，いずれもCD4 T細胞に依存している（図6・1）．この細胞が存在しなければ，多くの抗原に対して抗体を産生することはできず，ウイルスに対して細胞傷害性T細胞をつくり出すこともできなければ，遅延型過敏反応も起こらない．このことから，CD4 T細胞を標的とするAIDSウイルスが，免疫系に大きな障害を与えることをよく理解できる．AIDSウイルスの感染による主要な影響の一つが，CD4 T細胞の消失であり，その結果，獲得免疫にかかわるさまざまな反応が抑制され，重篤な免疫能の低下をもたらす．

特異的な免疫応答では，CD4 T細胞がB細胞，CD8 T細胞，マクロファージなどのさまざまな免疫担当細胞と相互作用する必要がある．この特異的な相互作用が，免疫応答をするための一つの課題である．もう一つの課題は，病原体が初めて感染した際に，この病原体に特異的なB細胞やT細胞が，ほとんど存在しないことで

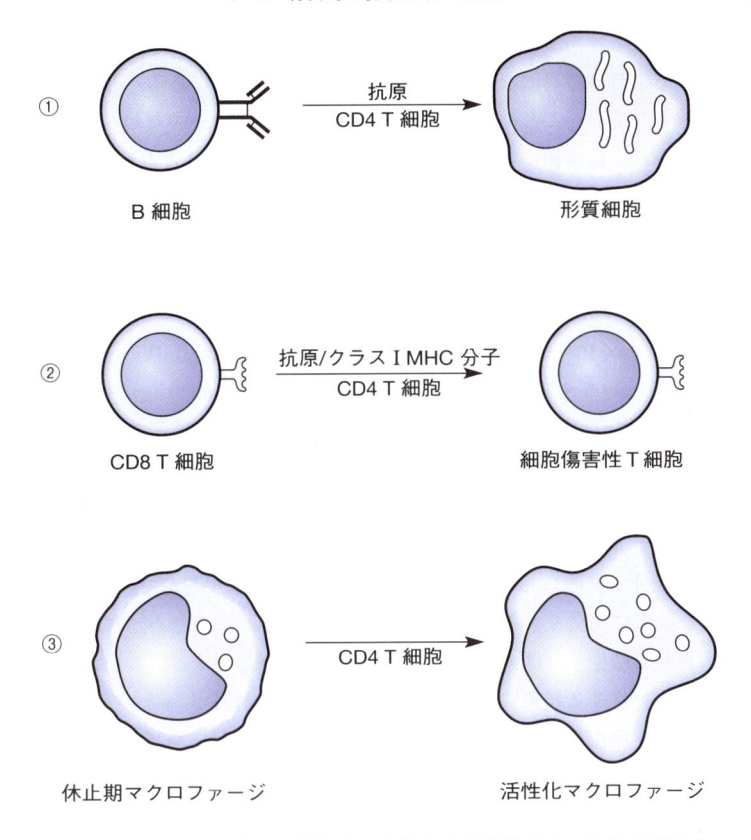

図6・1 CD4 ヘルパー T 細胞は特異的な免疫応答のすべてに必要である CD4 ヘルパー T 細胞は、①B 細胞の形質細胞への分化、②ナイーブ CD8 T 細胞の細胞傷害性 T 細胞への分化、③遅延型過敏反応におけるマクロファージの活性化に必要である.

ある. すなわち, 特異的な免疫応答を誘導するに際して, これら二つの課題がある. 最初の課題が, 特異的な免疫応答を獲得することである.

6・2・1 特異的な免疫応答の獲得

なぜ特異的な免疫応答を獲得しなければならないかという理由を知るには, 抗体を例として考えるのがよい. 5章で取上げたように, 10^{11} を超えるさまざまな抗原があるとすれば, 10^{11} を超えるこれら特異的なエピトープをそれぞれ認識する膨大な種類の抗体が必要となる. 一見すると, これらの異なる種類の抗体をすべて産生

することが，最も容易なことのように思われる．そうすれば，どのような病原体に対しても，感染時に特異的な抗体がこれらの病原体に結合できる．しかし，すべての抗体を準備しておくことは，以下の理由で不可能である．すなわち，感染した病原体を排除あるいは中和するための抗体の濃度は，10 ng/ml と計算されるが，10^{11} 種類の異なる特異性をもつ抗体すべてに関して，この濃度を維持するには，成人の血液が5リットル (1) と仮定すると，

    5000 血液量（ml）
   $\times 10^{11}$ 異なる特異性をもつ抗体の種類
   $\times 10$ 病原体を排除できる抗体濃度（ng/ml）
   $= 5 \times 10^{15}$ ng $= 5 \times 10^6$ g（すなわち抗体5000 kg）

で，約5tの抗体が必要という計算になる．これだけの量の抗体を常時もっていることは，不可能である．それゆえ，ある特定の病原体に対する抗体を供給するには，別の戦略が必要である．幸いにも，一度に感染する病原体の種類は限られているので，全抗原エピトープの中のほんのわずかな種類のエピトープに結合できる抗体を産生すれば十分である．しかし，ここにもう一つの問題が潜んでいる．免疫系は，どのような抗原に出会うかを予測することはできない．そのため，どのようにして抗体を選択して産生すればよいのかという問題が浮上してくる．唯一これに対応可能な方法は，**存在する抗原に応答して特異的な抗体を産生する**という方策である．言い換えれば，免疫系は，抗原にさらされた後に，抗体反応を**獲得する**（acquire）のである．

 あらゆる抗原に対する抗体をはじめから準備しておくことは不可能なように，抗原にさらされる前に，十分な量の抗体産生細胞を用意しておくことも不可能である．そこで，抗原にさらされた後に，抗体産生細胞を増殖させなければならない．このような状況は，T細胞にも当てはまる．感染した病原体と特異的に反応できるわずかな数のT細胞は存在しているが，感染に対処するには十分な数ではなく，抗原にさらされた後に，抗原に特異的に反応できる新しいT細胞を産生する必要がある．それゆえ，抗体産生もT細胞応答も，抗原にさらされた後の特異的な機構が必要である．特異的な免疫能の獲得を必要とする点は，特異的免疫と先天性免疫を区別する一つの特徴である．先天性免疫では，いくつかの分子は感染後に増加するが，それらは原則的に病原体による感染がなくても最初から準備されている．

6・2・2 特異的免疫応答に必要な細胞間相互作用

 抗原にさらされた後に，特異的な免疫応答をひき起こすために，免疫系は生体内でもう一つの大きな課題に直面する．簡潔にいえば，極端に数の少ない抗原特異的

なB細胞やT細胞がどのようにして抗原と出会い，どのようにして細胞同士が相互作用をすればよいかということである．ヒトを例に考えてみよう．リンパ球という小さい細胞が，はるかに大きなからだの中で，同じ時間に同じ場所で抗原と出会う必要がある．通常，われわれは比較的少ない数の病原体により感染を受けるので，抗原量もきわめて少ない．また，1章で述べたように，感染した病原体やそれらに由来する抗原は，さまざまな経路で侵入する．最終的には，抗原提示細胞がMHC分子を介して抗原をT細胞に提示する必要がある．では，免疫系はエフェクター細胞をつくり出すために，どのようにして抗原の刺激を受け取ったり，わずかしか存在しない抗原提示細胞と抗原，そして抗原特異的なT細胞やB細胞を，1カ所の器官で出会わせることができるのであろうか．

基本的に，これを遂行するための二つの方策がある．1番目の戦略は，免疫応答を起こすためのリンパ球や抗原提示細胞を，感染が起こりそうな場所（消化管，気道，泌尿生殖器の粘膜）に集めておくことである．このようなリンパ系細胞の集積場所が**粘膜関連リンパ組織**（mucosa-associated lymphoid tissue, MALT）であり，§6・3・4で詳しく述べる．2番目の戦略が，リンパ球をからだ中に循環させるとともに，抗原を捕まえて，抗原特異的なリンパ球を抗原と出会わせ，他の細胞と協同で免疫応答をひき起こす特殊な器官をもつことである．その器官が，脾臓とリンパ節である（図6・2）．脾臓やリンパ節を通って循環することにより，抗原特異的なリンパ球は，からだ全体を常に監視できる．抗原が特定のリンパ節や脾臓に見つかるとリンパ球はそこで循環を中止し，抗原特異的なリンパ球がその部位に集まる．

6・3 リンパ系器官の構造

免疫系は，一連の器官とそれらをつなぐ管から構成されている（図6・2）．免疫系を構成する器官は，**一次リンパ組織**（primary lymphoid tissue）と**二次リンパ組織**（secondary lymphoid tissue）に分類される．多くの哺乳類では，胸腺と骨髄が主要な二つの一次リンパ組織である．"一次"という言葉は，骨髄由来の前駆細胞から抗原刺激を受けていないリンパ球（ナイーブリンパ球）が分化することを意味する．B細胞が分化する組織が骨髄であり，T細胞が分化する組織が胸腺である．B細胞やT細胞の分化は，抗原非依存的であり，11章で触れる．リンパ球への分化が完了すると，これらの細胞は次に，抗原依存的な増殖を行う二次リンパ組織へ運ばれる．二次リンパ組織とは，リンパ節，脾臓，粘膜関連リンパ組織である．

このほかにリンパ系に属する特殊な組織として，**リンパ管**（lymphatic vessel）がある．リンパ管は血管とやや似ており，からだ中の多くの組織とリンパ節，さらには血管をつないでいる．リンパ球は，血管やリンパ管を介して，恒常的にからだ

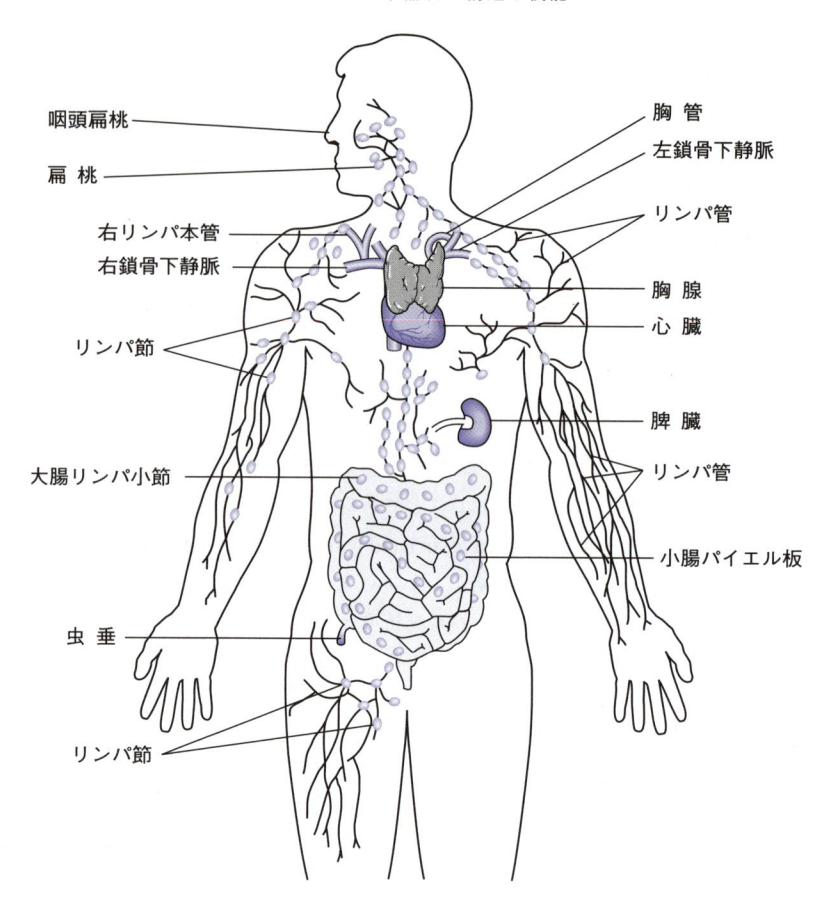

図6・2 リンパ系

の中を循環している．ただし，脾臓はリンパ管とはつながっていない重要なリンパ系器官であり，後述するように，血中の抗原を処理することをおもな役割とする場所である．

6・3・1 リンパ系

リンパ管の末端は，多くの組織や内臓につながっている（図6・3）．リンパ管は血管と類似しているが，中を流れている物質や細胞は異なっている．リンパ液は組織や器官の細胞を取巻く間質液に由来し，血漿よりもタンパク質の含有率が低い．組織からリンパ管に移動する細胞もある．リンパ球や組織樹状細胞がそれで，リン

6・3 リンパ系器官の構造　　　111

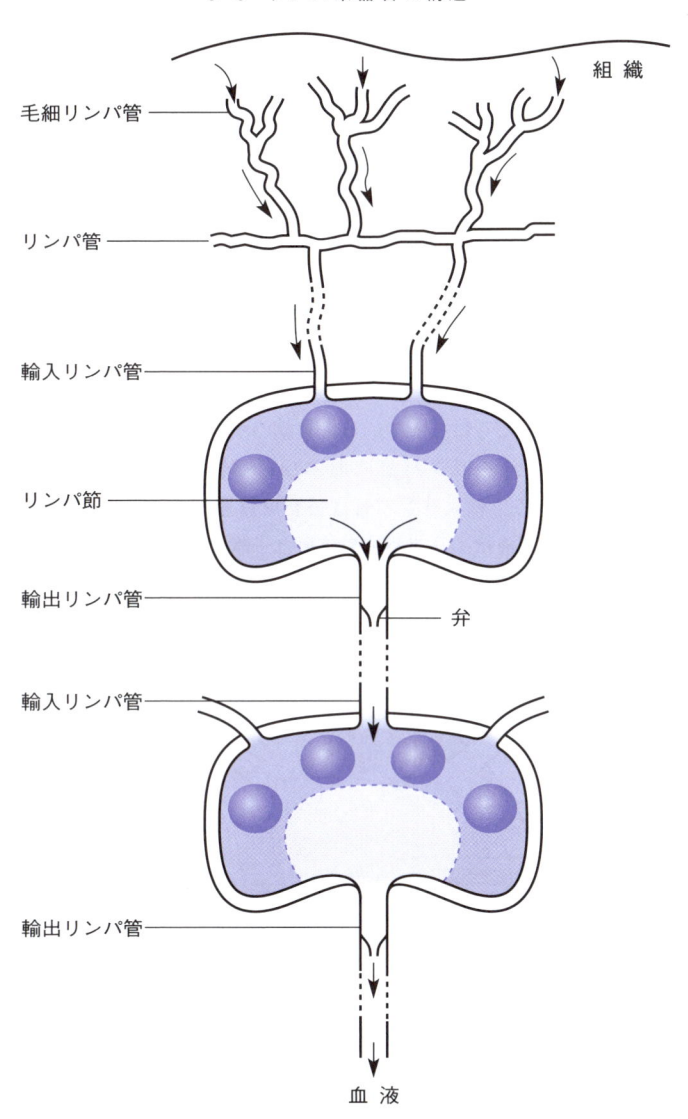

図6・3 リンパ系　毛細リンパ管は，からだの大部分の組織に流入している．毛細リンパ管は，集合して輸入リンパ管となり，これがリンパ節に流入している．リンパ節を出るリンパ管は輸出リンパ管といい，他のリンパ節に流入するようにつながっている．最終的に，輸出リンパ管は集合してより大きくなり，二つの主要なリンパ本管（胸管と右リンパ本管）を経由して血液と合流する．

パ液中に存在する．一方，血液中に含まれる赤血球，単球，マクロファージ，好中球，好酸球，好塩基球は，通常，リンパ液中には見られない．最も細いリンパ管は毛細リンパ管といい，これらが集まってより太いリンパ管を形成し，さらにこのリンパ管が最も太いリンパ管である胸管になる．胸管は静脈につながっていて，リンパ液は最終的に血流に戻る（図6・2）．

6・3・2 リンパ節

多くのリンパ管には，一定の間隔で**リンパ節**（lymph node）とよばれる特殊な構造物が介在している（図6・4，口絵9）．リンパ節は腎臓のような形状をしていて，大きさはヒトでは，数mmから2cmの長さである．結合組織でできた被膜に包まれており，灰色と白のまだらになっている．被膜のすぐ内側は，被膜下洞とよばれる領域である．リンパ液をリンパ節に運ぶリンパ管を**輸入リンパ管**（afferent lymphatic vessel）という．輸入リンパ管は被膜を貫通していて，リンパ液を被膜下洞へ押し出す．リンパ液は，リンパ球や抗原と一緒にリンパ節を通ることによっ

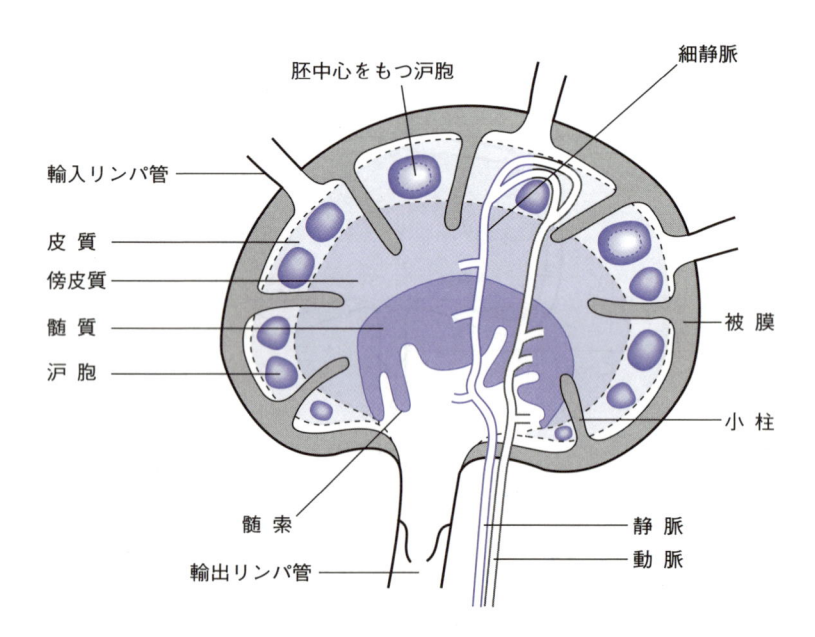

図6・4　リンパ節　リンパ節の最も内側が髄質であり，そこには抗体を分泌している形質細胞が局在している．髄質の外側が皮質であり，主としてB細胞の領域である．皮質には一次濾胞や，胚中心をもつ二次濾胞が存在する．傍皮質は皮質と髄質の間に位置し，おもにT細胞が存在する．

て沪過される．リンパ液は最終的に**輸出リンパ管**(efferent lymphatic vessel)を通ってリンパ節を出る．輸出リンパ管はリンパ節の門という領域から外に出ている．リンパ節の門は血管がリンパ節に入り，出て行く領域でもある．

　形態学的には，リンパ節は繊維と上皮細胞が網目状の構造体を形成し，これらがリンパ節を構造的に支えている．多くの腺と同様に，リンパ節は外側の皮質と内側の髄質から成る．皮質内にはリンパ球の丸い凝集塊が観察され，ヘマトキシリン-エオジン（H＆E）染色では，薄く染色されたりされなかったりする中心をもつ．濃く染色される中心をもつ凝集塊は，一次沪胞といい，大部分は刺激を受けていないB細胞の集団である．薄く染色される中心をもつ凝集塊を胚中心あるいは二次沪胞といい，抗原刺激により分化している集団である（§7・4参照）．胚中心は，形質細胞や記憶B細胞がつくられる場所である．皮質と髄質の間は傍皮質とよばれる領域であり，多くのT細胞が，樹状細胞やB細胞と一緒に密集して存在している．髄質はおもに繊維状の物質や繊維を束ねた紐状の構造物から成り，比較的細胞数は少ないものの，T細胞，マクロファージ，そして多くの形質細胞が存在している．

6・3・3 脾　　臓

　脾臓は腹部の左側にあり，ヒトでは長さ約12 cm，直径5 cmの楕円形の器官である．結合組織でつくられた被膜で覆われている．脾臓を断面で切ると大部分が赤く，その中に灰白色の小さな斑点が肉眼で観察される．これらの二つの領域を，赤脾髄および白脾髄という．赤脾髄と白脾髄は，組織学的にはっきりと区別することができる（図6・5，口絵9）．脾臓はコラーゲンを含む被膜で覆われており，脾柱とよばれる動脈を含む繊維の束が脾被膜から脾臓の内部へ延びており，部分的に小区画に分かれている．脾臓は，さらに網目状の構造体で支えられている．赤脾髄の機能は，血液を沪過して古くなったり傷害を受けた赤血球や細胞の破片などを取除くことである．これについてはBox 6・1に記載している．

　免疫に関連した脾臓の機能は，白脾髄で行われている．脾臓は，血液中から抗原を取出せるようになっているので，そこでT細胞やB細胞と抗原が出会うことができ，免疫応答を起こす．血液は脾動脈から脾臓に入り，そこで脾柱動脈に分かれる．脾柱動脈は次に中心動脈とよばれる多くのより小さな動脈に分岐する．中心動脈は，さらに細動脈に分かれ，赤脾髄へ延びている．中心動脈の周囲をT細胞，B細胞，マクロファージ，樹状細胞から成るリンパ系の細胞が取巻いている．T細胞は中心動脈のすぐ近傍に局在しており，この領域を**動脈周囲リンパ球鞘**(periarteriolar lymphoid sheath, PALS)という．動脈周囲リンパ球鞘のすぐ外側を取囲

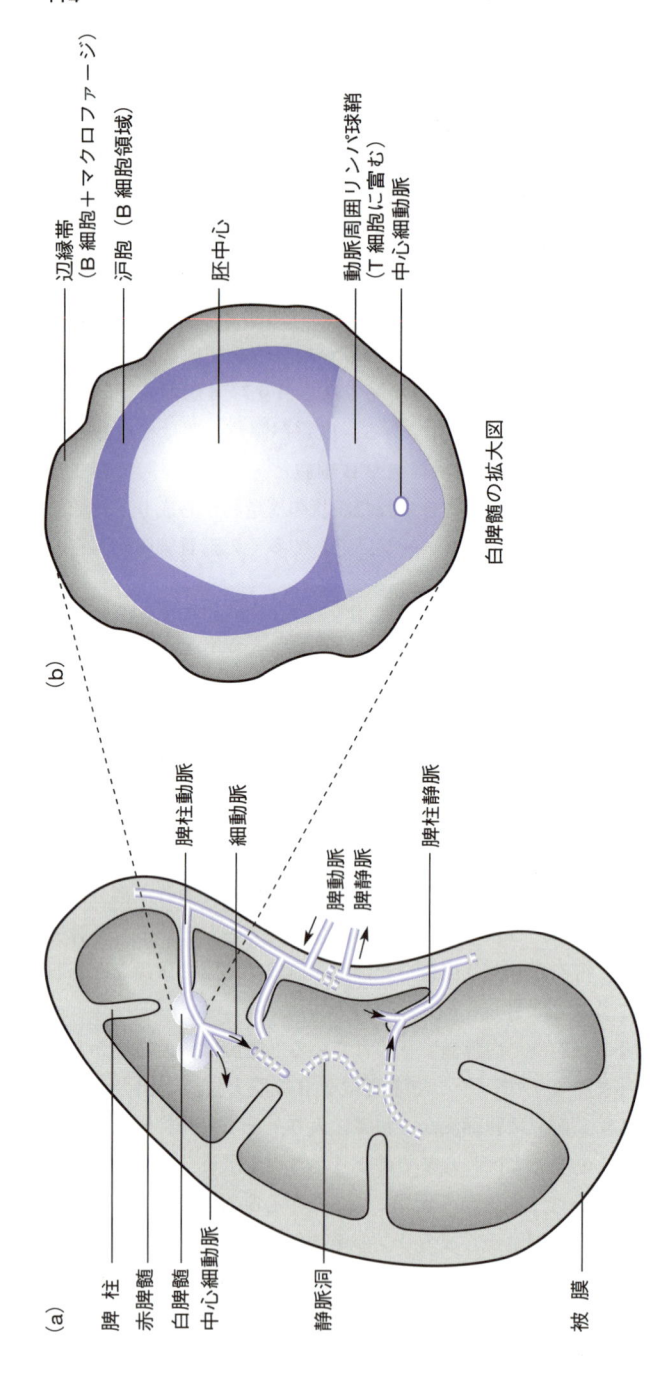

図6・5 脾臓 (a) 脾臓の横断面. 矢印は血流の方向を示す. 脾臓の大部分は赤脾髄であり, これは古くなった赤血球や血小板を除去する場所である. 脾臓のリンパ系の領域は白脾髄であり, これは中心動脈を取囲むように位置している. (b) 白脾髄の拡大図. 中心細動脈の周囲のごく近傍の領域は, 動脈周囲リンパ球鞘 (PALS) といい, 大部分がT細胞で占められている. PALSの隣はB細胞の領域であり, 一次沪胞と胚中心をもつ二次沪胞が存在する. 白脾髄と赤脾髄の間の領域は辺縁帯とよばれ, B細胞やマクロファージが局在している.

Box 6・1 脾臓と赤血球

　脾臓における赤脾髄のおもな役割は，血液を沪過し，古くなった赤血球，あるいは傷害を受けた赤血球を除去することである．したがって，当然のことながら，脾臓は血液を大量に供給できる．血液は脾動脈を介して脾臓に入る．脾動脈はさらに多くの中心動脈に分かれる．中心動脈はより細い中心細動脈になり，最終的に赤脾髄に入る．赤脾髄には，薄い血管壁をもつ血管である静脈洞がある．静脈洞と静脈洞の間を脾索という．血液細胞は，細動脈から脾索へ移動する．再び血流に戻るためには，血液細胞は脾索を通り抜けて静脈洞へ侵入しなければならない．静脈洞の壁は不完全で隙間がある．壁に沿ってマクロファージが密集しており，脾索にもマクロファージが多数存在している．脾索に局在するマクロファージは，古い赤血球や血小板あるいは傷害を受けたこれらの細胞を認識して貪食することにより，これらが血液中に戻るのを防いでいる．血液細胞が再び血流に戻るためには，静脈洞にある内皮細胞間の狭い隙間を変形しながら無理矢理通過しなければならない．古くなった赤血球は，細胞膜の弾力性が失われているので，内皮細胞の間を通過できない．このような機構により古い赤血球を血流から除去している．静脈洞は集合してより大きな静脈になり，最終的に脾静脈を経て脾臓を出てゆく．

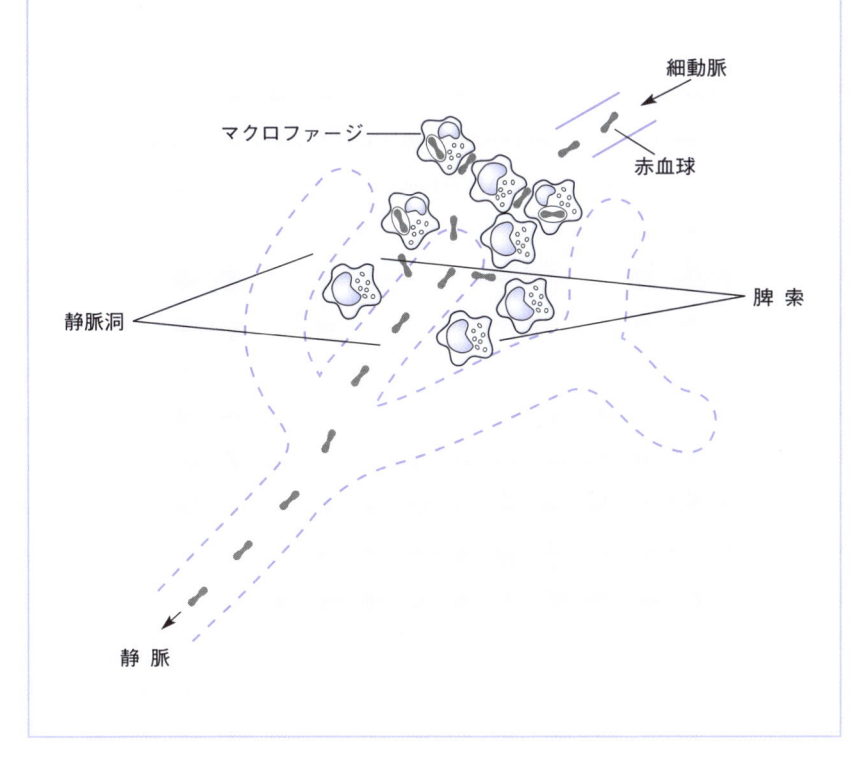

むように存在するのが辺縁帯であり，B細胞やマクロファージが存在している．一次濾胞および胚中心とよばれる部位が，動脈周囲リンパ球鞘に沿って規則的な間隔で存在し，そのうち胚中心が主要な抗体産生の場である．リンパ節と同様に，脾臓においても，一次濾胞は抗原刺激を受けたことがないB細胞（ナイーブB細胞）が集積する場所であり，抗原刺激を受けて胚中心を形成する．

6・3・4 粘膜関連リンパ組織

粘膜関連リンパ組織（粘膜付属リンパ組織ともいう）とは，部位により多い少ないはあるが，消化管，気道，泌尿生殖器の粘膜に付属したリンパ組織の総称である．構造的に比較的はっきりした粘膜関連リンパ組織には，扁桃，咽頭扁桃，虫垂，パイエル板などが含まれ，パイエル板は回腸（小腸の一部）に分布している．構造的にははっきりとしていないが，リンパ系濾胞が腸管の粘膜固有層（基底膜）や気道，泌尿生殖器の粘膜にも見られる．粘膜関連リンパ組織には，脾臓やリンパ節で観察されるような，リンパ系細胞の集合した濾胞が存在する（口絵10）．

6・4 リンパ球の再循環

すでに述べたように，ごく少数しか存在しない抗原特異的な細胞が互いに出会い，抗原や抗原提示細胞と遭遇するために，リンパ球の再循環が行われている．リンパ球は，血液，リンパ管，そしてリンパ器官の間を行き来する点で，他の白血球とは異なっている．この過程を，**リンパ球の再循環**（lymphocyte recirculation）という．この再循環による移動は驚くほど速い．リンパ球は，血流中を平均30分間ほどで一巡する．約45％の細胞は脾臓に入るが，そこで脾臓の静脈を経て再び血流中に戻るまで，約5時間ほど脾臓に留まる．リンパ球の特徴の一つが，血流からリンパ節へ直接移動できることである．リンパ球は，**高内皮細静脈**（high endothelial venule, HEV）で，血液からリンパ節などへ移動する．高内皮細静脈は特殊な血管であり，立方体様の肥厚した細胞から成る内皮である（口絵9）．血液中の約40％のリンパ球が，この経路を介してリンパ節に入り，そこで12時間程度留まった後，輸出リンパ管から出て行く．リンパ節を出たリンパ球は，輸出リンパ管を通って胸管に運ばれ，再び血流中へ戻る．リンパ球は組織においてもリンパ管に入り，リンパ管を流れてリンパ節に到達する．リンパ節にいるリンパ球の約15％はリンパ管を経由してきた細胞であり，85％は高内皮細静脈を介して血液中から流入してきたリンパ球である．このような高頻度の再循環により，リンパ球は血液から脾臓やリンパ節へ，1日に1〜2回程度移動する．残りの数％のリンパ球は，粘膜関連リンパ組織や非リンパ組織へ移動する．

リンパ球の血液中からリンパ節への移動は，基本的に，白血球が炎症部位に集まるのと同様の機構によって制御が行われている（2章参照）．リンパ節中の血液の流れは，血管が拡張するためにゆっくりになる．ただし，この血管拡張は炎症によって誘導されたものではなく構造に起因するものである．すなわち，リンパ球が血液からリンパ節へ移動する際に接着する高内皮細静脈が，細い毛細血管から太い細静脈になる場所だからである．この血管の太さの変化が炎症によって血管拡張が起こるのと同様に血流を遅くする．血流速度の低下によって，リンパ球は血管壁に沿って転がる．その後のリンパ球表面の接着分子による血管内皮細胞への弱い結合，接着分子の活性化，強固な接着の形成，そして血管内皮への浸潤は，白血球が炎症部位に浸潤してゆく過程と同じである．ただし，これらの過程に関与する接着分子やケモカインは，炎症とは異なっている（表6・1）．高内皮細静脈はリンパ節の傍皮質に存在しており，リンパ球はリンパ節のT細胞に富んだ領域に浸潤してゆく．B細胞もまた，血流中からリンパ節に入るが，これらはB細胞領域である胚中心や沪胞に移動しなければならない．B細胞の沪胞への移動はケモカインであるB lymphocyte chemo-attractant（BLC）によって促進される．このケモカインは，B細胞領域の間質細胞や沪胞の樹状細胞が産生しており，B細胞上に発現したケモカイン受容体 CXCR5 に結合して活性化する．

表6・1 リンパ球のリンパ組織への移動に関与する接着分子

接着分子	リンパ球の分布	内皮細胞上のリガンド	移動様式
L-セレクチン	B + T	GlyCAM-1 MadCAM-1	末梢リンパ節への移動 粘膜リンパ組織への移動
$\alpha_4\beta_7$ インテグリン	T	MadCAM-1	粘膜高内皮細静脈への浸潤
$\alpha_L\beta_2$ インテグリン	T	ICAM-1, 2, 3	高内皮細静脈への浸潤

6・5 ま と め

- 抗原特異的な免疫応答には，抗体産生，CD8陽性細胞傷害性T細胞の誘導，遅延型過敏反応の3種類がある．
- 免疫応答は，あくまで感染に応答して誘導されなければならないが，これにはともにごく少数しか存在しない抗原特異的なB細胞とT細胞，抗原の三つが，それぞれ出会う必要がある．
- 免疫系は抗原と抗原提示細胞，抗原と抗原特異的B細胞やT細胞との相互作用を可能にする組織学的に特化した器官をもっている．

- 特殊な構造をもつ免疫系の器官の一つがリンパ管で，リンパ節をつないでいるだけでなく，血液系ともつながっている．
- 主要リンパ系器官は，リンパ節と脾臓，そして粘膜に付随した粘膜関連リンパ組織（MALT）と総称されるリンパ組織である．
- 粘膜関連リンパ組織は，扁桃，虫垂，パイエル板などの構造化されたリンパ系組織が密に集合した組織と，リンパ球が緩やかに集積したリンパ小節（nodule）から成る．
- リンパ球は，血液とリンパ節や脾臓との間を頻繁に再循環している．再循環は，接着分子やケモカインによって制御されており，リンパ球が特異的な抗原と出会う頻度を増やす．

7 抗体産生の解剖学と細胞生物学

この章で学ぶこと

抗原に応答して，生体内ではどのようにして抗体産生を行っているかを学ぶ．抗体産生における CD4 T 細胞とサイトカインの役割を理解する．抗原応答に伴い，B 細胞は，どのようにして抗体のクラススイッチを行い，抗体の親和性を上げているのか，またこれらの反応がなぜ免疫応答をより効率的にしているのかを学ぶ．B 細胞が，形質細胞や記憶 B 細胞になることを知る．

重要項目

- 抗体産生に必要なこと
- 抗体産生にかかわる CD4 T 細胞とサイトカイン
- B 細胞と抗体産生
  ・クローン選択
  ・クラススイッチ
- 親和性成熟
- 形質細胞または記憶細胞への分化
- クラススイッチと親和性成熟の利点

7・1 抗体産生の概要

6章で述べたように，抗体は，抗原特異的な B リンパ球（B 細胞）が分化した形質細胞で産生される．抗原と出会ったことのない B 細胞は，細胞表面に IgM および IgD をもっている（図3・11参照）．これらの B 細胞はそれらの細胞表面にある IgM および IgD を介して抗原を認識して結合することができる．しかしこの時点では，抗体を分泌することはできない．B 細胞上の IgM および IgD は，同一の H 鎖可変部および同一の L 鎖をもっているため，同じ抗原特異性をもっている．また，B 細胞ごとに，その抗原特異性は異なっている．B 細胞が形質細胞になるには，**分化**（differentiation）の過程を経なければならない．多くの細胞は発生に伴って分化したり，ホルモンのような外からの刺激に応答して分化するのが一般的であるが，

免疫系の細胞には必ずしも当てはまらない．一般に，細胞分化では，遺伝子発現の変化により細胞の機能が変わる．B 細胞が，形質細胞に分化するためには，さまざまな変化が起こらなければならない．その一つが，細胞表面に抗体をもつ細胞から，抗体をたくさん分泌する細胞へと変化することである．形質細胞は，抗体を産生する工場のような細胞である．B 細胞は，形質細胞に分化するまでに，通常，特殊な二つの分化の過程を経なければならない．二つの過程とは，産生する抗体の質と機能を上昇させるためのものであり，具体的には以下の通りである．

- **抗体の親和性成熟**　この過程は，抗原に対してより親和性の高い抗体をつくる特殊な反応であり，病原体に対して大いに効果的である．
- **抗体のクラススイッチ**　3 章で述べたが，IgM や IgD だけでなく，他のクラスの抗体，IgG，IgA，IgE がある．これらの抗体は，それぞれ異なる生物学的な機能をもっている．形質細胞へ分化する際に，B 細胞は細胞表面にもつ IgM や IgD を，IgG，IgA，IgE のいずれかのクラスへ切り替える．このことにより，形質細胞へ分化したとき，異なる機能をもつ別のクラスの抗体を分泌するようになる．ただし，一つの形質細胞は，一つのクラスの抗体しか分泌できない．

B 細胞が形質細胞へ分化する過程は，緻密に制御された複雑な過程である．B 細胞の分化を制御する重要な細胞の一つが，CD4 を細胞表面にもつ CD4 T 細胞である．この T 細胞は抗体産生にかかわるので，ヘルパー T 細胞とよばれ，Th と略記される．ヘルパー T 細胞という名前は，それ自体が抗体を産生するわけではないが，B 細胞の抗体産生を助けることから，その名が付いた．ほとんどの抗体産生にヘルパー T 細胞は必須であるが，ある種の抗原に対してはヘルパー T 細胞なしでも，抗体産生が促進される (Box 7・1)．しかし，抗原と出会ったことのない B 細胞が抗体を分泌できる形質細胞へと分化をしなければならないのと同様に，抗原と出会ったことのない CD4 T 細胞はヘルパー T 細胞としての機能はもっておらず，クラス II MHC 分子に結合した抗原により刺激を受けてからヘルパー T 細胞へと分化する．

抗原特異的な免疫応答のもう一つの重要な性質として，抗原から適切な刺激を受け，抗原特異的な細胞が増殖することが挙げられる．ある微生物が初めて感染した場合，感染した微生物に対する特異的なリンパ球は，からだの中にほんのわずかしか存在しない．したがって，この微生物と反応できるリンパ球の数を素早く増やす必要があり，そのために急激に細胞を増殖させなければならない．微生物のもつ抗原に特異的に反応できるリンパ球だけが刺激されて増殖するので，この過程を**クローン選択** (clonal selection) といい，この抗原特異的な細胞の増殖のことを，**クローン増殖** (clonal proliferation) という．B 細胞におけるクローンの選択と増殖を，図

Box 7・1 T細胞依存性抗原とT細胞非依存性抗原

　T細胞と同様に，B細胞が抗原により活性化されるためには，2種類のシグナルが必要である．一つは，膜型抗原受容体を介した抗原認識によるシグナルであり，もう一つはCD4 T細胞からのシグナルである．しかし，CD4 T細胞からのシグナルがなくても，膜型抗原受容体からのシグナルが十分に強く，それだけでB細胞を活性化する抗原もある．この抗原は，T細胞の助けなしに抗体産生を活性化することから，T細胞非依存性抗原という．この抗原の例として，多数の繰返し構造をもつ多糖が知られており，膜型抗原受容体を密に架橋し，強力なシグナルを細胞内へ伝達する（図参照）．しかし，T細胞非存在下で産生される抗体はIgMだけであり，クラススイッチや親和性成熟は起こらない．大多数の抗原はこのような強力なシグナルをB細胞に伝えることができず，共刺激とT細胞の介助というさらなるシグナルが必要である．ヘルパーT細胞の役割は，B細胞の初期の活性化に必要なシグナルを与え，サイトカインの分泌ならびにB細胞とCD4 T細胞間の直接的な結合によるシグナル伝達によって，その後のB細胞の増殖と分化を制御することである．

T細胞依存性の刺激
弱いシグナル — エピトープは1個

T細胞非依存性の刺激
強いシグナル — 多数の同一エピトープ

7・1に示す．T細胞も同様に，抗原を提示したMHC分子からの刺激によって，クローンの選択と増殖が起こる．

　抗体産生の過程は，いくつかの段階に分けることができる．
　1）CD4 T細胞に対して抗原の提示および刺激がなされ，ヘルパーT細胞へ分化増殖する過程
　2）抗原によりB細胞が刺激を受け，ヘルパーT細胞と相互作用する過程
　3）B細胞が増殖し，形質細胞や記憶B細胞へと分化する過程

細胞Eの抗原受容体に特異的な抗原が侵入すると，細胞は刺激を受けて分裂する

A〜HのB細胞は異なる特異性をもつ抗原受容体を発現している

細胞Eは分裂し増殖する

多数の細胞Eのコピーがつくられる（細胞Eのクローンが産生される）

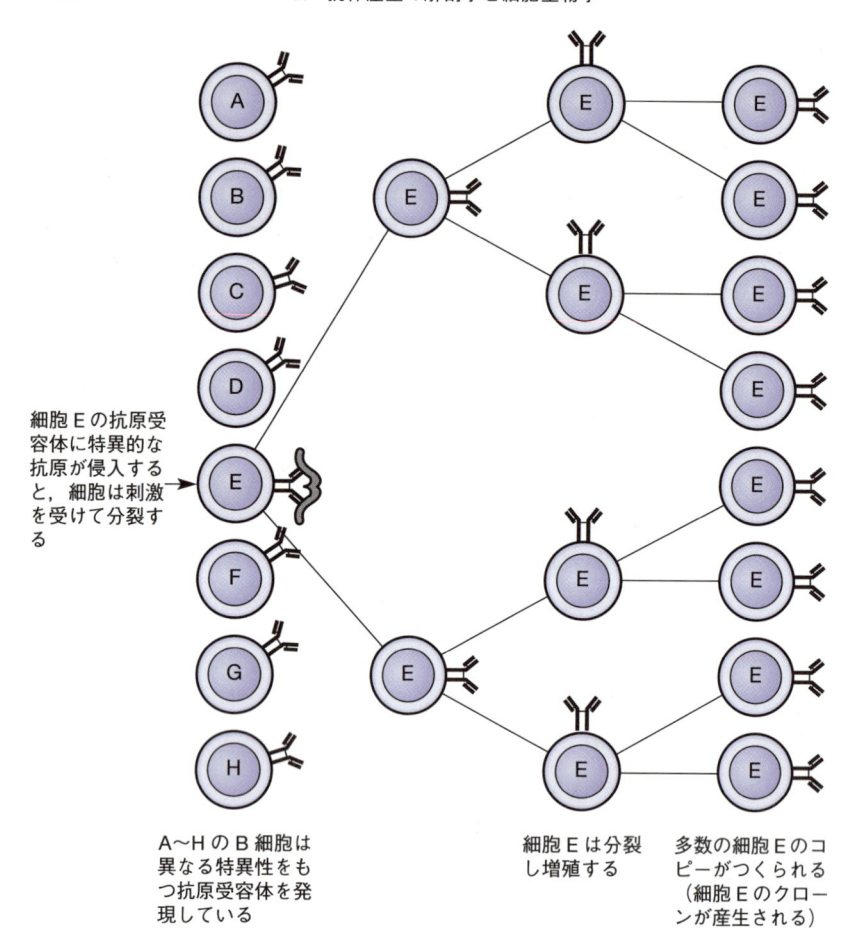

図7・1　B細胞におけるクローン選択とクローン増殖　A〜HのB細胞は，それぞれ異なるエピトープに対する抗原受容体を細胞表面に発現している．抗原が侵入した際に，EのB細胞のみが抗原上のエピトープと結合できる抗原受容体をもつと仮定すると，このEのB細胞上の抗原受容体に抗原が結合することにより細胞が刺激され，分裂を繰返して，EのB細胞のクローンが多数つくられる．

これらの反応は，まずリンパ節や脾臓，粘膜関連リンパ組織で起こる．リンパ節や脾臓で起こるこれらの反応はきわめて類似しているが，異なる点もある．その大きな違いは，リンパ節ではリンパ管を経由して抗原が送り届けられるのに対し，脾臓では血液から抗原が運ばれる点である．したがって，組織にある抗原は，組織か

らリンパ管に入ってリンパ節で免疫応答をひき起こすのに対して，血液中の抗原は，脾臓に運ばれ，そこで免疫応答をひき起こす．

7・2 CD4 T細胞の活性化（抗原刺激後0〜5日目）

抗原特異的な CD4 T細胞がヘルパーT細胞へ分化するための刺激を受け取ることが，獲得免疫における最初の重要なステップである．この刺激は，リンパ節，脾臓，粘膜組織で起こる．粘膜組織における反応は，§7・5で述べる．病原体による感染はさまざまな組織（皮下，血液など）で起こる．抗原は感染した場所からリンパ節や脾臓へ運ばれ，CD4 T細胞の増殖とヘルパーT細胞へと分化を誘導する．ヘルパーT細胞の誘導は，以下の三つの過程に分けられる．
1) 抗原がリンパ節や脾臓に運ばれる過程
2) 抗原特異的な CD4 T細胞が活性化される過程
3) 活性化された CD4 T細胞が増殖し，ヘルパーT細胞へと分化する過程

7・2・1 リンパ節や脾臓への抗原の運搬

組織で病原体の感染が起こると，病原体は，まず，組織性マクロファージなどの先天性免疫を担う細胞に遭遇する（2章参照）．これによって，炎症反応が起こる．CD4 T細胞の活性化と特異的免疫応答の開始を担う別の細胞も，組織に存在している．この細胞が，**樹状細胞**（dendritic cell, DC）という免疫担当細胞である．樹状細胞は，骨髄由来の細胞であり，ほぼすべての組織に存在している．非リンパ組織に常在する樹状細胞のことを，組織樹状細胞という．ランゲルハンス細胞は組織樹状細胞の一種であり，皮膚に存在している（口絵11）．組織樹状細胞は，ピノサイトーシスや，マンノース受容体を介したエンドサイトーシス，貪食作用によって，効率的に抗原を取込む細胞である．組織樹状細胞は，Toll様受容体（2章参照）を細胞表面に発現し，その受容体を介して病原体由来の分子を認識して活性化する．この細胞が活性化すると，組織から離れてリンパ管へ入り，リンパ液によって近傍のリンパ節に運ばれる．樹状細胞のリンパ管への移動は，ケモカインの一種である ELC（Epstein-Barr virus-induced receptor ligand chemokine）によって促進される．この ELC は，活性化された樹状細胞上で発現が誘導されるケモカイン受容体 CCR7 に結合する．活性化された樹状細胞は，組織からリンパ節へ移動する際に，抗原を細胞内で加工し，その断片をクラスII MHC 分子上に提示し，CD4 T細胞が認識できるように準備をする．この樹状細胞は，リンパ節内に入るとT細胞領域である傍皮質に移動し，そこで CD4 T細胞と出会う．病原体由来の抗原も感染した場所でリンパ管に侵入し，近傍の所属リンパ節へと運ばれる．抗原は，リンパ節

図7・2 リンパ節や脾臓への抗原の輸送 細菌が組織に感染した場合を例に示す．細菌から遊離した抗原はリンパ管に入り(①)，所属リンパ節に運ばれる．リンパ節では直接B細胞を活性化したり(②)，リンパ節の傍皮質内で突起を伸ばした樹状細胞に取込まれて加工され，樹状樹状細胞のクラスII MHC分子によって抗原ペプチドがCD4 T細胞に提示される(③)．このほかに，組織中の抗原は，組織樹状細胞によって取込まれてともに(④)，これらの細胞が活性化されてリンパ管に入って，所属リンパ節に移動し，そこでCD4 T細胞に抗原ペプチドを提示する(⑤)．血管に損傷があると，抗原は血流中に侵入し(⑥)，脾臓へと運ばれる．脾臓では抗原は白脾髄に到達し(⑦)，B細胞を刺激したり，樹状細胞に取込まれて抗原ペプチドをCD4 T細胞へ提示する．

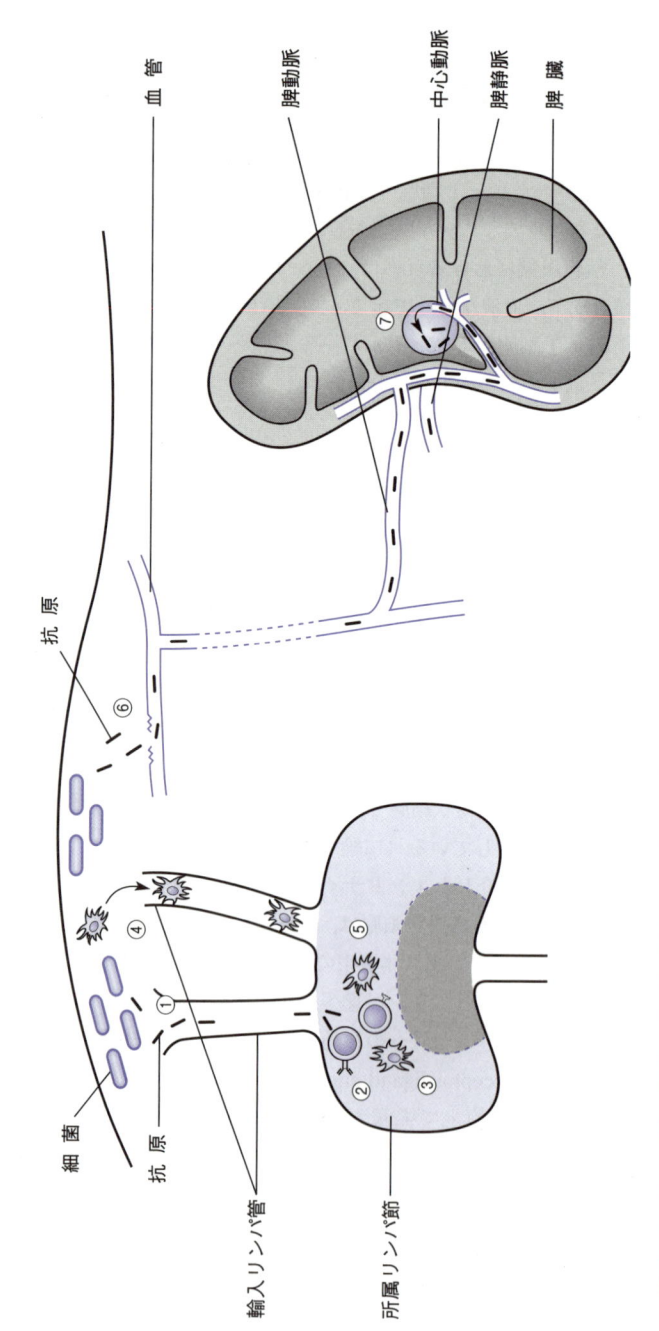

を通過して沪過される際に，傍皮質の樹状細胞によって捕まえらる．樹状細胞はそこで抗原を加工し，その抗原ペプチドをクラス II MHC 分子上に結合させて，T 細胞に提示する．

抗原は，二つの経路で脾臓へも到達する．一つは，樹状細胞が抗原を捕まえて，組織から血管を介して脾臓へ到達し，そこで CD4 T 細胞に抗原提示する経路である．もう一つの経路は，抗原が直接，脾臓の中心動脈に到達するものである．中心動脈の多くは，辺縁帯の近傍あるいは中で終わっている．抗原を含む血液はこの領域に入るが，抗原のいくつかは PALS 領域に入り，そこで樹状細胞によって貪食され，加工されて，CD4 T 細胞へ抗原提示される（図 7・2）．

7・2・2　CD4 T 細胞の活性化（抗原刺激後 5 日目以降）

CD4 T 細胞の活性化は，抗原特異的な免疫応答の初期において，最も重要な反応である．理想的には，CD4 T 細胞がわずかな抗原/クラス II MHC 分子複合体であっても認識することができ，感染後，速やかに免疫応答を開始することが好ましい．ただし，免疫応答は外来抗原のみに起こるように制御されていることが重要である．そのため，CD4 T 細胞は，二つのシグナルを同時に受け取ったときだけ活性化されるという制御を受けている．一つ目のシグナルは，CD4 T 細胞表面の T 細胞受容体が，クラス II MHC 分子上に提示された抗原を認識することにより入力されるシグナルである．このクラス II MHC 分子上に抗原をもつ細胞を，**抗原提示細胞**（antigen-presenting cell, APC）という．抗原を認識する際に，特異的な抗原が存在するときのみ CD4 T 細胞が活性化されて，特異的な抗原がなければ活性化されないことが重要である．

CD4 T 細胞の活性化に必要なもう一つの条件は，CD4 T 細胞上の T 細胞受容体とは別の分子が抗原提示細胞上の分子と結合することである．この結合が起こると，もう一つの別のシグナルが CD4 T 細胞に入る．このもう一つのシグナルのことを，**共刺激**（co-stimulus）という（図 7・3 参照）．最も重要な T 細胞上の共刺激分子は，CD28 である．この分子は CD80 あるいは CD86（それぞれ B7.1，B7.2 ともいう）という分子のいずれかに結合する．CD4 T 細胞上の T 細胞受容体が抗原/クラス II MHC 分子複合体に結合し，さらに CD28 が CD80 あるいは CD86 に同時に結合すると，この細胞は二つのシグナルを同時に受け取り活性化される．共刺激が入らない場合には，CD4 T 細胞は活性化を受けず，免疫応答は起こらない．しかし，CD28 分子を欠損したマウスでも，正常マウスに比べ程度は弱いが，ヘルパー T 細胞が誘導されることから，CD28 以外の分子が共刺激に関与している可能性がある．

抗原提示細胞が CD4 T 細胞を活性化するには，一つの細胞上に，クラス II MHC

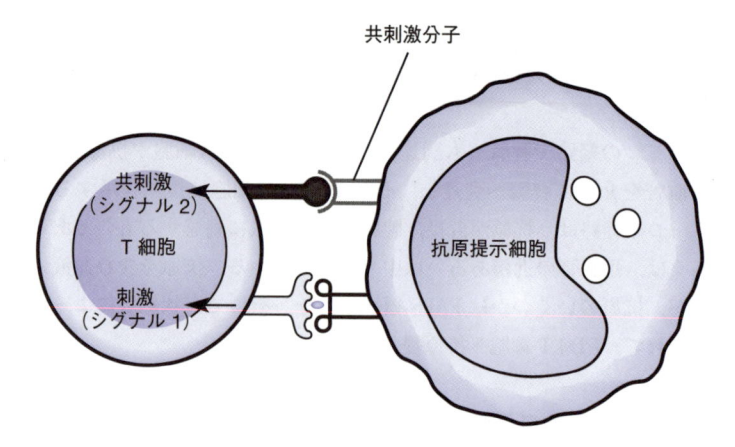

図7・3　CD4 T細胞の活性化に必要な二つのシグナル　シグナル1は，抗原/クラス II MHC分子を認識するT細胞受容体を介して伝わる．シグナル2は共刺激として知られているもので，抗原提示細胞から伝達される．最も重要な共刺激は，抗原提示細胞上のCD80またはCD86分子が，CD4 T細胞上のCD28分子に結合することによって伝えられるシグナルである．

分子とCD80あるいはCD86が同時に発現していなければならない．CD80あるいはCD86の発現は厳密に制御されており，CD4 T細胞のみがCD28を介して共刺激を受け取り，適切なタイミングで活性化される．前記した組織樹状細胞は，クラス II MHC分子と共刺激分子を同時に発現しているが，必ずしもCD4 T細胞の活性化を十分に行うことはできない．しかし，組織樹状細胞が病原体由来の物質によって活性化を受け，リンパ節や脾臓に移動すると，CD80，CD86，クラス II MHC分子の発現上昇が起こり，効率的にCD4 T細胞を活性化することができるようになる．

樹状細胞がリンパ節のT細胞領域に移動すると，ケモカインの一種であるELCを分泌するようになる．ELCはT細胞上のケモカイン受容体CCR7に結合できるので，この刺激によってT細胞は樹状細胞にひき寄せられて，二つの細胞間の相互作用が促進される．T細胞の樹状細胞への誘引は，抗原特異的ではない．樹状細胞は，たいてい多種類の抗原ペプチドを自分自身のクラス II MHC分子上に提示している．しかし，樹状細胞と接触するCD4 T細胞の多くは，樹状細胞上に発現した抗原/クラス II MHC分子複合体に特異的なT細胞受容体をもっていない．抗原特異的なCD4 T細胞は希にしか存在しないからである．特異性の異なるCD4 T細胞を誤って活性化することなく，わずかな量の抗原で限られた抗原特異的なCD4 T細胞を効率的に活性化するための方策がある．その一つが先に述べた共刺激であ

るが，もう一つが**免疫シナプス**（immunological synapse）という，樹状細胞とCD4 T細胞間の特殊な相互作用の様式がある（図7・4）．免疫シナプスという言葉は，T細胞と樹状細胞の相互作用が神経シナプスを形成する神経細胞間の相互作用に類似していることから造られた用語である．

免疫シナプス

CD4 T細胞は，細胞表面にインテグリンの一種であるLFA-1を発現している．このLFA-1のリガンドは，ICAM-1という分子である．CD4 T細胞が樹状細胞と相互作用する際に，CD4 T細胞は樹状細胞を"スキャン（走査）"し，自分のもつT細胞受容体に特異的な抗原を提示しているか否かを調べる．T細胞受容体が樹状細胞上の抗原を認識しない場合は，そのT細胞は樹状細胞から離れてリンパ節や脾臓を循環するとともに，他の樹状細胞のスキャンを繰返す．一方，T細胞受容体が樹状細胞上の抗原を認識した場合は，その受容体は樹状細胞の抗原/クラスII

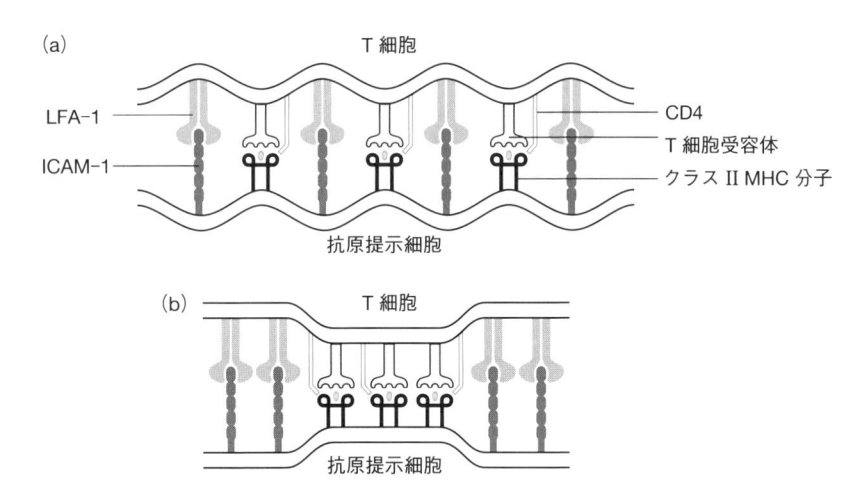

図7・4 免疫シナプスの形成 (a) 抗原提示細胞上の抗原/クラスII MHC分子と結合するCD4 T細胞上のT細胞受容体は，細胞表面上にランダムに分布している．CD4分子もクラスII MHC分子と結合する．抗原提示細胞上のICAM-1はT細胞上のLFA-1に結合し，二つの細胞間の接着を促進する．(b) T細胞受容体/CD3複合体からシグナルが入ると，細胞骨格の組織化がひき起こされ，それに伴う細胞表面の分子の再配置が起こり，それらの分子とT細胞受容体とで超分子活性化クラスター（SMAC）が形成される．このクラスターでは，T細胞受容体およびそれに相互作用している分子はクラスターの中心（c-SMAC）に位置し，LFA-1/ICAM-1はその周囲を取囲むように位置する．CD28などの他の分子もc-SMACに位置し，新たなシグナルを伝達する．

MHC分子複合体に結合する．このT細胞受容体を介したシグナル伝達の際に，T細胞上のCD4分子も，T細胞受容体とクラスII MHC分子との結合に重要である．T細胞受容体が抗原を認識すると，T細胞内にシグナルが伝達され，LFA-1の活性化が起こり，樹状細胞上のICAM-1と強く結合できるようになる．この結果，T細胞と樹状細胞との結合はより強固で安定ものになり，より多くのT細胞受容体と抗原/クラスII MHC分子とが結合する．またT細胞内では細胞骨格を構成する分子が集合し，T細胞表面のさまざまな分子の再配置が起こり，超分子活性化クラスター (supramolecular activation cluster, SMAC) が形成される．SMACでは，T細胞受容体とそれに会合しているCD3複合体やCD4，CD28がクラスターの中心を形成し，LFA-1がそのまわりをリング状に取囲んでいる．T細胞受容体/CD3複合体，CD4，CD28のクラスター形成により，T細胞受容体/CD3複合体を介するシグナル1も，CD28を介するシグナル2も，効率よくCD4 T細胞に伝えられ，活性化に導く．

7・2・3 CD4 T細胞の増殖と分化

抗原提示した樹状細胞により活性化されたCD4 T細胞は，増殖を開始する．CD4 T細胞の増殖は，いくつかのサイトカインによって促進される．活性化されたCD4 T細胞は，インターロイキン2 (IL-2) とよばれるサイトカインを産生する．IL-2は分子量15 kDaのタンパク質で，成長因子の一つである．このサイトカインは，CD4 T細胞，CD8 T細胞，B細胞の増殖を促進する．T細胞受容体からの刺激を受けて，CD4 T細胞上にIL-2に対する受容体の発現も誘導される．CD4 T細胞では，IL-2産生とともにIL-2受容体 (IL-2R) の発現上昇が同時に起こるので，IL-2はオートクリン（自己分泌）因子として作用する．IL-2は，抗原刺激によって刺激を受けてIL-2Rを発現した近傍のCD4 T細胞に結合するので，パラクリン（傍分泌）因子としても作用する（図7・5）．このようなIL-2のオートクリンおよびパラクリン作用によって，抗原を認識したCD4 T細胞は急激に増殖し，多くの抗原特異的なCD4 T細胞だけが劇的に増加する．生体内での反応を正確に把握することは難しいが，この増殖のピークは抗原に感作されてから3～4日目であり，抗原特異的なCD4 T細胞は，最終的に1万から10万倍に増える．

増殖が終わると，CD4 T細胞は分化してヘルパーT細胞として働くための機能を獲得する．ヘルパーT細胞の獲得するおもな機能は，いろいろなサイトカインを分泌する能力である（図7・5）．またT細胞の表面に発現している分子も変化し，これらの分子の発現変化やサイトカインの分泌によって，ヘルパーT細胞はさまざまなエフェクター反応を制御できるようになる．このヘルパーT細胞は傍皮質

図7・5 CD4 T細胞からヘルパーT細胞への分化 抗原にさらされたことのないナイーブCD4 T細胞は抗原/クラスII MHC分子により活性化され、さらに共刺激を受けると、IL-2に対する受容体を発現すると同時に自らIL-2を分泌する。この一連の反応によって、活性化CD4 T細胞の増殖が起こる。増殖が完了すると、CD4 T細胞はエフェクター機能をもつヘルパーT細胞に分化し、同じ抗原/クラスII MHC分子による再刺激に伴ってさまざまなサイトカインを分泌し、他の細胞の機能に影響を及ぼす。

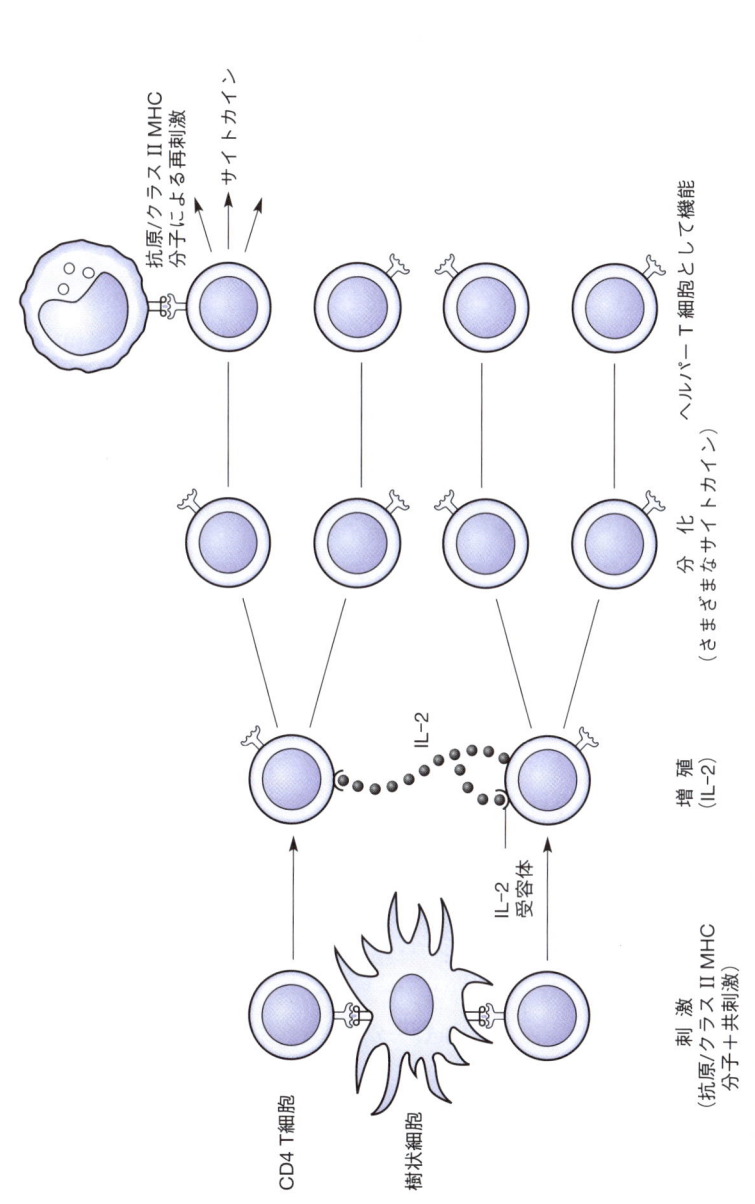

と皮質の境界に移動し，そこで B 細胞と相互作用をすることができる．

7・3 抗原およびヘルパー T 細胞との相互作用による B 細胞の活性化（抗原刺激後，2～4 日目）

リンパ節の皮質で沪過された抗原は，沪胞に浸透し，そこでマクロファージに捕まえられる（図 7・6 の (a)）．マクロファージ上の抗原が，その抗原に特異的な免疫グロブリンをもつ B 細胞と接触すると，2 種類の反応が起こる．一つは，B 細胞が抗原を取込んで加工して，クラス II MHC 分子上に抗原ペプチドを提示する反応である．B 細胞は，抗原によって部分的に活性化を受けて，皮質と傍皮質の境界に移動し，そこで傍皮質の端に移動してきたヘルパー T 細胞と出会う．この B 細胞とヘルパー T 細胞との相互作用には，細胞間の直接的な接触とサイトカインを介した相互作用がある（図 7・7）．活性化された B 細胞の表面ではクラス II MHC 分子の発現が上昇し，その結果，ヘルパー T 細胞へ抗原提示することができるようになる．ヘルパー T 細胞は，B 細胞により提示された抗原/クラス II MHC 分子を特異的な T 細胞受容体によって認識し，サイトカインを産生するように活性化する．この機構は，抗原特異的なヘルパー T 細胞のみが，B 細胞と確実に接触することを可能にしている．B 細胞ならびにヘルパー T 細胞表面上の別の分子による相互作用も存在する．たとえば，B 細胞上の CD40 分子と T 細胞上の CD154 との結合がある．また，ヘルパー T 細胞上の ICOS（inducible co-stimulator）とよばれる分子と，B 細胞上の B7RP というシグナル伝達分子間の相互作用も重要である．ICOS をコードする遺伝子に変異をもつヒトでは，抗体産生に異常がある．ヘルパー T 細胞と B 細胞との直接的な相互作用とサイトカイン産生により，両細胞はいずれも刺激を受けて増殖し，傍皮質の外側で細胞のクラスター（すなわち増殖巣）を形成する．この細胞増殖の詳細については明らかではないが，試験管内において B 細胞は IL-2, IL-4, IL-5 によって刺激を受けて増殖するので，これらのサイトカインの一つあるいは複数が生体内において増殖にかかわっているのではないかと考えられる．B 細胞の一部は，IgM を分泌する形質細胞へと分化し，残りの B 細胞は IgG へとクラススイッチして，その後，IgG を分泌する形質細胞へと分化するようである．クラススイッチに関する詳細は，§7・4・3 で述べる．この IgM や IgG を分泌する形質細胞の増殖巣が，一次免疫応答の際の抗体の起源になっており，抗原に感作された約 4 日後にピークに達する．4～7 日目には，一部の B 細胞やヘルパー T 細胞が一次沪胞へ移動し，そこで胚中心を形成する．

脾臓の辺縁帯にある抗原は，この領域に存在する多くのマクロファージによって取込まれ，一次沪胞にいる B 細胞へ抗原提示される（図 7・6 の (b)）．B 細胞は

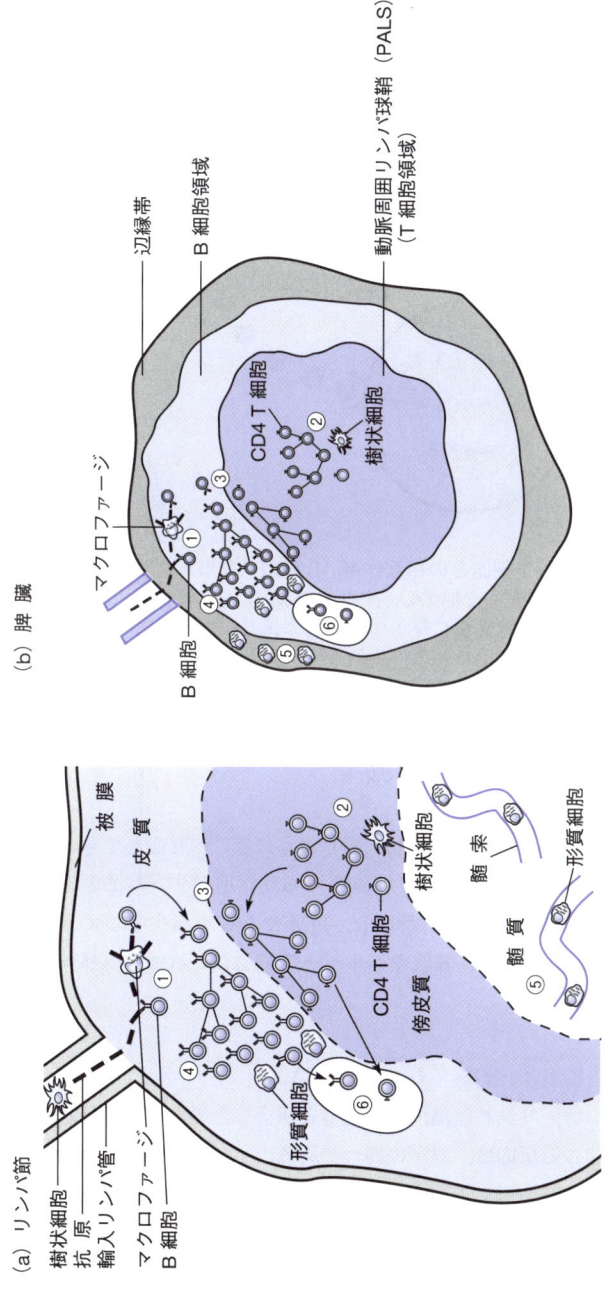

(a) リンパ節

樹状細胞
抗原
輸入リンパ管
マクロファージ
B 細胞

被膜
皮質
髄索
髄質
形質細胞
樹状細胞
CD4 T 細胞
傍皮質
形質細胞

(b) 脾臓

マクロファージ
B 細胞
辺縁帯
B 細胞領域
動脈周囲リンパ球鞘 (PALS)
(T 細胞領域)
CD4 T 細胞
樹状細胞

図 7・6 抗体産生における初期反応 (a) リンパ節における初期反応. 抗原は, 皮質内の洞内に局在する B 細胞を直接刺激すると同時に (①), 樹状細胞上にも抗原提示されて傍皮質の CD4 T 細胞を刺激する (②). 刺激を受けた B 細胞および CD4 T 細胞は, 皮質と傍皮質の境界付近に移動し (③), そこで B 細胞は分化するためのシグナルを受け取る. CD4 T 細胞に抗原提示するとともに, B 細胞も CD4 T 細胞から増殖・分化するためのシグナルを受け取る (④). B 細胞の一部は形質細胞へと分化し, 髄索へ移動して抗体を分泌する (⑤). 一部の B 細胞と CD4 T 細胞は, 一次卵胞に侵入し (⑥), そこで胚中心を形成する. (b) 脾臓における初期反応. 抗原は, 辺縁帯と一次卵胞の接した領域に局在する B 細胞を刺激するとともに (①), PALS にいる CD4 T 細胞を活性化する (②). CD4 T 細胞は B 細胞領域に移動し (③), そこで CD4 T 細胞と B 細胞間の相互作用が起こり, B 細胞が増殖する (④). また, リンパ節内と同様に, 形質細胞への分化も起こる. 形質細胞は辺縁帯へ移動し, 抗体を分泌する (⑤). 一部の B 細胞と CD4 T 細胞は一次卵胞に入り, 胚中心を形成する (⑥).

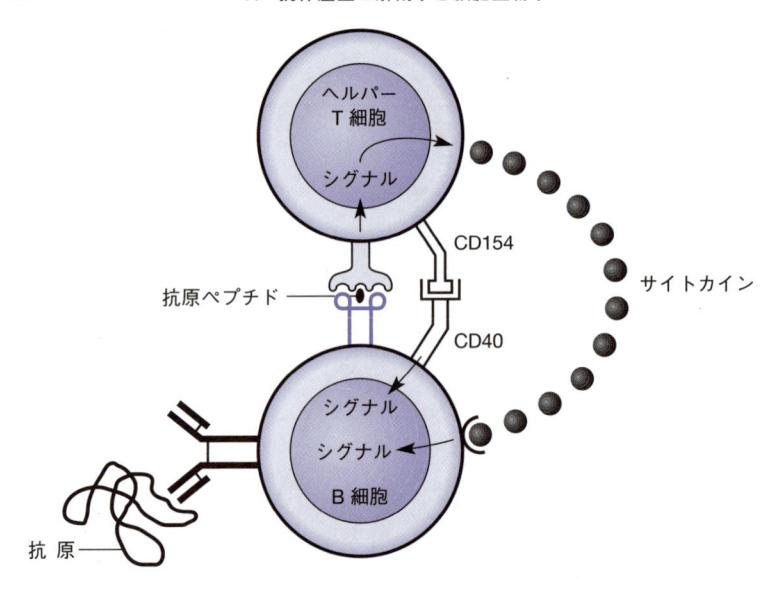

図7・7 B細胞とヘルパーT細胞との相互作用 B細胞は膜型抗原受容体で抗原と結合し，抗原を取込んで加工し，クラス II MHC 分子に抗原由来のペプチドを結合させて細胞表面に提示する．この抗原/クラス II MHC 分子を認識したヘルパーT細胞は，この刺激を受けてサイトカインを分泌するが，このサイトカインはB細胞に作用してシグナルを伝達する．ヘルパーT細胞上のCD154分子とB細胞上のCD40分子が結合することにより，B細胞にさらにシグナルが伝えられる．このシグナルはB細胞の産生する抗体のクラススイッチに必須である．

動脈周囲リンパ鞘や一次濾胞のまわりに移動し，同じようにそこへ移動してきたヘルパーT細胞と出会う．B細胞とヘルパーT細胞間の相互作用がリンパ節と同様に起こり，急速に細胞が分裂し，細胞塊を形成し，IgM や IgG を産生するようになる．またリンパ節と同様に，一部のB細胞やヘルパーT細胞は一次濾胞へ移動し，胚中心を形成する．

7・4 胚中心の形成（抗原刺激後，4〜14日目）

　胚中心は二次濾胞ともいい，リンパ組織内で，抗原と出会ったのち形成される特殊な構造である．ここで起こる反応は，以下の四つである．

- **抗体のクラススイッチ**　　Bリンパ球細胞表面上にある IgM や IgD は，別のクラスの IgG，IgA，IgE のうちのどれか一つに変わる．
- **抗体の親和性成熟**　　抗原に対してより高い親和性をもつ抗体がつくられ，よ

7・4 胚中心の形成

り効率的に病原体に作用できるようになる．
- **B 細胞から記憶 B 細胞への分化**　クラススイッチおよび親和性成熟を経た B 細胞の一部に，形質細胞に分化しない細胞があり，これが記憶 B 細胞である．
- **B 細胞から形質細胞への分化**

上記のうち抗体の親和性成熟と記憶 B 細胞への分化の二つの反応は，胚中心でのみ起こる事象である．胚中心形成の過程は，すべてのリンパ組織で見られる反応であり，図 7・8 に示した通りである．

7・4・1 胚中心の形成

抗体を産生している増殖巣の中の 1〜数個の B 細胞が，いくつかのヘルパー T 細胞とともに，一次沪胞へ入る．この一次沪胞には，**沪胞樹状細胞**（follicular dendriteic cell）という独特な形態をした抗原提示細胞が存在している．この沪胞樹状細胞は，沪胞内に樹状の網目構造を張り巡らし，その細胞表面に抗原抗体複合体（免疫複合体ともいう）を保持して，効率よく B 細胞へ抗原提示する細胞である．この免疫複合体を形成する抗体は，そもそもは沪胞外の増殖巣に存在する形質細胞で産生されたものである．

B 細胞やヘルパー T 細胞の沪胞内への移動は，B 細胞を遊走させるケモカインによって促進される．このケモカインは，沪胞樹状細胞や B 細胞領域の間質細胞が産生し，B 細胞やヘルパー T 細胞に発現しているケモカイン受容体 CXCR5 に作用する．

7・4・2 親和性成熟

一次沪胞に入った B 細胞は，細胞表面にある抗原受容体の発現が低下するとともに，急激に増殖する．この段階の細胞を**胚中心細胞**（セントロブラスト，centroblast）という．この増殖の間に，B 細胞は，**親和性成熟**（affinity maturation）を行う．抗原に対して高い親和性をもつ抗体はより効率的に作用するので，親和性の高い抗体を産生することは重要である．親和性成熟は，以下のようにして達成される．

胚中心に存在する胚中心細胞が分裂する際（図 7・8）に，特殊な分子機構によって，H 鎖や L 鎖の可変部をコードする遺伝子に，高頻度に変異が導入される．この変異は非生殖細胞（すなわち体細胞．生殖細胞とは精子や卵のこと）で起こることから体細胞変異とよんでいる（図 7・9）．免疫グロブリン遺伝子上のこの変異は，塩基配列を変化させて抗体の可変部のアミノ酸配列の変化をもたらし，抗原結合部

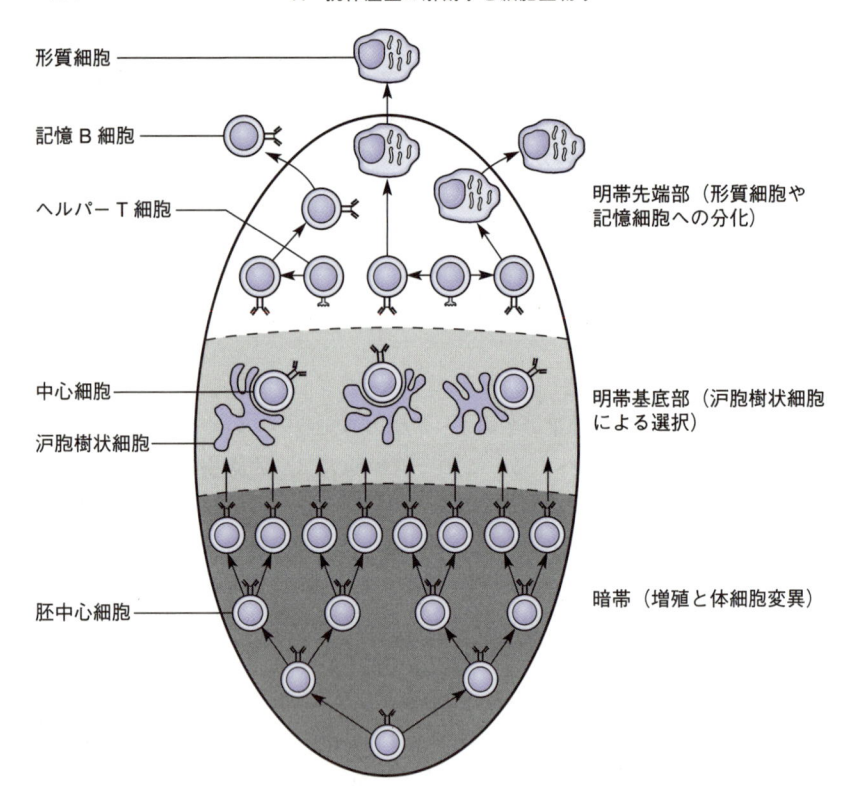

図7・8 胚中心の形成 B細胞は暗帯で増殖し，暗帯に局在するB細胞は胚中心細胞とよばれている．この増殖の際に，B細胞の抗原遺伝子に体細胞変異が起こる．胚中心細胞は分裂を停止すると，明帯基底部へ移動する．この部位に局在するB細胞を中心細胞という．中心細胞は濾胞樹状細胞によって提示された抗原と出会い，抗原と結合できる免疫グロブリンをもつ中心細胞だけが細胞死から回避できる．抗原と結合できない免疫グロブリンしかもたない中心細胞は，アポトーシスによって死滅する．生き残った中心細胞はさらに明帯先端部へ移動し，そこでクラスII MHC分子を介して抗原をヘルパーT細胞へ提示する．一方，ヘルパーT細胞に認識された抗原提示B細胞（中心細胞）は，ヘルパーT細胞から生存シグナルを受け取り，形質細胞または記憶B細胞へと分化する．ヘルパーT細胞に認識されなかった抗原提示B細胞は死滅する．胚中心細胞や中心細胞は特別な名称でよばれているが，これらは特殊な分化段階にあるB細胞である．

位の構造を変化させる．変異はランダムに起こるので，抗原結合部位の構造は抗原との親和性を上昇させる場合も低下させる場合もあるし，親和性が変わらない場合もある．高い親和性をもつように変異が導入されたB細胞のみが必要なので，そ

7・4 胚中心の形成

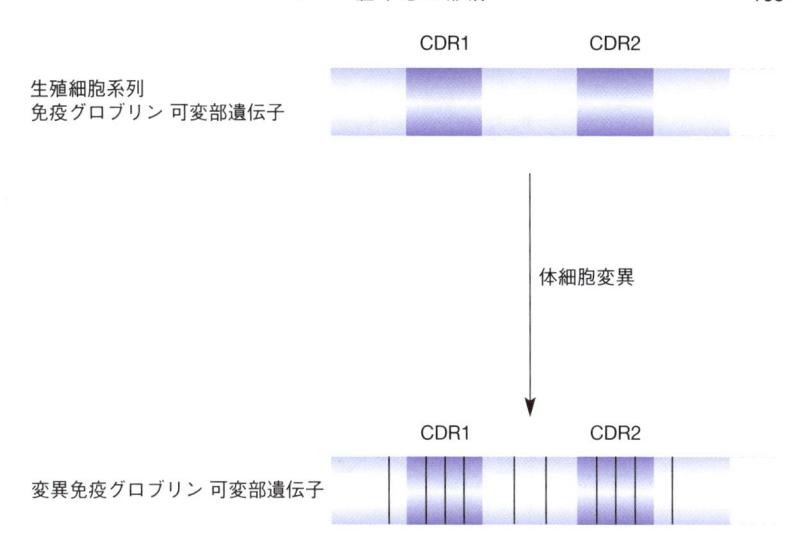

図7・9 免疫グロブリン遺伝子の体細胞変異 体細胞変異の際に，免疫グロブリンH鎖およびL鎖の可変部の塩基配列に変異が導入される．当初の生殖細胞系列のDNA配列に対して，新たに導入された変異を，図中（下）に黒線で示した．体細胞変異は，可変部のCDR1およびCDR2だけでなく，他のCDR以外の部分にも起こる．しかし，定常部には体細胞変異は認められない．

のような高親和性の抗体を産生できるB細胞を選別する必要がある．その方法は，次のように行われている．

　胚中心細胞は分裂を止めると膜型の抗原受容体を再び発現させる．この細胞は**中心細胞**（セントロサイト，centrocyte）とよばれている（図7・8）．中心細胞は，生存シグナルを受け取るために，濾胞樹状細胞上の抗原を認識しなければならない．すなわち，抗原に対して親和性の高い抗原受容体をもつ中心細胞は，濾胞樹状細胞上の抗原とうまく結合して生存シグナルを受け取り，生きながらえることができる．一方，抗原に対する親和性が低い場合には，抗原と結合できないので生存シグナルを受け取ることができず，生存することができない．生存シグナルを受け取れなかった中心細胞は，アポトーシスによって死滅し，マクロファージに貪食される（図7・10）．免疫応答が進行すると，抗体は徐々に抗原を排除し始め，B細胞の刺激を継続するために必要な抗原の量は減少してゆく．抗原の量が限られてくると，B細胞は互いに抗原を奪い合うことになる．この競合により，抗原に対してより高い親和性を獲得したB細胞のみが勝ち残り，抗原の刺激を受けて増殖する唯一のクローンが残る．このことにより，抗原に対して高い親和性をもつB細胞が数多く増殖し，

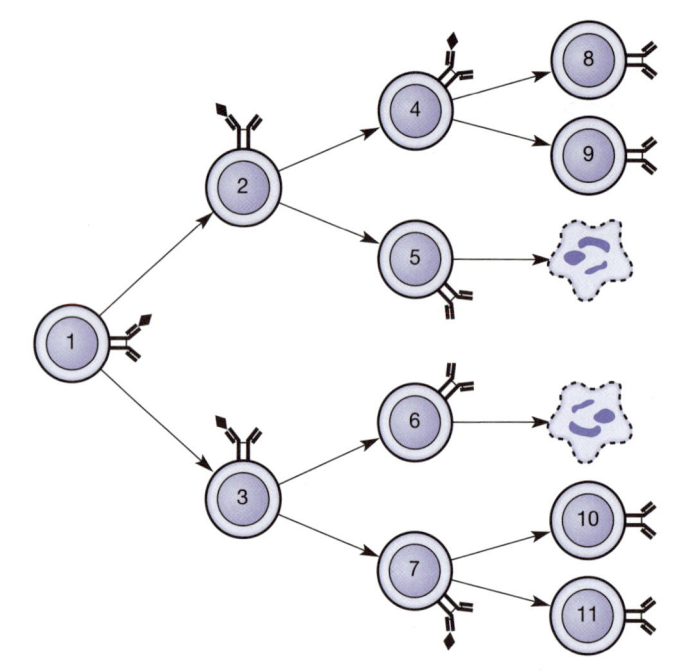

図7・10 B細胞は抗原による刺激がないと死滅する B細胞1が抗原に結合して刺激を受け，細胞2と3に分裂する．さらに細胞2および3が抗原と結合し，分裂して細胞4, 5, 6, 7になる．同様に細胞4および7は抗原に結合し，それぞれ細胞8, 9および10, 11に分裂するが，細胞5と6は抗原に結合せず，アポトーシスによって死滅する．

親和性の低いB細胞が死んでゆくことになる．親和性を成熟させたB細胞が生き残るこの過程は大変有効であり，免疫応答が進行するにしたがって，10,000倍から100,000倍の親和性上昇が認められる．

中心細胞や胚中心細胞は，胚中心のいろいろな場所に存在している（図7・8）．胚中心細胞は暗帯に，中心細胞は明帯基底部に存在する．明帯は親和性成熟にかかわる多くの沪胞樹状細胞やアポトーシスを起こしたB細胞を掃除するマクロファージのいる領域である．免疫グロブリン遺伝子上に20箇所もの体細胞変異が導入されるB細胞もあれば，はるかに変異の少ないB細胞もあると考えられている．

7・4・3 クラススイッチ

分化段階にあるB細胞である胚中心細胞や中心細胞で進行するもう一つの過程

が，抗体の**クラススイッチ**（class switch）である（図7・11）．特殊な分子機構により，B細胞は抗体H鎖の可変部やL鎖を変化させることなく，H鎖定常部をμやδから，γ, α, εに変化させることができる（Box 7・2）．すなわち，クラススイッチの過程では，抗原認識の特異性は変わらず，単に免疫グロブリンのクラスが変わるのみである．

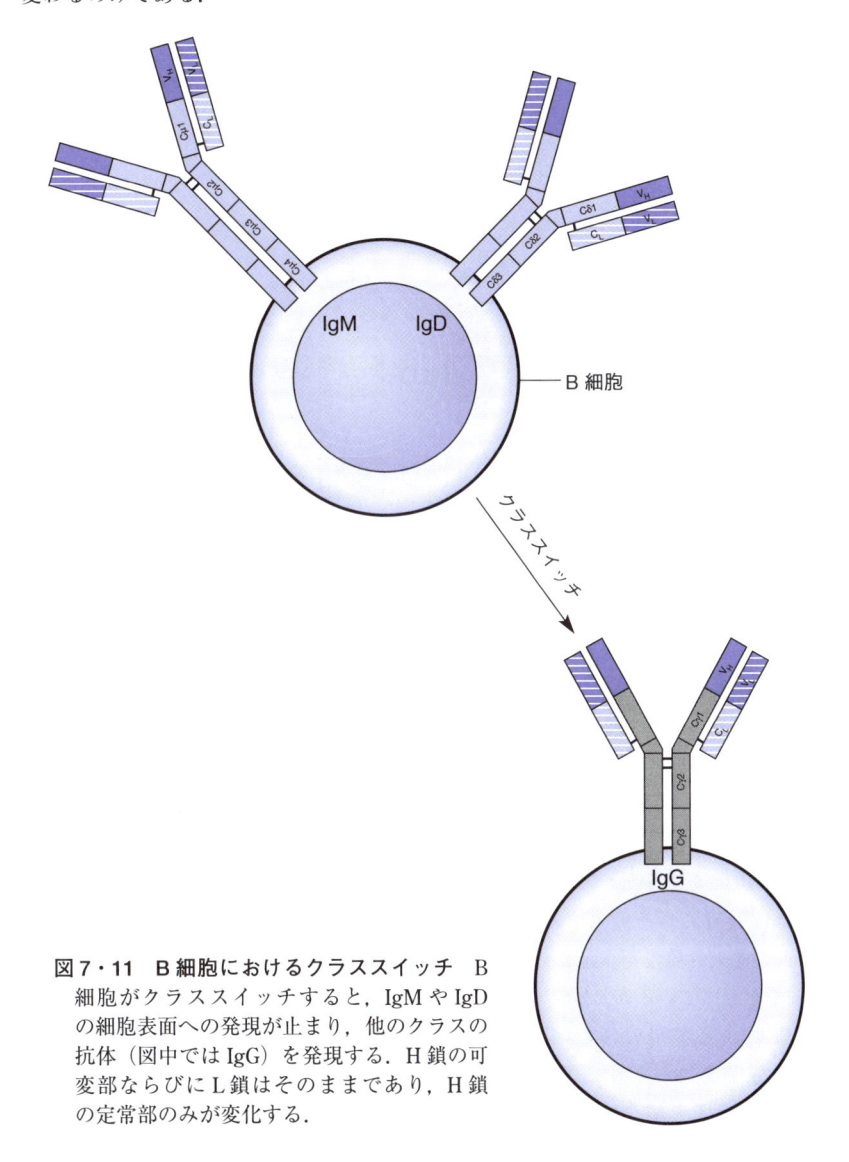

図7・11 B細胞におけるクラススイッチ B細胞がクラススイッチすると，IgMやIgDの細胞表面への発現が止まり，他のクラスの抗体（図中ではIgG）を発現する．H鎖の可変部ならびにL鎖はそのままであり，H鎖の定常部のみが変化する．

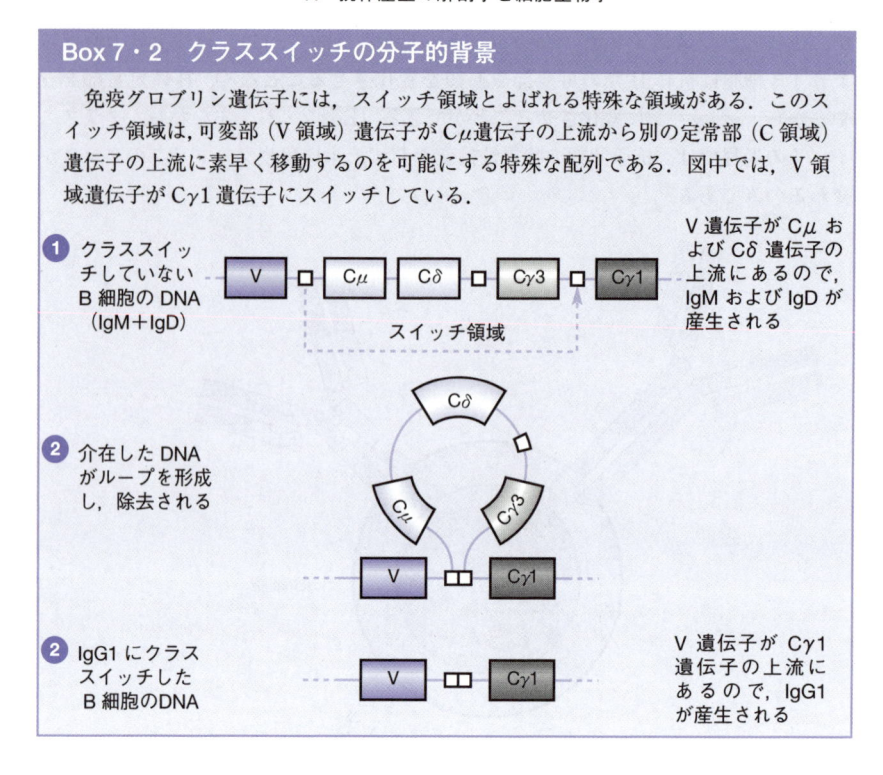

Box 7・2 クラススイッチの分子的背景

免疫グロブリン遺伝子には，スイッチ領域とよばれる特殊な領域がある．このスイッチ領域は，可変部（V 領域）遺伝子が Cμ 遺伝子の上流から別の定常部（C 領域）遺伝子の上流に素早く移動するのを可能にする特殊な配列である．図中では，V 領域遺伝子が Cγ1 遺伝子にスイッチしている．

❶ クラススイッチしていない B 細胞の DNA（IgM+IgD）

V — Cμ — Cδ — Cγ3 — Cγ1
　　スイッチ領域

V 遺伝子が Cμ および Cδ 遺伝子の上流にあるので，IgM および IgD が産生される

❷ 介在した DNA がループを形成し，除去される

Cδ / Cμ / Cγ3

V — Cγ1

❸ IgG1 にクラススイッチした B 細胞の DNA

V — Cγ1

V 遺伝子が Cγ1 遺伝子の上流にあるので，IgG1 が産生される

クラススイッチは，ヘルパーT細胞とサイトカインによって制御されている．B 細胞とヘルパーT細胞の相互作用には，両細胞の直接的な接触とサイトカインがかかわっていることをすでに述べた（図 7・7）が，クラススイッチにおいても B 細胞とヘルパーT細胞の直接的な接触が必要である．すなわち，B 細胞はクラス II MHC 分子を細胞表面に発現し，抗原をヘルパーT細胞に提示することにより，ヘルパーT細胞を刺激して種々のサイトカインを分泌するように活性化する．また，B 細胞上の CD40 が，ヘルパーT細胞上の CD154 に結合することも同様である．この CD40 と CD154 分子の結合はクラススイッチに必須であり，この結合が起きなければ IgM だけを産生する．この相互作用が重要なことは，高 IgM 症候群というヒトの先天性免疫不全症から明らかになっている．この遺伝病の患者は，高濃度の IgM をもっているが，IgG，IgA，IgE をほとんどもっていないか，まったくもっていないことが知られていた．さらに原因遺伝子の解析により，この患者は CD154 分子をコードする遺伝子上に変異があり，CD154 を発現ができないか，CD40 とほとんど結合できない変異タンパク質しか発現できないことが明らかに

なっている．この患者は抗体のクラススイッチができないので，特に抗体の二次応答がほとんど起こらない．そのため，ある種の感染を起こしやすい．さらに，ヘルパーT細胞上のICOSはB細胞上のB7RPと相互作用することが知られている．CD154とCD40，ICOSとB7RPという2組の相互作用は，クラススイッチをひき起こすのに必須の結合であるが，どのクラスの抗体に変わるのかには関連がない．どのクラスにスイッチするのかは，B細胞と相互作用したヘルパーT細胞が，どのような種類のサイトカインを分泌するかが大きく影響するようである．

　サイトカインの種類によって，B細胞の増殖，分化，クラススイッチが異なり，また，形質細胞による抗体産生の程度も異なる．サイトカインとIgAやIgE産生に関して，ヒトとマウスにおいて共通する性質も見られるが，IgGサブクラスの制御は，この二つの種間で大きな相違がある．ヒトでもマウスでも，IL-4はIgEへのクラススイッチを促進する．一方，マウスでは，IL-13はIL-4と同じ作用をし，どちらか一方の刺激がIgE産生には必須である．ヒトでもマウスでも，トランスフォーミング増殖因子β（TGF-β）はIgA産生を誘導する．IgGサブクラスに関しては必ずしも明確に区別ができず，特にヒトにおいては複雑である．マウスにおいて，IL-4やIL-13はIgG1産生を促進し，TGF-βやIFN-γはIgG2産生を誘導する．しかし，ヒトにおいて，IFN-γはB細胞のクラススイッチには影響を及ぼさない．

　表7・1および図7・12に，マウスの形質細胞に及ぼすサイトカインについてまとめた．どのサイトカインが関与しているかは，ヒトではマウスほど厳密にわかっていないが，マウスと同様に，まだ同定されていないサイトカインがB細胞の分化を制御していると考えられる．

7・4・4　形質細胞や記憶B細胞への分化と抗体産生

　B細胞分化の最終段階は，B細胞から形質細胞あるいは記憶B細胞への分化で

表7・1　抗体産生に及ぼすサイトカインの影響（マウス）

抗体のクラス	クラススイッチおよび抗体産生を促進するサイトカイン
IgG1	IL-4, IL-13
IgG2a	IFN-γ
IgG2b	TGF-β
IgG3	IFN-γ
IgA	IL-5, TGF-β
IgE	IL-4, IL-13

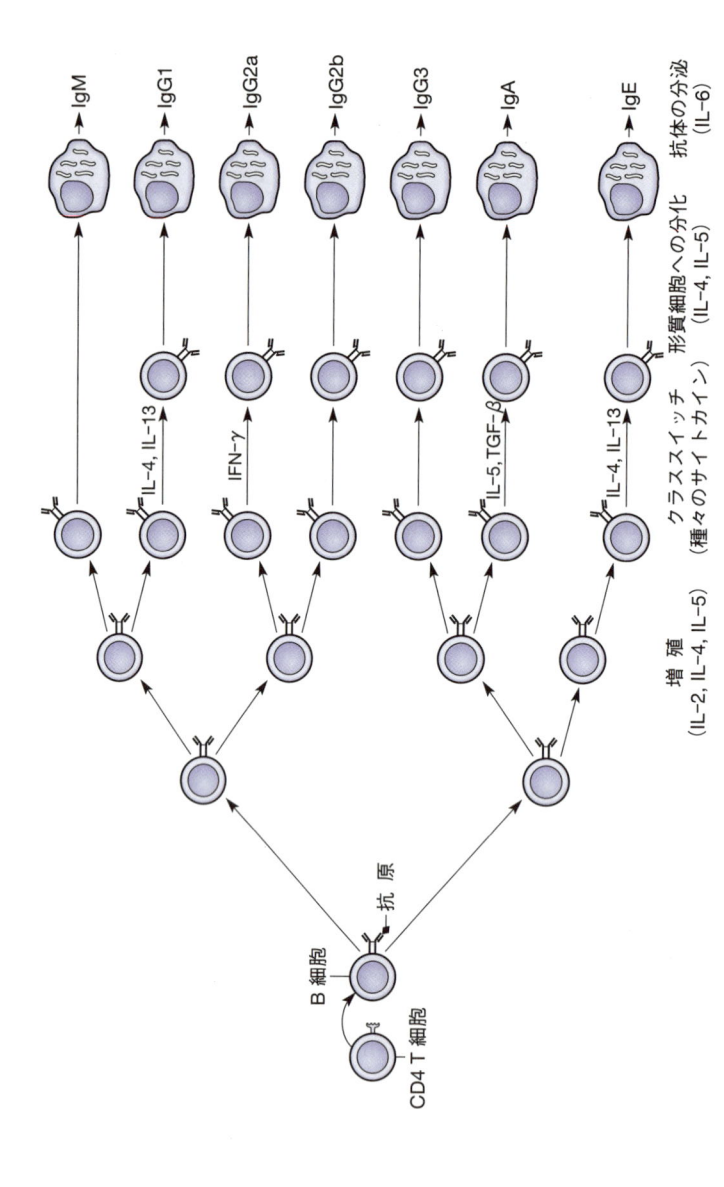

図7・12 サイトカインと抗体産生 抗原刺激を受けたB細胞は，CD4 T細胞と相互作用して，最初にIL-2，その後IL-4やIL-5の刺激を受けて分裂・増殖する。増殖したB細胞は，その後，ヘルパーT細胞から分泌されるさまざまなサイトカインの制御下でクラススイッチを行う。IL-4，IL-5の存在下で形質細胞に分化し，IL-6に刺激されて抗体を分泌する。IL-6などのサイトカインの一部は，ヘルパーT細胞以外の細胞からもおもに分泌される。実際に，ある一つの病原体に対して，すべてのクラスの抗体がつくられるわけではない。

7・4 胚中心の形成

ある（図7・8）．形質細胞は大量の抗体を分泌し（図7・13），現在進行中の感染に対処するが，記憶B細胞は，将来同様の感染が起こったときにそれを阻止するための防御として用意される．記憶B細胞は長寿命の細胞であり，はじめて感染した病原体が排除された後も長時間生き延びることができる．記憶B細胞は親和性成熟やクラススイッチを完了していて，クラススイッチした抗体を細胞表面に発現している．記憶B細胞は再循環するリンパ球のプールに入り，リンパ節，脾臓，その他リンパ組織を移動する．将来，抗原と出会えば，記憶B細胞は高親和性のIgG，IgA，IgEを分泌する形質細胞へと素早く分化することができる．なぜなら，この細胞は，親和性成熟やクラススイッチをする必要がないからである．そのため，抗原との2回目の出会いでは，より素早い，そしてより効率のよいIgG，IgA，IgE抗体産生を行うことができる（10章参照）．

　明帯先端部にいるB細胞は，形質細胞か記憶B細胞のどちらかへ分化することができる（図7・8）．どのような因子によってB細胞が形質細胞になったり記憶細胞になるのかは，詳しくはわかっていない．B細胞がヘルパーT細胞と相互作用する際に，ヘルパーT細胞上のCD154とB細胞上のCD40が結合すると，B細胞は記憶B細胞へと分化することが知られており，ヘルパーT細胞の関与とCD154/CD40相互作用の両方が記憶B細胞への分化には必須である．B細胞が形質細胞へ分化するには，他の何らかのシグナルが必要なのか，あるいはCD40を介する刺激を受けなければB細胞は自動的に形質細胞に分化しうるのかについては，わかっていない．IL-4やIL-5は，B細胞が形質細胞へと分化するのを促進する作用をもち，

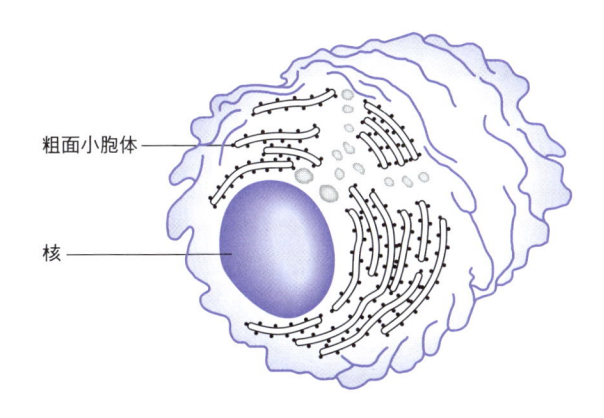

図7・13　形質細胞の概略図　粗面小胞体が多数見られるのは，大量の分泌タンパク質を産生している細胞の特徴である．形質細胞の場合，分泌タンパク質は抗体である．

IL-6 は形質細胞の抗体産生を増強する効果を示す．

　形質細胞の寿命はさまざまであり，長寿命のものもあれば，短いものもある．また，産生されたリンパ組織，すなわち，リンパ節の髄質，脾臓の赤脾髄の類洞，粘膜関連リンパ組織などに留まるものもある．脾臓やリンパ節の形質細胞は，比較的寿命が短く，抗体の分泌は数週間程度である．他の形質細胞は骨髄に移行したのち，そこで骨髄の間質細胞と相互作用することによって生き長らえ，数カ月から数年という長期間にわたって，抗体を分泌し続ける．抗体産生を維持する能力は，驚くほど長い．かつて黄熱ウイルスに対するワクチンの臨床試験が米国で行われたことがあるが，このワクチンを接種した人の中には，70年経過した時点でも抗体をもち続けていた人が確認されている．

　図 7・14 に，胚中心にいる B 細胞が，抗体産生の過程でどのような運命をたどるかについてまとめた．

7・4・5　抗体産生に至る時間を大幅に減少させるクラススイッチと親和性成熟との組合わせ

　抗体のクラススイッチと親和性成熟の過程は，免疫系を不必要に複雑にしているように見える．抗原に対して高い親和性をもつ異なるクラスの抗体を産生しようとするならば，高親和性の異なるクラスの抗体をすでに発現している B 細胞をそれぞれつくり，目的とするクラスの B 細胞を選別するほうが簡単なように思われる．しかし実際は，以下の理由から，クラススイッチと親和性成熟の両方の過程を経由したほうが，はるかに効率的なのである．

　おのおのの B 細胞は一つの抗原に対してのみ結合し，一つ一つの B 細胞は，それぞれ異なる特異性をもっていることを思い出してほしい．免疫系はできるだけ多くの抗原に対する特異性を網羅した B 細胞群を用意する必要がある．もし病原体の抗原に対して反応する B 細胞がなければ，その病原体の感染に対して無防備になってしまうからである．しかし，われわれのからだの大きさは限られているので，準備できる B 細胞の数には限りがある．それゆえ，個々の抗原に対して特異的な B 細胞は限られた数しかもちえない．一方，ある抗原に特異的な B 細胞が多いほど，病原体から自分を守るために十分な抗体量を産生するための大量の形質細胞を素早くつくることができる．クラススイッチと親和性成熟は，以下のようにして，一つの抗原によってはじめに刺激を受けて高親和性抗体を産生する形質細胞になる B 細胞の数を最大にしている．

　クラススイッチ　　クラススイッチが起こらなかったら，同じ特異性をもった異なるクラスの抗体を産生する別々の B 細胞が必要になる．ヒトでは 8 種類の抗体

143

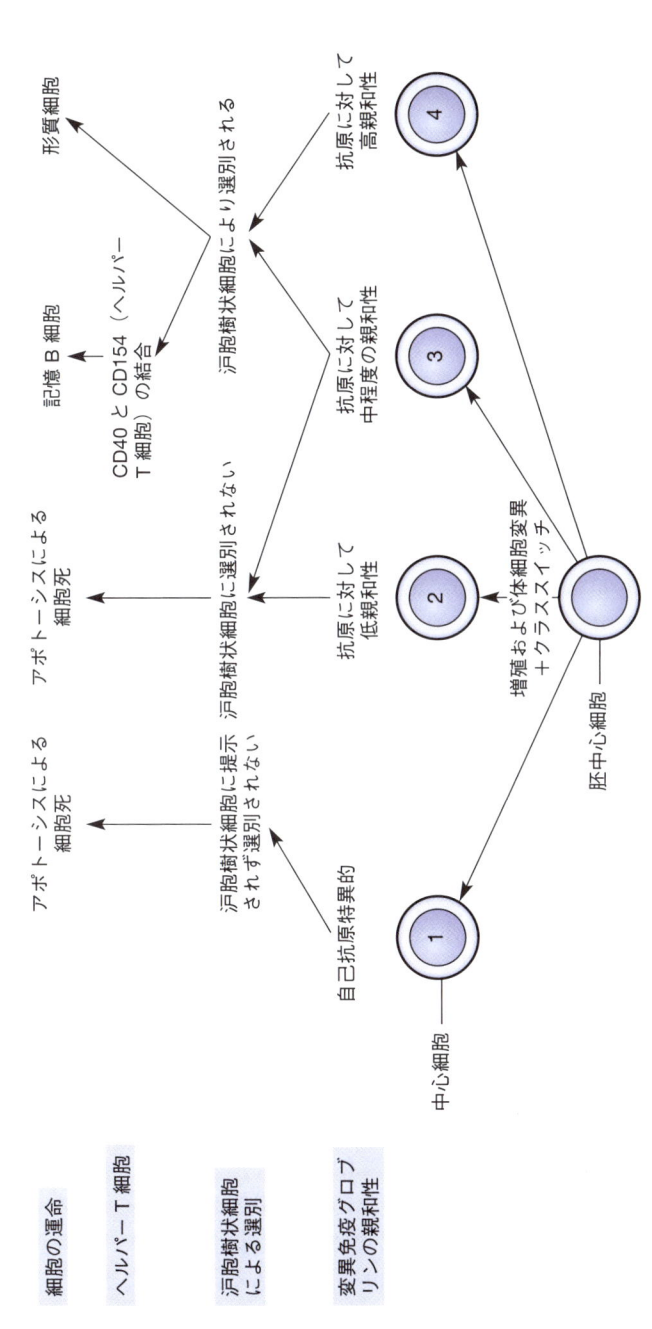

細胞の運命	アポトーシスによる細胞死	アポトーシスによる細胞死	アポトーシスによる細胞死	形質細胞
ヘルパーT細胞			CD40とCD154（ヘルパーT細胞）の結合	記憶B細胞
濾胞樹状細胞による選別	濾胞樹状細胞に提示されず選別されない	濾胞樹状細胞に選別されない		濾胞樹状細胞により選別される
変異免疫グロブリンの親和性	自己抗原特異的	抗原に対して低親和性	抗原に対して中程度の親和性	抗原に対して高親和性

細中心細胞 ① ② ③ ④

増殖および体細胞変異＋クラススイッチ

胚中心細胞

図7・14　胚中心におけるB細胞の運命　暗帯に局在する胚中心細胞（B細胞）は、増殖しながら免疫グロブリン可変部に体細胞変異を起こす。この体細胞変異によって、外来抗原に対して高親和性の抗体をもつ細胞（細胞4）、中程度の親和性の抗体をもつ細胞（細胞3）、低親和性の抗体をもつ細胞（細胞2）がそれぞれ産生される。また、胚中心細胞の一部は、自己抗原に対して特異的な抗体をもつ細胞になる場合もある（細胞1）。胚中心細胞は分裂を中止し中心細胞になるが、この細胞は明帯基底部において、濾胞樹状細胞上の抗原と相互作用して選別される。外来抗原に親和性の低い細胞（細胞2）は選ばれずに死滅し、親和性の中程度の細胞（細胞3）は選ばれることも選ばれないこともある。選ばれた細胞と、外来抗原に対して高親和性の細胞（細胞4）は、さらに明帯先端部に移動して、そこで形質細胞へと分化するか、またはヘルパーT細胞上のCD154と相互作用して記憶B細胞へと分化する。自己抗原に特異的な抗体をもつ中心細胞は、自己抗原が濾胞樹状細胞上に提示されないので、最終的に死滅する。

のクラスがあるので，同じ抗原に反応性をもつ8倍のB細胞が必要となる．B細胞集団において抗原特異性の多様性の数を減らすことはできず，しかも，からだの大きさには限りがあってB細胞全体の数を増やすこともできないという理由から，個々の抗原に対して特異的なB細胞の種類を1/8にする必要がある．8種類の異なるクラスの抗体を常時産生することは問題にならないが，多くの感染時には，二，三のクラスの抗体のみが優先的に使われているだけで，別のクラスの抗体はまったく産生する必要はない．それゆえ，必要のないクラスの抗体を産生するB細胞は，むだになってしまうのである（図7・15）．

親和性成熟 親和性成熟は，以下のようにして，抗原の初期刺激に対して，より多くのB細胞が活性化を受けられるようにしている．すなわち，B細胞が活性化されて形質細胞へ分化するには，抗原とある程度の親和性をもって結合すればよい．どのような抗原に対しても，抗原に対して高親和性の抗体をもったB細胞は少数しか存在しないが，弱い親和性をもつB細胞ははるかに多い．高親和性のB細胞に対して，低親和性のB細胞がどのくらいの割合で存在しているかを見積もることは難しいが，約1000倍と考えるのが妥当であろう．もし，親和性成熟が起こらなければ，高親和性の抗体を産生する唯一の方法は，わずかしか存在しない高親和性のB細胞を選別し，クローンをひたすら増やす以外に方策はない．この方法では，より多くの回数の細胞分裂を繰返して，必要とされる形質細胞数を得なければならない．しかし，親和性成熟という手段を用いれば，低親和性のB細胞も最初の選択肢の中に加え，かつ親和性を高めることによりクローンとして増やすことができるので，はじめから1000倍の数の抗原特異的なB細胞を刺激できるのである．

親和性成熟とクラススイッチの組合わせは，これらの機構が存在しない場合に比較して，新しい抗原がからだに侵入した際に，8000倍もの多くのB細胞を選択してクローン増殖を行うことができる．言い換えれば，この二つの機構が**なければ**，はじめに8000倍ものB細胞を一つのB細胞からつくり出さなければならないのである（図7・15）．8000個のB細胞を1個の細胞からつくり出すためには，細胞分裂を13回（2^{13}）繰返さなければならない．仮にB細胞が10時間ごとに細胞分裂を繰返すと仮定すると，この数に達するには，130時間，すなわち5.5日間という時間を要する．親和性成熟の過程が必ずしも100％有効でなく，また複数（すべてではない）のクラスの抗体が必要だと仮定しても，親和性成熟とクラススイッチの二つの過程を利用すれば，抗体産生の過程で多くの時間を節約することができる．病原体の増殖速度が速い場合，この時間の差が感染を排除できない致命的な要因になる場合があり，進化遺伝学的に，病原体の増殖速度はクラススイッチと親和性成

7・4 胚中心の形成

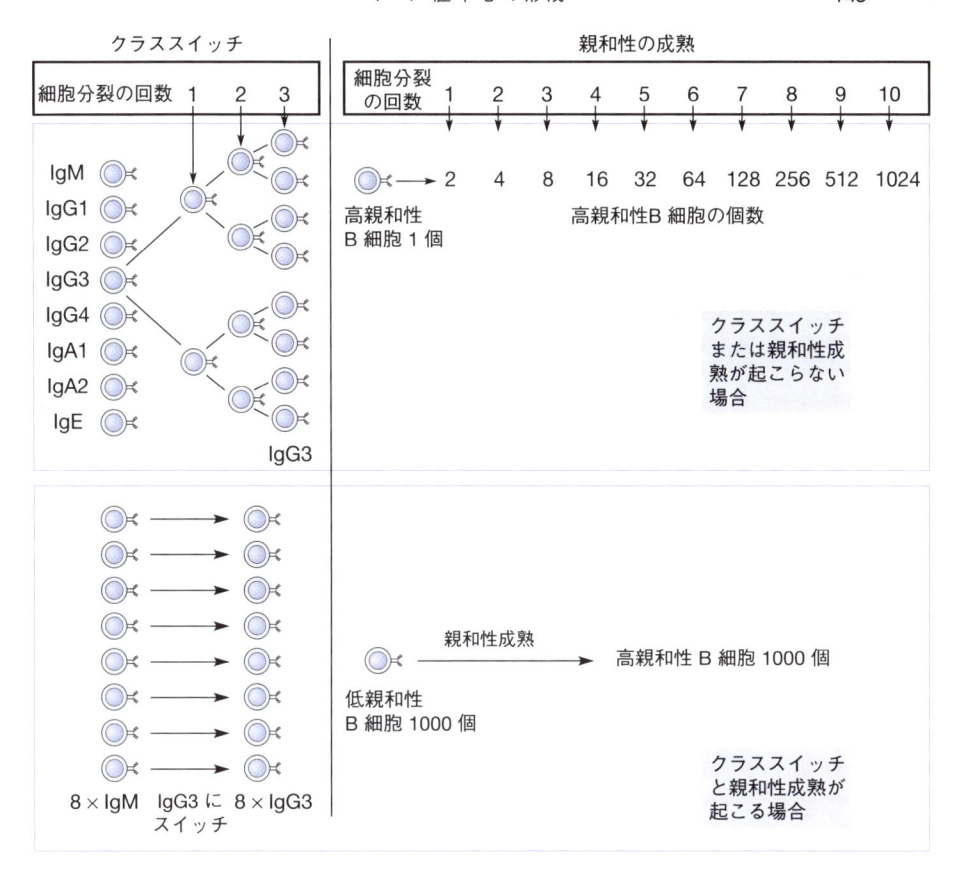

図7・15 抗体のクラススイッチと親和性成熟の利点 クラススイッチが起こらない場合，それぞれのクラスの抗体を産生する別々のB細胞が必要となる．図中でIgG3の抗体のみをつくるには，8種類のB細胞のうちの一つの細胞のみが必要であり，他の細胞は無駄になる．クラススイッチを行うことができれば，IgG3にクラススイッチし，かつ抗原特異的な細胞が8倍存在するので，3回の細胞分裂が不要になる．一方，親和性成熟が起こらない場合，抗原に対して高親和性の抗体を産生するためには高親和性の抗体をもつB細胞を選択しなければならないが，このような細胞はきわめて少数しか存在しない．親和性成熟が起これば，親和性の低いB細胞を選択することが可能になる．これらの細胞は高親和性のB細胞の1000倍存在すると考えられるので，親和性成熟を利用すれば，10回の細胞分裂が不要になる．もし，クラススイッチと親和性の成熟の二つの機構が100％効率的に機能すれば，13回の細胞分裂が不要になり，それに要する約5.5日間の時間の節約になる．仮にこれらの過程が5％の効率でしか機能しなくても，8～9回の細胞分裂を省略することができ，約4日間の短縮になる．

熟に対する強力な選択圧になっていると考えられる．

7・5 粘膜関連リンパ組織と IgA 産生

粘膜関連リンパ組織には多くのリンパ濾胞があり，これらは脾臓やリンパ節に存在する濾胞と同じ役割を果たしている．この領域は多くの外来性抗原に出会う場であることから，大部分の濾胞は胚中心をもち，そこで形質細胞や記憶 B 細胞がつくられている．この濾胞を取巻く領域には T 細胞が多く存在しており，抗体産生のために必要なヘルパー T 細胞の供給源となっている．

腸では腸管上皮がリンパ濾胞を取囲み，腸管の管腔側から濾胞側へ抗原を取込むことができるように特殊な構造をしている．腸管上皮には多くの絨毛突起が存在しているが，リンパ濾胞を取囲む内皮だけは扁平であり，回腸のような粘膜でも絨毛突起がない（図 7・16 参照）．濾胞を取囲んでいるこの特殊な内皮細胞を，**M 細胞**（microfold cell, M cell）という．M 細胞の濾胞に面した側は大きく窪んでおり，そこに B 細胞，T 細胞，マクロファージ，樹状細胞がクラスターをつくって局在している．管腔側にある抗原は M 細胞によって取込まれ，小胞によって M 細胞内を輸送された後に基底膜側の細胞膜と融合する．小胞が基底膜側の細胞膜と融合する

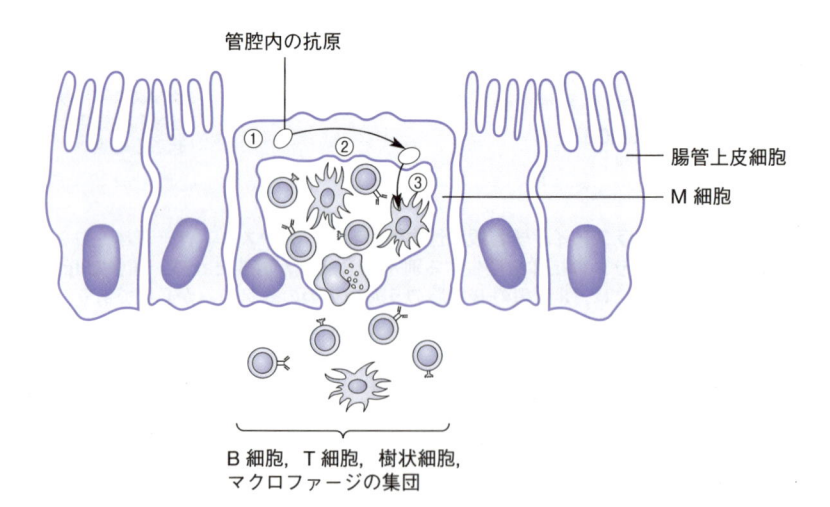

図 7・16　粘膜関連リンパ組織の概略図　M 細胞とよばれる特殊化した上皮細胞は，扁平な細胞表面をもち，抗原を内腔側に取込んで粘膜関連リンパ組織に輸送するように特化している．粘膜関連リンパ組織では，取込まれた抗原が B 細胞を刺激するとともに，樹状細胞によって加工されて，CD4 T 細胞に提示される．

7・5 粘膜関連リンパ組織と IgA 産生

と，取込まれていた抗原がくぼみに局在するリンパ球へ向かって放出される（図17・6の①～③）．

放出された抗原は，次に樹状細胞によって再び取込まれて T 細胞へ抗原提示されたり，沪胞に存在する B 細胞によって認識される．その後，胚中心の形成や，形質細胞や記憶 B 細胞の産生が起こるが，これらの反応はリンパ節や脾臓で起こる事象と同じである．活性化された B 細胞は IgA を産生するように分化誘導されていて，パイエル板の沪胞を出てリンパ管に入り，最終的に血液に入る．この脈管系を介して，B 細胞はさまざまな粘膜に存在する粘膜固有層へ運ばれる．この段階で，B 細胞は IgA を分泌する形質細胞へ分化する．このようにして，IgA を分泌する形質細胞は，はじめに抗原に感作された場所から遠く離れた場所へ運ばれ，あらゆる粘膜で病原体による感染を阻止するために機能する．

粘膜固有層で形質細胞から分泌される IgA は，粘膜を構成する上皮細胞によって取込まれる．上皮細胞内で IgA に分泌片が付加されて，その後，内腔側へと分泌される（図7・17参照）．分泌片は，IgA が粘膜側に分泌される際に，プロテアーゼによる分解から守る働きをしている．

① 形質細胞から IgA が分泌される
② IgA は上皮細胞の多量体免疫グロブリン受容体に結合する
③ 多量体免疫グロブリン受容体は酵素により分解される
④ 切れ残った多量体免疫グロブリン受容体（分泌片）と一緒に IgA が分泌される

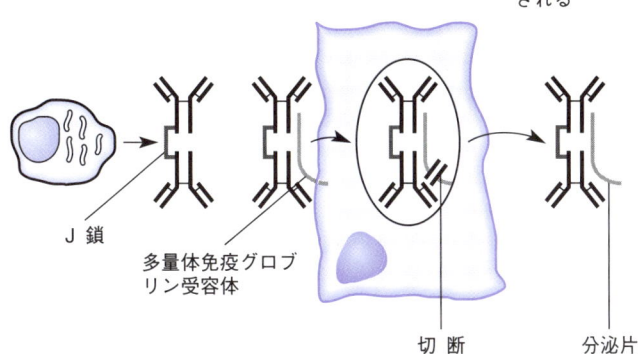

図7・17 **IgA の分泌** 粘膜の形質細胞から分泌される IgA は，粘膜上皮細胞上に存在する多量体免疫グロブリン受容体に結合する．この受容体に IgA が結合すると，受容体と一緒に上皮細胞内に取込まれ，受容体は分解される．IgA は，多量体免疫グロブリン受容体の一部の分泌片とよばれるフラグメントが結合した形で，内腔側に分泌される．

7・6 ま と め

- 組織に侵入した抗原は粘膜関連リンパ組織に入るか，リンパ管に侵入して所属リンパ節に届けられる．血液中の抗原は，脾臓に運ばれる．
- 抗原は組織に常在する樹状細胞やリンパ組織の樹状細胞によって取込まれる．取込んだ樹状細胞は，抗原を CD4 T 細胞に抗原提示して活性化させ，ヘルパー T 細胞へ誘導する．
- 沪胞の辺縁部に移動したヘルパー T 細胞は，そこで抗原によって刺激を受けた B 細胞と出会う．その結果，B 細胞は抗体産生細胞へと分化し，沪胞外で増殖巣をつくる．
- B 細胞の一部は，ヘルパー T 細胞と一緒に一次沪胞へ移動し，胚中心を形成する．ここで，形質細胞や記憶 B 細胞がつくられる．
- 胚中心では，二つの特徴的な反応が B 細胞において進行する．B 細胞は細胞表面に発現している抗体のクラスを IgM，IgD から IgG，IgA，IgE のいずれかへと切り替える．この過程をクラススイッチという．B 細胞は，同時に抗体可変部をコードする V 遺伝子にランダムな変異を起こし，可変部のアミノ酸配列を変える．より高い抗原親和性の変異をもつ抗体を細胞表面にもつ B 細胞は，抗原を有利に取り合い，抗原による刺激を受け続ける．この結果，より高い親和性をもつ B 細胞が選別される．この過程を親和性成熟という．
- クラススイッチと親和性成熟の過程を経ることにより，B 細胞は分化を終えて，大量の抗体を産生する形質細胞と記憶 B 細胞になる．記憶 B 細胞は長寿命の細胞で，同じ抗原が再び侵入した場合に，素早く応答できる．このことにより，抗原に対して，より大きい，より好ましい，より長時間の免疫応答がひき起こされる．これを抗体の二次応答という．

8 エフェクター機構：生体内での病原体の処理法（1）
—抗体を介した応答—

この章で学ぶこと

特異的な免疫応答が，病原体を中和したり排除する複数の機構を知る．抗体が病原体の感染を阻止するいくつかの方法を理解する．補体系の構成成分と作用機構を学ぶ．

重要項目

- 抗体を介したエフェクター機能
  - 中和反応
  - 凝集反応
  - オプソニン作用
  - 抗体依存性細胞傷害反応
- 貪食細胞による傷害反応
- 補 体
  - 補体系の成分
  - 三つの補体活性化経路
  - 補体系の生物学

8・1 体液性免疫と細胞性免疫

からだを守る**エフェクター反応**（effector response）は，次の通りである．第一に，病原体感染に伴う緊急の危険（病原体が産生する毒素など）を中和すること，それらを分解すること，病原体を排除することにより，病気をひき起こさないようにすることである．3種類の抗原特異的なエフェクター反応，すなわち抗体反応，細胞傷害反応，遅延型過敏反応については6章で述べた．抗体反応は**体液性免疫**（humoral immunity．humor はユーモアではなく体液）ともいわれる．なぜなら，古くから，免疫能は体液，すなわち血清を移入することにより伝えることができたからである．**細胞性免疫**（cell-mediated immunity）は，体液ではなく，細胞を移入することにより免疫能を付与することができることから，そのようによばれていたが，現在では，CD8 T 細胞を介した細胞傷害反応や遅延型過敏反応のことを指し，いずれも抗体を介さない免疫応答である．

8・2 抗体を介したエフェクター反応

抗体は感染性微生物を防御するさまざまな手段をもち，しばしば先天性免疫を担う分子と相互作用して機能を発揮する．これらの反応を分類すると以下の五つになる．

- 中　和
- 凝　集
- オプソニン化
- 補体の活性化
- 抗体依存性反応

3章に記載したように，抗体にはさまざまなクラス，サブクラスが存在する．それぞれのクラス，サブクラスの抗体は，Fc部分の異なるH鎖をもっており，Fc部分の違いにより，抗体の機能も異なる．

8・3 抗体による中和反応

エフェクター分子として抗体が作用する最も単純な反応が中和である．抗体は，多くの病原体や病原体が産生する物質を中和して反応を阻止することができる（図8・1）．

8・3・1 毒　素

抗体は毒素に結合して毒素の作用を中和することができ，それによって毒素の反応を阻害する．この中和反応は，破傷風，ジフテリア，ボツリヌス中毒（重篤な食中毒）など，感染した細菌が強力な毒素を産生することによりひき起こされる感染症に有効である．

8・3・2 ウイルス

ウイルスが宿主の細胞に感染する際に，ウイルス粒子表面にある特定の分子が，宿主細胞表面の何らかの分子に結合して感染が起こる（Box 8・1参照）．抗体は，このウイルスの受容体分子に結合することにより，ウイルスが宿主細胞に結合できないようにし，宿主細胞へのウイルス感染を阻止する．粘膜の分泌物中に含まれている抗体（特にIgA）は，ウイルスが体内に侵入するのを阻止し，感染の成立を防いでいる．ウイルスの多くは，血流に乗って標的器官へ感染を拡大するが，細胞の外に遊離した際に体液中を循環している抗体にさらされる．抗体はこのウイルスに結合して標的細胞への感染を阻止する．

抗体は，ウイルスが細胞内で複製するのを阻止することもできる．その機構の詳

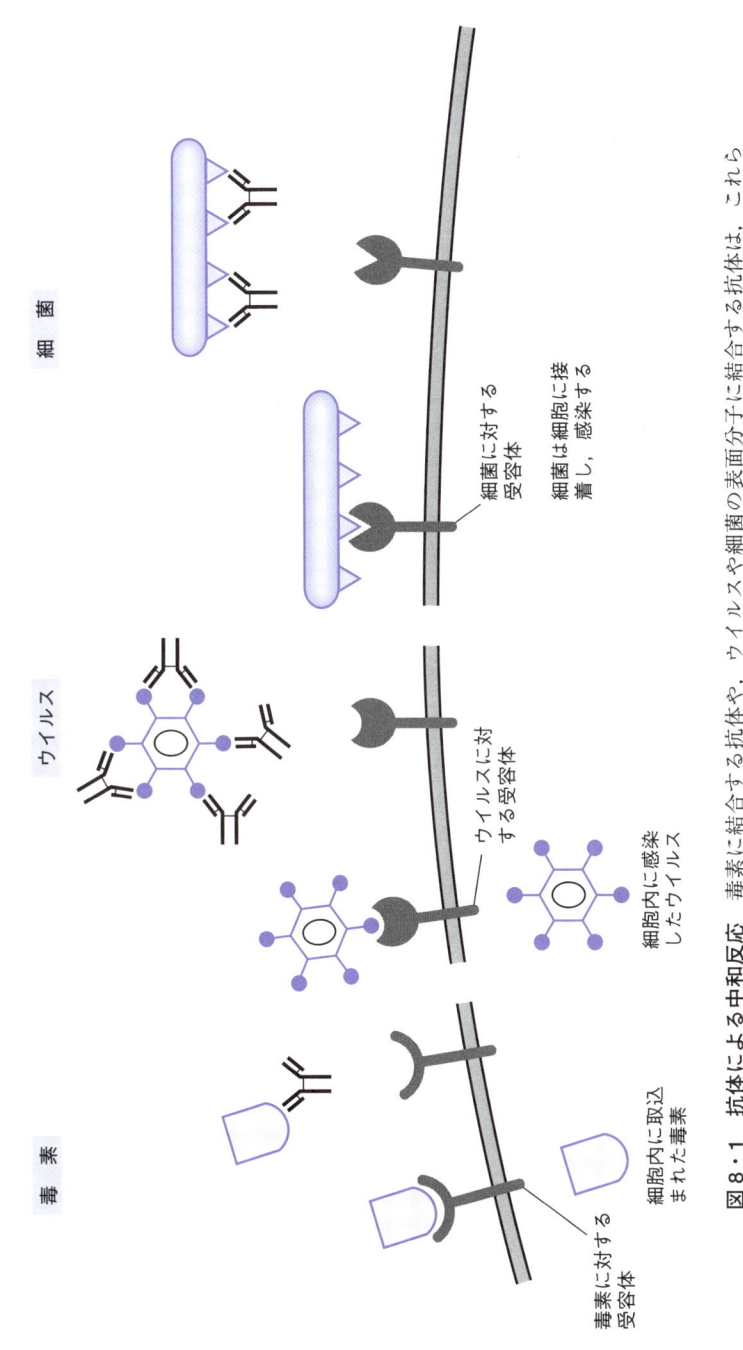

図 8・1 抗体による中和反応 毒素に結合する抗体や、ウイルスや細菌の表面分子に結合する抗体は、これらが細胞上の受容体に結合するのを阻害する。このことにより、毒素やウイルスの細胞内への取込みや、細菌の細胞表面への接着を防ぐことができる。

Box 8・1　宿主細胞に対するウイルスや細菌の接着

ウイルスが複製するためには，宿主細胞に感染する必要がある．感染の第一段階は，ウイルスが宿主細胞上の分子に結合することである．インフルエンザや風邪などのウイルスが結合する分子は，多様な種類の細胞に発現している．ウイルスの受容体がきわめて限られた細胞にしか発現していない場合には，ウイルスの組織特異性（親和性）が規定される．

ウイルス	感染症	宿主細胞上のウイルス受容体
インフルエンザウイルス	インフルエンザ	糖タンパク質上のシアル酸
ライノウイルス	風邪	ICAM-1
狂犬病ウイルス	狂犬病	アセチルコリン受容体
ヒト免疫不全ウイルス	AIDS	CD4（+CCR5 または CXCR4）
エプスタイン-バーウイルス	伝染性単核球症	B細胞上のC3受容体2
単純ヘルペスウイルス1	口唇ヘルペス	繊維芽細胞増殖因子受容体（FGF-R）
ロタウイルス	小児性下痢	βアドレナリン受容体

　細菌の接着は，接着する宿主上の分子が多くの細胞に発現しているものなので，宿主細胞に対する細菌の特異性が低いことが多い．細菌の接着が感染にとって重要な理由は，泌尿生殖器，呼吸器，胃腸の粘膜表面に接着することによって，細菌の増殖が可能になるからである．

　グラム陰性細菌（大腸菌，コレラ菌，淋菌など）は，鞭毛より小さな毛様の構造である繊毛をもつ．この繊毛を介して，これらの細菌は上皮細胞に接着する．多くの細菌がもつ繊毛は，αマンノースに結合する．

　グラム陽性細菌およびグラム陰性菌は，繊毛とは別の接着分子をもっている．百日咳をひき起こす百日咳菌は，複数の接着分子を発現している．その一つである繊維状赤血球凝集素（filamentous hemagglutinin, FHA）は，繊毛をもつ細胞に結合する．この接着分子は，RGD（Arg-Gly-Asp）モチーフを分子内にもち，マクロファージの補体受容体3（CR3，すなわちCD11b/CD18インテグリン）に結合する．淋菌は，混濁タンパク質を産生しており，この分子を介して上皮細胞に結合する．黄色ブドウ球菌は，上皮細胞表面にあるフィブロネクチンに結合するタンパク質を産生している．

細はわかっていないが，抗体はウイルスの増殖に必要な脱殻の過程を阻害する．これが麻疹ウイルスやインフルエンザウイルスの増殖阻止の機構と考えられている．ほかにも機構はわかっていないが，いくつかの手段で抗体がウイルスの増殖を阻害している．

8・3・3 細菌

細菌由来の毒素を中和する反応に加え，抗体は細菌が細胞へ接着するのを阻止したり，細菌の代謝を阻害する作用もある．粘膜に存在する IgA は，コレラ菌に結合し，コレラ菌が腸管上皮に接着するのを阻害する．このほかに，抗体が細菌の細胞壁にある孔（栄養素の輸送を行う）に結合し，細菌の代謝を阻害することも知られている．

8・4 凝集反応

抗体は多価なので，複数の微生物に同時に結合することができ，微生物と抗体の複合体を形成する（図8・2）．この反応を**凝集反応**（agglutination）という．凝集反応は，病原体を凝集させた状態に保つことによって，病原体の拡散を制限することができる．また，大きな凝集塊をつくる場合には，その中に病原体を閉じ込めて殺すこともできる（§8・5参照）．

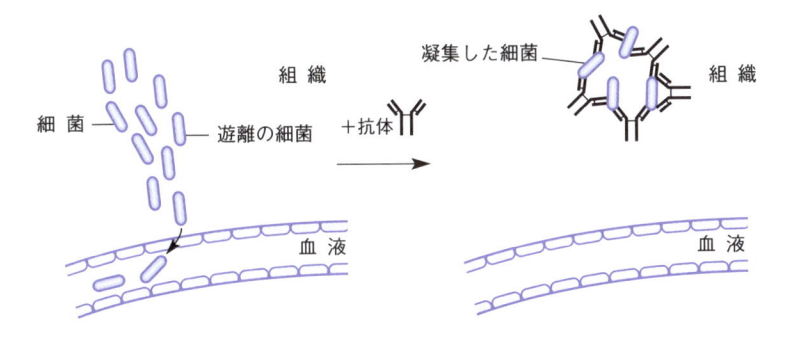

図8・2 凝集反応 抗体は細菌表面にある抗原に結合し，細菌を凝集させる．このことによって，細菌がその場から移動するのを抑制するとともに，貪食を容易にする．

8・5 貪食と細胞傷害

貪食には，粒子を取込む反応と取込んだ粒子を消化して分解する過程が含まれる．通常，貪食といえば，対象として微生物が想定されるが，それ以外にも損傷を受けた細胞や，組織由来の物質も貪食され，組織の浄化にも寄与している．貪食された微生物は，貪食細胞によって殺傷されるが，ある種の病原体（マイコバクテリアなど）は貪食細胞の細胞傷害反応に抵抗性を示して増殖をする．

貪食と細胞傷害は，四つの段階に区別することができる（§2・2・4参照）

1）認識と接着

2) 取込み
3) 細胞傷害
4) 分 解

8・5・1 認識と接着――オプソニンとして機能する抗体

　貪食の最初の段階は，貪食細胞による微生物の認識である．すでに2章で触れたが，貪食細胞は，細胞表面にある特異的な受容体を介して微生物のさまざまな分子に結合し，微生物を直接認識することができる．しかし，貪食細胞による直接的な認識から逃れる病原体も多いことから，病原体の認識に関して何らかの助けが必要である．オプソニンとは，病原体に結合し，貪食細胞が病原体を取込む反応を助ける分子である（2章参照）．先天性免疫にかかわる分子の中にもオプソニンとして作用するものがあるが，これらが認識できる病原体には限りがある．一方，抗体は微生物の表面抗原に特異的に結合できるため，これらはオプソニンとして大変効率的であり，先天性免疫に属するオプソニンが認識できないものも認識することが可能である．

　抗体はFabに存在する抗原結合部位を介して病原体に結合し，さらに，抗体のFc領域に特異的に結合する貪食細胞上の受容体に結合することにより，直接オプソニンとして作用することができる（図8・3）．抗体のFc領域に結合する貪食細胞上の受容体を，Fc受容体（FcR）という．さまざまな抗体のクラスの違いにより，それぞれに対応するFc受容体がある．Fc受容体を表8・1にまとめたが，これらすべてが貪食にかかわっているとは限らないことに注意する必要がある．たとえば，FcγRIおよびFcγRIIIは貪食を促進する働きをもつのに対して，FcγRIIは抑制性の受容体であり，この分子を発現したマクロファージなどの機能の抑制に働いている．また，IgEやIgAが結合するFc受容体は，貪食ではなく，IgEやIgAの特殊

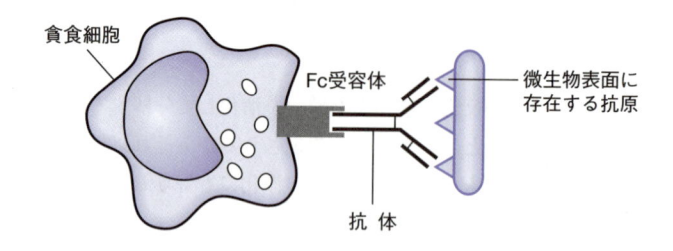

図8・3 オプソニンとしての抗体　抗体は，抗原結合部位を介して，微生物表面上の抗原と結合する．貪食細胞は，抗体のFc領域に結合するFc受容体をもち，抗体が結合した微生物を貪食する．

8・5 貪食と細胞傷害

表8・1 Fc受容体

受容体	結合する抗体のクラス	分布
FcγRI	IgG1, IgG3	マクロファージ, 樹状細胞, 好中球, 好酸球 (誘導性)
FcγRII	IgG1, IgG3	細胞領域の異なる種類あり. T細胞以外のすべての白血球
FcγRIII	IgG1, IgG3	単球, 好中球, T細胞, NK細胞, 好酸球, 肥満細胞, 沪胞樹状細胞
FcεRI	IgE	肥満細胞, 好塩基球, 沪胞樹状細胞, 好酸球 (誘導性)
FcεRII	IgE	B細胞, マクロファージ, 好酸球
FcαRI	IgA1, IgA2	好酸球 (誘導性)

な機能を発現するための受容体である. 抗体が抗原に結合すると, 抗体のFc領域は構造変化を起こし, 貪食細胞のFc受容体に結合できるようになる. 抗体がFc受容体に結合すると, 貪食細胞の貪食作用を促進するとともに, 取込んだ病原体を傷害する反応が誘導される. このことから明らかなように, Fc受容体は, 単に抗原抗体複合体と結合するのではなく, 一連の貪食作用を積極的に促す役割を担っている. 抗体によるオプソニン作用は, 補体によっても促進されることが知られている (§8・6参照).

8・5・2 取込み

貪食反応の引き金が引かれると, 貪食細胞は粒子を取込むように細胞膜でまわりを取囲み, 偽足を伸張させる. その結果, 粒子は貪食細胞に完全に囲まれ, 細胞内の食胞に取込まれる. この反応によって貪食細胞内への粒子の取込みが完了し, 次に, 取込んだ細菌を傷害する反応が始まる.

8・5・3 細胞傷害

食胞内に細菌が取込まれると, 貪食細胞はその細菌を傷害する反応を開始する. 貪食細胞は, さまざまな方法で細菌を攻撃する. 貪食細胞内で起こる傷害反応としては, 食胞を形成することによって活性化される傷害反応や, 細菌由来の分子によって活性化される反応がある. これらの反応は食胞とリソソームとの融合を必要としないので, リソソーム非依存性の反応である. しかし, あらゆる細菌が, これらのリソソーム非依存性の反応によって殺されるわけではない. 通常, 食胞はリソソームと融合し, 取込んだ細菌をリソソーム依存的な反応によって傷害する (図8・4).

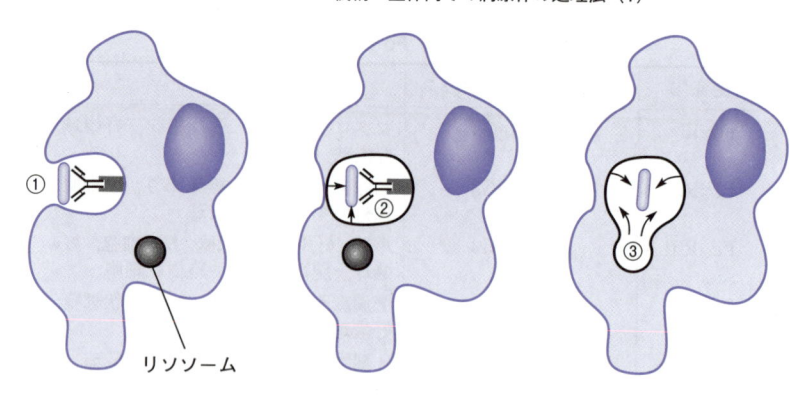

図 8・4 貪食と細胞傷害 オプソニン化した微生物を結合した貪食細胞は，微生物の周囲を取囲むように細胞膜を伸展させ（①），細菌を食胞内に取込む（②）．食胞内に取込まれた微生物は，食胞内でリソソーム非依存性の細胞傷害反応にさらされる．食胞がリソソームと融合するとファゴリソソームとなり（③），リソソーム非依存性の細胞傷害反応に加えて，リソソーム依存性の細胞傷害反応を受ける．

リソソーム非依存性の傷害機構

リソソーム非依存性，すなわち食胞がリソソームと融合せずに細菌を傷害する機構は，大きく二つに分類される．**酸素ラジカル**（oxygen radical）による反応と，**一酸化窒素**（nitric oxide, NO）によるものである．

- **酸素ラジカル**　酸素ラジカル類は，殺菌効果をもった高反応性の化学物質である．細菌由来の膜，タンパク質，DNAなど，さまざまな物質と反応して損傷を与え，細菌を殺す．貪食細胞の殺菌作用に関与する酸素ラジカル類には，スーパーオキシドアニオン（O_2^-），過酸化水素（H_2O_2），一重項酸素（$^1O_2$），遊離型のヒドロキシルラジカル（$\cdot OH$）がある．酸素ラジカル類を生成する反応を，Box 8・2 に示す．

- **一酸化窒素**　このほかのリソソーム非依存性の経路には，NO産生がある．NOは細菌にとって強力な毒性をもっているほかに，ウイルスの複製を阻害する効果もある．NOは鉄に結合するため，細菌の増殖に必須の鉄を奪う作用もある．NOは，アミノ酸であるL-アルギニン由来の酸素と窒素から，**一酸化窒素合成酵素**（nitric oxide synthase, NOS）により生成する（Box 8・2）．

リソソーム依存性の傷害機構

リソソーム非依存性の傷害機構も存在するが，通常の条件下では，取込んだ細菌

Box 8・2　細菌を傷害するラジカルおよび一酸化窒素の産生

酸素ラジカル

この過程の第一段階は，スーパーオキシドアニオン O_2^- の生成である．

$$NADPH + O_2 \xrightarrow{\text{シトクロム } b_{245}} NADP + O_2^-$$

次に O_2^- は，他の分子と自発的に反応し，さまざまな酸素ラジカルをつくる．生成する酸素ラジカル中には，過酸化水素（H_2O_2），一重項酸素（$^1O_2$），ヒドロキシルラジカル（・OH）があり，これらは以下のようにしてつくられる．

$$2\,O_2^- + 2\,H^+ \longrightarrow H_2O_2 + {}^1O_2$$
$$O_2^- + H_2O_2 \longrightarrow \cdot OH + OH^- + {}^1O_2$$

一酸化窒素

一酸化窒素の生成は，一酸化窒素合成酵素（NOS）によって触媒される．この酵素には，多くの細胞に恒常的に発現している内皮細胞 NOS（eNOS）と，誘導性 NOS（iNOS）の2種類がある．貪食細胞が主として用いる酵素は後者である．

反応は，以下の通りである．

$$O_2 + \text{L-アルギニン} \xrightarrow{\text{NOS}} NO + \text{シトルリン}$$

塩素化合物

はじめに，過酸化水素（H_2O_2）と塩素イオン（Cl^-）から，次亜塩素酸（HOCl）が生成する．

$$H_2O_2 + Cl^- + H^+ \xrightarrow{\text{MPO}} HOCl + H_2O$$

次亜塩素酸は，さらに次亜塩素酸イオン（OCl^-）となり，塩素イオンと結合して塩素が生成する．

$$HOCl \rightleftharpoons H^+ + OCl^-$$
$$HOCl + Cl^- \longrightarrow Cl_2 + OH^-$$

を含む食胞は，リソソームと融合して，ファゴリソソームを形成する．この反応により，ファゴリソソーム内の細菌はリソソーム酵素にさらされ，これらが細菌にさまざまな作用を及ぼす．

● **塩素化合物**　リソソーム内には，ミエロペルオキシダーゼ（myeloperoxidase, MPO）という酵素が含まれている．この酵素は過酸化水素と塩素から次亜塩素酸（HOCl）を生成する反応を触媒する．この反応で生成した次亜塩素酸は，

さらに次亜塩素酸イオン（OCl⁻）と塩素（Cl₂）に分解する（Box 8・2参照）．塩素を含むこれらの化合物は，多くの微生物に対して毒性を示し（OCl⁻は漂白剤として用いられている），貪食による細胞傷害に寄与している．

- **ディフェンシン**　ディフェンシンは塩基性タンパク質で，細胞膜にイオンの透過できる穴を形成することにより，細菌，真菌，ウイルスを含む多様な微生物を殺すことができる．
- **タンパク質分解酵素**　リソソーム内には，細菌由来のタンパク質を分解できる多くのタンパク質分解酵素が含まれている．ただし，これらの酵素が細菌に直接作用した場合に，どの程度の効果があるかは不明である．このほかにリソソーム内に含まれている物質としてリゾチームがある．この名前の語源にもなっているように，リゾチームはグラム陽性菌のペプチドグリカン層を分解して細菌を溶菌する．

8・5・4 分　解

リソソーム内に見いだされるタンパク質分解酵素の重要な役割の一つは，細菌由来のタンパク質を分解し，貪食細胞からの排泄を容易にすることである．またマクロファージによって細菌由来のタンパク質が分解されて抗原ペプチドがつくられると，それがマクロファージ細胞表面上のクラス II MHC 分子上に提示され，CD4 T 細胞が活性化されて，細菌に対する特異的な免疫応答が誘導される．

8・6 補　体

いくつかのクラスの抗体がもっているもう一つの重要な機能は，補体系を活性化することである．補体とは一つのタンパク質ではなく，いくつものタンパク質が次々と反応する一連のタンパク質群のことで，血液凝固系と酷似しているが，その機能は，凝固系と大きく異なっている．凝固系と同様に，補体系は一連の不活性型の前駆体タンパク質で構成されており，一つの活性化されたタンパク質が次のタンパク質を順番に活性化するというカスケード反応によって活性化される．

補体系には，古典経路，第二経路，レクチン経路という三つの活性化の経路がある．3種類の経路は，いずれも最終的に導かれる反応は同じであるが，初期の反応にかかわる分子，および，どのように活性化されるかという点が異なっている．補体系の分子は酵素の前駆体（プロ酵素）で不活性型なため，これらを記述する際に，活性化型は末尾に**を付加する慣習になっている．

8・6・1 古典経路による補体活性化

古典経路にかかわる補体成分は，C1〜C9である．これらの分子に付けられた数字は，発見された順番を表しているが，幸いにも，一つの例外を除いて，これらは反応の順番を示している．古典経路の活性化は，まず，補体成分のC1から始まる．

(1) 古典経路の開始：C1と抗原抗体複合体の結合

補体系が抗体によって活性化されるのには，固体表面（たとえば細菌の膜）の抗原に抗体が結合する必要がある．抗体が抗原に結合すると，抗体のFc領域は構造変化を起こし，補体成分のC1がそれに結合する．この反応を，**補体結合反応**（complement fixation）という．すべてのクラスの抗体がC1と結合できるわけでは

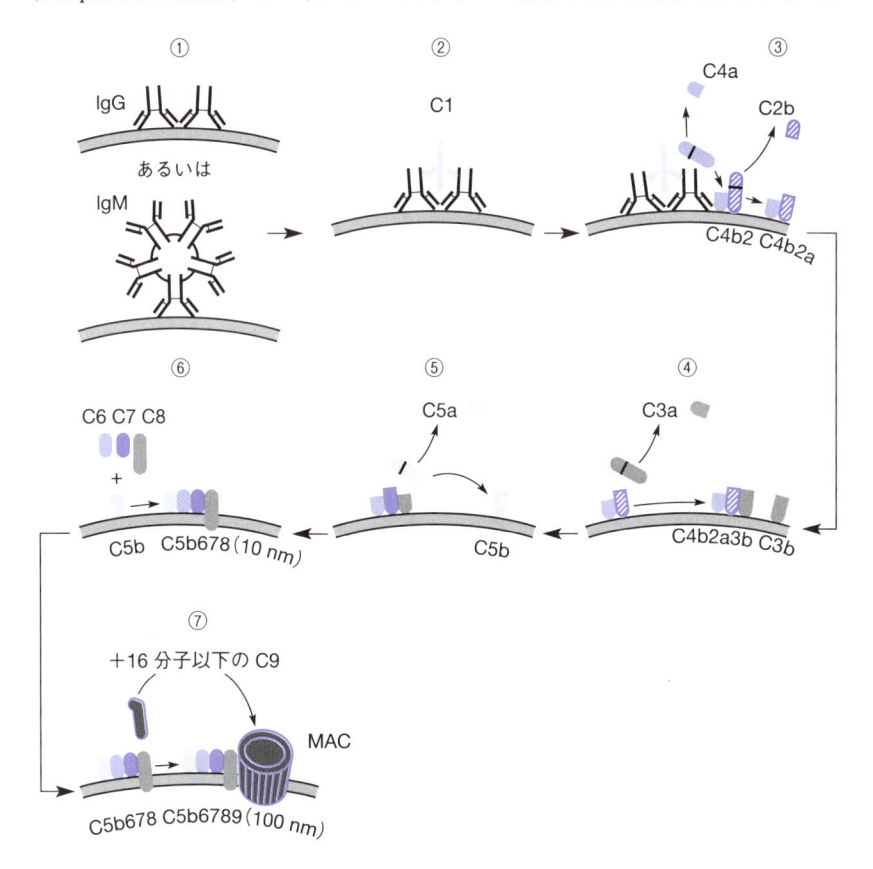

図8・5　補体活性化の古典経路　C1が抗体に結合するには，2分子のIgGが必要である．IgMは五量体なので，1分子のIgMでもC1が結合することができる．

Box 8・3　C1 の構造

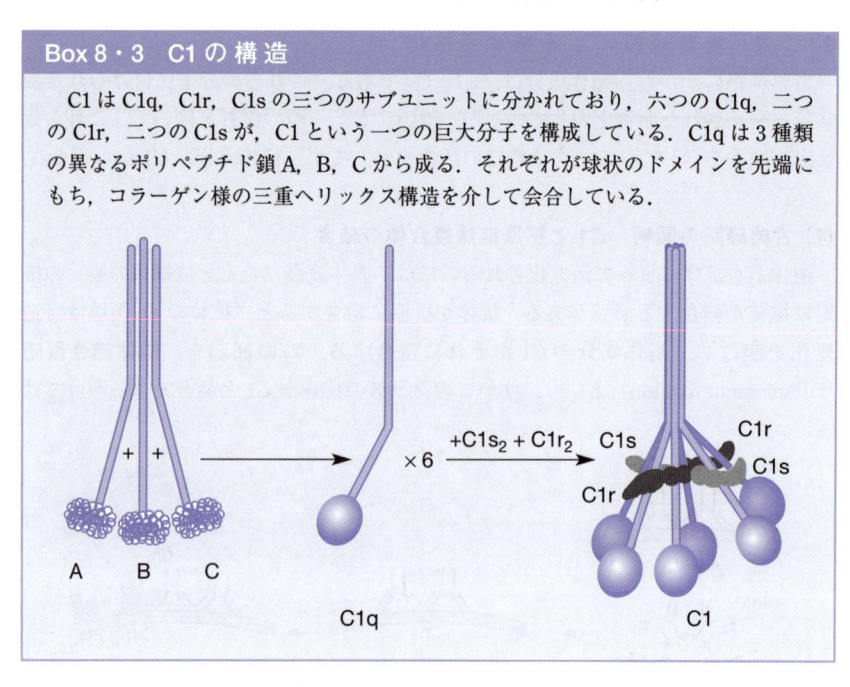

C1 は C1q, C1r, C1s の三つのサブユニットに分かれており，六つの C1q, 二つの C1r, 二つの C1s が，C1 という一つの巨大分子を構成している．C1q は 3 種類の異なるポリペプチド鎖 A, B, C から成る．それぞれが球状のドメインを先端にもち，コラーゲン様の三重ヘリックス構造を介して会合している．

なく，IgM が最も強く，ヒトでは IgG1, IgG2, IgG3 は結合できるが，IgG4 は結合しない．

　C1 は C1q, C1r, C1s の三つの構成成分から成り，チューリップの花束の形をしている．C1q で構成された六つのストーク（茎）部分に C1r と C1s が 2 分子ずつ結合している（図 8・5 参照，詳細は Box 8・3）．C1q は"花"に相当する球状のドメインをもち，これに抗体分子の Fc 領域が結合する．C1 を活性化するには，この 6 カ所の球状ドメインのうち，少なくとも 2 カ所に抗体の Fc が結合する必要がある．抗体が IgG の場合には，1 分子の IgG に Fc 領域は一つなので，C1 を活性化するには，細菌の細胞表面のような場所で近接して 2 分子，あるいはそれ以上の IgG が結合する必要がある．五量体の IgM の場合は 5 カ所の Fc 領域があるので，1 分子で C1 を活性化することができる（図 8・5 の ①，②）．2 カ所以上の C1q に抗体の Fc 領域が結合すると，C1q は構造変化を起こし，C1r を活性化する．C1r は不活性型のセリンプロテアーゼであり，C1q が構造変化を起こすと自己消化して，より強い活性をもつ活性型の C1r** に変わる．C1r** は，活性化を受けると，もう一つのセリンプロテアーゼである C1s を同様に分解し，活性型の C1s** を生成する．

(2) 活性化された C1 は，C4 および C2 から C4b2a を生成する

C1s** は別の補体成分である C4 に作用し，C4a という小さな断片と大きな C4b をつくる．C4b は細胞膜や細菌などの粒子に結合し，そこに C1 と抗体の複合体が結合する．C4a は拡散してその場にいなくなってしまうが，重要な生物活性をもっている（§8・6・4参照）．C4b が膜に結合すると，補体 C2 が結合できるようになり，結合した C2 は C1s** の作用により，C2a と C2b に分解される．C2b も拡散してしまうが，C2a は C4b に結合したまま留まり，この複合体 C4b2a は活性型のプロテアーゼ複合体 C4b2a** になる（図8・5の③）．

(3) C4b2a は C3 コンバーターゼ

C4b2a** の基質は C3 である．C3 はすべての補体系の中で最も中心的な鍵となる分子である．C4b2a** は不活性型の C3 を活性型に導くことから，古くから **C3 コンバーターゼ**（C3 convertase）とよばれている．C3 を欠損したヒトは，重篤な細菌感染症を頻繁に再発することから，この C3 は重要な分子であることが知られている．C3 は C4b2a と結合し，C3a と C3b に切断される（図8・5の④）．C4b2a** は酵素であり，1分子で200分子以上の C3b を生成する．C3a は拡散するが，これもまた重要ないくつかの機能を担っている（§8・6・4参照）．C4b2a** によってつくられた C3b には，二つの重要な役割がある．つくられた C3b の大部分は細胞に結合してオプソニンとして作用し，そこにさらに抗体が結合することにより細胞の貪食を促進する．C3b のオプソニンとしての作用は，補体系の最も重要な機能の一つである．C3b の一部は C4b2a** と結合し，C4b2a3b** を形成する（図8・5の④）．

(4) C4b2a3b は C5 コンバーターゼ

C4b2a3b は C5 コンバーターゼである．すなわち，C4b2a3b は C5 に結合して，C5a と C5b に切断する（図8・5の⑤）．C5a は拡散するが，別の重要な生物活性をもっている（§8・6・4参照）．一方，C5b は細胞表面に結合する．この C5 の切断は，一連の補体系反応の中の最後の酵素反応である．補体系反応の後半は，膜に穴を開ける反応であり，これによって細胞を溶解させる．この穴を形成するものを，**膜侵襲複合体**（membrane attack complex, MAC）という．

C5 コンバーターゼの生成は，3種類の補体活性化経路において異なる最後の反応で，その後の反応は，すべての活性化経路において共通である．

(5) 膜侵襲複合体の形成にかかわる C6~9

C5b はきわめて不安定で，次の補体成分 C6 が結合するまでに約2分かかるが，

そのあと不活化する（図8・5の⑥）．C5b6複合体に，さらにC7，C8が結合しC5b678複合体が形成される．C7，C8が結合する際に，複合体を形成するいくつかの分子が構造変化を起こし，C7，C8を膜に挿入されやすい疎水性に富んだ構造に導く．これらのC5b678複合体は，小さな穴（直径10 Å）を膜に形成し（図8・5の⑥），その結果，一部の細菌を溶解することができる．

多くの細胞はC5b678だけで溶解することはなく，最後の補体成分であるC9が必要となる．1分子のC5b678に対して最大16分子のC9分子が結合することができ，これによって直径約100 Åの大きな穴を形成する（図8・5の⑦）．この複合体を，膜侵襲複合体（MAC）とよんでいる．

(6) 浸透圧により溶解が起こる

膜侵襲複合体によって形成された穴は，イオンや低分子，水分子が通過するのに十分な大きさだが，タンパク質は通過できない大きさである．その結果，水が細胞内に侵入して膨張し，最終的に，細胞が"破裂（bursting）"して細胞溶解を起こす．

8・6・2 レクチン経路

この経路は最初の段階以外は古典経路と非常に類似している（図8・6）．病原体

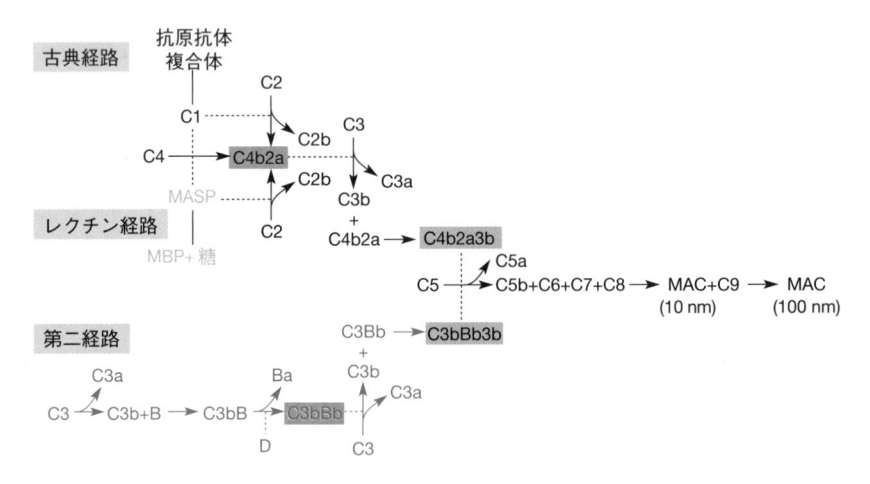

図8・6 補体系の活性化経路 古典経路とレクチン経路は，C3コンバーターゼであるC4b2aとC5コンバーターゼC4b2a3bを生成する点で共通である．第二経路では，C3コンバーターゼC3bBbとC5コンバーターゼC3bBb3bをつくり出す．三つの経路では，C5bが細胞表面に結合すると，その後は共通の反応が進行する．

の抗原に抗体が結合する代わりに，血清中に常に存在しているマンノース結合タンパク質（MBP）が，病原体表面にあるマンノース残基に結合することによって反応が開始される．リガンドとなるマンノース残基は，細菌の細胞表面にある糖タンパク質や多糖を構成する糖である．MBPが病原体に結合すると，MBP結合性セリンプロテアーゼ（MASP）がMBPに結合する．MBPとMASPの複合体は，補体成分C4, C2に作用してC4aとC4b, C2aとC2bをそれぞれ生成する．この反応は，古典経路のC1s**と同じである．C4bがつくられると，この分子は細胞表面に結合し，その後，古典経路と同じように一連の補体系の反応が進行する．

8・6・3 第二経路

補体の第二経路が，古典経路やレクチン経路と異なる点は，C1, C4, C2分子がこの経路に関係しない点である．しかし，その後のC3, C5からC9に至る補体成分はすべて，この経路に関与している．第二経路は，異なる分子を介してC3コンバーターゼ，C5コンバーターゼを生成している点で他の経路とは異なっており，詳細は以下の通りである（図8・6）．

(1) C3コンバーターゼの生成

C3はきわめて不安定で，決して速くはないが，加水分解によって自発的にC3aとC3bに分解する．生成したC3bの大部分は，数秒以内に血清中で加水分解を受けて，不活性化されてしまう．C3bの一部は，体内で自己の細胞に結合し，そこで細胞膜上に存在する制御タンパク質によって不活性化される（§8・6・5参照）．しかし，細菌の多くはこれらの制御タンパク質をもっていないので，細菌の膜に結合したC3bは不活性化されずに残る．この系は，先天性免疫系が自己と非自己を識別するエレガントなメカニズムである．自己の組織はC3bを不活性化することができるが，細菌の多くは不活性化することができず，オプソニン化されるか，補体第二経路によって溶解されることになる．

C3bが不活性化されないと，第二経路では別の分子であるB因子（factor B）がそれに結合する．B因子はC3bに結合した後，第二経路の血清タンパク質D因子（factor D）によってBaとBbに開裂する．Baは拡散するが，BbはC3bに結合したまま残り，活性型のC3コンバーターゼC3bBb**を形成する．この複合体は，古典経路のC4b2aと同等の機能を果たす．C3bBb**は，プロペルジンという別のタンパク質によって安定化される．C3bBb**は繰返しC3に作用して，細菌にC3bをより多く結合させるために大量にC3bを生成するという，強力な正のフィードバックループを形成している．このような反応によって，100万を超えるC3b分子

が5分以内に膜に結合できると見積もられている.

このC3bは,二つの役割を担っている.一つはオプソニンとして作用することであり,古典経路でのC3bの作用と同様に,細菌を排除するのに重要である.もう一つの機能は,第二経路においてC5コンバーターゼの一部を形成することである.

(2) C5コンバーターゼの形成

C3bBb[**]によってつくり出されたC3bの一部は,実際にC3bBbと結合して,C3bBb3bとなるが,この複合体は,古典経路におけるC4b2a3bと同等の活性をもつC5コンバーターゼそのものである.C3bBb3bはC5に作用してC5aとC5bを生成するが,このC5aとC5bは,C4b2a3bによってつくられるものと同じものである.C5aおよびC5bが生成すると,膜侵襲複合体の形成を含むその後の補体系の反応は,古典経路とまったく同様に進行する(上記参照).

8・6・4 補体のさまざまな生物活性

補体カスケード反応は,古典経路であろうと第二経路であろうと,多くの生理活性をもったさまざまな分子をつくり出す(図8・7).補体成分のおもな活性は,以下の通りである.

- **細胞溶解**　これは,補体成分C5～C9によって形成される膜侵襲複合体を介した活性であり,前述の通りである.
- **オプソニン作用**　C3bは,重要なオプソニンの一つである.なぜなら,単球,マクロファージ,好中球のすべてが,表面にC3bに対する受容体をもっているからである.この受容体は,1型補体受容体(complement receptor type 1, CR1)といい,細菌の表面に結合したC3bに結合することができる.すなわち,C3bはオプソニンとして作用して,細菌の貪食を促進する.
- **走化性**　不活性型の前駆体タンパク質から切り出されたさまざまな補体成分の断片は,走化性を誘導する活性をもち,細胞を炎症部位によび寄せることができる.最も活性が強いのがC5aであり,これは好中球,単球を遊走させるほかに,やや活性は弱いが,好酸球に対する遊走活性ももっている.C3aも好酸球の走化性因子である.
- **炎症性メディエーター**　C3a, C5a, C4aは,アナフィラトキシン活性をもつ.これらの分子は肥満細胞を活性化し,脱顆粒を誘導する.C5aは好中球から加水分解酵素の分泌を誘導する.C3aおよびC5aは,好酸球に作用して脱顆粒をひき起こす.
- **免疫複合体の除去**　抗体が可溶性の抗原(細菌から分泌された毒素タンパク

質など）に結合した際に，不溶性の抗原抗体複合体を形成する場合がある．これら不溶性の複合体は毛細血管を詰まらせ，血管壁に沈着して局所的な炎症反応をひき起こし，その結果，免疫複合体病を誘発する（13章参照）．補体は二つの方法でこれを防いでいる．第一に，C3b は抗原抗体複合体と相互作用して，複合体の大きさを制限している．すなわち，複合体が不溶性にならない程度の大きさにとどめ，血管壁に沈着しないように制御している．

赤血球もまた，補体と一緒に，この抗原抗体複合体を除去する働きをしている（図8・8）．赤血球は，1型補体受容体（CR1）を細胞表面にもっている．C3b の結合した抗原抗体複合体は，赤血球上の CR1 に結合することにより，血管壁に沈着するのを防いでいる．免疫複合体を結合させた赤血球が血流に

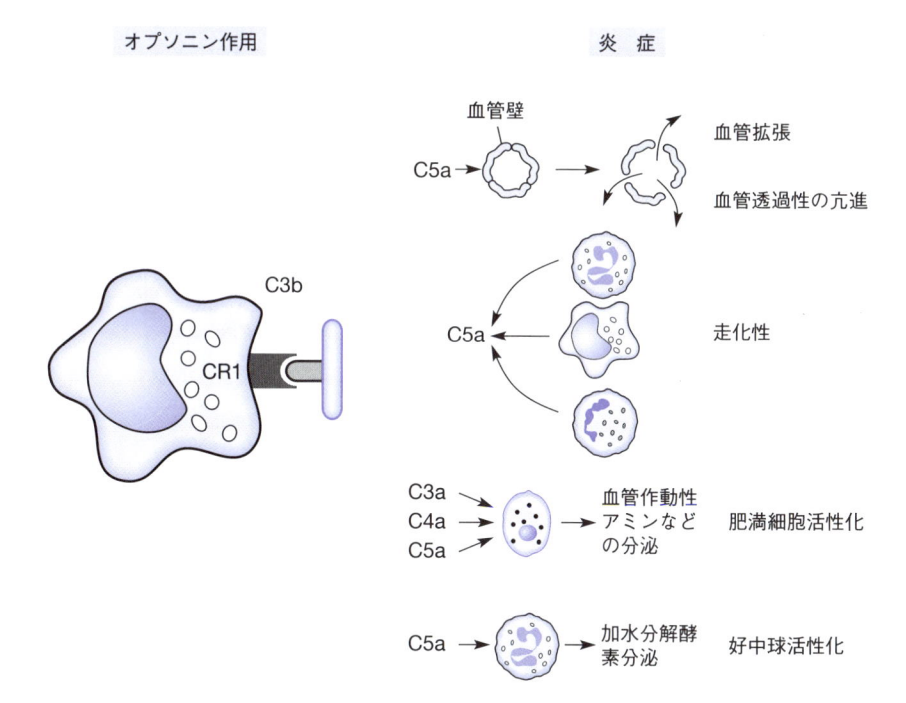

図8・7 さまざまな補体成分の機能 補体は，細胞を溶解する働きに加え，さまざまな機能をもっている．C3b はオプソニン作用をもつ．C3 が微生物の細胞表面に結合する一方で，貪食細胞上の補体受容体（CR1）にも結合し，微生物を貪食するのを助けている．また，炎症においても，血管拡張や血管透過性の亢進（C5a），好中球，単球，好酸球の遊走（C5a），肥満細胞の活性化（C3a, C4a, C5a），好中球の活性化（C5a）などに関与している．

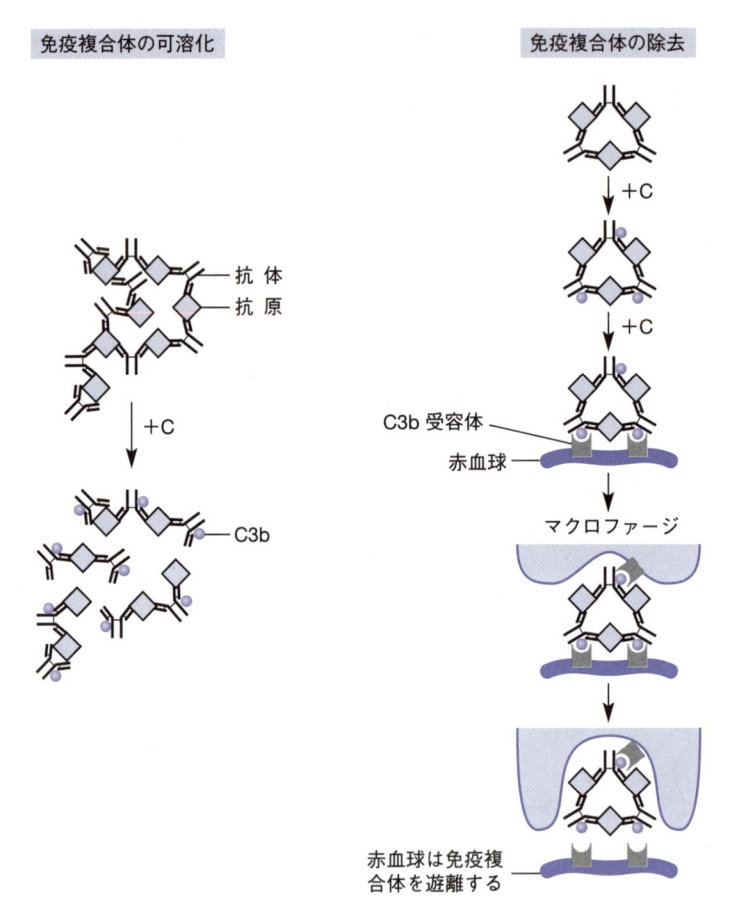

図8・8 免疫複合体の可溶化と除去 免疫複合体の形成はC1の結合を導き,古典経路を活性化して,C3bを生成する.C3bは免疫複合体を解離させ,より大きな凝集塊になるのを阻害している.また,C3bは免疫複合体に結合し,さらに赤血球表面の補体受容体(CR1)に結合することにより,免疫複合体の除去に寄与している.赤血球がこれらの免疫複合体を肝臓や脾臓に運ぶと,そこに局在するマクロファージがこれらの複合体を取込んで除去する.免疫複合体を輸送した赤血球は,再び血液中に戻り,体内を循環する.

乗って肝臓や脾臓にいくと,マクロファージがFc受容体を介してこの赤血球上の抗原抗体複合体の抗体と結合する.赤血球は免疫複合体から離れて血流へ戻る.その結果,免疫複合体はマクロファージによって貪食されて分解される.

8・6・5 補体系制御分子

補体系のように，増幅を伴う反応系や組織に傷害を与える可能性のある系は，きわめて厳密な制御がなされている．制御は，二つのレベルで実行されている．一つは，活性化される補体の量の調節であり，もう一つは活性化された補体が作用する場の制御である．補体の活性化が病原体の表面で起こっても，活性化された補体成分が細菌の近くの宿主細胞を攻撃しないことが大事である．血清中や体液中に存在する可溶性のさまざまな阻害物質や，膜上に存在する阻害分子が，補体の活性化を制御する上で重要である．

補体活性化の古典経路と第二経路の間には多くの類似性があり，さまざまな制御分子が両方の経路の阻害にかかわっている（図8・9）．

C3コンバーターゼの制御

C3コンバーターゼの形成を阻害するタンパク質や，解離を促進するものが数多く知られている（図8・9）．

- **C3コンバーターゼの形成を制御する分子** 古典経路におけるC3コンバーターゼは，C4b2aである．膜タンパク質である1型補体受容体（CR1）と補体調節タンパク質（membrane co-factor protein, MCP, CD46），および可溶性のC4b結合タンパク質は，C4bに結合することによってC2aが結合するのを阻止し，C4b2a複合体の形成を阻害する．別の制御分子であるI因子（factor I）は，C4bを分解して不可逆的にC4b2a複合体の形成を阻害する．

  CR1，MCP，そして可溶性のH因子（factor H）は，C3bに結合してB因子との複合体形成を阻止し，第二経路のC3コンバーターゼであるC3bBb複合体の形成を阻害する．I因子は，C3bを分解することにより，不可逆的にC3bBb複合体形成を阻害する．

- **C3コンバーターゼの解離をひき起こす分子** 崩壊促進因子（decay accelerating factor, DAF, CD55）は，C4bとC2aの解離（古典経路）およびBbとC3bの解離（第二経路）を促進させ，それぞれ古典経路と第二経路のC3コンバーターゼ（C4b2aとC3bBb）を失活させる．I因子は，膜に結合したC4bやC3bを分解し，不可逆的にこれらの作用を消失させる．

膜侵襲複合体（MAC）の制御

Sタンパク質（別名：ビトロネクチン）という可溶性のタンパク質がC5b67複合体に結合し，この複合体が膜へ挿入するのを阻害する．細胞表面の膜タンパク質であるCD59は，C5b67複合体にC8およびC9が結合するのを阻害することにより，

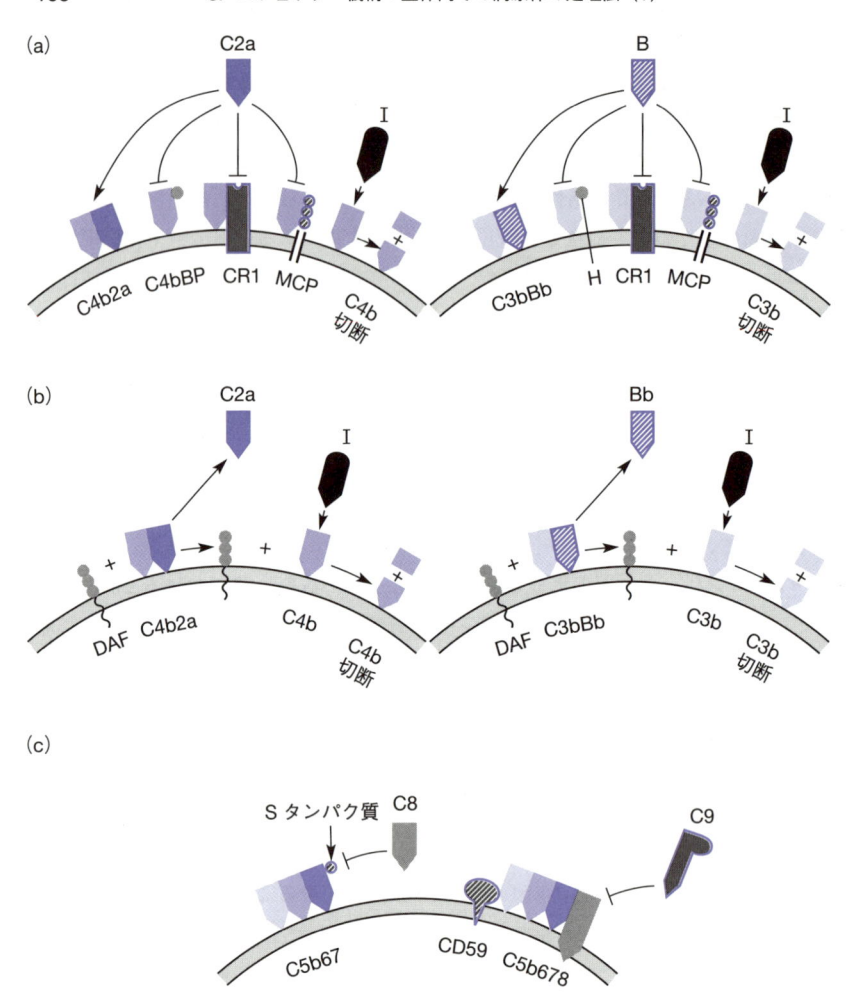

図 8・9 補体系の制御 (a) C3 コンバーターゼ形成の阻止. C4bBP, CR1, MCP は C4b に結合し, 古典経路における C4b と C2a の結合を阻害する. また, H 因子, CR1, MCP は, 第二経路において, C3b と B 因子の結合を阻害する. このことにより, それぞれ C3 コンバーターゼ C4b2a および C3bBb の形成を阻止している. C4b と C3b は, I 因子によって不可逆的に分解される. (b) C3 コンバーターゼの解離. 崩壊促進因子は, C4b2a から C2a を解離させ, また C3bBb から Bb を解離させる. 解離した C4b および C3b は, I 因子によって分解される. (c) 膜侵襲複合体 (MAC) 形成の阻害. S タンパク質は, C5b67 に C8 が結合する反応を抑制し, CD59 は C5b678 に C9 が結合するのを阻害する.

膜侵襲複合体の形成を阻害する.

8・7 抗体, 補体, および細菌のオプソニン化

　抗体と補体は互いに独立して作用しうる系ではあるが, 抗体は補体系のカスケード反応を活性化でき, 病原体（特に細胞外に存在する病原体）を排除するもう一つのエフェクターとして機能している. 第一に, 補体はさまざまな付加的な機能に加えて, 他の二つの重要な特性をもっている. 第一に, 補体は抗体と協同して, この分子の最も重要な機能の一つであるオプソニン化を促進させる. 貪食細胞には, 抗体の Fc 部分に結合する Fc 受容体（FcR）のほかに, C3b に結合する受容体（CR1）が存在する. 細菌や微生物に抗体と C3b の両方が結合していれば, 貪食細胞による認識や活性化は, 単独よりもはるかに増強される（図 8・10）. すなわち, 両方からの刺激は, どちらか一方による刺激に比べてきわめて大きいため, これらの細菌ははるかに効率的に除去される.

　第二に, 補体系のカスケード反応はシグナルを劇的に増幅するので, 比較的少量

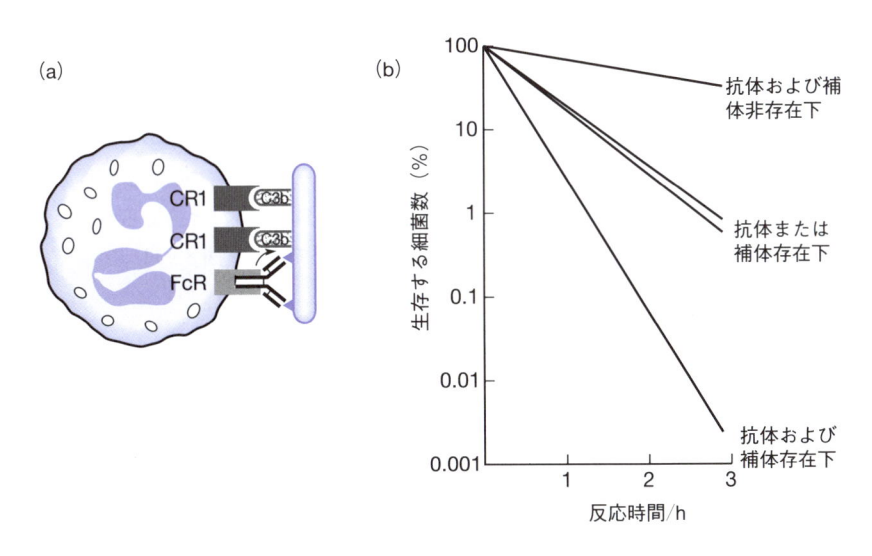

図 8・10 微生物のオプソニン化反応における抗体と補体による相乗作用　(a) 粒子（図では細菌）に結合した抗体は補体を活性化し, 粒子の表面に C3b が結合する. 貪食細胞は, 抗体に対する受容体（FcR）と C3b に対する受容体（CR1）の両方をもっているので, 抗体および C3b の結合した粒子を非常に効率よく貪食する. (b) 生体内での細菌を除去する速度は, 抗体と補体の相乗効果が認められる. 補体存在下では, 1 分子の IgM だけで十分に貪食が起こると推測される.

の抗原抗体複合体であっても，多くの補体分子を活性化することができる．IgMは五量体なので，1分子であっても補体と結合できる．このため，1分子のIgMしかなくても，補体が存在すれば，細菌をオプソニン化して貪食することができる．このことからも，抗体と補体の協同作用は，強力な作用をもたらすことは明らかである．

8・8 抗体依存性細胞傷害（ADCC）

抗体の関与するエフェクター機能の一つが，抗体依存性細胞傷害（antibody-dependent cell-mediated cytotoxicity, ADCC）である．好中球，マクロファージ，単球，好酸球，ナチュラルキラー細胞など，さまざまな免疫担当細胞が，その細胞表面にFc受容体をもっており，抗体のFc部分と結合することができる．抗体が細胞の表面の何らかの抗原と結合すれば，エフェクター細胞であるこれらの免疫細胞は，抗体のFc部分に結合し，抗原をもった細胞を傷害することができる（図8・11）．ADCCによる傷害は貪食によるものとは異なることを知っておく必要がある．ADCCの標的は，一般に，貪食するには大きすぎるもので，細胞傷害反応は細胞外で行われる．貪食では，細胞内に細菌を取込んで傷害する．

従来，生体内におけるADCCの役割を解明することは難しく，試験管内での実験から推測されている．ウイルスの感染した宿主細胞や，細菌や寄生虫が細胞内に感染した細胞は，病原体由来の抗原を細胞表面に発現している場合が多いので，抗体により認識され，マクロファージやナチュラルキラー細胞からの抗体依存性の細胞傷害反応を受ける．好酸球は，抗体の結合した寄生虫を殺すことも知られている．IgGおよびIgEが，この種のADCCを誘導することができる（図8・11）．

8・9 ま と め

- 抗体は病原体の産生する毒素を中和したり，細菌を傷害して除去することにより，自己を守っている．抗体は細菌を凝集させて貪食を促進させるほか，オプソニンとしても作用して貪食を促進する．
- 貪食細胞は，リソソーム非依存的な機構と，リソソーム依存的な機構の両方で，細胞内に取込んだ細菌を傷害する．非依存的な機構として，一酸化窒素や酸素ラジカルの産生があり，依存的な機構としては，塩素化合物の生成や，ディフェンシンやタンパク質分解酵素による作用がある．
- 補体系は，多くの生物活性をもつ一連の血清タンパク質で構成されている．補体の活性化には，古典経路，第二経路，レクチン経路の三つの経路がある．
- 補体の活性化によってつくられるさまざまな物質は，多様な生物活性をもつ

8・9 まとめ

(a)

キラー細胞
(マクロファージまたは
ナチュラルキラー細胞)

抗原を表出した
宿主細胞

(b)

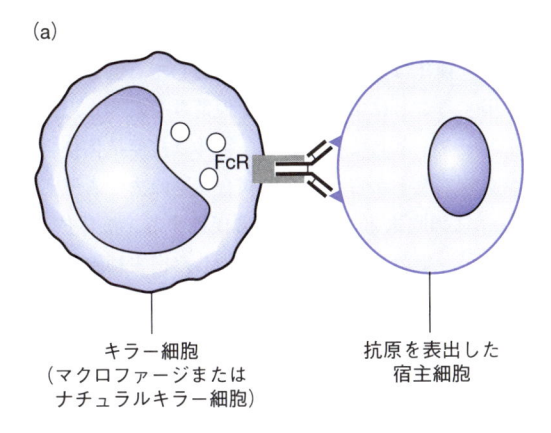

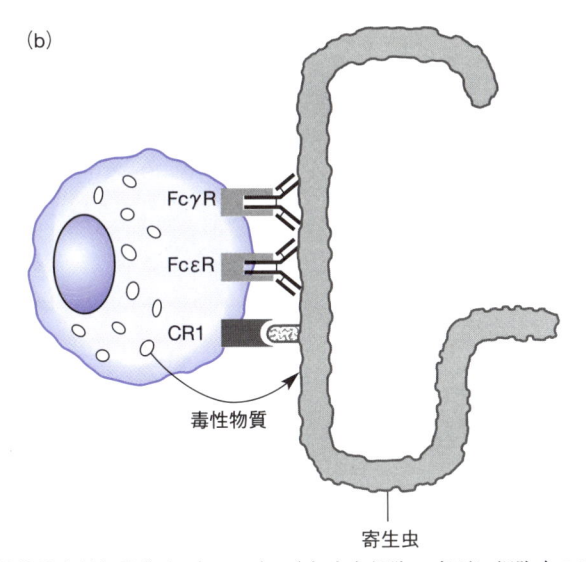

FcγR
FcεR
CR1

毒性物質

寄生虫

図8・11 抗体依存性細胞傷害(ADCC) (a) 宿主細胞の表面に細胞内の病原体由来の抗原,あるいはがん特異抗原(§15・4参照)が存在すると,これらの細胞に抗体が結合する.Fc受容体をもつキラー細胞は,細胞表面の抗体に結合し,この宿主細胞を傷害する.図では,マクロファージやナチュラルキラー細胞がキラー細胞に相当する.この細胞傷害反応は細胞外で進行する反応であり,貪食反応とは異なる.宿主細胞は大きすぎるために,貪食はできない.(b) 寄生虫の傷害反応は,試験管内の実験結果から,以下のように推測されている.好酸球はIgEやIgGに対するFc受容体をもっており,寄生虫の抗原に特異的な抗体が存在すると,この抗体を介して寄生虫に結合する.好酸球は,主要塩基性タンパク質,ペルオキシダーゼ,好酸球カチオン性タンパク質などの毒性をもつタンパク質を分泌し,寄生虫を傷害する.

ている．補体は膜侵襲複合体（MAC）を形成して細胞に小孔を開け，細胞を死に至らしめる．また，補体は強力なオプソニンとしても働き，単独で作用したり，抗体と協同して作用することにより，貪食を促進させる．また，多くの補体成分が，炎症のメディエーターとして機能する．補体は抗原抗体複合体を小さくして可溶化する働きがあり，血中からこれらの複合体を除去する反応を促進する．

- 抗体は，抗体依存性細胞傷害（ADCC）も促進する．抗体依存性細胞傷害は，さまざまな免疫細胞が，細菌やウイルスの感染した宿主細胞を傷害する反応である．寄生虫は好酸球の抗体依存性細胞傷害反応によって直接傷害される．

9 エフェクター機構：生体内での病原体の処理法（2）
―細胞性免疫―

この章で学ぶこと

細胞傷害性T細胞がどのようにして産生され，病原体に感染した宿主細胞をどのように傷害するかを学ぶ．遅延型過敏症に関与する反応を理解する．さまざまなエフェクター反応による宿主に対するリスクの相違を理解する．

重要項目

- **細胞傷害性T細胞**
  - ・細胞傷害性T細胞の産生
  - ・顆粒分泌による細胞傷害反応
  - ・Fasを介した細胞傷害反応
- **遅延型過敏反応**
  - ・細胞の特徴
  - ・エフェクターヘルパーT細胞の移動
  - ・単球の遊走
  - ・単球・マクロファージの活性化
- **エフェクター機構の違いによる宿主に対する反応の相違**
- **2種類のヘルパーT細胞**

9・1 序 論

さまざまな細菌，ウイルス，寄生虫からからだを守るために，抗体が必須であることはすでに述べた通りである．生まれながらにして遺伝子に変異をもち，その結果，抗体による免疫応答ができなかったり，まったく抗体をつくれないようなさまざまな免疫不全症が知られている．治療法がなかったころは，この患者は，高熱をもたらす黄色ブドウ球菌，インフルエンザ菌，肺炎連鎖球菌などの細菌（これらの細菌は表面に多糖をもっており，抗体がない場合，この多糖が貪食作用を阻害する）による重篤な感染症によって，幼くして亡くなることが多かった．このような免疫不全症の例は，抗体が感染症の防御に非常に重要なことを示している．

抗体が必ずしも有効に働かない病原体もいる．細胞内に感染する病原体である．細菌，ウイルス，真菌，原虫などに，その例を見ることができる（表9・1）．これ

表9・1 細胞性免疫応答を必要とする細胞内に感染する病原体

病原体	疾患	応答
細菌		
マイコバクテリウム属	結核, ハンセン病	DTH
レジオネラ・ニューモフィラ菌	レジオネラ症	DTH
リステリア菌	髄膜炎	Tc
オウム病クラミジア	オウム病	Tc
真菌		
ニューモシスチス・カリニ	肺炎	DTH
クリプトコッカス・ネオフォルマンス	髄膜炎	DTH
ウイルス		
単純ヘルペスウイルス	口唇ヘルペス	DTH
麻疹ウイルス	麻疹	Tc
インフルエンザウイルス	インフルエンザ	Tc
原虫		
マラリア原虫	マラリア	DTH, Tc
トリパノソーマ	睡眠病	Tc

DTH: 遅延型過敏反応, Tc: 細胞傷害性T細胞

らの病原体が細胞外で増殖する時期がある場合は，抗体は感染拡大を抑制することはできるが，これらの病原体が細胞内に侵入して増殖する場合は，抗体は外から認識することができない．抗体は，細胞内に感染する病原体が体内に初めて感染する際に，これらに結合することにより細胞に感染するのを防ぐことができるのみである（§8・3参照）．特に粘膜で分泌されるIgAは，ウイルスが粘膜から感染するのを効率的に阻止する．しかし，初回の感染の際にはこれらの病原体に対する抗体はもっていないので，抗体産生が間に合わず，病原体は感染して抗体からの攻撃を受けない細胞内に隠れてしまう．そこで，このような細胞内の病原体に対しては，2種類のエフェクター反応が発揮される．すなわち，細胞傷害性T細胞の産生と，遅延型過敏（DTH）反応である．これらの応答は抗体を介在しない反応であり，細胞性免疫という．

9・2 細胞傷害性T細胞

細胞傷害性T細胞は，CD8分子を細胞表面にもつCD8陽性のT細胞であり，抗原提示細胞上のクラスI MHC分子に提示された抗原ペプチドを認識する．その名前が示すように，細胞傷害性T細胞は抗原ペプチドをクラスI MHC分子上に提示した細胞を殺傷することができる．細胞傷害性T細胞はキラー細胞ともよばれ，傷害される側の細胞を標的細胞という（図9・1）．しかし，抗原によって刺激を受

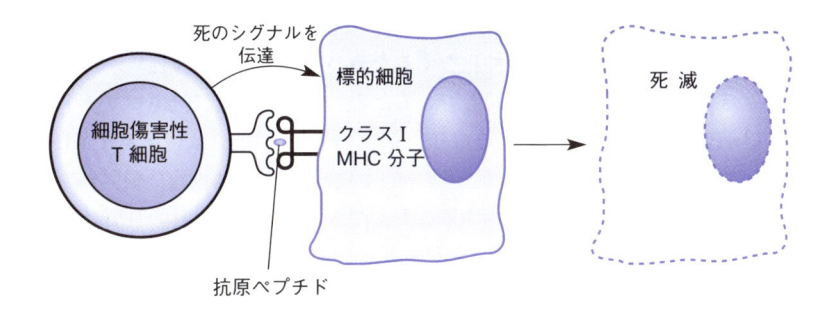

図9・1 CD8 T細胞を介した細胞傷害反応 細胞傷害性T細胞のT細胞受容体は，標的細胞によって提示された抗原ペプチド（ウイルス由来など）を認識する．細胞傷害性T細胞は活性化されて死のシグナルを標的細胞に伝え，その結果，標的細胞は死滅する．

けていないCD8 T細胞は，細胞傷害活性を示さない．B細胞が抗原の刺激を受けて初めて，抗体を分泌する形質細胞に分化・増殖するのと同じように，CD8 T細胞もクラスIMHC分子上に提示された抗原ペプチドに結合して初めて分化・増殖して，細胞傷害性T細胞になる．

9・2・1 細胞傷害性T細胞の産生

以下に述べる初期の試験管内での研究から，細胞傷害性T細胞への分化・増殖は単純に行われると考えられていた．すなわち，特異的な免疫応答では共通することであるが，抗原によってCD8 T細胞が刺激を受けることが，細胞傷害性T細胞の誘導の第一段階である．この段階では，CD8 T細胞は，特異的なT細胞受容体を用いて，クラスIMHC/抗原ペプチド複合体を認識した．これによってCD8 T細胞上にIL-2受容体が発現し，IL-2のみがCD8 T細胞を細胞傷害性T細胞への分化と増殖を誘導することができた．IFN-γ，IL-4，IL-10などのサイトカインは，必ずしも必要ではなかったが，IL-2による活性化を助ける働きをした．したがって生体内では，これらのサイトカインはCD4 T細胞から分泌されると考えた．

しかし，さまざまなウイルス感染に対する細胞傷害性T細胞の産生を調べてみると，必ずしもCD4 T細胞が必要ない場合もあることが明らかになってきた．その結果，現在では，細胞傷害性T細胞の産生には少なくとも二つの経路，すなわち，CD4 T細胞依存的な経路と非依存的な経路が存在すると考えられている．いずれの経路においても，抗原に出会ったことのないナイーブなCD8 T細胞が樹状細胞

によって活性化される過程が必要である．

　樹状細胞にはCD8 T細胞の活性化をするための，二つの有用な性質がある．一つは，クラスI MHC分子を高発現しているため，CD8 T細胞に抗原ペプチドを効率よく提示することができることである．また，細胞外の抗原はクラスII MHC分子に提示されるのが一般的であるが（§4・5・2に記載），樹状細胞は細胞外の抗原をクラスI MHC分子に乗せて提示することもできる．この二つ目の性質は，ウイルスが樹状細胞に感染しなくても，樹状細胞はウイルスをCD8 T細胞に抗原提示できることを意味しており，必ずしもすべてのウイルスが樹状細胞に感染するとは限らないことを想定すると，とても都合のよい性質である．

　樹状細胞は，活性化されて初めてCD80，CD86のような共刺激分子を発現し，CD8 T細胞を細胞傷害性T細胞へ分化・増殖させることができるようになるが，この樹状細胞の活性化がどのようになされるかの違いによって，細胞傷害性T細胞の分化・増殖は，CD4 T細胞依存的なものと非依存的な経路に分かれる（図9・2）．ある種のウイルスは，樹状細胞上のToll様受容体を刺激したり，炎症反応を誘導することにより，直接的に樹状細胞を活性化する．すなわち，これらのウイルスは，CD4 T細胞非依存的に細胞傷害性T細胞産生を誘導する．この場合の樹状細胞活性化の第一段階の反応は，感染した部位で起こり，その後，活性化された樹状細胞が，リンパ節や脾臓のT細胞が局在する領域に遊走し，そこでCD8 T細胞に出会う．もしCD8 T細胞のT細胞受容体がウイルス抗原/クラスI MHC分子に特異的なら，樹状細胞はCD8 T細胞を活性化して細胞傷害性T細胞へと分化・増殖させる．

　直接，樹状細胞を活性化できないウイルスもおり，この場合はCD4 T細胞の助けが必要である．この際，樹状細胞はクラスI MHC分子だけでなく，クラスII MHC分子も発現してCD4 T細胞にウイルス抗原を提示する．ウイルス抗原/クラスII MHC分子を認識するCD4 T細胞が活性化を受けると，その表面にCD154分子の発現が誘導されるが，この分子は樹状細胞上のCD40に結合して樹状細胞を活性化し，CD80やCD86の発現を誘導する．発現誘導されたCD80やCD86は共刺激分子として働いてCD8 T細胞を活性化し，細胞傷害性T細胞へと増殖・分化させる．CD4 T細胞は刺激を受けてIL-2を産生するが，このサイトカインは抗原刺激によってIL-2受容体を発現したCD4 T細胞とCD8 T細胞の両方に作用し，これらの細胞の増殖を促す．CD4 T細胞はヘルパーT細胞へと分化するが，このヘルパーT細胞はIFN-γなどの他のサイトカインを分泌し，CD8 T細胞が細胞傷害性T細胞へと分化するのをさらに促進する．このように，一つの樹状細胞がCD4 T細胞とCD8 T細胞の両方に抗原を提示して活性化する能力は，直接的な接触とサイトカインを介した細胞間の相互作用をもたらす有効な手段である．CD4 T細

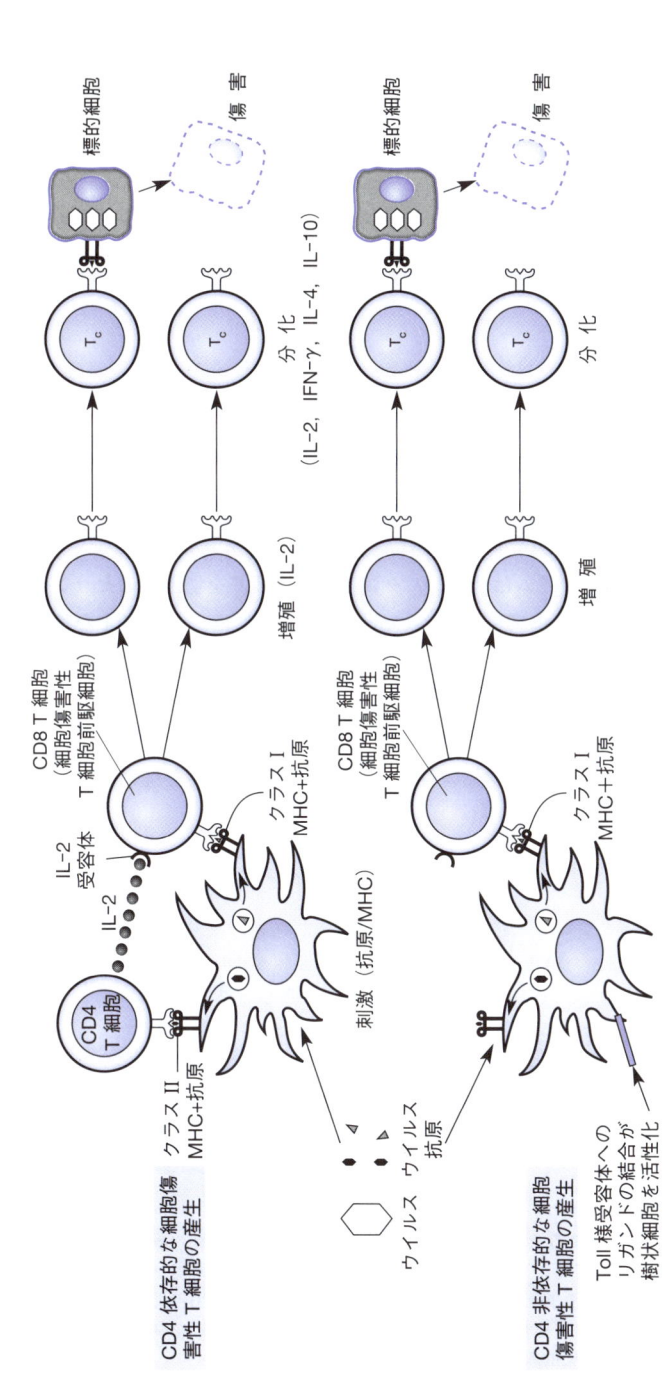

図9・2 **CD8 T細胞から細胞傷害性T細胞への分化** 細胞傷害性T細胞は，CD4 T細胞依存的に，クラスIおよびクラスII MHC分子上に抗原ペプチドを提示して，クラスI MHC分子と結合した抗ウイルス抗原を取込み加工して，クラスIおよびクラスII MHC分子上に抗原ペプチドを提示する．クラスI MHC分子と結合した抗原ペプチドは，CD8 T細胞を活性化し，IL-2に対する受容体の発現を誘導する．クラスII MHC分子と結合した抗原ペプチドは CD4 T細胞を活性化し，IL-2を分泌させる．分泌されたIL-2は，CD8 T細胞の増殖を促す．抗原ペプチドを結合したクラスI MHC分子とこの両方の刺激によって，CD8 T細胞は傷害性T細胞へと分化する．この過程はIFN-γやIL-4によって促進されるが，これらのサイトカインは必ずしも必須ではない．細胞傷害性T細胞は，CD4 T細胞が存在しなくても誘導される（下図）．この過程では，病原体由来の物質がToll様受容体などに結合して樹状細胞を活性化する必要がある．活性化された樹状細胞は，共刺激分子を発現するとともに，クラスI MHC分子に抗原ペプチドを提示して，CD8 T細胞から細胞傷害性T細胞への分化を促進する．

胞非依存的に樹状細胞を介してCD8 T細胞を活性化するウイルスであっても，生体内の免疫応答にはCD4 T細胞がかかわっていると思われる．

9・2・2 CD8 T細胞を介した細胞傷害機構

CD8 T細胞は二つの異なる機構で，細胞傷害活性を現す．一つは顆粒放出を介する機構であり，もう一つはFas経路を介するものである（図9・3）．

顆粒の放出

CD8 T細胞の細胞質には，分泌顆粒がある．この顆粒には，標的細胞を溶解するためのさまざまなタンパク質が含まれている．その中でも，最も重要なタンパク質は，パーフォリンとセリンプロテアーゼのグランザイムである．

- **パーフォリン**　パーフォリンは65 kDaのタンパク質であり，補体成分のC9と構造的に類似している．C9と同様に，細胞膜に結合して穴を開ける．
- **グランザイム**　グランザイムは，タンパク質のセリン残基を切断するセリンエステラーゼである．細胞傷害性T細胞の分泌顆粒の中には，さまざまな種類のグランザイムが含まれている．これらの酵素の特異性は，いずれも類似している．

顆粒放出による細胞傷害反応は，四つの段階に区別される．

1) 標的細胞の認識と結合　細胞傷害性T細胞が細胞傷害活性を現す引き金

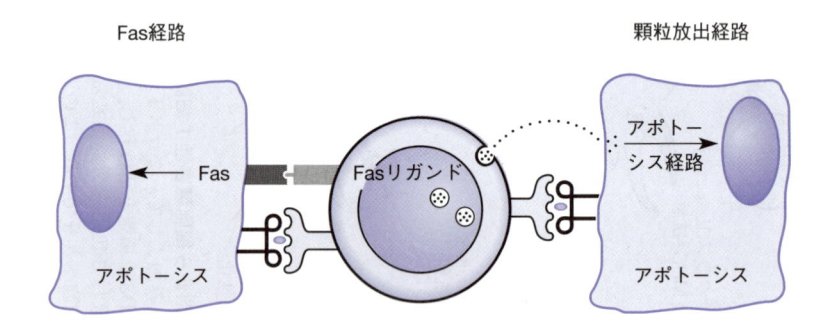

図9・3　CD8 T細胞による2種類の細胞傷害機構　Fas経路では，細胞傷害性T細胞上のFasリガンドが標的細胞上のFasと結合し，アポトーシス経路が活性化され，標的細胞をアポトーシスに導く．顆粒放出経路では，細胞傷害性T細胞の脱顆粒反応によって顆粒内のパーフォリンやグランザイムが放出されて，標的細胞にアポトーシスを誘導する．

となるのは，この細胞が抗原/クラスI MHC分子に特異的に結合するT細胞受容体を介して，提示された抗原を認識することである．大事なのは，T細胞受容体が特異的に抗原に結合することで，これにより，細胞傷害性T細胞が特異的な抗原をもつ標的細胞のみを傷害できる．細胞傷害性T細胞が標的細胞に結合する反応は，細胞傷害性T細胞上の別の分子が標的細胞上の分子と結合することにより増強される．最も重要な結合は，細胞傷害性T細胞上のCD2と標的細胞上のCD58（LFA-3），ならびに，細胞傷害性T細胞上のCD11a/CD18（LFA-1）と標的細胞上のCD54（ICAM-1）との結合である．

2）致死的な攻撃　細胞傷害性T細胞の引き金が引かれると，この細胞内の顆粒は標的細胞との接着面に向かって移動する．顆粒は細胞傷害性T細胞の細胞膜と融合し，顆粒内の物質が細胞傷害性T細胞と標的細胞との間隙へ放出される．

3）標的細胞の傷害　パーフォリンは単量体として放出されるが，カルシウム存在下では，この単量体が標的細胞の膜に侵入して多量体を形成し，直径約50Åの小孔を形成する．パーフォリンにより膜に穴が形成されることによって，補体の作用と同様に，浸透圧による細胞破壊を起こす標的細胞もある．しかし，多くの細胞はパーフォリン単独では殺されないことが多く，さらにグランザイムによる作用が必要である．

グランザイムは，パーフォリンによって形成された穴を介して，標的細胞の中へ侵入すると考えられている．グランザイムは標的細胞の細胞質でさまざまなタンパク質を分解し，他の反応とともに，標的細胞のアポトーシス経路を活性化する．その結果，標的細胞はプログラム細胞死へと導かれる．

4）細胞傷害性T細胞の再利用　細胞傷害性T細胞による標的細胞への攻撃が終わると，この細胞は標的細胞から離れて，特異的な抗原/クラスI MHC分子をもつ他の標的細胞を殺傷することができる．細胞傷害性T細胞は，標的細胞に10～15分間結合する．細胞傷害性T細胞が標的細胞から離れてから，5分から3時間の間に，標的細胞は死を迎える．

Fasを介した細胞傷害

Fasはさまざまな細胞の表面に発現した死のシグナルを伝える分子である．また，この分子の発現は，いろいろな刺激によっても促進される．細胞表面上のFas分子がFasリガンド（Fas-L）と結合すると，Fasが架橋されてアポトーシスへ至る経路が活性化される．CD8陽性の細胞傷害性T細胞上のT細胞受容体に抗原ペプチド/クラスI MHC分子が結合すると，細胞傷害性T細胞にFasリガンドの発現が誘導される．一方，標的細胞上のFasは細胞傷害性T細胞上のFasリガンドと結

合して架橋され，標的細胞のアポトーシスがもたらされる（図9・3）．すべての細胞がFasを発現しているとは限らないので，この細胞傷害機構はすべての細胞に対して有効とはいえない．

　細胞傷害性T細胞の応答は，多くのウイルス感染を阻止する点で重要であり，細胞傷害性T細胞の反応は寄与が大きい．クラスIMHC分子に結合した特定のウイルス抗原に反応できるCD8 T細胞の数を，現在は実験によって見積もることが可能である．その結果によると，ウイルス感染では血流中のCD8 T細胞の最大20％までがウイルスの抗原に対して特異的に反応できるらしい．この数字は，実際に驚くべきものであるが，これでも細胞内の病原体を排除するのに十分でない場合がよくある．このような場合には，遅延型過敏反応が発動する．

9・3 遅延型過敏反応

　遅延型過敏反応は，マクロファージ内に病原体が生存している場合などに発動される．貪食細胞は病原菌を貪食して殺すが，貪食された病原体が生きながらえることのできる最後の場所は，貪食細胞の中である．そして多くの病原体は，さまざまな機構を使って，マクロファージからの傷害を回避している（Box 9・1参照）．遅延型過敏反応を促進する病原体は，マクロファージ内に取込まれた病原体だけではなく，他の細胞に感染したさまざまな病原体も遅延型過敏反応をひき起こす（表9・2）．

　遅延型過敏反応の目的はきわめて単純であり，以下の通りである．
- 単球を感染部位に遊走させること．
- 単球と組織性マクロファージを，感染部位に留めておくこと．
- 細胞内にいる病原体を傷害すために，単球やマクロファージを活性化すること．

表9・2　遅延型過敏反応を誘導する細胞内病原体と感染細胞

病原体	疾患	感染細胞
細菌		
ヒト結核菌	結核	マクロファージ
らい菌	ハンセン病	内皮細胞，シュワン細胞
レジオネラ・ニューモフィラ菌	レジオネラ症	マクロファージ
発疹チフスリケッチア	発疹チフス	内皮細胞
原虫・寄生虫		
リーシュマニア属	リーシュマニア症	マクロファージ

Box 9・1　病原体は貪食細胞による傷害をいかにして回避しているか

　病原体はさまざまな方法を用いて，貪食細胞からの傷害を回避している．新生児に髄膜炎を誘発するリステリア菌は，食胞から細胞質へ抜け出し，そこで増殖して他の細胞に感染する．リソソームの傷害作用をいろいろな手段で回避し，傷害から逃れている細菌もいる．たとえば，腸チフス菌や結核菌は，食胞とリソソームの融合を阻害し，リソソーム内の酵素にさらされる反応を回避している．マイコバクテリウム属はアンモニウムイオンを生成させて，リソソーム内の酸性のpHを中和するとともに，ファゴリソソーム内の酸性を維持しているプロトンポンプを阻害する．リソソーム酵素に耐性を示し，傷害を回避する細菌もいる．

　活性酸素による細胞傷害反応に対して阻害する物質を産生し，細胞傷害反応から回避する病原体もある．貪食細胞が産生する2種類の酵素は，スーパーオキシドジスムターゼ（SOD）とカタラーゼである．SODは，つぎの反応によって，スーパーオキシドを H_2O_2 に変換する．

$$2 O_2^- + 2 H^+ \xrightarrow{\text{SOD}} H_2O_2 + O_2$$

カタラーゼは，過酸化水素から水と酸素をつくる．

$$2 H_2O_2 \xrightarrow{\text{カタラーゼ}} 2 H_2O + O_2$$

　これらの酵素は，通常，貪食細胞が産生するが，多くの微生物もこれらの酵素を産生し，酸素と過酸化水素の不活性化を促進して自らを守っている．

　酸素ラジカルに対する耐性獲得の別のアプローチとして，らい菌の例が挙げられる．この細菌は，自らをフェノール性糖脂質で覆い，活性酸素ラジカルを捕捉して不活性化している．

　結核菌のように，マクロファージを直接傷害する細菌もいる．このことはよくもあり，悪くもある．なぜなら，これらの細菌はマクロファージ内で増殖して貪食から回避しているが，マクロファージを傷害することにより生息の場を失い，抗体などの細胞外での免疫反応にさらされるからである．

　これらの反応は，いずれもCD4 T細胞によって制御されており，これまでに述べた特異的な免疫応答の例にもれず，CD4 T細胞が活性化されてヘルパー T細胞になることが必要である（図9・4）．

9・3・1　遅延型過敏反応にかかわる細胞の特徴
CD4 T細胞の活性化

　組織中に潜んでいる病原体が抗原を放出すれば，この抗原は組織樹状細胞に取込まれる．樹状細胞は細胞外の抗原を取込み，取込んだ抗原を加工する．樹状細胞は

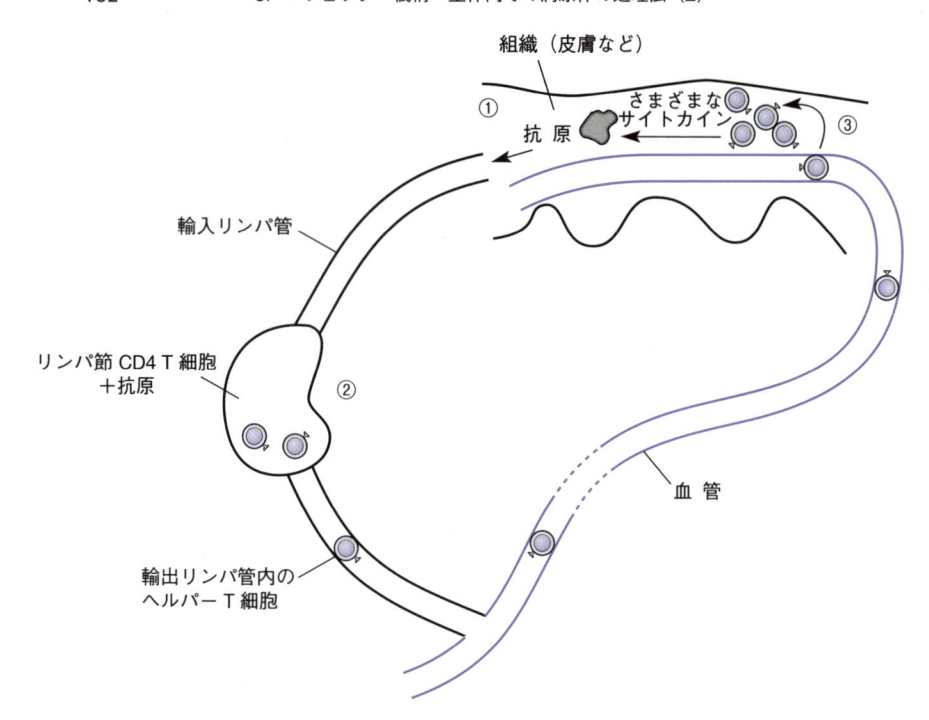

図9・4　CD4 T細胞と遅延型過敏反応　① 組織に存在する抗原は輸入リンパ管に入り，所属リンパ節に運ばれる．② 樹状細胞がCD4 T細胞に抗原提示するとともに，この刺激を受けたCD4 T細胞は活性化されてヘルパーT細胞に分化する．血管に戻ったヘルパーT細胞は，炎症部位で血管から組織へ浸潤する．③ ヘルパーT細胞は，単球の表面に提示された抗原/クラスII MHC分子を認識し，TNF-αを分泌する．このサイトカインは，血管内皮細胞に作用して，単球とヘルパーT細胞を血液から遊走するのをさらに促進させる．ヘルパーT細胞は，TNF-αと一緒にIFN-γやIL-2も分泌し，組織性マクロファージを活性化するとともに，遊走した単球に作用して，細胞内の病原体に対する傷害反応をより効率的に行うように働く．

刺激を受けて組織を去り，リンパ管を経由して感染部位の所属リンパ節に移動する．樹状細胞は，移動に伴って，クラスII MHC分子ならびにCD80やCD86の細胞表面への発現を上昇させるとともに，抗原の加工にかかわる分子の発現を低下させる．リンパ節で分化した樹状細胞は，しばしば免疫賦活性樹状細胞とよばれている．この樹状細胞は，その後，樹状細胞上のクラスII MHC分子に提示された抗原ペプチドに特異的なCD4 T細胞を活性化する．このCD4 T細胞はエフェクターヘルパー

T細胞に分裂・増殖するが，この細胞をしばしばT_{dth}細胞と記載する．

エフェクターヘルパーT細胞の遊走

　ヘルパーT細胞は輸出リンパ管からリンパ節を去り，主要なリンパ管を経て，最終的に血流中に入ってゆく．ここで重要なのが，エフェクターヘルパーT細胞が再び感染した部位に戻ってエフェクター機能を発揮することである．これはエフェクターヘルパーT細胞上に新たな接着分子が発現することによってなされる．エフェクターヘルパーT細胞上にどのような接着分子が発現誘導され，どのような場所へ移動するかは，ヘルパーT細胞が活性化されるリンパ組織に依存している（図9・5）．ヘルパーT細胞が皮膚の所属リンパ節で活性化されれば，ヘルパーT細胞は皮膚リンパ球活性化抗原（cutaneous lymphocyte-activation antigen, CLA）という接着分子を発現する．ヘルパーT細胞が粘膜リンパ節で活性化されれば，LPAM-1やL-セレクチンという別の接着分子を発現する．

　これらのヘルパーT細胞は皮膚や粘膜の特定の部位に移動することができるが，これは遅延型過敏反応を起こした部位で産生されたサイトカインによって，内皮細胞上にさまざまな接着分子が発現誘導されるからである．マクロファージによって産生されるTNF-αやIL-1は，その部位の内皮細胞上に接着分子の発現を誘導する．皮膚の内皮細胞ではヘルパーT細胞上のCLAに対する特異的なリガンドであるE-セレクチンが発現誘導される．その結果，CLAを発現したヘルパーT細胞は皮膚の内皮細胞に結合し，遅延型過敏反応を起こした部位へ侵入してゆく．同様に，炎症を起こした粘膜の内皮細胞には，MadCAM-1が発現誘導される．この分子は粘膜で活性化されたヘルパーT細胞上に発現したLPAM-1やL-セレクチンに結合することにより，これらの細胞を遅延型過敏反応を起こした部位へ連れ戻す．

　皮膚や粘膜での異なる接着分子の選択的な発現上昇により，抗原で感作された場所へエフェクターヘルパーT細胞を連れ戻すことができることは，大変重要である．なぜなら，多くの病原体が粘膜や皮膚のいずれかに感染し，決して両方に感染することはないからである．粘膜に感染した病原体に特異的なヘルパーT細胞は粘膜に必要なのであって，皮膚には必要がなく，逆に，皮膚に感染した病原体に特異的なヘルパーT細胞は皮膚には必要だが，粘膜には必要がない．

単球の遊走と集積

　遅延型過敏反応部位の内皮細胞上に発現された新たな接着分子は，血流からの単球の遊走も促進させる．これら接着分子の中で最も重要なのが，内皮細胞に発現される血管細胞接着分子-1（vascular cell-adhesion molecule-1, VCAM-1）であり，

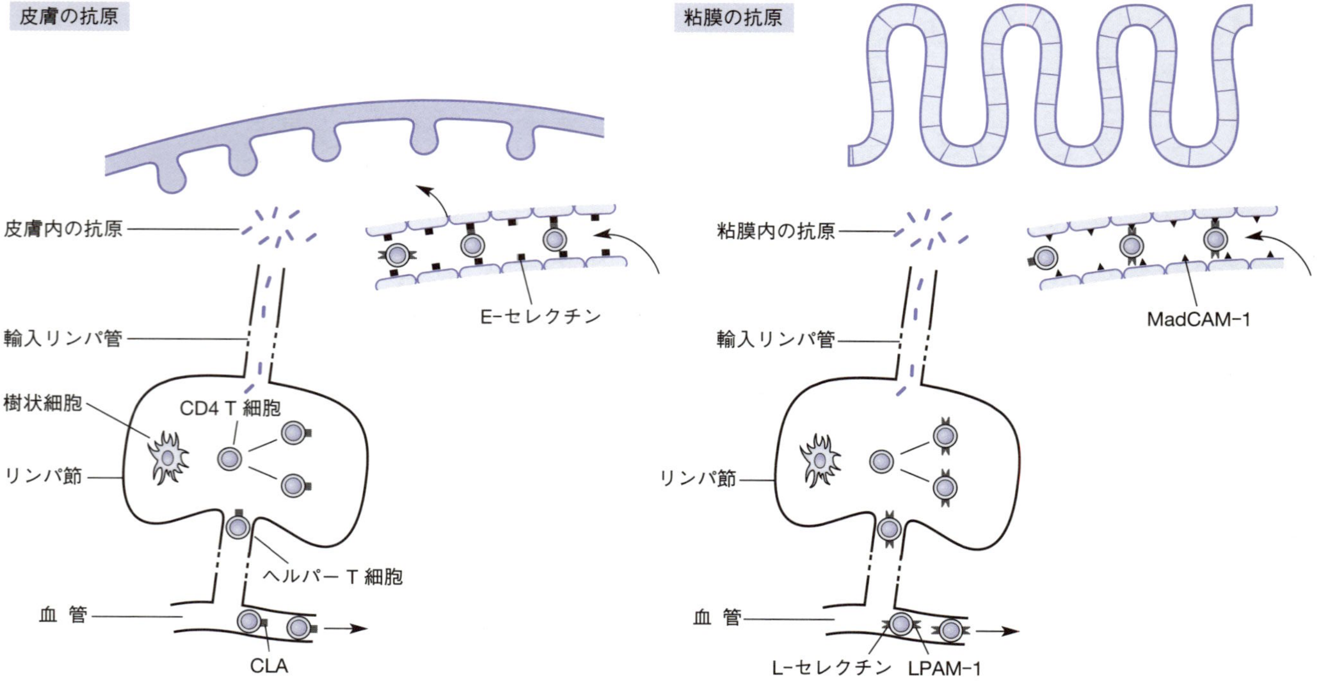

皮膚の抗原　　　　　　　　　　　　　　　　粘膜の抗原

図9・5　ヘルパーT細胞の遊走　皮膚の抗原は皮膚リンパ節に運ばれ、そこでCD4 T細胞を活性化する。皮膚リンパ節で活性化されたCD4 T細胞は、皮膚リンパ球活性化抗原 (cutaneous lymphocyte-activation antigen, CLA) とよばれる接着分子を発現する。この分子は炎症性メディエーターに応答して皮膚内皮細胞に発現されるE-セレクチンと結合し、ヘルパーT細胞が再び皮膚の炎症部位に戻る目印になっている。粘膜の抗原は粘膜リンパ節に運ばれ、CD4 T細胞を活性化する。粘膜リンパ節で活性化されたCD4 T細胞は、接着分子であるL-セレクチンとLPAM-1を発現するが、これらが粘膜内皮細胞上に発現しているMadCAM-1と結合するため、ヘルパーT細胞を粘膜により戻す目印になっている。

この分子は単球の表面にある CR3 と結合する.

遅延型過敏反応部位に遊走してきた単球は, その後, サイトカインの刺激を受けてマクロファージへと分化し, さらに活性化される. これらのマクロファージは, エフェクターヘルパー T 細胞から分泌されるマクロファージ遊走阻止因子の作用を受けて, 遅延型過敏反応部位に留まる.

マクロファージの活性化

遅延型過敏反応部位に遊走したマクロファージとヘルパー T 細胞は, 互いに活性化することができ, 遅延型過敏反応を増強するループを形成する (図 9・6). この反応の詳細は以下の通りである. ヘルパー T 細胞はマクロファージを活性化するいくつかのサイトカインを放出する. これらのサイトカインの中で最も重要なものは IFN-γ であるが, TNF-α や IL-2 も IFN-γ 存在下でマクロファージの活性化を助ける. 活性化を受けたマクロファージの細胞表面上では, クラス II MHC 分子の発現が上昇する. この活性化されたマクロファージは効率のよい抗原提示細胞でもあり, クラス II MHC 分子に結合した抗原をヘルパー T 細胞に提示する. 活性化マクロファージ上に提示された抗原を認識したヘルパー T 細胞は, さらに多量のサイトカインを放出し, ますますマクロファージの活性化が促進されて反応が増強される. 遅延型過敏反応を一定のレベルに制御するには, サイトカイン産生を維持するようにヘルパー T 細胞を刺激し続けることが必要である. 抗原が除去されると, マクロファージは, もはやヘルパー T 細胞を刺激することができなくなるため, 反応を維持するのに必要なサイトカイン産生が低下し, 反応は徐々に収まる.

遅延型過敏反応による病原体の排除

活性化を受けたマクロファージは, ヘルパー T 細胞を刺激する点で優れていることは上述した通りであるが, そもそもマクロファージを活性化する主たる理由は, 貪食した病原体を殺傷する能力を高めることにある. 活性化マクロファージでは, 細胞内の一酸化窒素や酸素ラジカルの濃度が上昇し, またタンパク質を加水分解する酵素の分泌も上昇する. 活性化される前のマクロファージによる細胞傷害反応から免れていた病原体も, マクロファージの活性化に伴って増強される傷害活性によって殺される.

9・4 エフェクター反応の違いにより宿主細胞のリスクも異なる

免疫系でのさまざまな種類のエフェクター反応は, われわれがさらされるいろいろな病原体の感染を防御するのに, 大変効果的であることはいうまでもない. しか

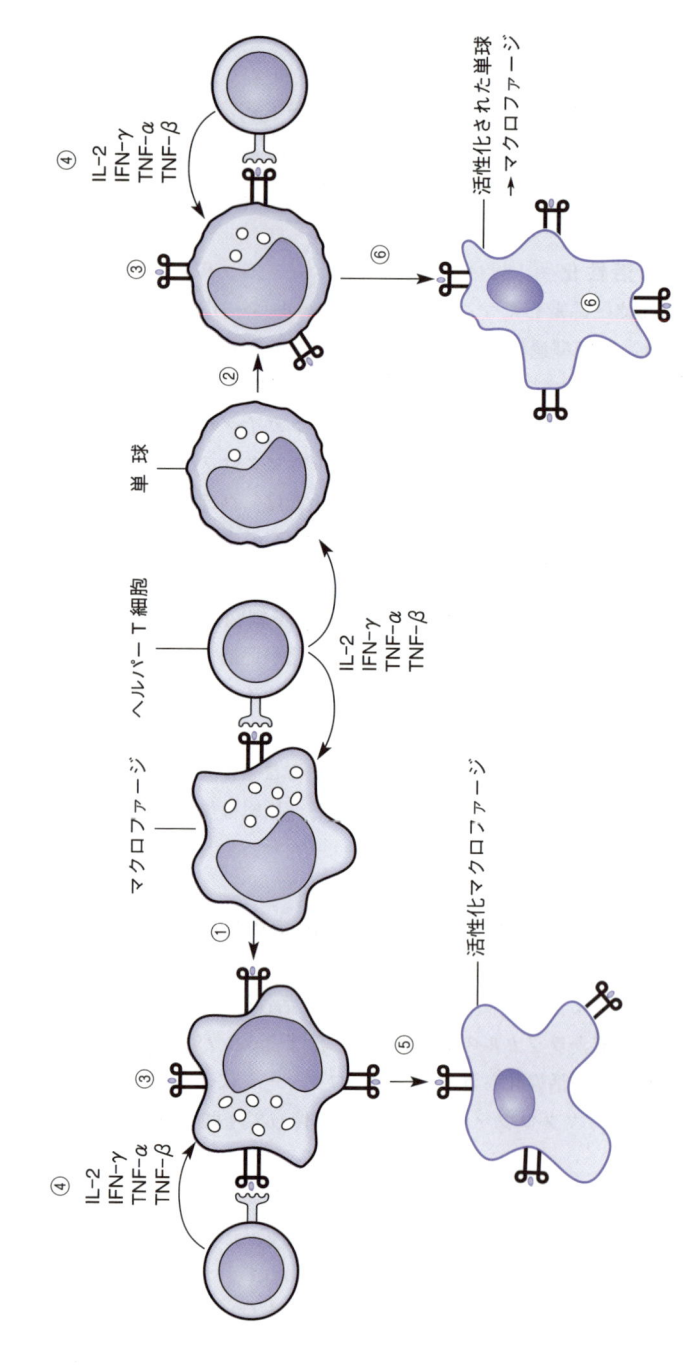

図 9・6 遅延型過敏反応部位で起こる活性化増幅のループ ヘルパーT細胞は種々のサイトカインを分泌し，これらがマクロファージ（①）あるいは単球（②）を活性化し，クラスII MHC分子の発現を上昇させる（③）．クラスII MHC分子の発現上昇は，さらにヘルパーT細胞を刺激してサイトカインを分泌するように促す（④）．これらの反応が繰返されてマクロファージが活性化され（⑤），単球は活性化マクロファージへと分化し（⑥），病原体を傷害する．

し，反応の仕方によっては，宿主の細胞や組織に対する損傷が大きい場合もあれば，小さい場合もある．抗体の反応は，一般的に宿主に対して最も損傷が少ない．その理由は，抗体では直接，病原体や病原体が産生する物質を標的として反応が起こるからである．抗体による毒素の中和は，本質的に，宿主に対しては何の傷害も与えない．同様に，補体系を介した病原体の溶解や，貪食細胞による病原体の貪食や傷害反応も，通常，宿主には何の傷害も与えない．

これに対して，細胞傷害性T細胞は，病原体が感染した宿主細胞を標的としており，宿主に対して何らかの損傷を伴うことは避けられない．細胞傷害性T細胞は，慢性的な非溶解性のウイルスの感染に対して，感染した細胞を殺してウイルスの増殖を抑制するという方法は，宿主にとって最もリスクの少ない応答であるように思われる．急性の溶解性のウイルスは増殖が早く，宿主細胞を破壊することから，抗体によって応答がなされる．ウイルスが短時間にそのような傷害を与える場合は，細胞傷害性T細胞が感染した宿主細胞を傷害してもあまり意味がない．場合によっては，ウイルス感染した宿主細胞を傷害する代価は，たいへん大きなものとなる．神経細胞がクラスI MHC分子を発現していない理由は，このためであると考えられる．すなわち，神経細胞は再生ができないので，非溶解性のウイルスを殺さずに増殖を容認するほうが，損害が少ないのである．

遅延型過敏反応は，宿主に対して最も大きな傷害を与える危険性がある．遅延型過敏反応も多くの場合，ほとんどダメージを与えずに病原体を排除できるが，反応が大きく増幅されると，一酸化窒素や活性酸素などの高反応性の化合物や，タンパク質分解酵素がマクロファージから放出され，宿主の細胞や組織も傷害を受けてしまう．重篤な場合には，遅延型過敏反応は感染を抑えることができずに慢性的になり，**肉芽腫**（granuloma）を形成する．肉芽腫とは，慢性的に刺激を受けたマクロファージや巨大な類上皮細胞などが密集し，そこにフィブリンが沈着した病変である（図9・7）．マクロファージが大量の加水分解酵素を産生すると，激しい組織の損傷が起こり，次いで繊維状の壁がその領域を取囲む．繊維状の壁は，病原体がその部位から拡散することを抑制しているのだが，結果として酸素が欠乏し，組織のネクローシス（壊死）を起こす．

病原体の違いによって異なる応答をすることが重要であり，このことは，免疫系の特定の分子や細胞が遺伝的に欠損した人では，感染症の種類が共通していることからも推測することができる（Box 9・2参照）．

9・5　2種類のCD4ヘルパーT細胞

ヘルパーT細胞はさまざまなサイトカインを産生し，種々のエフェクター反応

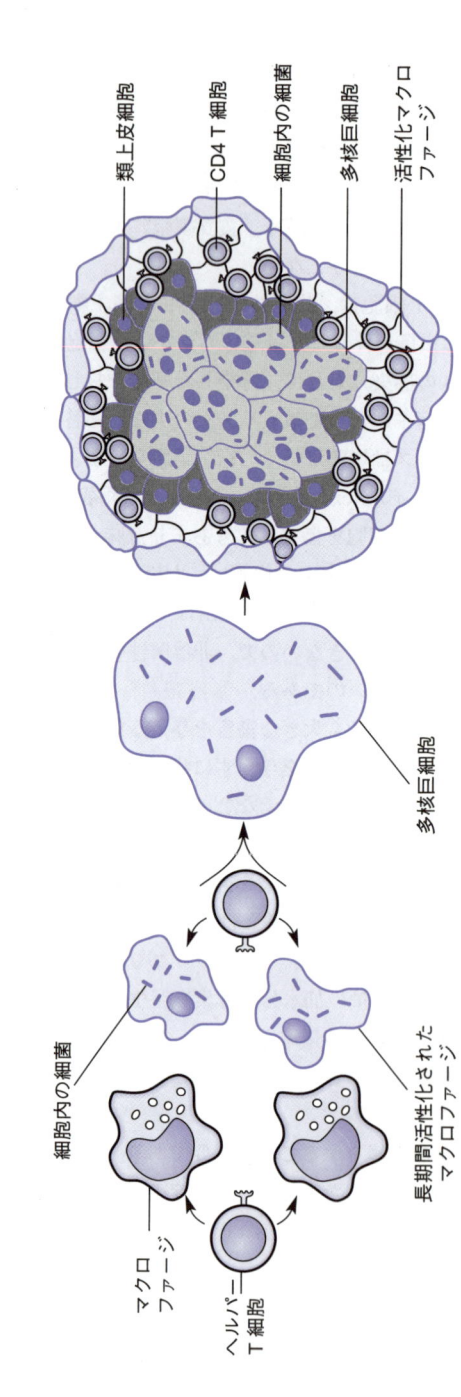

図9・7　肉芽腫形成　マクロファージが遅延型過敏反応によって病原体を排除できない場合には、ヘルパーT細胞の活性化が継続され、またマクロファージの活性化も繰返される（①）。長期にわたり刺激を受けたマクロファージは類上皮細胞に変化し（②）、これらの細胞が互いに融合して、巨大な多核細胞になる（③）。ヘルパーT細胞、マクロファージ、類上皮細胞、多核巨細胞によって肉芽腫が形成される（④）。肉芽腫を形成するマクロファージ由来の細胞から遊離された細胞溶解性の物質や酵素は、組織に重篤な損傷を与え、ネクローシスをひき起こす。肉芽腫の周囲は、しばしば類上皮細胞やフィブリンの壁で囲い込まれ、酸素不足によりネクローシスを促進する。

Box 9・2　先天性免疫不全症が教えてくれる免疫機構

先天性免疫不全症は，一つの遺伝子の変異によってひき起こされる．これらの変異は，遺伝的なものか，自然に誘発されたものである．これらの変異は下記に影響を及ぼす．
・特定の細胞の産生
・特定の分子の産生
・特定の分子の機能

免疫不全症は，抗原特異的な獲得免疫に異常が認められるものと，自然免疫（先天性免疫のこと）に影響を及ぼすものの二つに分類されていた．獲得免疫に異常のある免疫不全症の原因は，B細胞かT細胞の機能の異常であり，自然免疫に異常のある免疫不全症では，自然免疫系における一つの成分（細胞や分子）の欠損が原因である．しかし，自然免疫と獲得免疫は相互に密接して関連しているので，1種類の細胞の機能不全が他の細胞の機能に影響を及ぼす可能性もある．たとえば，**分類不能型低γグロブリン血症**（common variable hypogammaglobulinemia）の患者は，一つあるいは複数のクラスの抗体産生に異常が認められる．この患者の直接的な原因はCD4 T細胞の異常であるが，抗体産生にはヘルパーT細胞が必要であることから，抗体産生に異常が観察されるのである．

影響を受ける細胞や分子を特定することは難しいが，免疫不全症は，免疫系のさまざまな成分が，種々の病原体の防御，特にエフェクター機能に重要であることを教えてくれる．そのいくつかの例を，表にまとめる．

これらの疾患は，細胞外の感染防御には抗体や補体が重要であること，また細胞内の感染防御にはT細胞が重要であることを示している．貪食細胞は，細胞外での細菌による感染に重要であるだけでなく，遅延型過敏反応を介して細胞内感染に対しても役立っていることがわかる．

先天性免疫不全症の例

直接的な原因となる細胞あるいは系	罹患する感染症
抗体産生に影響を及ぼす疾患 　ブルトン無γグロブリン血症， 　分類不能型低γグロブリン血症	気管や胃腸管における発熱性細菌による感染（ブドウ球菌属，連鎖球菌属，ヘモフィルス属など）
T細胞に影響を及ぼす疾患 　重症複合型免疫不全症（SCID）	全身性のウイルス感染（特に気管や胃腸管では，麻疹，ヘルペス，サイトメガロウイルスの感染）．真菌感染（ニューモシスチス・カリニ，カンジダ・アルビカンス）
貪食に影響を及ぼす疾患 　慢性肉芽腫症，Wiscott-Aldrich症候群	胃腸管，皮膚の細菌感染（特にカタラーゼ陽性）．尿路感染（ブドウ球菌属，大腸菌）．真菌感染（カンジダ・アルビカンス）
補体に影響を及ぼす疾患 　C3欠損，C5，C6，C7，C8またはC9の欠損	発熱性細菌による感染（ブドウ球菌属など）．ナイセリア感染（淋病，髄膜炎）

にかかわっていることから，異なるヘルパーT細胞が存在するのではないかという可能性も考えられる．Th1およびTh2とよばれる2種類のヘルパーT細胞がすでに発見されており，それとは別のヘルパーT細胞も存在すると考えられる．Th1細胞ならびにTh2細胞は分泌するサイトカインが異なり，別々の反応を制御している．これら2種類の細胞が分泌するサイトカインを，表9・3にまとめた．Th1細胞は，細胞傷害性T細胞や遅延型過敏反応にかかわっており，ある種の抗体産生を促進する機能をもつ．Th2細胞は別のクラスの抗体産生を促したり，肥満細胞や好酸球の応答を制御する．

9・5・1 ヘルパーT細胞の分化を制御する因子

抗原に出会ったことのないCD4 T細胞がエフェクター細胞であるTh1やTh2に分化する機構は，病原体に対する適切な応答をする上で，大変重要である．おそらく生体内では，病原体はさまざまな応答を誘発し，それらの応答の中には，Th1細胞とTh2細胞の両方が関与している反応が含まれていると考えられる．しかし多くの場合，ある一つの応答がメインであり，応答が長期間持続すると，Th1細胞かTh2細胞のいずれかの応答に偏ることになる．

CD4 T細胞の分化には，多くの因子がかかわっている．たとえば，抗原量や抗原にさらされる時間，抗原提示細胞の種類，共刺激分子などが挙げられる（詳細はBox 9・3を参照）．しかしながら，CD4 T細胞がTh1細胞とTh2細胞のどちらに分化するかを決定する最も重要な因子は，CD4 T細胞がどのようなサイトカインによって刺激を受けるかである．

表9・3 Th1細胞およびTh2細胞が分泌するサイトカイン

	Th1	Th2
Th1細胞と，Th2細胞により特異的に分泌されるサイトカイン	IL-2 IFN-γ TNF-β	IL-4 IL-5 IL-6 IL-9 IL-10 IL-13
Th1細胞，Th2細胞の両方から分泌されるサイトカイン	IL-3 GM-CSF TNF-α	

CD4 T 細胞の分化における種々のサイトカインの役割

　種々のサイトカインは，多かれ少なかれ，ヘルパー T 細胞の分化に影響を及ぼし，さまざまなサイトカイン刺激の総和として，最終的にヘルパー T 細胞がどのようなエフェクター細胞へと分化するかが決まる．ヘルパー T 細胞の分化にかかわる種々のサイトカインは，図 9・8 に示した通りである．これらサイトカインの多くは，先天性免疫を担っている細胞から産生されるものである．たとえば，マクロファージや樹状細胞は IL-12 を，また肥満細胞は IL-4 を放出する．さらにこのことは，先天性免疫と特異的な獲得免疫にかかわる分子が，特異的な免疫応答が進行する過

Box 9・3　CD4 T 細胞の分化に影響する他の因子

　サイトカインが Th1 細胞または Th2 細胞への分化を規定する最も重要な因子であることはいうまでもない．しかし，他の因子もサイトカイン産生に影響を及ぼすことなどにより，分化の方向性にいくぶん影響している．

抗 原 量

　抗原量がヘルパー T 細胞の分化に影響を及ぼすことは，実験的に知られている．低濃度の抗原では Th2 細胞になりやすく，より高濃度では Th1 細胞になりやすい傾向がある．これと関連して，抗原にさらされる頻度も，ヘルパー T 細胞の分化に影響がある．継続的に抗原にさらされていると，Th2 細胞になりやすく，断続的にさらされると，Th1 細胞になりやすい．

抗原提示細胞

　抗原提示細胞の種類もまた，CD4 T 細胞の分化に影響を及ぼす可能性がある．樹状細胞は静止期の CD4 T 細胞を活性化し，免疫応答を開始するための最も重要な細胞であるが，活性化された B 細胞やマクロファージはクラス II MHC 分子や CD80，CD86 分子を高頻度に発現して，静止期の CD4 T 細胞の活性化に必要な共刺激を与えることができる．マクロファージが主要な抗原提示細胞となっている場合，免疫系は強い Th1 応答を示し，B 細胞が主要な抗原提示細胞となっている場合には，Th2 応答を示す．

共刺激分子

　CD4 T 細胞に結合する共刺激分子は，CD4 T 細胞の分化の方向性に影響し，CD80 では Th1 細胞に，また CD86 では Th2 細胞になりやすい．

　ヘルパー T 細胞の分化を規定する最も大切なものがサイトカインであることは，忘れてはならない．上記のサイトカイン以外の因子が影響を及ぼすことは確かであるが，十分な量の IL-12 または IL-4 は，それぞれ Th1 細胞あるいは Th2 細胞への分化において，他のどのような因子よりも勝っている．

程や免疫応答のエフェクター反応において，どのように相互にかかわっているかを示している（8章参照）．

Th1 細胞への分化を規定する最も重要なサイトカインは，インターロイキン 12 (IL-12) である．IL-12 は CD4 T 細胞上に発現している IL-12 受容体に結合し，Th1 細胞へ分化するシグナルを伝達する．IL-12 は，T 細胞やナチュラルキラー細胞に作用して IFN-γ の産生を誘導する活性もあり，この IFN-γ は Th1 細胞の分化をさらに促進する．マウスと違って，ヒトでは IFN-α や IFN-β も同様に Th1 細胞

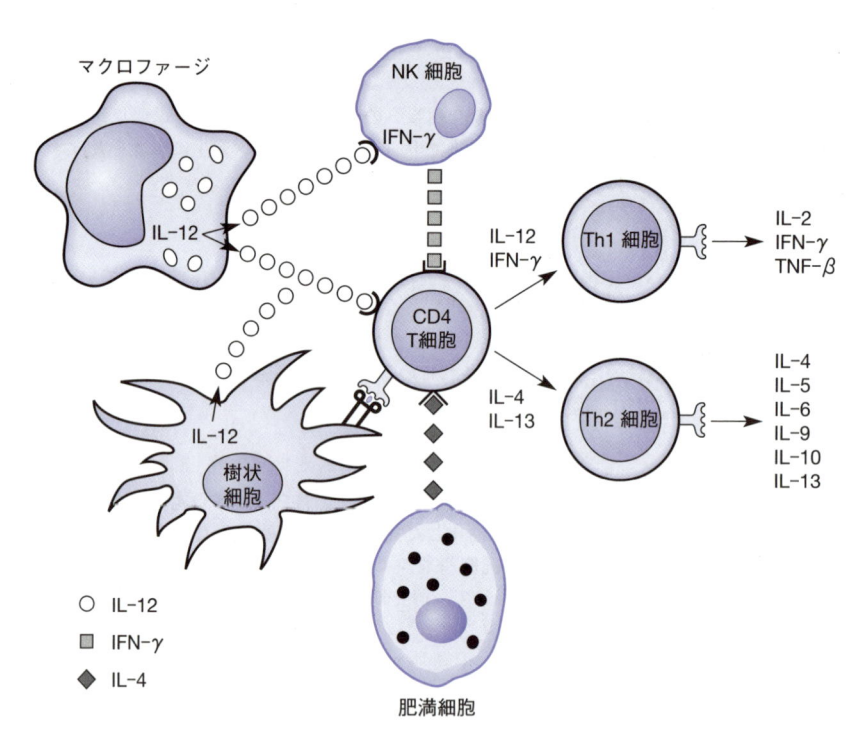

図 9・8 CD4 T 細胞の Th1 細胞または Th2 細胞への分化 Th1 細胞への分化を誘導する主要なサイトカインは，IL-12 と IFN-γ である．IL-12 は，リポ多糖などの微生物の産生する物質に応答して，樹状細胞やマクロファージから産生される．IL-12 は直接 CD4 T 細胞に作用することができるとともに，ナチュラルキラー（NK）細胞を刺激して高濃度の IFN-γ を産生させ，その IFN-γ を介して CD4 T 細胞に作用する．IL-4 は Th2 細胞への分化を誘導する主要なサイトカインであるが，初期の反応にかかわる産生細胞は明らかになっていない．一つの可能性として，組織型肥満細胞が挙げられる．

の分化を促進する．IFN-αやIFN-βは，ウイルス感染に伴って，マクロファージや繊維芽細胞などのさまざまな細胞で産生される．特異的な免疫応答に関係しないさまざまな種類の細胞が，IFN-αやIFN-βの産生を通して，抗ウイルス反応にかかわるTh1細胞の産生を促進することができる．結局，誘導されるヘルパーT細胞の種類は，いろいろなサイトカインのバランスによって決定されるのである．その例として，インターロイキン18 (IL-18) 単独ではTh2応答を促進するが，IL-12存在下ではTh1応答を促進させる逆の働きをする．

9・6 ま と め

- T細胞は関与するが，抗体は関係しない特異的な免疫応答が2種類ある．細胞傷害性T細胞の誘導と遅延型過敏反応がそれである．
- 細胞傷害性T細胞は，細胞内に存在する抗原をクラスI MHC分子上に提示した標的細胞を傷害する．
- 細胞傷害性T細胞は，2種類のメカニズムで標的細胞を攻撃する．一つは，顆粒の放出であり，もう一つはFas経路である．
- 顆粒の放出とは，細胞傷害性T細胞内の顆粒に貯留されていた物質が，刺激に伴って細胞外へ放出されることである．顆粒から放出される物質には，パーフォリンとグランザイムが含まれており，これらのタンパク質が標的細胞を速やかにアポトーシスへ導く．
- 標的細胞がFas分子を発現していれば，細胞傷害性T細胞上に発現誘導されたFasリガンドが，標的細胞のFasを介して細胞死の経路を活性化し，アポトーシスに導く．
- 遅延型過敏反応は，抗体や細胞傷害性T細胞が効率的に作用できない細胞内に潜伏している病原体に対して起こる．
- 遅延型過敏反応では，組織に感染している病原体由来の抗原が所属リンパ節でCD4 T細胞を活性化し，エフェクターヘルパーT細胞へと分化・誘導する．このヘルパーT細胞は血流を循環し，病原体の存在する組織へ戻る．
- 感染部位では，ヘルパーT細胞がさまざまなサイトカインを放出する．これらのサイトカインは，血液中の単球を感染部位へ遊走させ，そこで単球や組織性マクロファージを活性化する．
- 活性化された単球やマクロファージは，貪食した病原体を傷害する活性が増強され，宿主に与える損傷を最小限に留めつつ，病原体を殺傷する．
- 急性の重篤な反応の場合や，免疫応答が慢性的に継続して肉芽腫形成を伴うような場合には，遅延型過敏反応は，組織に過度の損傷を与えることがある．

- CD4 T 細胞は，少なくとも二つの機能的に異なるヘルパー T 細胞，すなわち Th1 細胞および Th2 細胞に分化することができる．これらのヘルパー T 細胞は，それぞれ異なる組合わせのサイトカインを放出する．
- Th1 細胞は，細胞傷害性 T 細胞の誘導や遅延型過敏反応，そして特定のクラスの抗体産生を促進する．一方，Th2 細胞は，別のクラスの抗体産生を促し，好酸球や肥満細胞を感染部位へ遊走させる．

10 免疫記憶とワクチン

この章で学ぶこと

免疫記憶の基礎と，免疫記憶がどのようにして同じ病原体による再感染に対して抵抗するかを理解する．現在用いられているワクチンの手法や進歩を学ぶ．

重要項目

- **免疫記憶**
  - 抗体産生の記憶
  - T細胞の記憶
- **ワクチン**
  - 理想的なワクチンの特性
  - ワクチンの現状
  - 将来のワクチン

10・1 免疫記憶

　特異的な免疫応答の特徴の一つとして免疫記憶が挙げられるが，この免疫記憶とはどういうことを意味しているのであろうか．免疫記憶は，病原体による最初の感染と2度目の感染における抗体の反応を思い浮かべると，最もわかりやすい（図10・1）．IgM産生は，初回免疫感作の1週間以内に起こるのに対し，IgG産生はIgM産生の後に誘導される．一方，同一の抗原によって2度目の免疫感作が起こると，IgMは同様に産生されるが，IgG産生は初回免疫感作とはまったく異なる挙動を示す．すなわち，IgGは，より**迅速**にかつ**大量**に，**より親和性の高い抗体**（図10・1には記載できない）が産生される．抗原による初回免疫感作に対する応答を**一次応答**（primary response），2回目の免疫に対する応答を**二次応答**（secondary response）という．免疫記憶のもう一つの特徴は，抗原に対して特異的な点である．図10・1の例にあるように，同一の抗原による2回目の免疫感作に対しては，より大きな応答が得られる．しかし，2度目の免疫感作が異なる新規の抗原であると，得られる応答は，あくまで一次応答である．免疫記憶とは，特異的な免疫応答すべ

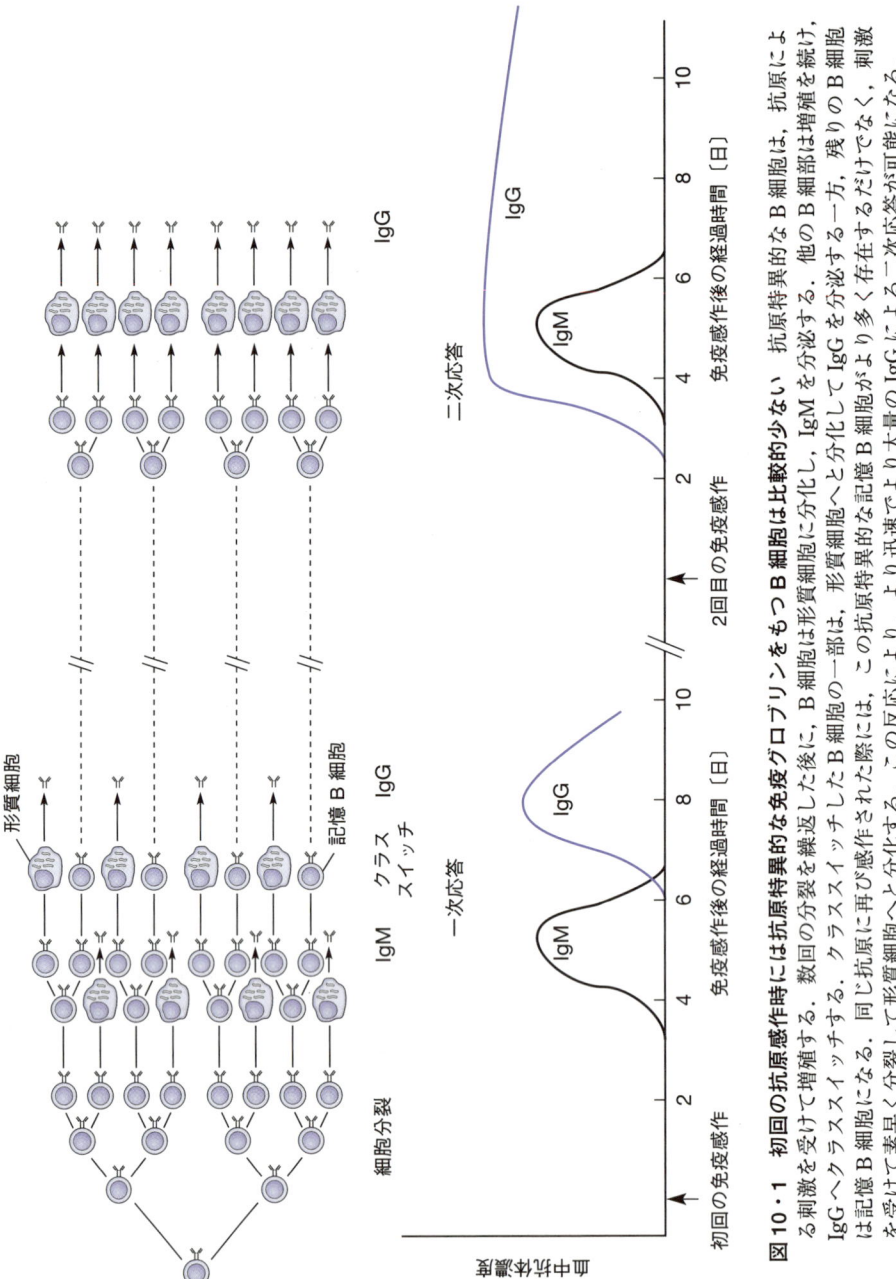

図10・1 初回の抗原感作時には抗原特異的な免疫グロブリンをもつB細胞は比較的少ない。抗原特異的なB細胞は，抗原による刺激を受けて増殖する。数回の分裂を繰返した後に，B細胞は形質細胞に分化する。B細胞は形質細胞部は増殖を続け，IgGへクラススイッチする。クラススイッチしたB細胞の一部は，形質細胞へと分化してIgGを分泌する一方，残りのB細胞は記憶B細胞になる。同じ抗原に再び感作された際には，この抗原特異的な記憶B細胞がより多く存在するだけでなく，刺激を受けて素早く分裂して形質細胞へと分化する。この反応により，より迅速でより大量のIgGによる二次応答が可能になる。

てに共通した特性であり，B細胞，CD4 T細胞，CD8 T細胞が関与している．

10・1・1 B細胞の記憶

　B細胞の記憶は，免疫記憶として最もよく理解されている．記憶B細胞は，胚中心でのみつくられ，増殖しながらクラススイッチと親和性成熟が完了したB細胞である（図10・1）．抗原特異的なB細胞は，増殖を完了した後に記憶B細胞になるので，記憶B細胞は，抗原と出会う前のB細胞に比べて，抗原に対してより強い親和性をもっている．このことが，より大量の，そして迅速な抗体産生に寄与している．記憶B細胞はすでに抗体のクラススイッチが完了しているので，細胞表面には膜型 IgG, IgA, IgE をもっており，まだ抗原に出会ったことがなくて膜型 IgM や IgD を細胞表面に発現しているナイーブB細胞とは区別できる．記憶B細胞は，抗原に再感作された際にクラススイッチをする必要がないので，迅速に二次応答をすることができる．また，記憶B細胞はすでに親和性成熟の過程も完了しているので，二次応答は一次応答に比べてより高親和性の抗体を産生することができる．

　記憶B細胞は，抗体を分泌する前に，分裂増殖して，形質細胞へと分化する必要があり，この過程には，CD4 T細胞の助けが必要である．6章に，記憶T細胞がリンパ系および血液系を循環していることを記載したが，記憶B細胞がリンパ組織でCD4 T細胞と相互作用する方法は§7・3に記載したのと同じと考えられている．しかし一方で，記憶B細胞の刺激においては，いくつかの異なる点もある．可溶性の抗原であっても記憶B細胞を効率よく活性化できるのに対して，ナイーブB細胞を活性化するためにはマクロファージの表面に抗原が提示される必要がある．

　記憶B細胞の形質細胞への分化だけでなく，記憶B細胞の増殖にも，CD4 T細胞が必要である．

10・1・2 CD4 T細胞の記憶

　このCD4 T細胞の記憶に関しては詳しくわかっておらず，抗原特異的な免疫応答の制御においてCD4 T細胞が中心的な役割を演じていることを考えると，いくぶん矛盾しているように思われる．記憶B細胞は細胞表面の IgG, IgA, IgE によって細胞を特定できるのに対し，記憶CD4 T細胞はマーカーがなく同定できないという大きな問題がある．記憶CD4 T細胞は機能的にナイーブCD4 T細胞と異なるのか，またCD4 T細胞の記憶とは単に細胞数の違いだけではないのか（抗原特異的なCD4 T細胞が分裂増殖したために，初回免疫感作時より再感作時に，より多

くの抗原特異的な CD4 T 細胞がヘルパー T 細胞になるだけ），という問いに対しても賛否両論がある．しかし，記憶 CD4 T 細胞は，ナイーブ CD4 T 細胞に比べて，少ない共刺激でも活性化されるという報告を考慮すると，記憶 CD4 T 細胞はナイーブ CD4 T 細胞と機能的には区別できるかも知れない．

10・1・3　記憶 CD8 T 細胞

　細胞傷害性 T 細胞の一次応答において，CD8 T 細胞が分裂して多数の抗原特異的な CD8 T 細胞を産生するが，そのうち約 90% の細胞は，感染が治癒すると死んでしまう．残り 10% の細胞が，記憶 CD8 T 細胞になる．これらの細胞はナイーブ CD8 T 細胞より素早く細胞傷害性 T 細胞へ分化できるので，より多くの記憶 CD8 T 細胞があれば，次の感染に対してより迅速に応答ができる．抗原刺激に対して，記憶 CD8 T 細胞は，ナイーブ CD8 T 細胞に比べてより大量のサイトカイン（特に IFN-γ）を産生する．初回免疫感作時の細胞傷害性 T 細胞の産生には CD4 T 細胞は必要ないが，記憶 CD8 T 細胞の産生には CD4 T 細胞が必要である．

10・2　ワクチン

　免疫系が病原体の再感染を阻止していることがわかれば，ワクチンという考えが生まれる．古くから，人は一生に一度だけかかる病気が，いくつもあるといわれていた．その病気とは，天然痘，麻疹，耳下腺炎のような感染症のことである．一度しかかからない理由は，その当時はまだ明らかになっていなかったが（実際ほんの数百年前まで感染性病原体も不明であった），再感染に対して抵抗性を示す事象は，**免疫**（immunity）として広く知られていた．また，昔の人たちは免疫が特異的であることを体験していて，一度天然痘にかかって助かれば，生涯にわたって天然痘になることはないが，相変わらず他の病気にかかることを身をもって知っていた．ワクチン接種とは，病気にならずにその免疫力を獲得しようという方法であり，古くから試みられていた（Box 10・1 参照）．今日では，この免疫が免疫記憶によるものと理解されている．

10・2・1　理想的なワクチンの特性

　ワクチン接種とは，病気をひき起こす細菌から身を守るために，人や動物に病気をひき起こすことなく，免疫系を発動させる方法である．ワクチンを有効に機能させるためには，適切な免疫応答を，本来起こるべき部位にひき起こさなければならない．したがって，病原体ごとに，抗体と CD8 T 細胞，遅延型過敏反応，そしてこれらの複合的な反応を適切に誘導することが好ましい．たとえば，感染をしやす

Box 10・1　過去の経験

　過去の多くの人々が，感染性の微生物の存在を知らなかったにもかかわらず，さまざまなワクチンの方法を試行錯誤してきた．過去の人たちは，ある疾患が感染すること，すなわち病気が人間や動物間で伝染することや，一度病気にかかり回復した人は，再び同じ病気にかかることに対して抵抗性を獲得していることを知っていた．1000年以上にわたって，最も注意が払われていた病気は天然痘である．この病気は桁違いに恐れられていて，古代に用いられていた防御の手法でも，ある程度効果があったと考えられる．世界保健機構によってなされた全世界のワクチン計画により，1979年に根絶するまで，天然痘は人類にとって最も怖い疫病であった．今日，この問題の大きさを想像することは困難であるが，中世においては，人口の60％にのぼる人々が天然痘に感染し，そのうち約15％が死亡した．このことは，全人口の約10％が天然痘で死亡している計算になる．生存した人々の中で，特に大人では，しばしば醜い傷を残し，失明する者もいた．古代のイラン人，中国人，インド人は，今日の種痘として知られる手法を用いていた．この手法は，天然痘患者の水疱から得た物質を人（おもに子供）に切り傷をつくって接種する方法である．この接種によって実際に天然痘に罹患するが，子供の年齢では重篤な症状をひき起こさず，この方法によって生き延びた子供は，大人になっても天然痘にかかることがないことが知られていた．パキスタンの住民の間でも類似の手法が用いられていて，牛痘に感染したウシの皮膚（病巣）に，切り傷を付けた子供を触れさせていた．ラクダ痘も，同程度に効果があることが知られていた．牛痘が天然痘の防御に役立つという考えは，数世紀を経てジェンナー（Edward Jenner）によるワクチン接種の手法につながった．

　かなり恐れられていた病気のもう一つが，狂犬病である．5世紀のローマ人は，狂犬病のイヌの肝臓を茹でて，これを畜牛に飲み込ませることにより，ウシを狂犬病の感染から防いでいた．17世紀に，ヴァリ（Valli）は，狂犬病のイヌの唾液を採取して（かまれると大変だが），カエルの胃液と混ぜ，狂犬病に対して抵抗性の物質を調製していた．いずれの方法も，ウイルスや毒素が弱毒化したものと考えられるが，免疫能を獲得するには十分であったと思われる．

　他の"ワクチン"の手法も，偶然にも，病原菌や毒素を弱毒化したものを用いたものだった．古代イラン人は，肺炎に感染した動物の肺を取出し，それらをニンニクと酢を混ぜて粉砕したものを調製した．これに針と糸を浸し，ヤギの耳に通して接種することにより，ヤギに肺炎に対するワクチン療法を行っていた．この変法はアフリカの一部の地域でも行われていて，ふすま（小麦の糠），雑穀，そして革をなめす際に用いた植物由来の抽出物の混合物の中で，感染した肺を発酵させて水薬をつくり，牛肺炎のワクチンとして使っていた．この処方は，ときには致死的な肺炎をひき起こす場合もあったが，これによって効果が現れれば長生きできた．

エドワード・ジェンナー

　ジェンナーは近代ワクチンの創始者として有名であるが，それ以前の1700年代の初頭に，トルコで種痘がなされているのを見たモンタギュー（Elizabeth

Box 10・1 （続き）

Montague）によって，種痘は英国に紹介されていた．ジェンナーは，イングランド南西部のグロスターシャーの開業医であった．彼は地域の伝承である"乳搾り女は肌が美しい"という理由は，天然痘の感染による斑点がないためであることに気づいた．その当時，まだ感染性微生物の存在は知られていなかったが，ジェンナーは，乳搾り女が天然痘にかからない理由は牛痘にさらされるためである，という仮説を展開した．この仮説を検証するために，ジェンナーは，1798 年に，今日ではきわめて非倫理的といわれる実験を行った．すなわち，牛痘の病巣から抽出した物質を，少年の腕の傷口に接種したのである．接種された少年は，病気を発症しなかった．つぎに，この牛痘由来の物質を接種することにより天然痘に対して抵抗性を示すかどうかを調べるために，ジェンナーは天然痘から調製した物質をその少年に故意に感染させた．幸いにも，実験は成功し，その少年は天然痘にかかることはなかった．人を感染性の物質にさらすことは今日からすれば，きわめて非倫理的なことであるが，子供に天然痘を感染させることを含めて，種痘がまだ行われており，危険をおかしても価値があると多くの人たちが認めている点は知っておかねばならない．ワクチンという用語は，牛痘ウイルスである vaccinia が語源である．

い粘膜で IgA の分泌を誘導できれば，多くの病原体の感染を防げる．理想的なワクチンとしての特性は，以下に示す通りである．

- **安 全 性**　副作用がないこと，またワクチン製造過程に誤まりがなく，摂取した人が病原体やそれらの産生する毒素にさらされる危険性がないこと．
- **値 段**　安価であることが好ましい．風土病が多発し，しかも経済的に貧困な地域では，安価であることは必須の条件である．
- **安 定 性**　高温でも保存が可能であることが望ましい．高温でも安定であれば，冷蔵保存のための設備がなくても，また熱帯地方でも使用できる．
- **投与が容易なこと**　ワクチンのおもな対象である子供は，注射が嫌いなので，経口投与が最も好ましい．また，経口投与は注射器を使わないので，経費の節約にもなる．

今日，ワクチンはかなり安全になったとはいえ，人痘接種（Box 10・1 参照）の致死率は 1% であり，今日では問題視されている．初期の種痘は，牛痘ウイルスを接種して天然痘ウイルスに対する免疫を獲得するもので，人痘接種よりはるかに安全であった．ワクチンが開発された時点では免疫系については，ほとんど知られていなかったが，開発されたワクチンの多くは今日でも使われ，きわめて安全で有効である．現在では，さまざまな病原体に対するワクチンが製造されている（表 10・1 参照）．

それでもなお，まだいくつかの問題点がある．ワクチンによっては，わずかでは

10・2 ワクチン

表10・1 今日用いられているワクチン

生物種	ワクチンの種類
ウイルス	
麻疹	弱毒化ウイルス
流行性耳下腺炎	弱毒化ウイルス
風疹	弱毒化ウイルス
ポリオ	弱毒化ウイルス
水痘	弱毒化ウイルス
ロタウイルス（乳児下痢症）	組換え体ワクチン
インフルエンザ	不活性型ウイルス
肝炎（A型，B型）	組換え体ウイルス
細菌	
ジフテリア	トキソイド
百日咳	死菌，サブユニットワクチン
髄膜炎（髄膜炎菌，インフルエンザ菌）	被膜多糖，多糖複合体
破傷風	トキソイド
肺炎連鎖球菌	被膜多糖
コレラ	死菌

あるが副作用の危険性がある．実際には副作用の危険性はきわめて低いのだが，危険性を考えてワクチンを接種しないという行為が連鎖的に広がる場合がある．その場合，**集団免疫**（herd immunity）が失われる．ある病原体に対する免疫能をもつ人の割合がきわめて高い集団では，その病原体は感染できる宿主を見つけ出すことができないために感染が蔓延することはない．このことを，集団免疫という．しかし，大人や子供へのワクチン接種を止めると，病原体が感染できる人たち（宿主）の割合が増え，病原体が再び出現して集団免疫が失われる．

ワクチンに関する第二の問題点は，効果的なワクチンの見つからない感染症が，まだ多数存在することである．マラリア，結核，寄生虫感染などの感染症により，毎年1000万人を超える人々が死亡している．もし効果的なワクチンが開発できれば死亡する幼児の30%を救うことができるという調査結果もある．AIDSに対する有効なワクチンも，いまだに存在しない．

10・2・2 ワクチン――過去と現在

牛痘と天然痘の関係は，例外といってよい．人には害がないのに抗原性が同じで，ワクチンの簡便な供給源になる異種由来の病原体は，ほかに例がない．それゆえ，ワクチンを開発するには別のアプローチが必要で，その多くは今日使われている手

法である.

- **死滅あるいは不活性化させた病原体**　このアプローチは，当初ウイルスに対して用いられていた方法で，単離したウイルスを熱や化学物質で処理して，感染性を失わせたものを免疫原（抗原）として用いる手法である．このワクチンは効率よく抗体産生を誘導することができるが，抗原に用いたウイルスはもはや感染しないので，細胞性免疫を誘導することはできない．この手法は，インフルエンザ，狂犬病，ポリオ（ソーク（Salk）ワクチン），ある種の細菌に用いられてきた．この手法の問題点は，一部の病原体粒子が不活性化処理の際に生き残る可能性があることで，実際，1950年代にポリオワクチンに関してこの問題が発生した．

- **弱毒化病原体**　弱毒化した病原体は，生存して感染を起こすが，病気を起こすことはない．弱毒株は，通常，異なる種由来の細胞で細菌を培養して作製する．この操作により，病原体は異なる種由来の細胞で生存するように適応するが，一方でヒトの細胞ではうまく増殖できないように変化する．弱毒化された病原体は細胞内に侵入して感染するので，抗体産生に加えて，細胞性免疫も活性化することができる．ポリオ（セービン（Sabin）ワクチン），麻疹，流行性耳下腺炎（おたふくかぜ），結核菌用のワクチンがこの手法でつくられる．このワクチンの問題点は，ワクチンの保存中や接種した人の体内で，もとの病原性をもつものに復帰変異する可能性があることである．

- **サブユニットワクチン**　病原体のある特定の物質に対して抗体産生が起これば，十分な免疫能を獲得できることがある．細菌の多くは多糖でつくられた細胞壁をもっているため，抗体が存在しないと貪食が効率的に行われない．この細胞壁を構成する多糖をワクチンとして用いると，多糖に対する抗体産生が誘導され，免疫を誘導することができる．この手法は，インフルエンザの原因と間違えられたインフルエンザ菌，致死的な髄膜炎をひき起こす髄膜炎菌などに用いられてきた．このワクチンの問題点は，多糖の抗原がヘルパーT細胞を刺激しないために，IgMの産生しか誘導されないことである．破傷風毒素のようなタンパク質に多糖を結合させて抗原として用いると，この問題を克服することができる．破傷風毒素はヘルパーT細胞を活性化する．活性化したヘルパーT細胞が多糖に特異的な抗体を産生するB細胞のクラススイッチを助けるので，IgMとは異なるクラスの抗体が産生されて，より強力な体液性免疫を誘導することができる（図10・2）．

　タンパク質そのものも，サブユニットワクチンとして使われている．B型肝炎ウイルスのワクチンには，このウイルス表面の主要なタンパク質である

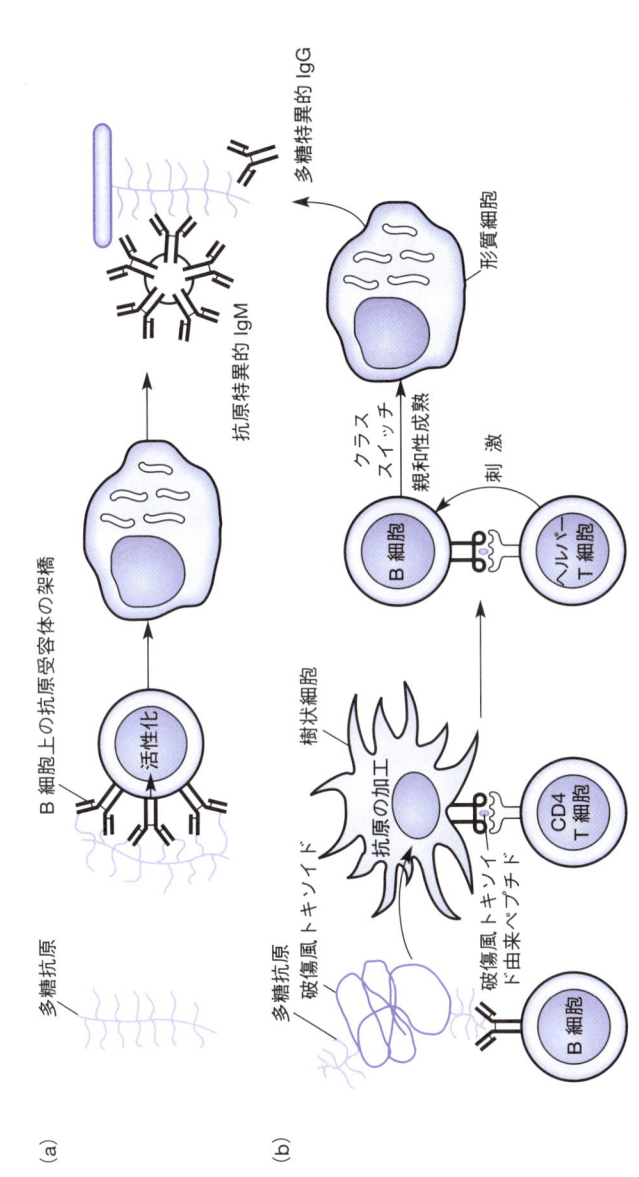

図 10・2 **サブユニットワクチン** (a) 細菌由来の多糖は，抗原となるエピトープの繰返し構造をもっているため，そのエピトープに特異的な B 細胞上の抗原受容体を密に架橋する。この架橋反応は，CD4 T 細胞の助けがなくても，B 細胞を活性化し，抗体を分泌する形質細胞に分化するのに十分な刺激を与える。しかし，CD4 T 細胞は活性化されないので，クラススイッチや親和性の成熟は起こらず，親和性の低い IgM が産生されるのみである。IgM には多糖がタンパク質に結合するので，この補体の活性化により細菌感染を防御する。ジフテリアトキソイドのように多糖部分がヘルパー T 細胞エピトープをもっており，これにより活性化されたヘルパー T 細胞が多糖特異的な B 細胞のクラススイッチや親和性成熟を助け，B 細胞を高親和性の IgG を分泌する形質細胞へと分化させる。

HbsAgが抗原として用いられており，これにより，このウイルスに有効な抗体産生が誘導される．
- **トキソイド**　病原体が毒素を産生することにより病気をひき起こす場合には，この毒素に対するワクチンが有効である．このワクチンにより，感染しても発病を予防することができ，やがてこの病原体に対する免疫系が活性化され，病原体を排除する．ワクチン接種時に毒素の毒性を消失させるために，抗原性を失わせない程度に化学的な処理を施した毒素（トキソイドという）にする．トキソイドを用いたワクチンは，破傷風やジフテリアで用いられている．

10・2・3　ワクチン――現状と将来

遺伝子工学の発展は，ワクチンの将来に大きな可能性を与えた．動物を用いて調

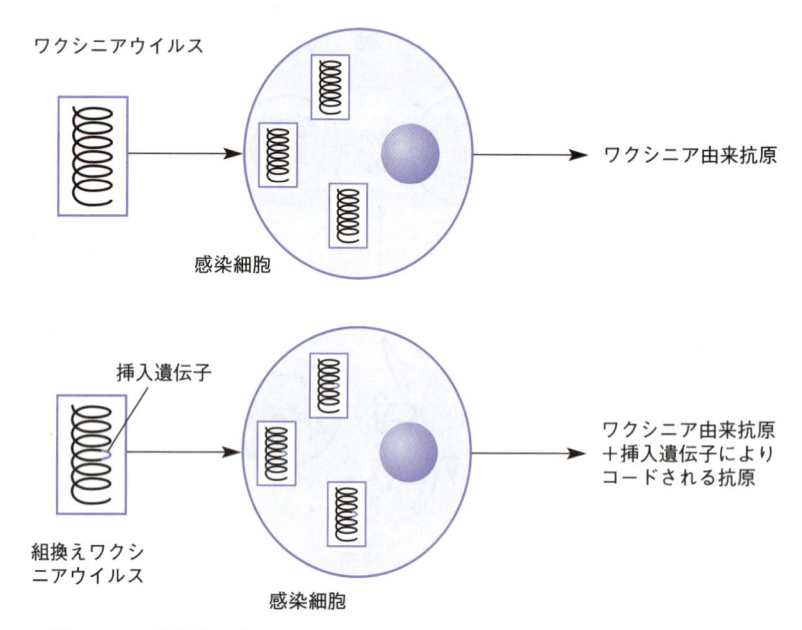

図 10・3　組換えベクターワクチン　ワクシニアウイルスは，以前は天然痘に対するワクチンとして用いられていた弱毒ウイルスである．このウイルスは生きたウイルスなので感染性があり，抗体産生を誘導するとともに，ヘルパーT細胞や細胞傷害性T細胞を刺激する．遺伝子組換え技術により，ワクシニアウイルスの遺伝子に，他の病原体の抗原をコードする遺伝子を導入することができる．この組換えウイルスは宿主細胞に感染すると，他の病原体由来の抗原を産生するので，他の病原体に対する免疫能を高めることができる．

製していたサブユニットワクチン用のタンパク質やトキソイドは分離・精製がたいへんだったが，今日では，細菌や酵母で発現させた組換え体を，容易かつ大量に調製できるようになった．今後は，さまざまな遺伝子工学的な手法を応用して，現在使われているものより安全で，安価で，安定なワクチンの開発が望まれている．特に冷蔵庫が普及していない開発途上国におけるワクチンの利用を想定すると，これらの特性はいずれも大変重要である．治験中のワクチンとして，以下の例がある．

- **組換えベクターによるワクチン** このワクチンは，病原体の抗原をコードした遺伝子を，弱毒化したウイルスや細菌の遺伝子に組込んだものである（図10・3）．一例を挙げれば，天然痘に対する免疫に使われたワクシニアウイルスのゲノムに別の病原体の抗原をコードする遺伝子を挿入する方法がある．この組換えワクシニアウイルスは，ウイルス本来の抗原に加えて，病原体の抗原も同時に発現するので，天然痘に対する免疫（天然痘は根絶されたので必要ないが）だけでなく，病原体に対する免疫応答もひき起こされる．ワクシニアウイルスは細胞に感染するので，抗体産生だけでなく，細胞性免疫も誘導される．
- **DNAワクチン** 筋細胞にDNAをふりかけると，細胞はDNAを取込み，DNAによってコードされたタンパク質を発現することが知られている．この

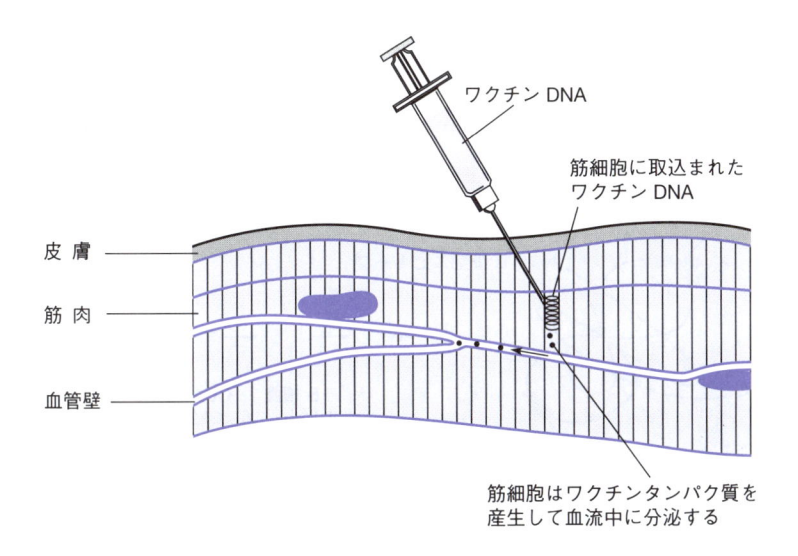

図10・4 DNAワクチン 病原体由来の抗原をコードする遺伝子を導入したプラスミドDNAを作製し，これを筋肉内投与すると，プラスミドは筋細胞に取込まれる．プラスミドを取込んだ筋細胞はこの抗原を発現し，これに対する免疫反応を活性化する．

ことは，生体内でも起こるので，病原体の抗原を含むさまざまなタンパク質を発現することができる．実際には，プラスミドの形でDNAを取込ませる（図10・4）．プラスミドには種々のプロモーターを組込めるので，病原体由来のタンパク質を大量に発現させることができる．実験でも，プラスミドを用いたDNAワクチンは，抗体産生ならびに細胞性免疫を誘導し，DNAの由来となった病原体の感染に対して抵抗性を示した．DNAワクチンの一つの大きな利点は，DNAが非常に安定であり，冷蔵保存の必要がないことである．

● **ペプチドワクチン**　最も安全で，最も安価で，そして最も保存の容易なワクチンの候補として，ペプチドワクチンがある．ペプチドワクチンとは，CD4 T細胞の認識するエピトープ，病原体によってはB細胞エピトープ，あるいはCD8 T細胞のエピトープなどを含んだ合成ペプチドである（図10・5）．これらのペプチドは化学的に合成することができるので，大量に合成すれば，安価に供給することができる．また，ペプチドにDNAが混入することはなく，毒素の不活性化も必要ないので，毒素や有毒な細菌に偶発的にさらされる危険性もない．ペプチドワクチンの欠点は，適切なエピトープを探し出さなければならないことと，抗原性をもつペプチドを合成しなければならないことである．それゆえ，ペプチドワクチンは，当初期待されていたほどには進歩していない．全体として，ワクチンは，病原体の抗原に対する特異的な免疫応答を誘導して，

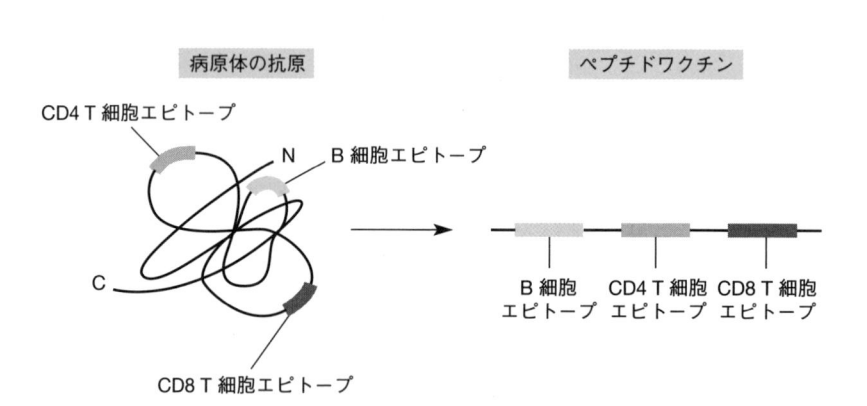

図10・5　ペプチドワクチン　病原体で産生されるタンパク質に，B細胞エピトープ，CD4 T細胞エピトープ，CD8 T細胞エピトープがそれぞれ一つずつ存在するものと仮定する．これらのペプチドのアミノ酸配列を知ることにより，これら三つのエピトープをもつ一つのペプチドを合成することができ，このペプチドをワクチンに用いることができる．

免疫系をうまく操作し，死亡率や罹患率を顕著に減少させている．

10・3 ま と め

- 免疫記憶とは，2回目の抗原にさらされた際に，より迅速により強く免疫応答をするための機構である．
- 抗体反応の記憶とは，初回の抗体反応（一次応答）の際に胚中心でつくられた記憶 B 細胞による応答である．記憶 B 細胞はすでに IgG，IgA，または IgE へのクラススイッチや親和性成熟が完了しているので，即座に高親和性の抗体を分泌する形質細胞へと分化し，迅速な応答をすることができる．また，多数の記憶 B 細胞が存在し，より大きな応答をすることができる．
- 記憶 CD8 T 細胞は，初めて抗原にさらされる前に比べ，より多くの数の細胞が存在し，より迅速に細胞傷害性 T 細胞へと分化する．この細胞傷害性 T 細胞は，より大量のサイトカインを分泌する．
- 免疫記憶はワクチンのよりどころとなる事象であり，さまざまなワクチンが使われ，開発されてきた．
- ワクチンを効率的に機能させるには，適切な免疫応答を誘導し，かつ安全であることが重要である．また，安価で，安定であり，投与が簡単なものが，理想のワクチンである．
- 近年用いられているワクチンには，弱毒化した病原体や熱処理により死滅させた病原体を用いたもの，病原体由来の抗原を用いたサブユニットワクチン，化学的に無毒化した毒素であるトキソイドなどがある．これらのワクチンによって，高い死亡率や罹患率を示すさまざまな病気から身を守ることができる一方，ワクチンの存在しない感染症はまだ数多くある．
- 開発途中や治験段階のワクチンの中に，組換えベクターを用いたワクチン，DNA ワクチン，ペプチドワクチンがある．現在用いられているワクチンに比べて，これらは安全，安価，保存が容易という有利な特長をもっている．

11 リンパ球の分化と免疫寛容

この章で学ぶこと

骨髄由来前駆細胞から，B細胞やT細胞がどのように分化してゆくかを学ぶ．胸腺について学び，T細胞の分化における胸腺の役割を知る．自己抗原に反応しない免疫系のしくみ（自己寛容）について理解する．

重要項目

- ●B細胞の産生
  - ・細胞の性状
  - ・寛容
- ●T細胞の産生
  - ・胸腺の構造
  - ・細胞の性状
- ・正および負の選択
- ●T細胞の末梢における寛容
  - ・アネルギー
  - ・制御
  - ・クローン無視

11・1 なぜリンパ球は恒常的に産生され続けなければならないか

免疫系は，免疫グロブリン遺伝子やT細胞受容体遺伝子のランダムな再構成を分化の段階で行いながら，膨大な種類の抗原に対して特異的な，膨大な種類のリンパ球を産生し続ける．このことは，病原体の感染の際に，病原体に特異的な抗原に対するいくつかのリンパ球が必ず存在することを意味しており，これらのリンパ球は"有用な"リンパ球といえる．しかし，免疫系はどのような抗原と出会うかは予想できないので，リンパ球の多くは，決して出会うことのない抗原に特異的な受容体をもっていると考えられる．そのことは必ずしも免疫系の欠点ではないが，これらのリンパ球は生体にとって"不要な"リンパ球である．

われわれがもちうるリンパ球の数は限られているので，免疫系は不要なリンパ球を排除して有用なリンパ球をより多く確保できるように，効果的な運用をしなければならない．これを行うために，生涯にわたってリンパ球を恒常的に産生し続けて

いる．あるリンパ球がその抗原受容体に特異的な抗原と出会えば，その細胞は有用なリンパ球であり，刺激を受けて分裂し，エフェクター細胞あるいは記憶細胞へと分化する．一方，ある一定の期間内に抗原と出会うことがなければ，その細胞は不要なものと判断されて死滅する．その後，死滅した細胞に代わって，新しいリンパ球（有用になる可能性を秘めたリンパ球）が産生される．これを繰返すことにより，有用なリンパ球が維持され，不要なものが消失してゆく．

われわれは，絶えずリンパ球を産生し続けている．免疫グロブリンおよびT細胞受容体遺伝子の再構成がランダムに起こることは，膨大な種類の特異性をつくり出すということであり，自己抗原を含めた，"どのような"抗原にも反応しうるリンパ球を産生できることを意味している．自己抗原に対して特異的なリンパ球はさまざまな"危険"を及ぼす可能性があるので，自己に対して反応しないようにしなければならない．自己に対して反応性のリンパ球を反応しないようにすることを**自己寛容**（self-tolerance）といい，B細胞およびT細胞を産生する過程や，成熟リンパ球の活性を制御する過程で，これを行っている．

11・2 リンパ球の産生

リンパ球は骨髄由来の細胞で，多能性造血幹細胞から分化してつくられる．骨髄にあるこの幹細胞は，あらゆる種類の血液細胞の数を維持している根源的な細胞である．この細胞は，分裂しながら細胞数を維持するとともに，さまざまな血液細胞へと分化する能力をもっている（図11・1参照）．

多能性造血幹細胞は，細胞分裂と分化の過程を経て，リンパ球を産生する．造血幹細胞が分化するにつれ，特殊な細胞になってゆく．その名前が示すように，多能性造血幹細胞とは，あらゆる血液細胞へ分化する能力をもっている．リンパ球に分化するには，まず多能性造血幹細胞の一部がリンパ系幹細胞へと分化する．リンパ系幹細胞はリンパ球系共通前駆細胞ともよばれる．この前駆細胞は，さらにBリンパ球（B細胞）やTリンパ球（T細胞）へと分化する．

この前駆細胞からB細胞やT細胞への分化を決定する一つの重要な因子は，その細胞が分化する場所である．B細胞は骨髄で分化し，T細胞は胸腺で分化する（図11・1）．T細胞はMHC分子に結合した抗原を認識するのに対して（4章参照），B細胞は遊離した抗原そのものを認識するという異なる性質をもっているが，この性質の違いから，以下に述べるように，T細胞の分化にのみ必要な因子が存在する．

11・2・1 リンパ球産生におけるチェックポイント

リンパ系幹細胞がB細胞やT細胞へと分化する途中で，抗原受容体である免疫

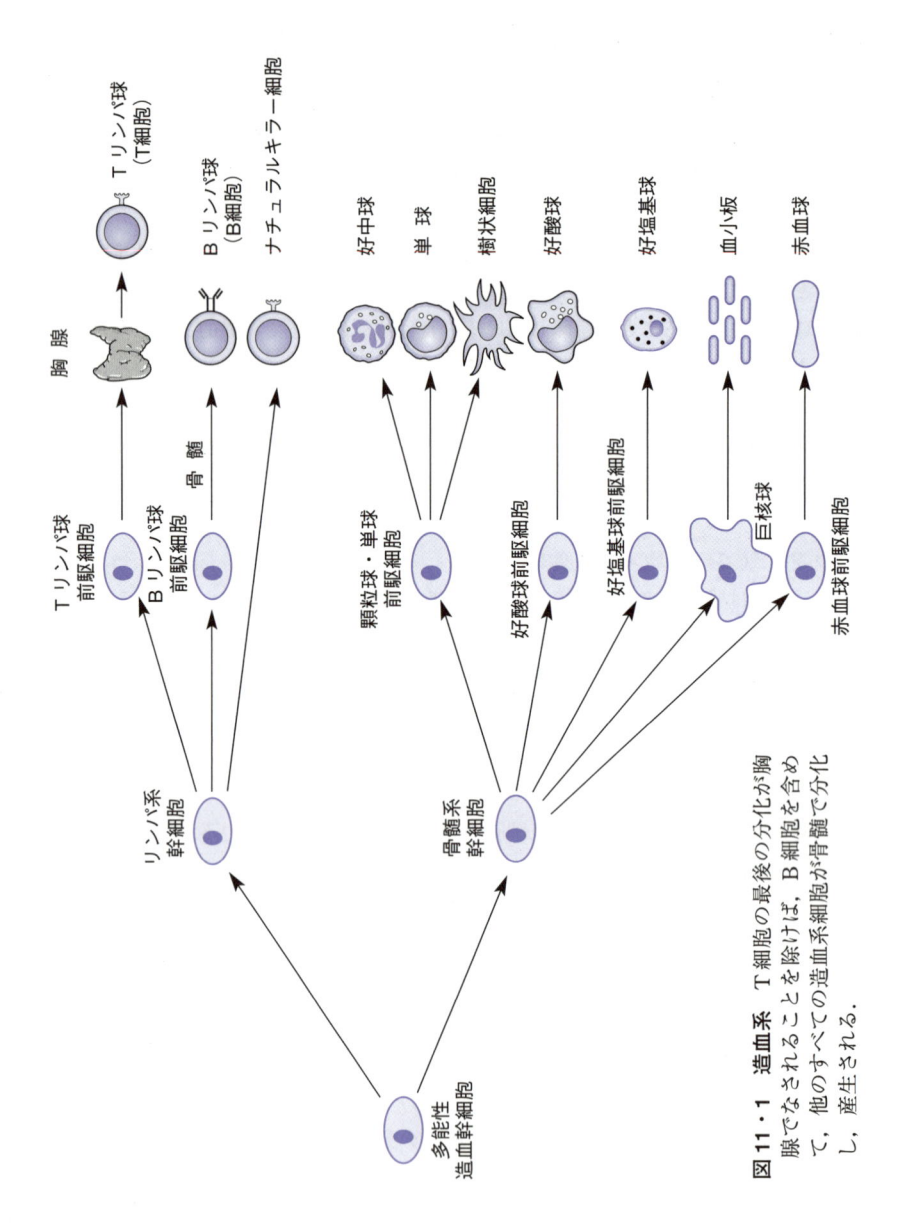

図 11・1 造血系 T細胞の最後の分化が胸腺でなされることを除けば、B細胞を含めて、他のすべての造血系細胞が骨髄で分化し、産生される。

グロブリンあるいはT細胞受容体遺伝子に再構成が起こる．分化段階のリンパ球は，抗原受容体（免疫グロブリンおよびT細胞受容体）遺伝子上に少なくとも3回の遺伝子再構成を成功させなければならない．B細胞では，免疫グロブリンL鎖のVとJ遺伝子断片間の再構成，H鎖のVとDおよびDとJ遺伝子断片間の再構成が必要である．同様にT細胞では，T細胞受容体α鎖のVとJ遺伝子断片間の再構成，β鎖のVとDおよびDとJ遺伝子断片間の再構成が必要である．いずれの遺伝子再構成においても，遺伝子の読み枠がずれずに再構成が起こる確率は1/3である．読み枠がずれた（フレームシフト）再構成は，突然変異と同様に，ストップコドンができたり誤ったタンパク質をつくり出す（図11・2）．この場合，分化途中のリンパ球は，抗原を認識する受容体を発現できないことから，正常に機能できない．分化段階のリンパ球が抗原受容体遺伝子の再構成に失敗し，もはや分化を進行できない場合，できるだけ早い段階でこのことを検出することが大事である．そのため，B細胞では免疫グロブリンH鎖の再構成を，またT細胞ではT細胞受容体β鎖の再構成をまずはじめに行う．なぜなら，これらのH鎖およびβ鎖は2カ所で再構成を起こすため，読み枠がずれずに再構成が起こる確率が，L鎖あるいはα鎖に比べて低いからである．その後，B細胞およびT細胞は，H鎖あるいはβ鎖が正しく再構成がなされたかを確かめるチェックポイントを通過しなければならない（Box 11・1）．これらの再構成が正しく行われた細胞のみが，分化を継続することが許される．これによりエネルギーの浪費を抑え，機能しないリンパ球を産生しないようにしている．

抗原受容体の一方のサブユニットの再構成に成功したリンパ球をチェックすることに加え，対立遺伝子にコードされた二つ目の受容体遺伝子が，再構成されていないことを確認することも重要である．リンパ球は，2種類（2対）の抗原受容体遺伝子をもっていることを忘れてはならない．一つは母親由来の遺伝子であり，もう一つは父親由来のものである．一方の遺伝子がうまく再構成できなかった場合，もう一方の遺伝子が再構成を行うチャンスがある．しかし，最初の遺伝子で再構成が成功した場合には，もう一方の遺伝子の再構成が起こらないようにしなければならない．この2番目の遺伝子の再構成を停止することを，**対立遺伝子排除**（allelic exclusion）といい，大変重要な制御機構である（図11・3およびBox 11・2）．仮に，対立遺伝子の排除が起こらずに対立遺伝子上にある二つの受容体遺伝子の再構成がいずれも成功すれば，2種類のタンパク質が発現することになる．個々のタンパク質は抗原受容体のサブユニットの一つなので，異なる特異性をもつ2種類の受容体分子をもつことになる．一つの細胞に2種類の異なる特異性をもつ受容体が発現していると，抗原特異的な応答の制御は混乱をきたすことになる．

① インフレーム

ⓐ 消失なし
ⓑ と ⓒ 3塩基消失
ⓓ 6塩基消失

② フレームシフト

ⓐ と ⓑ 1塩基消失
ⓒ と ⓓ 2塩基消失
ⓔ 4塩基消失

③ ストップコドン

再構成された遺伝子 CTAGT
ストップコドン

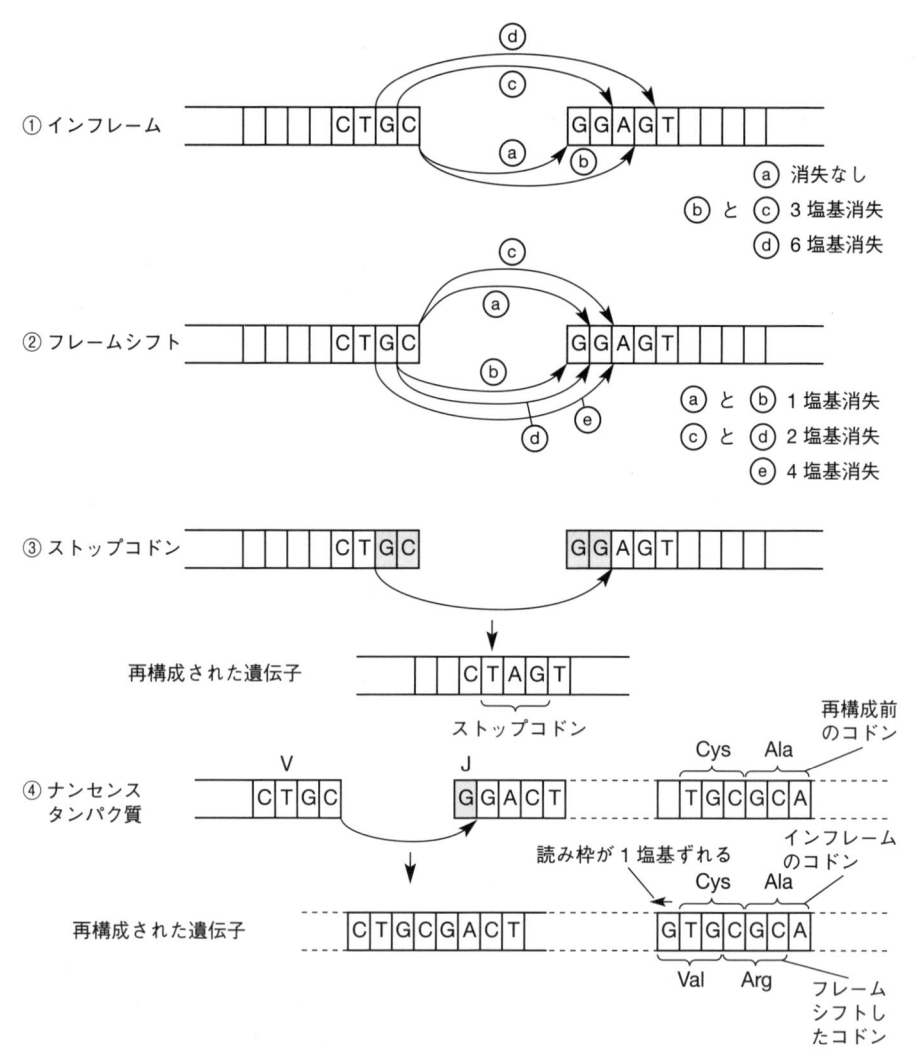

④ ナンセンスタンパク質

V: CTGC　J: GGACT　再構成前のコドン: TGC GCA (Cys Ala)

再構成された遺伝子: CTGCACT　GTGCGA
読み枠が1塩基ずれる
インフレームのコドン: Cys Ala
フレームシフトしたコドン: Val Arg

図11・2　免疫グロブリンおよびT細胞受容体遺伝子のインフレームの再構成とフレームシフトを起こした再構成　① インフレームの再構成には，塩基の消失がない場合や3塩基の倍数（3，6塩基など）の消失が起こる場合が含まれ，3塩基のコドンの読み枠が維持されている．② フレームシフトを起こす再構成の場合，消失する塩基の数は3の倍数ではなく（1，2，4，5，7塩基など），はじめのコドンの読み枠とは異なる．③ フレームシフトを起こす再構成の場合，新たにストップコドンを生じる場合もある．④ フレームシフトを起こす再構成の中で，再構成された遺伝子に1塩基の消失を伴う例を示す．このフレームシフトによって定常部の遺伝子も異なる読み枠で読まれ，機能をもたないナンセンスなタンパク質が産生される．

Box 11・1　B細胞およびT細胞の分化におけるチェックポイント

　B細胞においてH鎖をコードする遺伝子の一つの再構成が成功すると，B細胞は次にH鎖タンパク質の産生を開始する．このH鎖は，プレB細胞可変部遺伝子（VpreB）とλ5定常部遺伝子から成る再構成をしていないL鎖と複合体を形成して，B細胞の表面に発現される（下図参照）．この抗原受容体の発現は，後のB細胞の分化に必須であり，重要なチェックポイントになっている．どのようにそのチェックが行われているのかについて，その詳細はわかっていないが，おそらく発現された抗原受容体に未知のリガンドが結合し，B細胞は生存シグナルを受け取っていると思われる．H鎖遺伝子の再構成に失敗した細胞は受容体の発現ができないので，分化の過程を継続できずに死滅する．このVpreBλ5のL鎖を発現しているのはこの時期のB細胞のみなので，"代替軽鎖"（surrogate light chainまたはpseudo-light chain）とよばれている．このL鎖は，抗原の認識には関与しない．

　同様に，T細胞においてT細胞受容体β鎖をコードする遺伝子の再構成が成功すると，プレT細胞のα鎖遺伝子のコードするタンパク質およびCD3と複合体を形成して，細胞表面に発現される．こちらも機構はわかっていないが，B細胞と同様に，胸腺細胞（胸腺で分化途中のT細胞）が分化を継続するためには，このT細胞受容体が必須である．β鎖遺伝子の再構成を失敗した胸腺細胞は，T細胞受容体を発現できないので生存シグナルを受け取ることができず，アポトーシスによって死滅する．

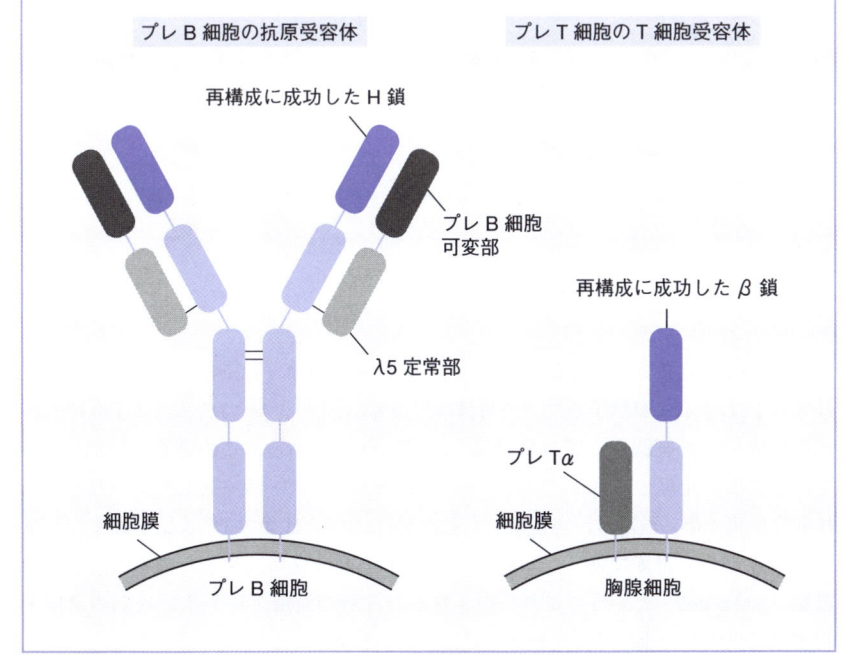

プレB細胞の抗原受容体　　　　プレT細胞のT細胞受容体

再構成に成功したH鎖
プレB細胞可変部
λ5定常部
再構成に成功したβ鎖
プレTα
細胞膜
プレB細胞　　　　胸腺細胞

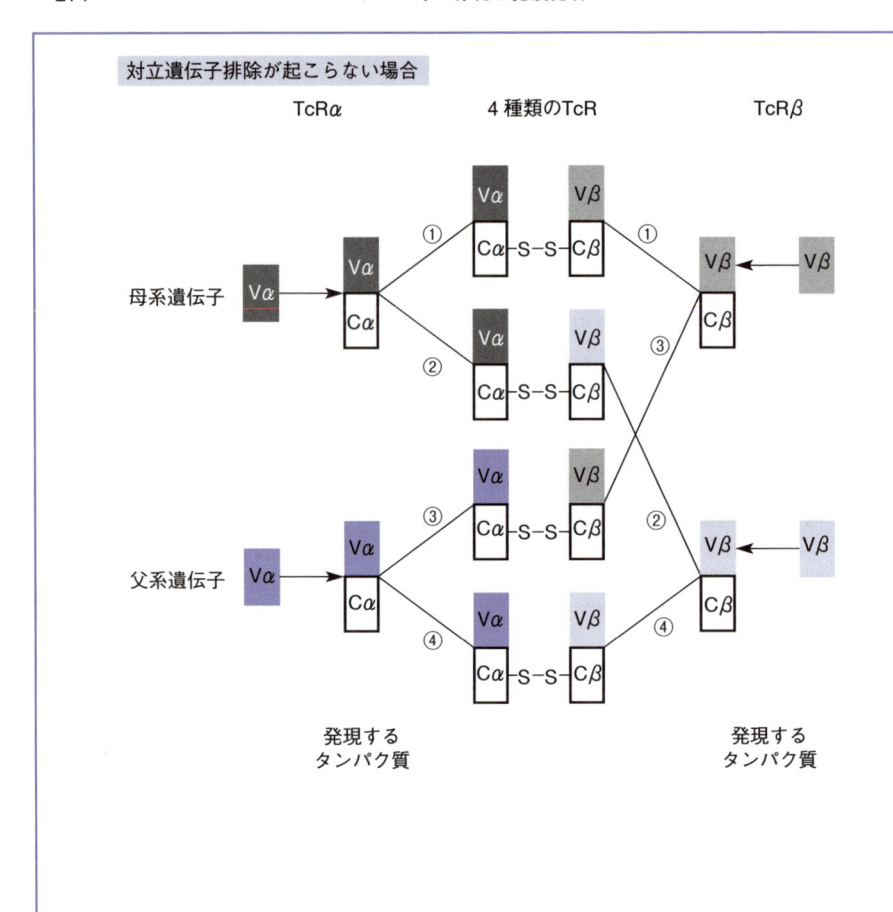

11・3 B細胞の産生

　B細胞は骨髄でつくられる．B細胞の分化における第一段階は，免疫グロブリンH鎖のDおよびJ遺伝子断片間の再構成である（図11・4）．D, J遺伝子断片の再構成に成功した細胞が，**プロB細胞**（pro-B cell）である．この細胞はCD19分子を細胞表面に発現しており，CD19分子はB細胞系のマーカーとして知られている．B細胞分化の第二段階は，再構成した免疫グロブリンH鎖のDJ遺伝子断片とV遺伝子断片との再構成である．この二つの遺伝子再構成に成功した細胞を，**プレB細胞**（pre-B cell）という．これらいずれかの段階で免疫グロブリンH鎖の遺伝子再構成に失敗した細胞は，死滅する（Box 11・1参照）．

11・3 B細胞の産生

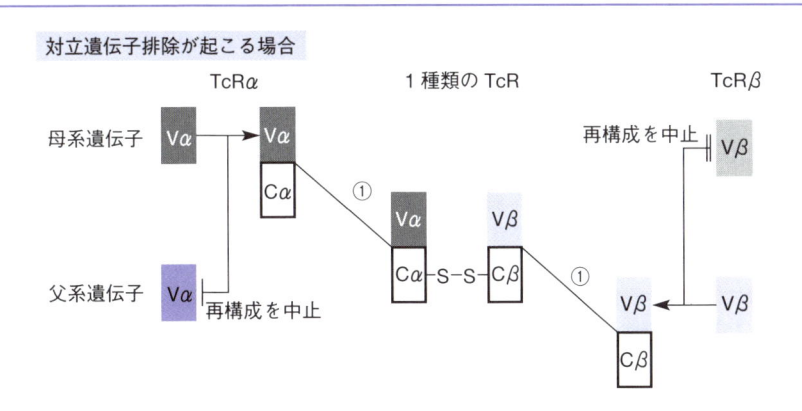

図11・3 対立遺伝子排除は一つのリンパ球に複数の特異性をもつ受容体が発現することを阻止する 対立遺伝子排除がある場合とない場合に、どのようなT細胞受容体が発現されるかを図示した．対立遺伝子排除がなく，母方と父方のVαおよびVβ遺伝子がうまく再構成される場合，2種類のα鎖とβ鎖がそれぞれ発現される．母方のVαは母方と父方の両方のVβと相互作用することができ，父方のVαも母方と父方の両方のVβと相互作用することができるので，4種類の異なる特異性をもったT細胞受容体が生ずる．丸で囲んだ数字は，VαとVβの組合わせの種類を示す．対立遺伝子排除が起こる場合，一方の遺伝子の再構成が成功すれば，もう一方の遺伝子の再構成が行われないので，T細胞は1種類のVαとVβしか発現せず，T細胞受容体は1種類の抗原特異性しかもちえない．B細胞の場合は，さらに複雑である．なぜなら，B細胞は2種類の異なるH鎖と4種類の異なるL鎖（2κおよび2λ）をつくる可能性があり，合計8種類の特異的受容体をつくりうるからである．

B細胞分化の第三段階は，免疫グロブリンL鎖遺伝子の再構成である．免疫グロブリンL鎖のVとJ遺伝子断片間の再構成が成功すれば，翻訳された免疫グロブリンL鎖は免疫グロブリンH鎖と相互作用することができ，膜型IgMがB細胞の細胞表面に発現される．この細胞が，**未成熟B細胞**（immature B cell）である．B細胞分化の最終段階は，IgDを細胞表面に発現させることであり，抗原に依存しない成熟段階はこの段階までである．この段階の細胞は抗原に感作されていない（無垢である）ことから，ナイーブB細胞，あるいはバージンB細胞という．

ナイーブB細胞は末梢のリンパ組織に移動し，そこで血流に乗って体内を循環したりリンパ組織を移動しながら，自身のもつ免疫グロブリンに特異的な抗原に出

> **Box 11・2　対立遺伝子排除**
>
> 　対立遺伝子排除は，一つのリンパ球に2種類の異なる抗原受容体遺伝子を発現しないようにするための機構である．B細胞における機構は比較的簡単であるが，T細胞ではあまり詳しくわかっていない．
> 　B細胞の作用機構モデルは，得られたデータをうまく説明している．このモデルは，以下の通りである．まず，骨髄で分化しているB細胞が，H鎖遺伝子の"一方"の遺伝子の再構成を行う．再構成（DとJおよびVとD）が成功すると，もう一方のH鎖遺伝子の再構成を中止する．最初のH鎖遺伝子の再構成が成功しなかった場合には，もう一方の遺伝子の再構成を開始する．どちらかの遺伝子の再構成が成功した場合，細胞は次にκ鎖遺伝子の一つの再構成を開始する．このκ鎖遺伝子の再構成も成功すると，H鎖と複合体を形成して完全な抗体分子をつくることができる．この抗体は，もう一方のκ鎖遺伝子および二つのλ鎖遺伝子の再構成を停止させる．κ鎖遺伝子の再構成が失敗に終わると，もう一方のκ鎖遺伝子やλ鎖遺伝子で成功するまで順番に再構成を試みる（全部で4回）．どの段階においても，一つのL鎖の遺伝子の再構成が成功して抗体が産生されると，他の再構成を行っていないL鎖遺伝子の再構成を止める．
> 　同様の反応が，T細胞に関しても同じように進行すると考えられている．最初のT細胞受容体β鎖遺伝子の再構成が成功すれば，もう一方のβ鎖遺伝子の再構成を中止する．しかし，T細胞受容体α鎖遺伝子の2番目の再構成は，最初のT細胞受容体α鎖遺伝子の再構成が成功しても起こることがあり，2種類のT細胞受容体をもつT細胞も存在する．この2種類のT細胞受容体は，同一のβ鎖をもつがα鎖は異なる．

会うのを待っている．適切なT細胞存在下でその抗原に出会うと，抗原特異的な分裂・増殖を起こし，形質細胞や記憶B細胞へと分化する．骨髄を出て1週間以内に抗原と出会うことのなかったB細胞は，大部分が死滅する．

11・3・1　B細胞における自己寛容

　B細胞が自己抗原と反応しないための機構には，クローン除去とクローンアネルギーの二つがある．B細胞が分化する骨髄の中は，通常，無菌状態であり，外来性の抗原は存在しない．したがって，分化しているB細胞が出会う抗原は，自己抗原のみである．IgM（IgDではない）を細胞表面に発現した未成熟B細胞が抗原に出会うと，以下の二つの運命のどちらか一方へ誘導される（図11・5）．

- **クローン除去**　　分化途中のB細胞が自己抗原と結合すると，アポトーシスによる細胞死が誘導され，成熟B細胞へと分化することはない．そのため，この過程をクローン除去という．

● **クローンアネルギー**　分化途中のB細胞が自己抗原と結合すると，応答しない細胞へ誘導されるのがもう一つの運命である．この細胞は特異的な抗原に対して応答することができず，この状態をアネルギーという．

　機能の側面から見れば，クローン除去とクローンアネルギーは同一である．クローン除去では自己反応性のB細胞は排除されるのに対して，クローンアネルギーでは，抗原と反応できない細胞が存在しているだけの違いである．いずれの状況においても，自己反応性の抗体が産生されることはない．

　2種類の機構が存在する理由は明らかではないが，クローンが除去されるのか，あるいはアネルギーになるかは，抗原の存在状態によって違うようである．いくつかの報告によると，細胞表面上に存在する抗原はクローン除去を誘導するのに対し，可溶性抗原はアネルギーに導くようである．

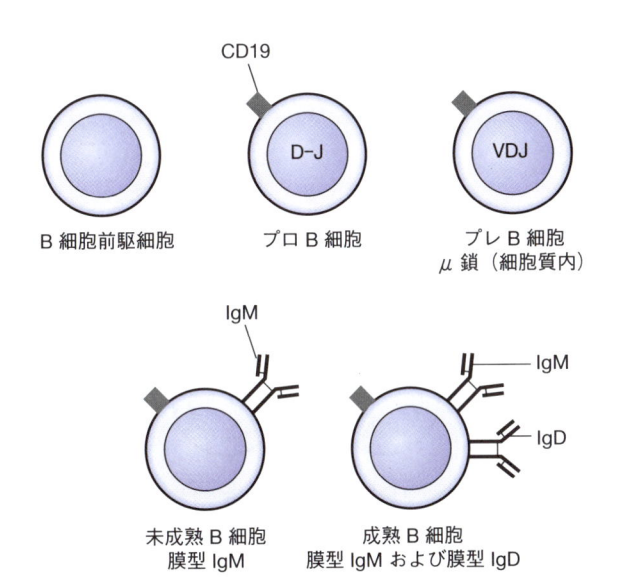

図11・4　B細胞の分化　プロB細胞は細胞表面にCD19を発現し，免疫グロブリンH鎖のD遺伝子断片とJ遺伝子断片の再構成を行う．プレB細胞は，V遺伝子断片とDJ遺伝子断片を再構成し，細胞質内に免疫グロブリンμ鎖を発現する．未成熟B細胞は，細胞表面にIgDではなくIgMを発現しており，成熟B細胞はIgMとIgDの両方を発現している．

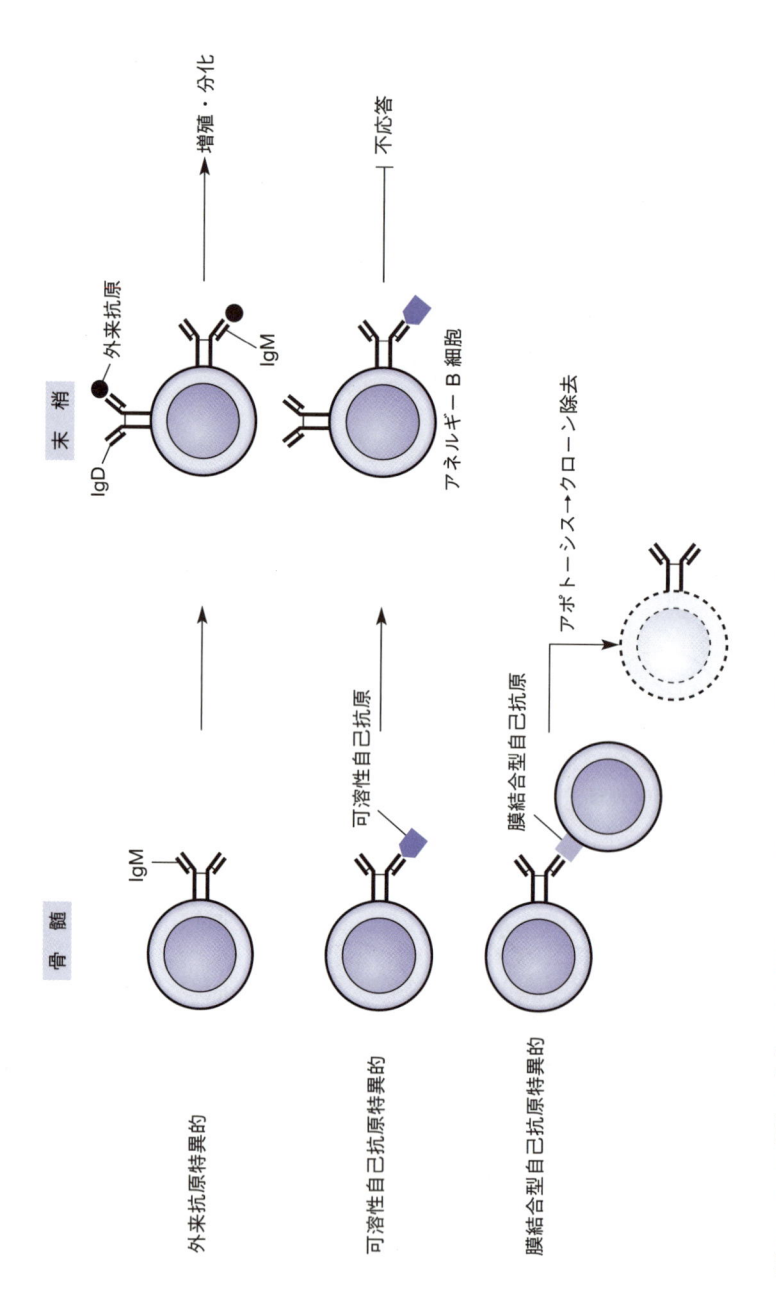

図11・5　B細胞の分化に伴う寛容　IgDではなくIgMを細胞表面に発現した未成熟B細胞は、自己寛容の誘導に対して感受性である。膜型IgMに可溶性の自己抗原が結合してアネルギーになったり、骨髄で膜型IgMに膜結合型の自己抗原が結合することによってアポトーシスを起こす。

11・4 T細胞の産生

B細胞もT細胞も,分化をするのに必要な基本的な条件は同じであるが,二つの理由から,T細胞の場合はB細胞よりもさらに複雑である.骨髄でつくられるB細胞は,細胞表面にあるIgMおよびIgDの特異性以外は,すべての細胞で共通である.ところが,T細胞は,胸腺において,同一の前駆細胞から3種類の細胞がつくられる(図11・6).α/β T細胞受容体を発現するCD4 T細胞とCD8 T細胞,そして,異なる抗原受容体であるγ/δ T細胞受容体を発現するT細胞である.この節ではα/β T細胞受容体を発現する2種類のT細胞について述べ,γ/δ T細胞に関しては,Box 11・3でまとめる.これら3種類のT細胞は,いずれも胸腺内でつくられる.T細胞の分化が複雑なもう一つの理由は,T細胞はMHC分子に結合した抗原を認識するという点にある.T細胞は,個々の人がもつ独自のMHC分子に

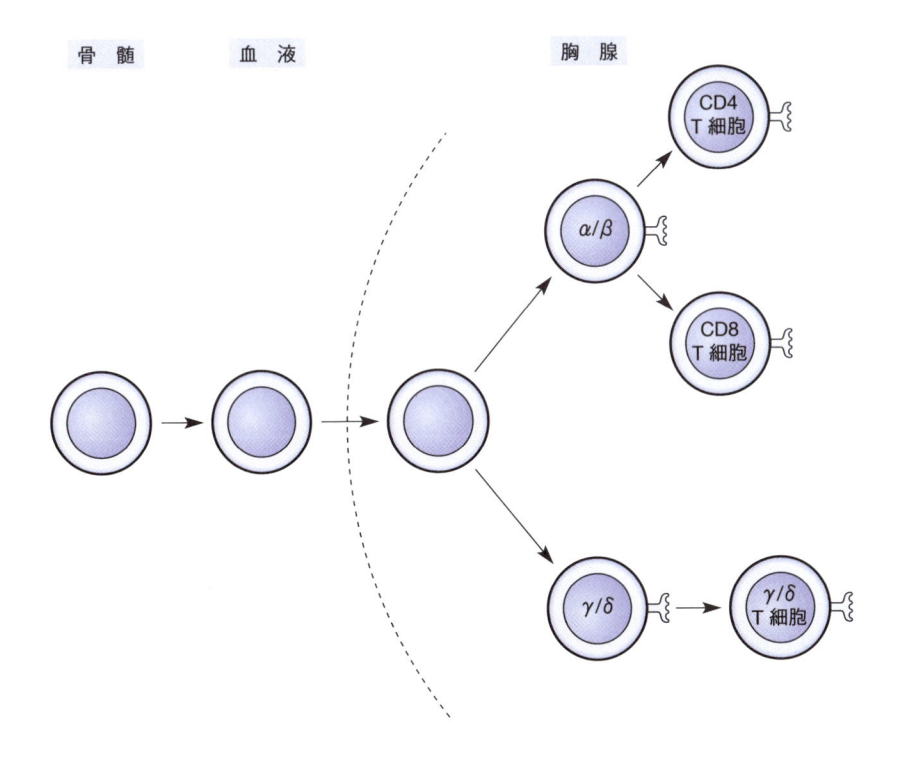

図11・6 胸腺におけるT細胞の産生 Tリンパ球(T細胞)前駆細胞は,血液中を流れて胸腺に入り,α/β T細胞受容体をもつCD4 T細胞あるいはCD8 T細胞,またはγ/δ T細胞受容体をもつT細胞に分化する.

Box 11・3　γ/δ T 細胞

　CD4 T 細胞あるいは CD8 T 細胞では一般的な α/β T 細胞受容体をもつが，これとは異なる T 細胞受容体を発現した細胞が少数，存在する．この受容体は，γ 鎖と δ 鎖の二量体であり，CD3 と相互作用して細胞表面に発現している．これらの γ 鎖および δ 鎖遺伝子は免疫グロブリンや α/β T 細胞受容体遺伝子と同じようにして，V, J, C 遺伝子断片から構成され，δ 鎖遺伝子はさらに D 遺伝子断片を含む．これらの遺伝子は，免疫グロブリンや α/β T 細胞受容体遺伝子と同様の再構成を行い，広範な多様性をもつ抗原受容体を産生している（5 章参照）．
　γ/δ T 細胞は T 細胞全体の 5% 以下であり，あまり多くのことはわかっていない．この細胞は，表皮，消化管・腸管・膣などの上皮側に多数存在する．同じ部位に存在する γ/δ T 細胞は同一の Vγ および Vδ 遺伝子断片を用いており，多くの細胞が同じ Jγ, Jδ, Dδ 遺伝子断片をもっており，抗原結合部位の多様性はほとんどない．このことから，これらの抗原認識は限られていると予想される．γ/δ T 細胞が局在する組織が異なると，用いている V, D, J 遺伝子断片も異なっている．γ/δ T 細胞の認識は α/β T 細胞と異なっており，MHC 非拘束性である．一部の γ/δ T 細胞は，認識に MHC 分子と結合した抗原が必要であるが，MHC の相違による認識の違いはない．そのほかの γ/δ T 細胞は抗原認識に MHC は不要である．
　γ/δ T 細胞の機能もよくわかっていない．試験管内では，これらの細胞はがん細胞や他の細胞を傷害することができ，さまざまなサイトカインを分泌する．B 細胞や T 細胞が分化する際に必要とされる抗原刺激がなくても，γ/δ T 細胞の細胞傷害活性やサイトカインの分泌は，試験管内ですぐに起こる（生体内では，絶えず抗原による刺激を継続的に受けている可能性も排除できないが）．このような γ/δ T 細胞が即時に反応することと上皮に局限しているという状況証拠から，これらの細胞は番人としての役割を担っており，上皮において感染に即座に対応できるように待機している細胞ではないかと考えられている．

結合した抗原を認識できる細胞を選択しなければならず，この過程を胸腺教育という（§11・4・4 参照）．

11・4・1　胸　　腺

　胸腺は両肺の中心にある縦隔に存在し，心臓の上にある．双葉様の形をし，それぞれ結合組織の梁柱によって多くの小葉に分かれている（図 11・7 および写真 12）．それぞれの小葉は，組織学的に容易に区別できる二つの部分，すなわち，ヘマトキシリン-エオシン染色によって濃く染色される外側の領域である皮質と，内側の薄く染色される髄質から構成されている．静脈内に侵入した物質は髄質に運ばれるが，皮質には到達できない．しかし，皮質と髄質との間に，形態的に区別できる明確な

11・4 T細胞の産生   221

胸腺の位置

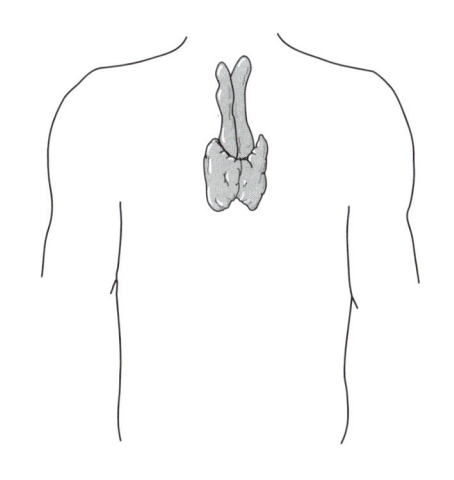

胸腺の構造

- ナース細胞
- 皮質上皮細胞
- マクロファージ
- 胸腺細胞
- 樹状細胞
- 髄質上皮細胞

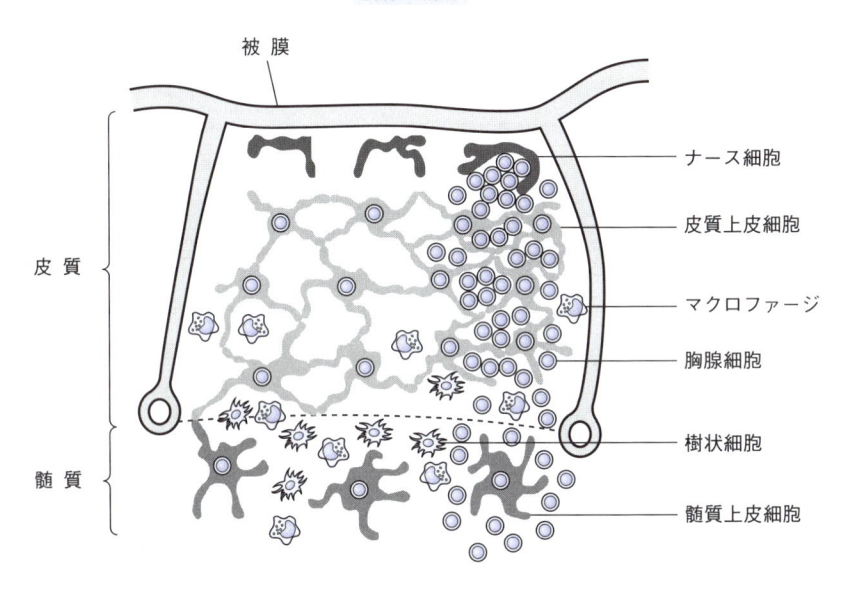

被膜

皮質

髄質

図11・7 胸腺の場所とその構造 胸腺は，心臓の上部に存在する．

仕切りがあるわけではない．胸腺は思春期に最も大きく，その後，年齢とともに退縮する．成人の胸腺は，大部分が脂肪細胞と結合組織で占められているが，老年期に至るまで，新しいT細胞を問題なく産生する．

胸腺には，さまざまな細胞が存在している．

- **上皮細胞** 胸腺には，3種類の上皮細胞がある．

 1) 皮質上皮細胞：これらの細胞は皮質で網目構造をつくっている．T細胞の分化に大切な構造体を形成するとともに，分化に必須のさまざまな因子を産生している．

 2) ナース細胞：皮質上皮細胞の一種で，分化をしている胸腺細胞の周囲を取囲むように存在している．表面には，クラスⅠMHC分子，およびクラスⅡMHC分子を発現している．

 3) 髄質上皮細胞：髄質の構造体を形成する細胞で，近年の研究から，T細胞の寛容に深く関与していることが示唆されている（§11・5参照）．

- **マクロファージ** マクロファージは，皮質と髄質の両方に存在するが，髄質に多く局在している．このマクロファージはクラスⅡMHC分子をもたず，分化の段階でアポトーシスによって死滅した胸腺細胞を貪食する役割を担っている（§11・4・3参照）．

- **樹状細胞** さまざまな組織やリンパ組織に存在する樹状細胞の一種で，骨髄由来の細胞である．クラスⅡMHC分子に加え，クラスⅠMHC分子も発現している．

- **胸腺細胞** 胸腺の最も多くを占める細胞であり，さまざまな分化段階のT細胞から構成される．

11・4・2 T細胞分化の解剖学的側面

T細胞は，プロ胸腺細胞とよばれる骨髄由来前駆細胞から分化する．この前駆細胞は，骨髄から血流に乗って胸腺にたどり着き，皮髄境界部で，小静脈から胸腺内へ侵入する（図11・8）．未成熟の胸腺細胞は，皮質の被膜下に存在する．この細胞は急速に分裂し，多くの胸腺細胞をつくり出す．胸腺細胞は成熟しながら分化している途中で分裂を止め，皮質の中へ深く移動してゆく．成熟が完了すると，T細胞は細静脈あるいは皮質と髄質の境界領域にあるリンパ管を経由して胸腺から出てゆくか，髄質へと移動して最終的に同じ経路で胸腺を出る．

11・4・3 胸腺細胞の分化

T細胞の産生には，二つの積極的な意義がある．その一つはプロ胸腺細胞の分化

であり，これによりプロ胸腺細胞は成熟 CD4 T 細胞や CD8 T 細胞がもつ機能を獲得する．この分化の際に遺伝子の発現が変化し，それに伴って新たなタンパク質が付与される．もう一つの意義は，T 細胞受容体遺伝子の再構成である．これにより，胸腺細胞は抗原/MHC 分子複合体を認識する受容体を発現することができる．

胸腺細胞の分化の途中で，T 細胞受容体（TcR）といくつかの CD 分子の細胞表面への発現が検証されている（図 11・8）．胸腺の被膜の近傍に局在する最も未成熟の胸腺細胞は，CD2 を発現しているが，CD4 や CD8 分子をもっておらず，CD4$^-$CD8$^-$ 胸腺細胞とよばれている．この細胞の分化段階の終わりに，胸腺細胞は TcRβ 遺伝子の再構成を行う．この TcRβ 遺伝子（二つの対立遺伝子がある）の一方の再構成に成功し，チェックポイント（Box 11・1 参照）を通過した細胞は，次に TcRα 遺伝子の再構成を行う．この TcRα 遺伝子の再構成にも成功すると，細胞表面

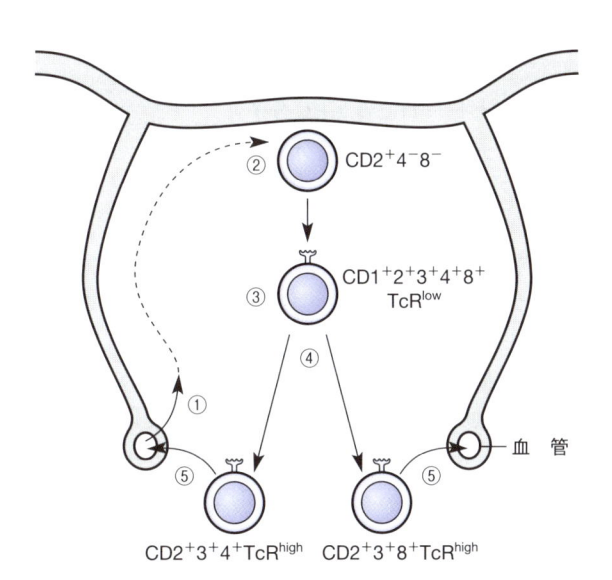

図 11・8 胸腺における T 細胞の分化 T 細胞の前駆細胞は，皮質と髄質の境界領域（皮髄境界部）で細静脈から胸腺に侵入し（①），皮質の外側の被膜下に移行する（②）．これらの細胞は CD4 や CD8 分子を発現しておらず，しばらくの間，急速に分裂を繰返した後に分裂を中止し，皮質内を移動する（③）．皮質では，これらの細胞は CD4 や CD8 分子を発現する．皮質から髄質へ向かって移動しながら，細胞は CD4 または CD8 分子の発現を止め（④），皮髄境界部で血管に侵入して，ナイーブ T 細胞として髄質を去る（⑤）．TcR は T 細胞受容体を示す．

にわずかならがT細胞受容体（TcR）が発現される．これらのTcRの発現に成功した数少ない胸腺細胞は，表面にCD4およびCD8を発現しており，CD4$^+$CD8$^+$胸腺細胞とよばれている．この細胞は胸腺細胞の約85%を占め，正の選択と負の選択を受けている（次項参照）．最終的に，胸腺細胞は皮髄境界部に到達し，そこでCD4あるいはCD8のいずれかの分子の発現を停止し，CD4あるいはCD8のいずれか一方をもつ成熟した胸腺細胞になる．この細胞は，髄質へ移動するか，あるいは胸腺から出て行く．

11・4・4　胸腺細胞の正の選択と負の選択——胸腺における教育

T細胞はMHC分子と一緒に抗原ペプチドを認識する．抗原を認識するT細胞受容体には，MHC分子に結合するものと，抗原ペプチドを認識するものがある（§4・4参照）．T細胞受容体遺伝子の再構成はランダムなので，MHC分子と抗原ペプチドという二つ視点から特異性を見た場合，4種類のT細胞が存在すると考えられる．すなわち，T細胞受容体は以下の4種類に分類される．

1）外来性抗原ペプチド + 自己のMHC分子
2）自己抗原ペプチド + 自己のMHC分子
3）外来性抗原ペプチド + 非自己のMHC分子
4）自己抗原ペプチド + 非自己のMHC分子

この4種類の特異性のパターンの中で，外来性抗原ペプチド + 自己のMHC分子（パターン1）のみが，病原体由来の抗原を認識するのに有用である．自己抗原ペプチド + 自己のMHC分子（パターン2）は，自分自身の抗原に対して免疫応答をひき起こし，自己に傷害を与える可能性がある．非自己のMHC分子に結合した抗原のみを認識できる細胞（パターン3および4）は，役に立たない．したがって，T細胞の分化の過程で，(i) 自己MHC拘束性のT細胞のみを選択すること（これを正の選択という），(ii) 自己抗原ペプチド+自己MHCを認識するT細胞を排除すること（これを負の選択という）が必要である．これらの正と負の選択は，胸腺内でT細胞が分化する際に，特殊な機構によって行われる．

正 の 選 択

"正の選択"とは，自己MHC分子を認識する胸腺細胞と認識できない胸腺細胞を区別する過程に使われる専門用語である（図11・9）．T細胞受容体遺伝子の再構成を完了し，1種類の抗原受容体を発現した分化途中のCD4$^+$CD8$^+$胸腺細胞は，胸腺皮質上皮細胞に発現したクラスIまたはクラスII MHC分子に出会う．上皮細胞上のMHC分子と結合できるT細胞受容体をもつ胸腺細胞は，生存のシグナルを

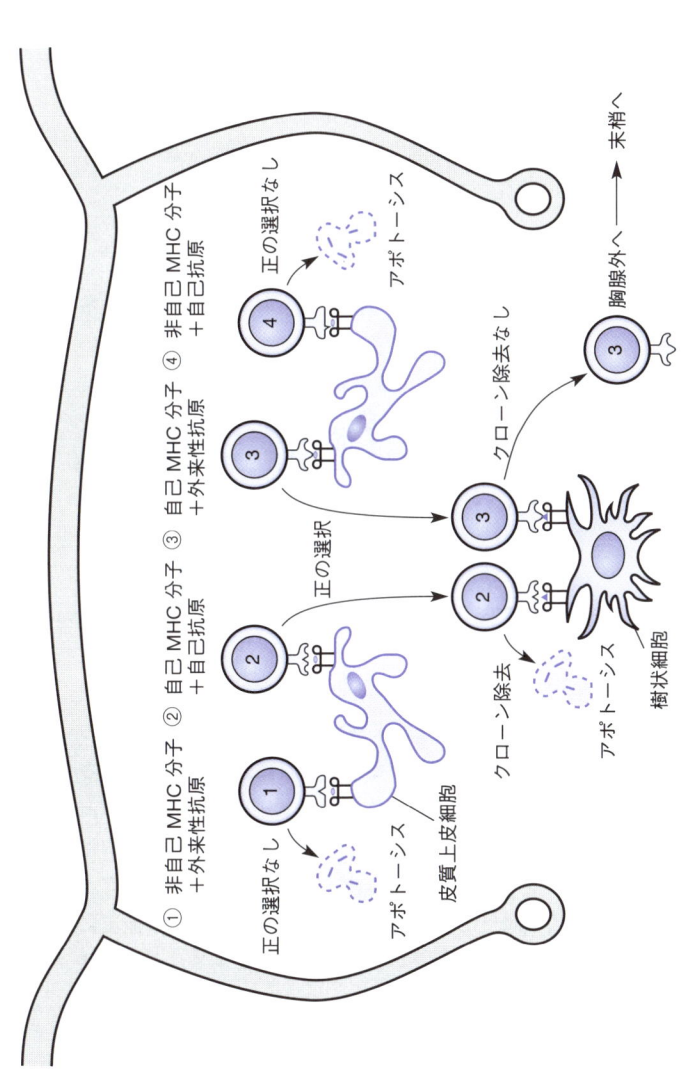

① 非自己MHC分子　② 自己MHC分子　③ 自己MHC分子　④ 非自己MHC分子
　　＋外来性抗原　　　　　　　　　　　＋自己抗原　　　＋外来性抗原　　　＋自己抗原

図11・9　胸腺細胞の正の選択と負の選択　正の選択：T細胞受容体を発現した分化段階にある胸腺細胞は，自己のクラスIおよびクラスIIMHC分子を発現した皮質上皮細胞と出会う．これらのMHC分子の中で，自己のMHC分子に結合するもの（細胞2，3）は，生存のシグナルを受け取って生存を続けるる一方，自己のMHC分子に結合しない胸腺細胞（細胞1，4）は生存シグナルを受け取ることができず，アポトーシスによって死滅する．**負の選択**：自己のMHC分子に結合する胸腺細胞は，皮髄境界部の周囲に局在する樹状細胞に出会う．これらの樹状細胞は，クラスIおよびクラスIIMHC分子上に自己抗原ペプチドを提示している．MHCに提示された自己抗原ペプチドに強く結合する胸腺細胞（細胞2）は，アポトーシスによって細胞死が誘導される一方，自己抗原ペプチドに結合しない胸腺細胞（細胞3）は，自己MHC分子に結合する外来抗原に特異的なナイーブCD4T細胞あるいはナイーブCD8T細胞として胸腺を出て行く．

受容し，次の段階へ分化を進行させる．自己の MHC 分子と結合できない T 細胞受容体をもつ胸腺細胞は，生存シグナルが入らないので，アポトーシスを起こして死滅する．アポトーシスを起こした胸腺細胞は，速やかに胸腺マクロファージによって貪食される．この過程では，自己の MHC 分子と結合できる T 細胞受容体をもつ胸腺細胞のみが生き残るが，外来抗原ペプチド＋自己 MHC 分子を認識する胸腺細胞と，自己抗原ペプチド＋自己 MHC 分子に結合する胸腺細胞を区別することはしていない．それゆえ，自己抗原ペプチドに特異的な胸腺細胞を排除する過程が必要になる．この過程がもう一方の負の選択である．

負 の 選 択

胸腺の皮髄境界部には，クラス I およびクラス II MHC 分子の両方を発現した多数の樹状細胞が存在している．この細胞は，自己抗原由来のペプチドを提示している（図 11・9）．分化途中の胸腺細胞が，これらの樹状細胞と出会い，かつ自己抗原ペプチド＋自己 MHC 分子と強く結合する場合には，アポトーシスが誘導され，最終的に貪食される．自己抗原ペプチド＋自己 MHC 分子と結合しない胸腺細胞は，成熟の過程を完了し，成熟 CD4 T 細胞，あるいは成熟 CD8 T 細胞となって胸腺から出て行く．

11・5　T 細胞の末梢における寛容

胸腺における正と負の選択の結果，末梢へ出て行った T 細胞は，外来抗原ペプチド＋自己 MHC を認識できるものである．すなわち，役に立つ T 細胞のみが選択され，自己に損傷を与える可能性のある T 細胞は除外されている．しかし，この選択の過程は 100％完璧であるとはいえない．なぜなら，胸腺において，あらゆる自己抗原が発現しているとは限らないからである．胸腺の樹状細胞の MHC 分子上に提示されている自己抗原は，胸腺でつくられたタンパク質や，血液によって胸腺に運ばれてきたタンパク質である．自己抗原の大部分は，それぞれの組織や器官で特異的に発現しているタンパク質であり，かつ分泌されない．したがって，血流に乗って運ばれることはないので，胸腺に存在しないことは明らかである．たとえば，胸腺刺激ホルモン受容体は，胸腺の上皮細胞に発現しているだけである．胸腺外の組織で発現している抗原を，末梢抗原という．

最近の知見では，胸腺髄質上皮細胞に，胸腺以外の組織に特異的なタンパク質が発現しているという報告がある．この最初の報告がインスリンであり，これが胸腺内で発現していることがわかった．それまで，インスリンは膵臓ランゲルハンス島の β 細胞でのみ産生されていると考えられていた．最近，さまざまな組織特異的な

遺伝子の胸腺における発現に，AIRE（autoimmunity associated regulatory element）がかかわっていることが示された．AIRE 遺伝子は転写制御タンパク質をコードしており，この遺伝子を欠損したマウスでは，胸腺髄質上皮細胞による胸腺外タンパク質の発現が低下していることがわかっている．したがって，胸腺には，すべてではないが，今まで考えられていた以上に多くの自己タンパク質が発現しているようである．

多くの末梢抗原は，胸腺では発現されていないので，これらの自己抗原に結合する胸腺細胞は，胸腺内でクローン除去されず，胸腺を出て末梢に送り届けられる可能性がある．このような自己抗原特異的なT細胞が自己抗原を攻撃しないようにするために，別の寛容の機構が必要である．この機構は胸腺の外で働くことから，末梢性寛容とよんでいる．

11・5・1 クローンアネルギー

7章において，CD4 T細胞の抗原による活性化に，二つのシグナルが必要であることを述べた．二つのシグナルの一つは，T細胞受容体がMHC分子に結合した特異的な抗原を認識することによって伝達され，もう一つは，共刺激分子を介して伝えられるシグナルである．後者のシグナルは，T細胞上のCD28が抗原提示細胞上のCD80あるいはCD86に結合することにより伝達される．CD4 T細胞が共刺激分子からのシグナルを受け取ることなく抗原/MHC分子複合体を認識すると，活性化をされないだけでなく，**アネルギー**（anergy）の状態に誘導される（図11・10）．このことは，CD4 T細胞が抗原に対して応答できないことを意味し，CD4 T細胞が末梢において寛容になるための，きわめて重要な機構である．

実質細胞（肝臓の肝細胞のように，組織を構成する細胞）の大部分は，クラスII MHC分子を発現していない．そのため，これらの細胞が末梢抗原をもっていても，CD4 T細胞に抗原提示することはできず，自己反応性のCD4 T細胞を活性化する危険性はない．一方，多くの細胞で，クラスII MHC分子の発現が誘導される可能性がある．たとえば，ある組織でウイルスに対する免疫応答が起こっている場合，IFN-γの刺激によって，実質細胞上にクラスII MHC分子の発現が誘導される．このような状況では，実質細胞が末梢の自己抗原をCD4 T細胞に提示する可能性がある．しかしながら，これらの実質細胞は共刺激分子を発現していないので，共刺激のシグナルを伝えることはできない．すなわち，実質細胞のクラスII MHC分子上に提示された組織特異的な自己抗原を認識するCD4 T細胞は，アネルギーになって，自己反応性が抑制される．

11・5・2 積極的制御

自己抗原反応性のT細胞を自己と反応しないように抑制している細胞が，末梢に存在していることを示唆する証拠がある（図11・10）．この細胞はCD4 T細胞の一種で，制御性T細胞（regulatory T cell, Treg, Tr）とよばれている．

制御性T細胞に関する知見は，多少混乱している．そのおもな理由は，この細胞にはさまざまな種類があり，それらが互いにどのような関係にあるのか，まだ明確になっていないからである．ある制御性T細胞は，抗原にさらされなくても最初から存在していることから，自然発生型制御性T細胞とよばれている．一方，

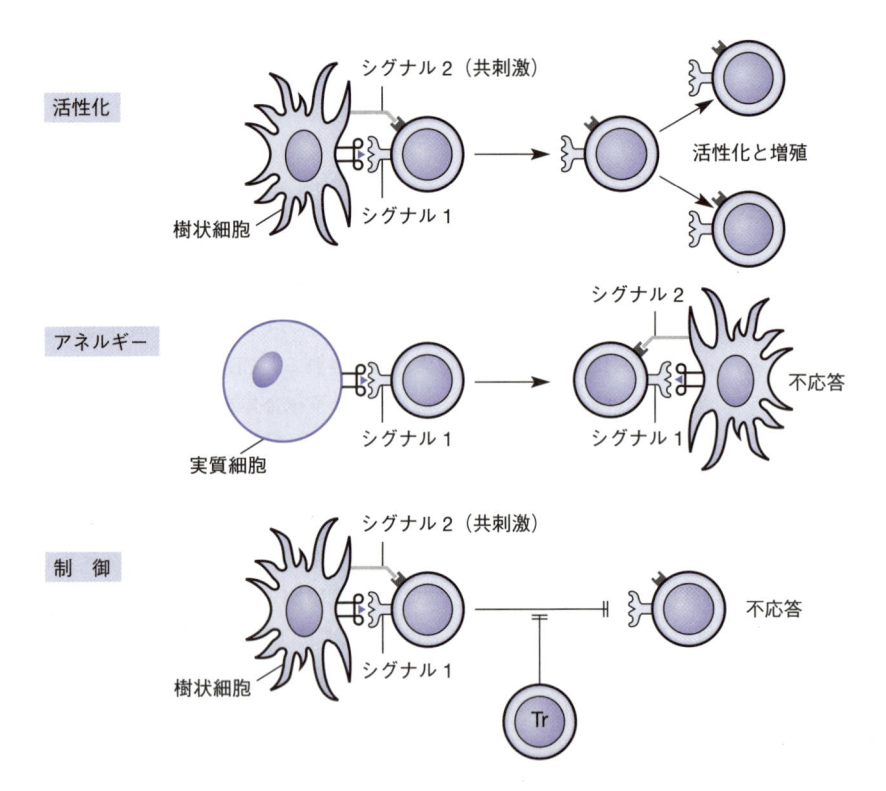

図11・10 T細胞の末梢における寛容 T細胞の活性化には，二つのシグナルを必要とする．一つは抗原/MHC分子に結合したT細胞受容体からのシグナルであり，もう一つは抗原提示細胞からの共刺激である（図上）．T細胞がシグナル1のみを受け取るとアネルギーになり，その後に共刺激を受けても，同じ抗原に対して応答することはできない（図中央）．制御性T細胞（Tr）は，自己反応性のCD4 T細胞が活性化に必要な二つのシグナルを受け取っても，自己に対して応答するのを阻止することができる（図下）．

抗原で刺激を加えることにより誘導される制御性 T 細胞は，誘導型制御性 T 細胞という．制御性 T 細胞の一部は，CD25（IL-2 受容体 α 鎖）を発現しているが，他の細胞はもっていない．しかし，CD25 は抗原に応答してヘルパー T 細胞へと分化をしつつある，活性化された CD4 T 細胞上にも見いだされる．結局，さまざまな制御性 T 細胞が，いろいろな方法で機能調節を行っているようである（図 11・11）．ある制御性 T 細胞（特に自然発生型制御性 T 細胞）は，制御される CD4 T 細胞，あるいは，CD4 T 細胞に対して抗原/クラス II MHC 複合体を提示している抗原提示細胞と接着する必要がある．また，細胞間の接着は必要なく，TGF-β やインターロイキン 10（IL-10）のような，強力な抑制性のサイトカインを分泌して働きかける制御性 T 細胞もある．

11・5・3 クローン無視

"クローン無視"とは，自己抗原特異的な T 細胞が，自己抗原の濃度が極端に低かったり免疫系から排除されたために，リガンドである自己抗原を認識できない状況を指す用語である．後者の例としては，目のレンズタンパク質が挙げられる．通常，目は免疫系にさらされることはないが（免疫学的特権部位という），ものが当たったりして一方の目に損傷を受けると，レンズタンパク質に特異的に反応し，かつ寛容になっていない CD4 T 細胞が活性化され，損傷を受けたほうの目だけでなく，もう片方の正常の目にも免疫応答を起こすことがある．この状態のことを反応性交感性眼炎といい，治療をしないと失明する．

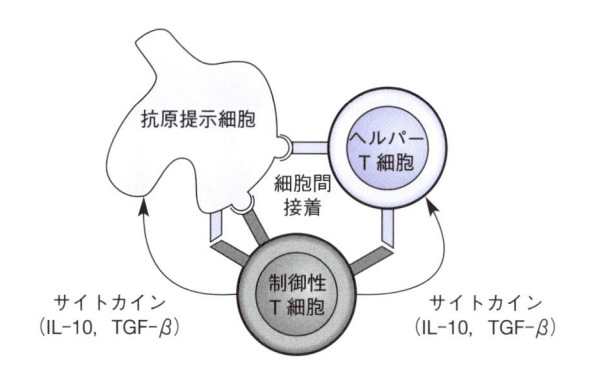

図 11・11 **制御性 T 細胞** 制御性 T 細胞は，CD4 T 細胞との間の直接的な細胞間接着を介して，あるいは CD4 T 細胞を刺激する抗原提示細胞を介して，ヘルパー CD4 T 細胞の増殖や分化を阻害することができる．また，IL-10 や TGF-β などのサイトカインを分泌して，CD4 T 細胞や抗原提示細胞の機能を抑制する．

11·6 まとめ

- リンパ球は恒常的につくられていて,抗原(感染性微生物など)による刺激を受けてエフェクター細胞や記憶細胞になる一方,特異的な抗原と出会わないと,ある一定の時間で死滅する.
- 骨髄では,リンパ系幹細胞が分化してBリンパ球(B細胞)を産生する.
- B細胞の分化の初期には,免疫グロブリンH鎖遺伝子の再構成が起こる.この反応が成功すると,次にL鎖遺伝子の再構成が進行する.これらの遺伝子再構成に失敗した細胞は,死滅する.
- 未成熟のB細胞は,IgMを発現しており,IgDはもっていない.これらの細胞が自己抗原に対する特異性をもち,骨髄で自己抗原と結合すると,アポトーシスを起こしたり(クローン除去),不応答になる(クローンアネルギー).B細胞が自己抗原に対して攻撃しないようになる.このような過程を,自己寛容という.
- B細胞はIgMおよびIgDを細胞表面に発現することにより,分化を完了する.分化を完了した細胞は,骨髄を出て,血液やリンパ組織を再循環する.
- T細胞は,胸腺で未成熟の前駆細胞から分化する.胸腺は,縦隔にある双葉の形をした組織である.
- 胸腺細胞は,まずT細胞受容体β鎖遺伝子の再構成を行い,それに成功した細胞は引き続きα鎖遺伝子の再構成をする.β鎖遺伝子の再構成に失敗した細胞は,死滅する.
- その後,胸腺細胞はCD4およびCD8,さらにα/βT細胞受容体を発現する.これらの細胞は正の選択を受け,自己のMHC分子と結合できる胸腺細胞のみが生き残る.
- 生き残った胸腺細胞は,次に負の選択を受ける.この過程で,自己抗原ペプチド+自己MHC分子と結合する細胞は,アポトーシスによって死滅する.自己抗原の結合していない自己のMHC分子と胸腺内で結合したT細胞のみが,CD4 T細胞あるいはCD8 T細胞になって胸腺を出る.
- 自己抗原のすべてが胸腺で発現しているわけではないので,末梢性寛容の機構が存在する.この過程には,クローンアネルギー,クローン無視,積極的制御がある.

12 自己免疫疾患

この章で学ぶこと

自己免疫疾患とは何かを理解する．自己免疫疾患の範囲と種類を知る．どのようにして自己に対する免疫応答が疾病をもたらすかを理解する．自己免疫の進行にかかわる遺伝的要因および環境要因を知る．どのようにして自己に対する寛容が破綻するかを理解する．

重要項目

- 自己免疫疾患の定義と臨床的荷重
- 自己免疫疾患の分類
- 自己免疫疾患の免疫学的特徴
  - 抗体反応
  - T細胞応答
- 自己免疫疾患の病因
  - 遺伝的要因
  - 環境要因
- 寛容の破綻

12・1 自己免疫疾患の定義と用語

自己免疫疾患とは，一つあるいは複数の自己由来の成分に対する免疫応答によってひき起こされる疾病と定義される．この場合の自己の成分は，通常，からだの一部分を構成するタンパク質であるが，希に糖鎖，脂質，DNAの場合もある．自己免疫疾患において免疫系が攻撃する自己成分を，**自己抗原**（autoantigen）といい，自己抗原に対する免疫応答を**自己免疫応答**（autoimmune response）とよぶ．

自己免疫疾患として特定された最初の病気は，1950年代半ばに見つかった橋本甲状腺炎である．この疾患では，チログロブリンや他の甲状腺関連抗原に対する抗体が産生されることが知られている．自己抗原に対する抗体を**自己抗体**（autoantibody），自己抗原に特異的な抗原受容体をもつリンパ球を，**自己反応性細胞**（autoreactive cell）という．自己免疫疾患のほとんどすべての症例において，自己反応性のCD4 T細胞の産生が認められ，この細胞は**自己反応性ヘルパーT細胞**

(autoreactive helper T cell) とよばれている．自己反応性の B 細胞，あるいは自己反応性の CD8 T 細胞の産生をどの程度伴うかは，自己免疫疾患によってさまざまである．橋本甲状腺炎の場合には，甲状腺にリンパ球や単球の広範な浸潤が観察される（図 12・1）．抗甲状腺抗体の産生ならびに甲状腺へのリンパ球などの浸潤が，甲状腺の大部分の組織を破壊し，甲状腺の機能低下を招く．

　自己免疫疾患のもう一つの特徴を，橋本甲状腺炎の中に見ることができる．すなわち，**一次病変**（primary pathology）と**二次病変**（secondary pathology）である．一次病変とは，自己免疫応答により直接的にもたらされた病状であり，橋本甲状腺炎の場合は甲状腺の破壊である．二次的病変とは，一次的病変によってひき起こされた組織機能の低下により二次的にもたらされたものである．橋本甲状腺炎を例に挙げれば，甲状腺機能低下による二次病変は，病気の程度や病気の発症した年齢によってさまざまであり，幼児では肉体的・精神的発達障害をおもな症状とするクレチン病をひき起こし，成人では疲労，冷え性，乾燥肌などの症状，また重篤な場合には，精神障害を伴うこともある．

12・2　自己免疫疾患の範囲と臨床的荷重

　自己免疫疾患の種類は多岐にわたり，あらゆる組織や器官がその標的になっている．自己免疫疾患の例を，表 12・1 にまとめて示す．I 型糖尿病，関節リウマチ，多発性硬化症などはよく知られている疾患であるが，これはむしろ例外的であり，自己免疫疾患の大部分はあまり知られていない．自己免疫疾患の全体像は正しく認識されておらず，現在，原因の明らかになっていないさまざまな病気（精神病や脱毛症など）が，自己免疫疾患である可能性がある．自己免疫疾患の多くは慢性的で，極度な衰弱性の疾患になる可能性があり，治療を行わないと死に至るものが多い．

　さまざまな自己免疫疾患に罹患している患者の数は，全人口の約 5% に上り，自己免疫疾患は全体としてきわめて一般的な疾患といえる．一方，個々の疾患の発症頻度はかなり大きな幅があり，最も一般的な自己免疫疾患であるリウマチは，発症率が全人口の 1〜2% に上る．関節リウマチ以外の自己免疫疾患は，はるかに発症率が低く，皮膚に重篤な水疱形成を伴う自己免疫疾患である尋常性天疱瘡では，10 万人に 1 人以下の発症率である．当然ながら，より高い致死率をもつ重篤な病気の発症率は，はるかに少ない．懸念すべき点は，特に先進国において，過去 50 年間の自己免疫疾患の発症率がきわめて増加していることである．

12・2・1　自己免疫疾患の分類

　自己免疫疾患は多岐にわたっており，いくつかの分類がなされている．一つの明

12・2 自己免疫疾患の範囲と臨床的荷重

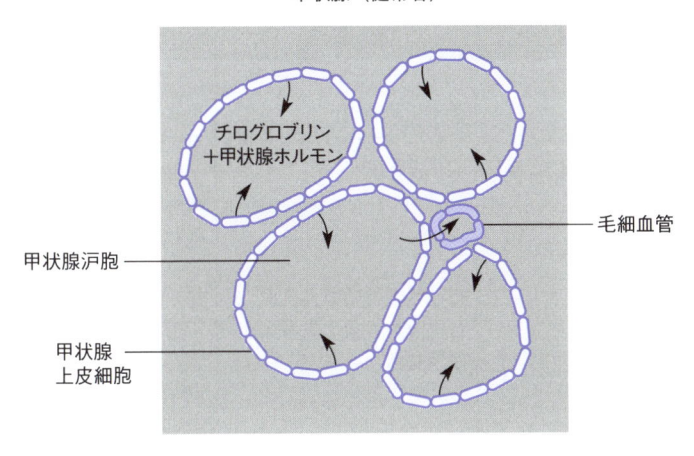

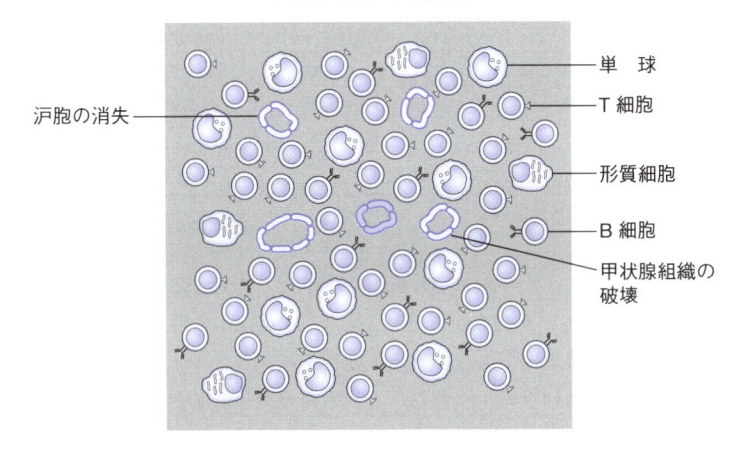

図12・1 橋本甲状腺炎における白血球浸潤と組織破壊 正常な甲状腺の組織は,大部分がチログロブリンと甲状腺ホルモンを含む濾胞で構成されている.濾胞は甲状腺上皮細胞で包まれている.一方,橋本甲状腺炎では,甲状腺の組織内にT細胞,B細胞,形質細胞,単球が多数浸潤してきており,甲状腺組織が破壊されて,甲状腺ホルモンの産生ができない.

表 12・1　自己免疫疾患の種類

影響を受ける組織など	疾患名	おもな症状
内分泌腺		
甲状腺	橋本甲状腺炎	甲状腺の破壊，機能低下
甲状腺	グレーブス病(バセドウ病)	甲状腺の活性化,機能促進
ランゲルハンス島(膵臓)	I 型糖尿病*	β 細胞(インスリン産生細胞)の破壊
副腎	アジソン病	副腎機能不全
血液系		
赤血球	自己免疫性溶血性貧血	貧血
血小板	自己免疫性血小板減少症	不正出血
内因子	悪性貧血	自己抗体，ビタミン B_{12} の吸収の阻害
神経系		
中枢神経系	多発性硬化症	進行性の運動麻痺
神経筋接合部	重症筋無力症	進行性の筋力低下
皮膚		
核内抗原	強皮症	繊維症
表皮細胞接合部	尋常性天疱瘡	重篤な疱疹
関節		
滑膜	関節リウマチ	進行性の破壊
滑膜	全身性エリテマトーデス	変形
腎臓		
基底膜	グッドパスチャー症候群	糸球体腎炎
糸球体	全身性エリテマトーデス	糸球体腎炎

＊　インスリン依存性糖尿病ともいう．

確な分類の仕方として，一つの特定の臓器を標的として起こるのか，複数の臓器にわたって起こるのかという観点から分類する方法がある．I 型糖尿病は膵臓ランゲルハンス島の β 細胞特異的であり，自己免疫性甲状腺炎は甲状腺に限定され，他の臓器や組織は影響を受けない．ただし，これらの組織や臓器が破壊されることによりひき起こされるインスリン分泌の低下や甲状腺機能低下によって，他の組織に影響を及ぼすことがある．一方，多くの臓器に同時に障害を与える自己免疫疾患として，全身性エリテマトーデス（systemic lupus erythematosus, SLE）が挙げられる．この疾患は，皮膚，腎臓，関節に病変をもたらす自己免疫疾患である．このように，I 型糖尿病や自己免疫性甲状腺炎のような一つの器官が障害を受ける自己免疫疾患は，**臓器特異的**（organ-specific）といい，SLE のような複数の組織に障害を伴うものを，**全身性**（systemic）あるいは**臓器非特異的**（non-organ-specific）という（詳

細な自己免疫疾患の分類は Box 12・1 参照).

12・3 自己免疫疾患の免疫学的特徴

自己免疫疾患では,免疫系が自己のからだの特定の組織を攻撃するエフェクター細胞や分子を産生するが,その中には抗体,細胞傷害性 T 細胞,ヘルパー T 細胞も含まれている.したがって,自己免疫疾患の種類によって,免疫系により傷害を受けた特定の組織あるいは複数の組織についての,さまざまな血清学的および組織

Box 12・1　自己免疫疾患の分類

臓器特異的または全身性という自己免疫疾患の分類は,一つの臓器に症状が見られるのか,多臓器に影響が現れるのかということに基づく分類である.この分類は,自己免疫を誘発する自己抗原の厳密な発現分布に基づくものではない.しかし,一般的に臓器特異的な自己免疫疾患における自己抗原は,影響を受ける臓器にのみ存在し,全身性疾患にかかわる自己抗原はより広範に分布しており,多くの場合,これが当てはまる.

一方,臓器特異的な自己免疫疾患と臓器非特異的な自己免疫疾患という分類は,さまざまな自己免疫応答にかかわる自己抗原の分布に基づく分類である.症状の見られる臓器にのみ自己抗原が存在する自己免疫疾患を,臓器特異的な自己免疫疾患という.I 型糖尿病や甲状腺炎は,この臓器特異的な自己免疫疾患に分類される.臓器非特異的な疾患とは,自己抗原が影響を受ける組織に限局しておらず,広く分布している場合をいう.最もよく知られた臓器非特異的な自己免疫疾患は全身性エリテマトーデスであり,DNA やヒストン,リン脂質など,あらゆる細胞に存在する抗原に対して,自己抗体が産生される.

この二通りの分類法には,かなりの重複がある.大枠ではどの疾患が臓器特異的で,どの疾患が全身性あるいは臓器非特異的であるかについて異論はないが,いずれの分類法にも,いくつかの問題点や矛盾がある.原発性胆汁性肝硬変がそのよい例である.この疾患は,肝臓の胆管が破壊され,肝機能が失われる自己免疫疾患である.肝臓だけが疾患により影響を受けることから,臓器特異的自己免疫疾患に分類することができる.しかし,この疾患の主要な自己抗原はミトコンドリアの抗原であり,この抗原はほとんどすべての細胞に存在していることを考えると,臓器非特異的と分類されるのが適切である.

多くの自己抗原が同定されるに至り,臓器特異的な自己免疫疾患の自己抗原が,疾患によって影響を受ける臓器以外にも存在している例が,次々と見つかってきている.I 型糖尿病では,膵臓以外の組織でも多くの自己抗原が見つかってきているが,膵臓以外のこれらの組織は自己免疫応答によって攻撃を受けていない.なぜ,同じ自己抗原が,ある組織では自己免疫応答を進行させ,他の組織では自己免疫をひき起こさないのかは,自己免疫の大きな謎の一つである.

学的所見が認められる.

- **血清中の自己抗体**　自己免疫疾患患者の血清中には，しばしば複数の種類の自己抗体が存在する．以前は，患部などの関連する組織切片を患者の血清で免疫蛍光染色するなどして，自己抗体の検出を行っていた（図12・2および口絵13参照）．近年では，より多くの自己抗原が同定された結果，酵素免疫測定法（ELISA）によって自己抗体をより簡便に測定することができるようになっている（図12・3参照）.
- **標的組織における抗体や補体の集積**　自己免疫疾患におけるもう一つの特徴は，自己抗体が標的組織に沈着していることである．自己抗体は組織の自己抗原に直接結合するか，そこで免疫複合体をつくることがある．これら二つの反応によって補体の結合と活性化が起こり，最終的に炎症反応をひき起こす．抗

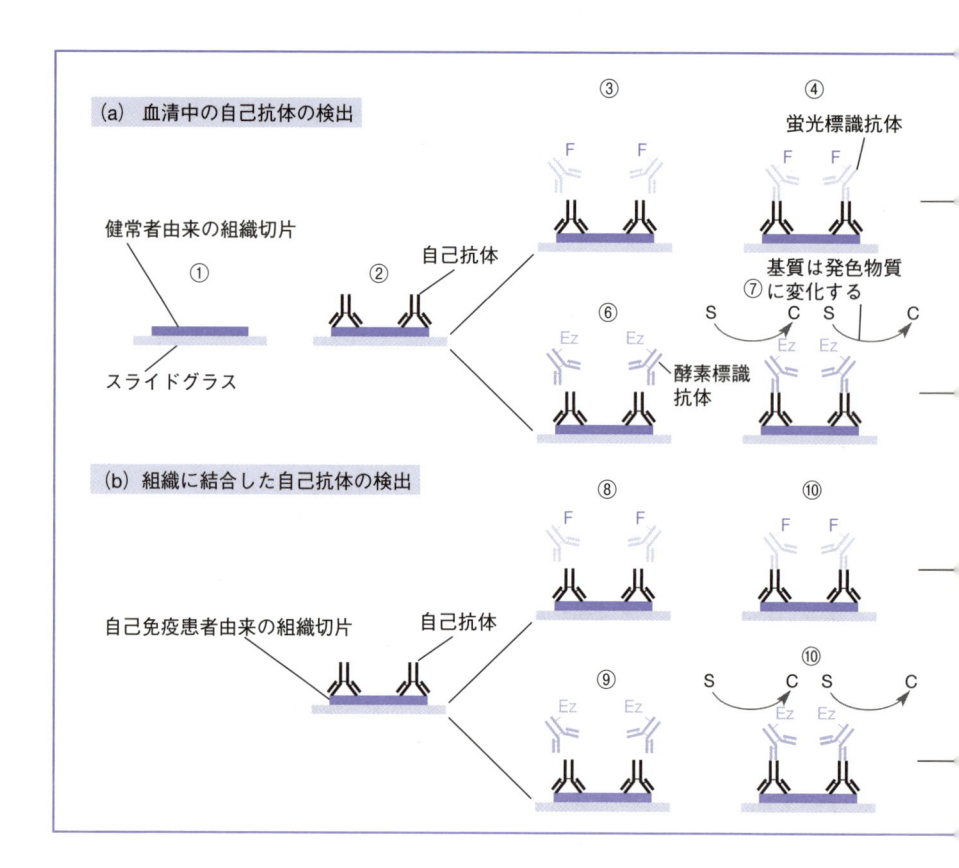

体と補体の集積は，免疫蛍光染色あるいは免疫細胞化学的手法によって検出することができる（図 12・2 および口絵 13 参照）．

- **標的組織における免疫細胞の浸潤**　自己免疫疾患では，標的となる器官や組織に，しばしば免疫細胞の浸潤が認められる（口絵 14）．浸潤している細胞はリンパ球や単球が一般的であるが，他の免疫担当細胞や炎症性細胞が観察されることもある．

12・3・1　抗体を介した自己免疫疾患

ある種の自己免疫疾患では，自己抗体が唯一あるいは主要な疾患の所見となっており，自己抗体の作用によって病状が説明できるものもある．これらは，抗体を介した自己免疫疾患として分類することができる．自己免疫疾患では，異なる機能を

図 12・2　自己抗体の検出　(a) 血清中の自己抗体は，自己抗原を発現している正常組織切片に血清を加えて検出することができる（①）．血清中に自己抗体が存在する場合には，組織切片上の自己抗原に結合する（②）．免疫蛍光抗体法を用いる場合には，蛍光標識 (F) した抗ヒト免疫グロブリン抗体を試料に添加して蛍光を観察する（③）．この抗体は組織に結合したさまざまな自己抗体に結合するので（④），結合した抗体を紫外光で顕微鏡観察することにより可視化することができる（⑤）．免疫蛍光法の別法として，免疫細胞化学的手法がある．蛍光標識した二次抗体の代わりに，酵素標識 (Ez) した二次抗体を用いる免疫酵素抗体法である（⑥）．酵素標識抗体の結合は，無色の基質 (S) を添加し，その基質が抗体に結合した酵素によって発色物質 (C) に変化する反応で検出することができる（⑦）．(b) 免疫蛍光抗体法や免疫酵素抗体法は，組織に沈着した自己抗体の検出に用いることもできる．この場合，蛍光標識（⑧）あるいは酵素標識（⑨）した抗ヒト免疫グロブリン抗体を，患者の血清と反応させずに，自己免疫患者由来の組織切片に直接添加することによって検出する．抗ヒト免疫グロブリン抗体は組織中の自己抗原にすでに結合している自己抗体に結合するので（⑩），抗体は蛍光顕微鏡下あるいはさらに基質を加えることにより，(a) と同様に観察することができる．

⑤ 蛍光顕微鏡下で検出（口絵 13 参照）　免疫蛍光法

光学顕微鏡下で検出（口絵 13 参照）　免疫細胞化学法

蛍光顕微鏡下で検出

光学顕微鏡下で観察

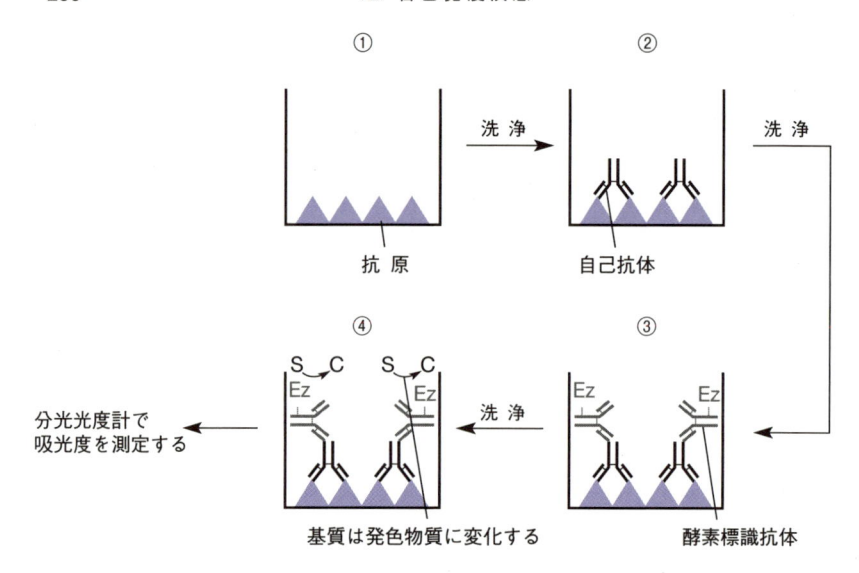

図 12・3　酵素免疫測定法（ELISA）による自己抗原の検出　抗原をプラスチックプレートのウェル（穴）に結合させる（①）．血清をウェルに添加すると，抗原に反応する自己抗体が存在すれば，ウェルに固定化した抗原に結合する（②）．酵素標識した抗ヒト免疫グロブリン抗体をウェルに添加し，抗原に結合した自己抗体に反応させる（③）．ウェルに添加した基質（S）は，酵素によって発色物質に変化する（④）．生成した発色物質を，分光光度計によって定量する．発色物質の量は酵素の量に比例するので，抗原に結合した自己抗体の量に比例する．

もつクラスの違う自己抗体が産生され，さまざまな経路で病状を誘発する．

- **補体を介した溶解**　赤血球に結合した自己抗体は，補体の結合および活性化を伴うことにより赤血球の溶血をひき起こし，自己免疫性溶血性貧血（autoimmune haemolytic anaemia）を起こす（図 12・4）．
- **オプソニン作用**　自己免疫性血小板減少症では，自己抗体が血小板に結合し，肝臓や脾臓の貪食細胞によって血小板が貪食される（図 12・4）．これにより血小板数が減少し，止血能が低下する．
- **受容体機能の阻害**　重症筋無力症では，神経筋接合部の筋繊維に存在するアセチルコリン受容体に対する自己抗体が産生される．この自己抗体がアセチルコリン受容体に結合すると，神経末端で放出されるアセチルコリンの受容が阻害される．この阻害により，神経筋接合部位での刺激がうまく伝わらず，筋力が低下する（図 12・5）．

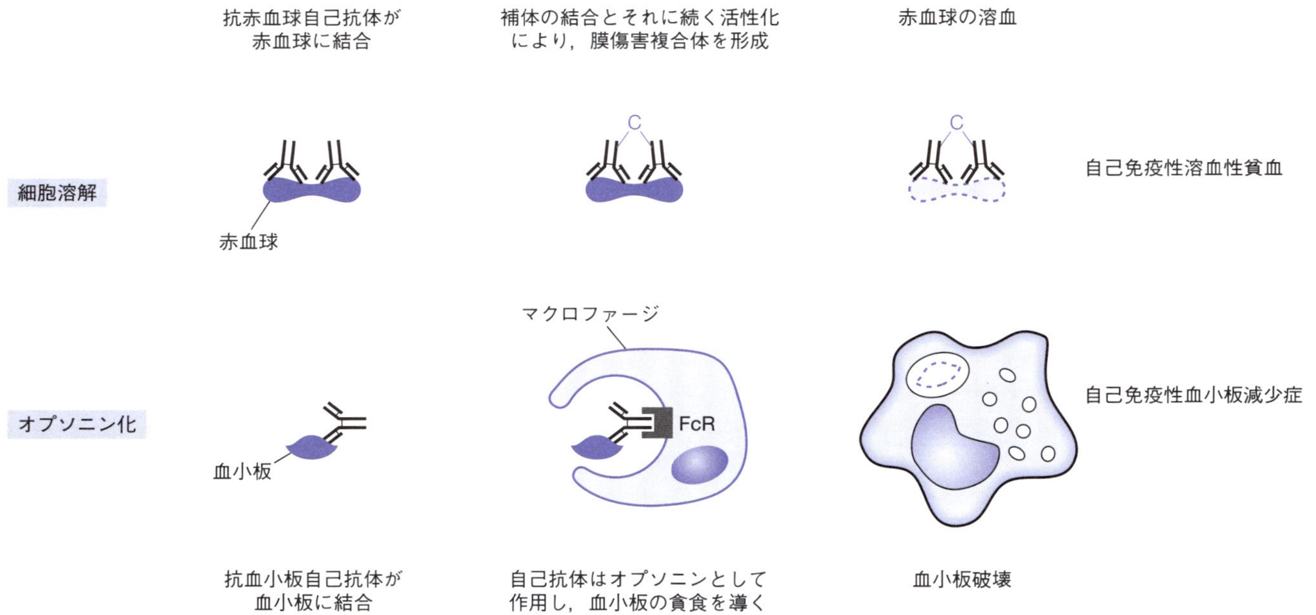

図 12・4　自己免疫疾患における細胞溶解とオプソニン化　自己免疫性溶血性貧血は，自己抗体が赤血球上の自己抗原に結合し，補体の活性化を伴って，溶血を起こす疾患である．自己免疫性血小板減少症は，血小板の自己抗原に自己抗体が結合してオプソニン化され，貪食細胞による血小板の貪食と破壊が起こる疾患である．

自己免疫性溶血性貧血

細胞溶解

抗赤血球自己抗体が赤血球に結合 → 赤血球 → 補体の結合とそれに続く活性化により，膜傷害複合体を形成 → 赤血球の溶血

オプソニン化

抗血小板自己抗体が血小板に結合 → 血小板 → 自己抗体はオプソニンとして作用し，血小板の貪食を導く → マクロファージ FcR

自己免疫性血小板減少症

血小板破壊

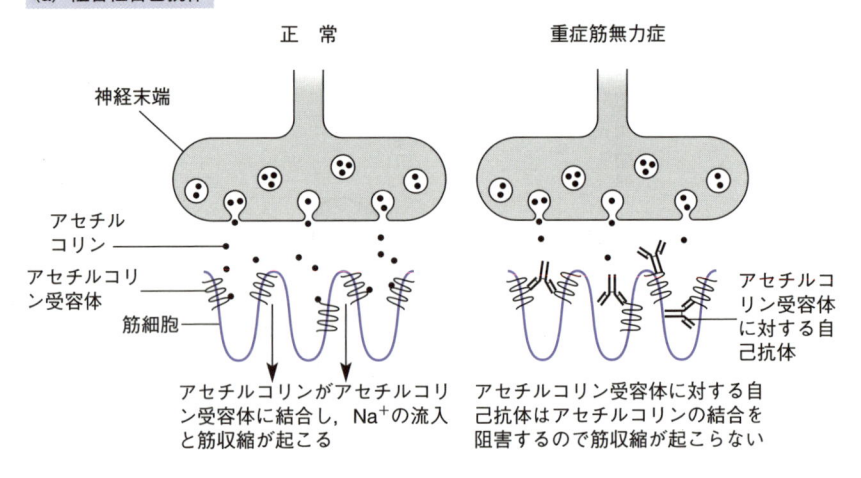

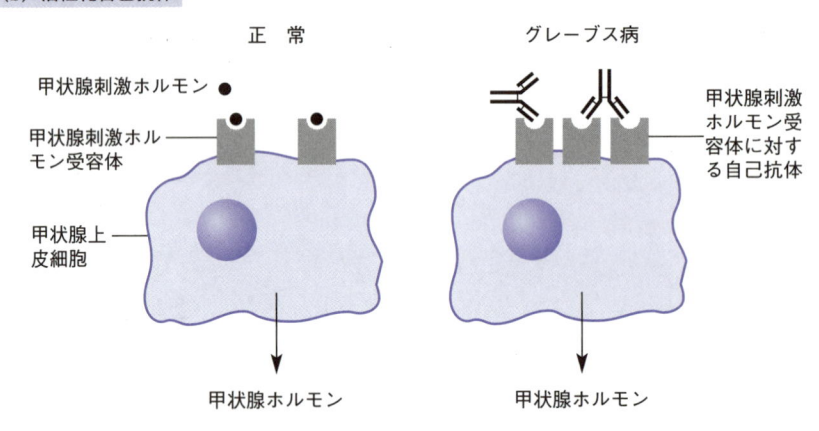

図12・5 抗受容体抗体は受容体からのシグナルを阻害または活性化する 重症筋無力症では，神経筋接合部の筋細胞に存在するニコチン性アセチルコリン受容体に対する自己抗体が産生される．この自己抗体はアセチルコリンの結合を阻害し，シグナル伝達を抑制する．また，自己抗体はアセチルコリン受容体の細胞内への取込みや分解を誘導し，筋細胞上の受容体数が減少する．甲状腺上皮細胞上の甲状腺刺激ホルモン受容体に対する自己抗体は，受容体の機能を阻害するのではなく，逆に活性化する．その結果，甲状腺からの甲状腺ホルモンの分泌が亢進する．

- **受容体の刺激**　詳細な解析がされているわけではないが，受容体に対する自己抗体が受容体を阻害するのではなく，逆に受容体を刺激する場合もある．グレーブス病（バセドウ病）では，甲状腺上皮細胞上に存在する甲状腺刺激ホルモン受容体に対する自己抗体が産生される（図12・5）．この疾患では，自己抗体により刺激を受けて甲状腺機能亢進が起こり，甲状腺機能亢進症に見られるような，神経過敏，疲労感，食欲を伴う体重減少，眼球突出などの症状が観察される．
- **生理機能の阻害**　自己抗体が受容体以外の分子に結合して，それら分子の機能を阻害する場合もある．悪性貧血は，内因子に対する自己抗体によってもたらされる．内因子とは胃で分泌されるタンパク質で，ビタミン B_{12} に結合し，腸管でのビタミン B_{12} の吸収を助ける分子である（図12・6）．この内因子に対する自己抗体は，ビタミン B_{12} との結合を阻害するため，腸管での吸収ができずに，ビタミン B_{12} 欠乏症になる．このビタミンの欠乏は，血小板や白血球数の減少，そして神経症状の変化をひき起こす．
- **免疫複合体の沈着**　全身性エリテマトーデスでは，免疫複合体が血液中から除去できず，腎臓，皮膚，関節などのさまざまな組織に複合体の沈着が起こる

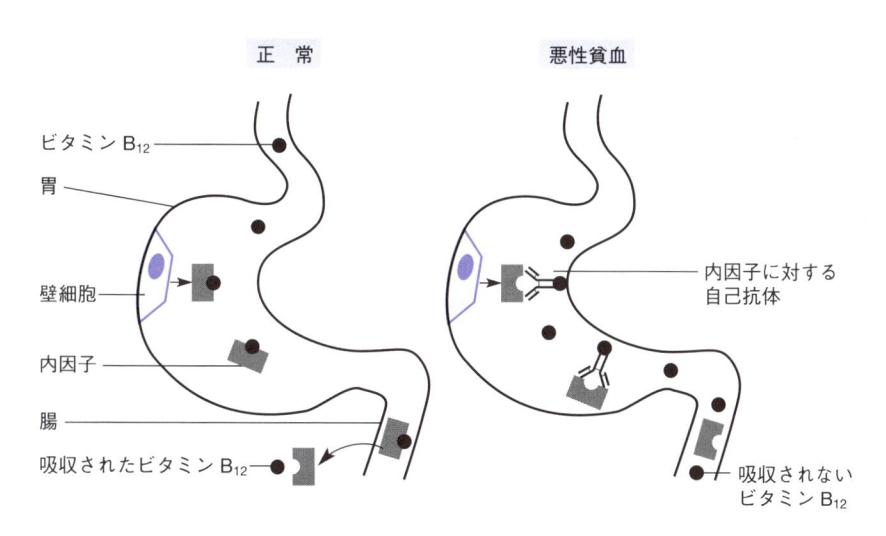

図12・6　悪性貧血　ビタミン B_{12} は，胃の壁細胞から分泌される内因子と結合し，腸で吸収される．内因子に対する自己抗体はビタミン B_{12} の結合を阻害するため，腸での吸収ができなくなり，ビタミン B_{12} 欠乏症になる．

(§8・6・4参照).この免疫複合体に補体系が結合し,その結果として炎症反応を誘導し(2章参照),最終的に組織に損傷を与える.全身性エリテマトーデスでは,腎臓や関節が傷害され,皮膚に発疹が出る(口絵15).

12・3・2 未知の原因による自己免疫疾患

自己免疫疾患の多くは,抗体の作用によって単純に病状を説明できない.Ⅰ型糖尿病,橋本甲状腺炎,関節リウマチなどの場合,多数の免疫担当細胞が標的組織に浸潤するとともに,自己抗体が産生される(上述).これらの疾患の一次病変は,標的組織の一部の損傷や破壊であるが,損傷の正確な原因を特定することは難しい.組織に浸潤している細胞は,CD4 T 細胞,CD8 T 細胞,B 細胞,単球/マクロファージ,そのほかの炎症性の細胞である.したがって,8,9章に記載した免疫系のさまざまなエフェクター機構のいずれもが,急性の組織損傷の原因となっている可能性がある.たとえば,組織の細胞に結合する自己抗体には補体が結合できるので,直接,補体系を介した傷害が誘導される可能性がある.また,補体の活性化は浸潤を伴う炎症反応を刺激し,好中球や単球の遊走および活性化をもたらし,さらなる組織の損傷を導く可能性がある.抗体はオプソニンとして働くので貪食作用を促進する可能性もあり,また抗体依存性細胞傷害(ADCC)反応にかかわっているかもしれない.また,CD8 T 細胞は,クラスⅠMHC 分子上に自己抗原を提示した細胞を傷害することができる.さらに,CD4 T 細胞は,遅延型過敏反応を促進するエフェクター細胞として機能し,抗体なしで組織に傷害を与える単球の遊走と活性化をもたらす.

それぞれの自己免疫疾患において,可能なさまざまなエフェクター機構の中から,実際に関与しているのはどれかを特定にすることは困難である.特定の細胞が組織に浸潤していたり,自己抗体が血中に存在するからといって,これらが病態にかかわっているとは限らない.Ⅰ型糖尿病のモデル実験では,β 細胞の抗原に対して自己抗体が産生されるが,この抗体が β 細胞の破壊に直接関与しているのかどうかは明らかになっていない.このことは,上記の例も含めて多くの自己免疫疾患に当てはまることであり,傷害の原因となっているエフェクター機構は特定できていない.多くの自己免疫疾患において,複数のエフェクター機構が組織の傷害に関与していることは十分に考えられる.

12・4 自己免疫疾患の病因

自己免疫疾患の進行にかかわる要因はさまざまであり,非常に複雑である.自己免疫疾患の発症にかかわる遺伝的要因ならびに環境要因に関しては,近年かなり明

らかになってきた．自己免疫疾患は家族内で発症する傾向があり，家族の中に自己免疫疾患の患者がいる場合，他の家族も発症する確率が高い．しかし，家族は一緒に生活をしていることから，同じ家族内で自己免疫疾患の発病率が高いことが遺伝的要因なのか，環境による要因であるのかを判断することは難しい．

　遺伝的要因や環境要因が自己免疫疾患の発症にどの程度かかわっているかを調べる最もよい方法は，一卵性双生児と二卵性双生児における**一致率**（concordance rate）を調べることである．"一致率"という専門用語は，双子における特定の疾病の発症率や共通の特性の程度を表す．単純な例として，ある疾患が遺伝的要因のみに依存する場合は，ある遺伝子が原因で双子の一方が病気になったのであれば，双子のもう1人も，いつ何時同じ病気にかかってもおかしくない．すなわち，一致率は100％である．二卵性双生児は遺伝子の50％が共通なので，一つの遺伝子によって病気が規定されていると仮定すると，この単純な遺伝的要因によってもたらされる病気の一致率は50％になるはずである．通常，双子は同じ家庭内の同じ環境のもとで育つので，一卵性双生児と二卵性双生児での一致率の相違は，遺伝的要因によるものと考えてよい．

　病気が，遺伝的要因と環境因子の両方により影響を受ける場合，一卵性双生児における一致率は，100％以下になるが，それでも，その値は二卵性双生児の値に比べて高くなる．自己免疫疾患はこの例に該当し，一卵性双生児における一致率は約25％，二卵性双生児ではおおよそ5％程度である．正確な数値は自己免疫疾患ごとに異なっているが，一卵性双生児の一致率は，二卵性双生児のそれに比べて，常に高い値を示している．これらの研究結果は，自己免疫疾患になりやすいかどうかは遺伝しうる，すなわち，遺伝的要因が関係していることを示唆している．

　一致率を調べた研究から，自己免疫疾患のもう一つの大変重要な特性が明らかになっている．病気が完全に遺伝的な原因による場合，一卵性双生児の一致率は100％になる．しかし自己免疫疾患において，一卵性双生児の一致率は100％よりはるかに小さいことから，自己免疫疾患の発症には，いくつかの環境要因もかかわっていることがわかる．環境要因が自己免疫疾患の発症にかかわることを示す他の証拠もある．自己免疫疾患の発症率は，過去40〜50年間に，特に北米，ヨーロッパ，オーストラリア，アジアで急激に増加している．これら発症率の増加の一部には，診断技術の向上があることは確かであるが，実際に患者数は増えており，その増加率は集団内の遺伝的変異では説明できないほど急速である．また，ある自己免疫疾患の発症率の低い国（日本，パプアニューギニア）の人たちが，発症率の高い国へ移住すると，その集団の自己免疫疾患の発症率が急激に上がることが知られている．このことは遺伝的要因によっては説明できず，環境要因によるものと考えられる．

12・4・1 自己免疫疾患の遺伝学

自己免疫疾患の遺伝学的研究によると，これらの疾患は複数の遺伝子と関連していることが示唆されている．このことは，一つの遺伝子上の変異によってひき起こされる囊胞性繊維症のような遺伝子疾患とは異なっていることを意味している．

ある病気に対するかかりやすさに一つの遺伝子が関与しているということは，何を意味するのであろうか．多くの遺伝子には，さまざまな多型が存在している．すなわち，集団の中では，一つの遺伝子に複数のタイプ（型）が存在している．特定の一つ一つの型を，対立遺伝子（アリル，allele）という．タンパク質をコードする遺伝子にも，多型は存在する．この多型は，異なる形のタンパク質へと翻訳されることから，**構造多型**（structural polymorphism）という．最も顕著な構造多型をもつ遺伝子に MHC 遺伝子があり，多種類の MHC 分子がつくられる（4 章参照）．もう一つの多型として，遺伝子上のタンパク質をコードしていない部分に多型が存在する場合もある．この種の多型では，タンパク質の構造自体には影響がないが，遺伝子のプロモーターやエンハンサー部分に多型がある場合は，遺伝子の転写レベルが変化する可能性があり，その場合，タンパク質の発現量が変動する．この多型が，**非構造多型**（non-structural polymorphism）である．したがって，タンパク質の生物活性に対して，多型は二通りの影響を及ぼしていることになる．一つは異なる構造をもつタンパク質をつくることであり，もう一つはタンパク質の発現量を変えることである（図 12・7）．多型遺伝子の一つの対立遺伝子をもつ人が，別の対立遺伝子をもつ人に比べて病気の発症率が異なっている場合，その遺伝子は明らかにその病気に対する感受性に影響を及ぼしているので，感受性遺伝子とよばれる．これは，遺伝子がコードするタンパク質の量あるいは活性に違いがあるためである．

対立遺伝子による病気に対する感受性の違いを定量的に表現する方法として，**相対危険度**（relative risk, RR）がある．相対危険度は，病気に罹患している集団内でのある対立遺伝子の出現頻度と，罹患していない集団の中での同じ対立遺伝子の頻度を比較した値である．計算はやや複雑であり，相対危険度は以下の式で定義されている．

$$相対危険度（RR）= \frac{自己免疫疾患患者中での対立遺伝子の出現頻度}{自己免疫疾患ではない集団内での対立遺伝子の出現頻度}$$

近年の遺伝子工学の進歩により，ゲノム中の自己免疫疾患に関連する感受性遺伝子の探索が可能になった．このような探索と，遺伝子改変動物を用いた研究により，いくつかの自己免疫疾患では，最大 20 種類の遺伝子が感受性にかかわっていることが明らかになっている．これらの感受性遺伝子は，MHC と非 MHC 遺伝子の 2

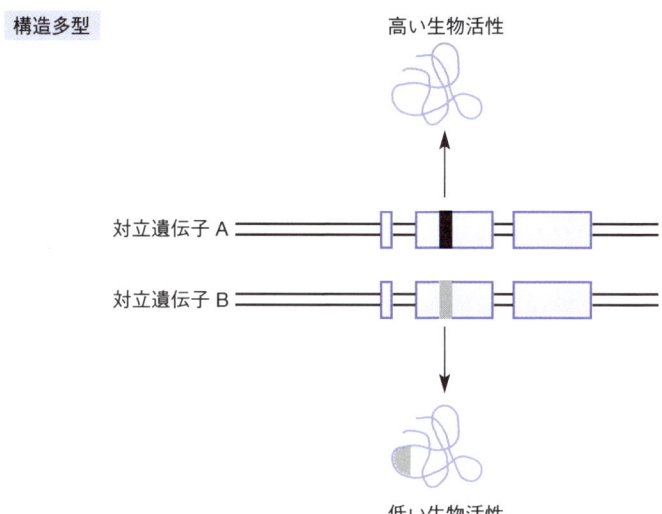

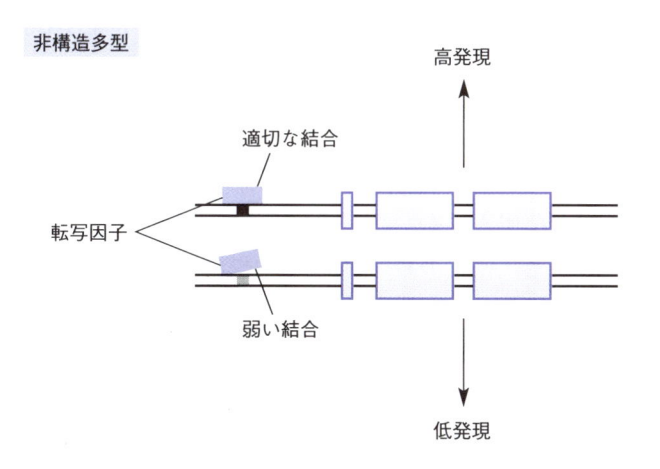

図 12・7 タンパク質の生物活性に及ぼす遺伝子多型の影響 構造多型とは，タンパク質をコードする遺伝子領域内の多型で，産生するタンパク質の構造がわずかに異なる場合があり，タンパク質性のホルモンやホルモン受容体などでは，生物活性に影響することがある．非構造多型は遺伝子上のタンパク質をコードしない部分の多型で，タンパク質の構造には影響しないが，転写因子の結合に影響するなどして，対立遺伝子の違いにより産生するタンパク質の量が異なることがある．

表12・2 自己免疫疾患に関連するMHC遺伝子

自己免疫疾患	関連するMHC遺伝子	相対的危険度(RR)
グッドパスチャー症候群	DR2	16
多発性硬化症	DR2	5
全身性エリテマトーデス	DR3	6
重症筋無力症	DR3	3
関節リウマチ	DR4	7
橋本甲状腺炎	DR5	3
I型糖尿病	DR3	3
I型糖尿病	DR4	3
I型糖尿病	DR3 + DR4	14

種類に分類することができる．

MHC遺伝子

　以前から自己免疫疾患と遺伝子との間に強い相関があることが知られていたが，その一つにMHC遺伝子（特にクラスII MHC）がある．これは，それほど驚くようなことではない．なぜなら，クラスII MHC分子はCD4 T細胞へ抗原を提示する分子だからである．自己免疫反応は，ほとんどの場合，CD4 T細胞依存的である．これは，あらゆる外来抗原に特異的な免疫応答にCD4 T細胞が必要であるのと同様である．いくつかのHLA対立遺伝子の自己免疫疾患に関する相対危険度を表12・2に示す．MHC遺伝子は，自己免疫疾患の発症にかかわる遺伝的要因の50%を占めている．

非MHC遺伝子

　ほとんどの自己免疫疾患において，感受性を規定している最も重要な遺伝子はMHCであるが，他の多くの遺伝子もまた疾患の感受性に関与している．自己免疫疾患の感受性にかかわる遺伝子の一つとして，**性関連遺伝子**（sex-related gene）がある．自己免疫疾患の多くは，男性より女性に多く発症する．橋本甲状腺炎は女性では発症率が50倍高く，全身性エリテマトーデスの発症率も女性は10倍高い．どのような免疫学的な機構がこれらの疾患の発症率にかかわっているかは明らかではないが，これまでの研究結果から，いくつかの性ホルモンが免疫系に影響を及ぼしていることが原因の一つと考えられている．

　これ以外の遺伝子に関しては，あまり解析が進んでいない．新しい遺伝子工学的

手法により，遺伝子の数を特定したり，それらの染色体上のおおよその位置を決定することは可能になったが，正しい感受性遺伝子を同定するには多くの時間を要し，根気強い解析が必要であり，また費用のかかる仕事である．自己免疫疾患全般にかかわり，多くの自己免疫症候群に関連する遺伝子が，いくつか同定されている．AIRE 遺伝子（§11・5 参照）に変異をもつ人は，自己免疫性甲状腺炎や I 型糖尿病などの自己免疫疾患を発症する．AIRE は胸腺上皮細胞における臓器特異的なタンパク質の発現を担う転写因子であることから，AIRE に変異があって機能しない場合，胸腺における自己抗原の発現が起こらず，これらを認識する T 細胞のクローン除去ができないと考えられる．CTLA-4 遺伝子も，自己免疫疾患全般にかかわる遺伝子の一つである．CTLA-4 は活性化された CD4 T 細胞上に発現する膜タンパク質であり，可溶型としても存在している．CTLA-4 は T 細胞の機能を負に制御する分子である．すなわち，CD4 T 細胞上の CTLA-4 は，CD28（§7・2・2 参照）と同様に抗原提示細胞の CD80 あるいは CD86 に結合するが，結合すると負のシグナルを細胞内に伝達して活性化を抑制する．CTLA-4 機能に欠損のある人は，自己反応性の T 細胞の活性を抑制できず，自己免疫性甲状腺炎や I 型糖尿病，アジソン病（副腎が傷害される）などの自己免疫疾患になる可能性が高い．非 MHC 遺伝子の中で，特定の自己免疫疾患に関連する唯一の遺伝子が，I 型糖尿病と関連したインスリン遺伝子である．この遺伝子では，タンパク質をコードしていない領域に多型が見られ，この多型の違いによって I 型糖尿病の発症率が異なっている．チログロブリン遺伝子の多型も，対立遺伝子の違いによって甲状腺自己免疫疾患に対する感受性が異なるという報告がある．チログロブリンは，甲状腺炎の主要な自己抗原である．このほかに，サイトカインおよびサイトカイン受容体をコードする遺伝子，アポトーシス関連遺伝子，自己抗原そのものをコードする遺伝子なども，自己免疫疾患に対する感受性に関連すると考えられている．これらの遺伝子は，寛容の誘導や，ひき起される自己免疫反応の種類に影響を及ぼすことにより，自己免疫の感受性にかかわっているようである．

12・4・2 環境と自己免疫疾患

自己免疫疾患の発症に環境要因がかかわっていることは確かであるが，どのような環境要因が影響しているかを特定することは非常に難しい．問題の一つは，自己免疫疾患には慢性的なものが多いからである．自己に対する免疫応答は環境からくる要因によって開始するかも知れないが，臨床的な症状が現れ，医師の診察を受けるまでに，何年もの年月を経て組織に損傷をひき起こしている．したがって，いつから自己免疫が始まったのかを正確に把握することは難しく，それを把握できなけ

れば，自己免疫をひき起こした環境要因を特定することもできない．しかも，患者の多くは，数年前にどのようなことが起こったのかを，はっきりと覚えていない．しかし，行動学的な特性が特定の自己免疫疾患の発症率を高めている場合があり，それらの環境要因が候補として挙げられている．自己免疫疾患に関するおもな環境要因は以下の通りである．

- **感染性病原体**　病原体の感染が原因で自己免疫をひき起こす最もよく知られているものに，リウマチ熱がある．この疾病に伴って産生される連鎖球菌M抗原に対する抗体が，心臓のミオシン，関節，腎臓を攻撃し，関節炎や心臓病をひき起こす（§12・5・1参照）．
- **薬　物**　薬物やその代謝物が自己抗原と結合し，外来抗原のように振る舞う場合がある．その結果，自己抗原そのものに対する自己抗体が産生される（§12・5・1参照）．例としては，赤血球に結合するペニシリン（抗生物質）の代謝物，血小板に結合するセドルミド（催眠剤）がある．
- **毒素および汚染物質**　グッドパスチャー症候群という自己免疫疾患では，IV型コラーゲンに対する自己抗体が産生される．このIV型コラーゲンは腎臓や肺の基底膜に存在しており，この病気の患者は例外なく糸球体腎炎を発症し，腎臓の機能が障害される．また，タバコの喫煙者は肺動脈の出血を起こす頻度が高く，致命的な場合もある．非喫煙者はこれが起こらないので，タバコの煙が肺に傷害を与え，基底膜が破壊されて自己抗体に対して無防備になるからではないかと考えられている．
- **食　物**　さまざまな食物が自己免疫疾患と関連がある（牛乳と糖尿病など）という報告がたくさんある．しかし，その因果関係がはっきりと証明されているわけではない．

自己免疫疾患にかかわる環境要因はほとんど明らかになっていないので，それらがどの程度疾患の発症にかかわっているのかを見積もることは難しい．現時点では，さまざまな環境要因が自己免疫疾患の本質である免疫寛容を破綻させるからであろう，という漠然とした推論の域を出ていない．

12・5　免疫寛容の破綻

自己免疫疾患は，高親和性の自己抗体の産生または，自己反応性のT細胞の産生によってひき起こされる．誰もが自己抗原に特異的なB細胞を多かれ少なかれもっているが，自己抗原特異的なヘルパーT細胞が存在しないために，通常，これらのB細胞が抗体を産生することはない（7章参照）．T細胞の寛容が失われ，自己反応性のヘルパーT細胞が産生されれば，自己反応性B細胞における抗体産

生を助け，自己免疫反応が起こるであろう．しかし，自己反応性のヘルパーT細胞が存在しなくても自己反応性のB細胞が抗体を産生するいくつかの道がある．それらについて最初に説明する．

12・5・1 自己反応性ヘルパーT細胞非存在下での自己抗体の産生

自己抗原に特異的なヘルパーT細胞が存在しないにもかかわらず，B細胞が自己抗原に対する抗体を産生する方法が二つある．一つはきわめて単純に理解できるもので，必要なヘルパーT細胞をバイパスするものである．もう一つはやや複雑であるが，感染した病原体の抗原と自己抗体の間に交差反応性エピトープが存在する場合である．二つの過程は，次のように起こる．

B細胞マイトーゲンによるヘルパーT細胞のバイパス

細菌が産生するリポ多糖（LPS）のような物質は，直接B細胞を刺激して増殖させ，ヘルパーT細胞の助けなしに抗体産生細胞へと分化させることができる．この刺激は抗原特異的ではなく，この物質を**マイトーゲン**（mitogen）という．あらゆるB細胞が活性化されるので，外来抗原に特異的なB細胞と同時に，自己抗原に特異的なB細胞も活性化される（図12・8a）．マイトーゲンによる刺激は一過的であり，細菌が排除されると，自己反応性のB細胞の刺激は止まり，自己抗体の産生もなくなる．

交差反応性エピトープ

感染した病原体上のタンパク質のいくつかは，自己抗原と非常に類似したエピトープをもっており，これによって次のように自己抗体が産生される．自己のB細胞エピトープと自己のT細胞エピトープをもつ自己抗原を仮定して説明しよう（図12・8b）．自己のB細胞エピトープを認識する特異的なB細胞は，このエピトープを介して抗原と結合して細胞内に取込み，抗原を加工して自己のT細胞エピトープをクラスII MHC分子上に提示する．自己のT細胞エピトープを認識するヘルパーT細胞は存在しないので，B細胞は抗体を産生するための助けが得られない（図12・8b）．

一方，病原体上に自己抗原と交差反応性のB細胞エピトープをもち，かつ外来性のT細胞エピトープをもつ抗原が存在したと仮定しよう．この抗原は自己反応性のB細胞に結合し，B細胞は同様に抗原を処理するが，今度は外来抗原ペプチドをクラスII MHC分子上に提示する（図12・8b）．提示されたペプチドは非自己T細胞エピトープなので，このT細胞エピトープ特異的なヘルパーT細胞が存在

する. そのため, B細胞はT細胞の助けが得られ, 自己抗原と交差反応する抗体の産生が起こる. 最もよく知られている例が連鎖球菌M抗原であり, これは心臓のミオシンと交差反応性のエピトープである. したがって, A群溶血性連鎖球菌の感染が起こると, ミオシンに対する抗体が産生され, 心臓に対する傷害とリウマチ熱を発症する場合がある.

別のシナリオとして, 薬剤や環境中の化学物質が自己抗原に結合し, 自己抗原を修飾すると同時に, 外来抗原のようなT細胞エピトープをつくり出す可能性もある. 自己反応性のB細胞がB細胞エピトープに結合し, 外来抗原様のT細胞エピトープをヘルパーT細胞へ提示し, その結果, 自己抗体が産生される (図12・8b).

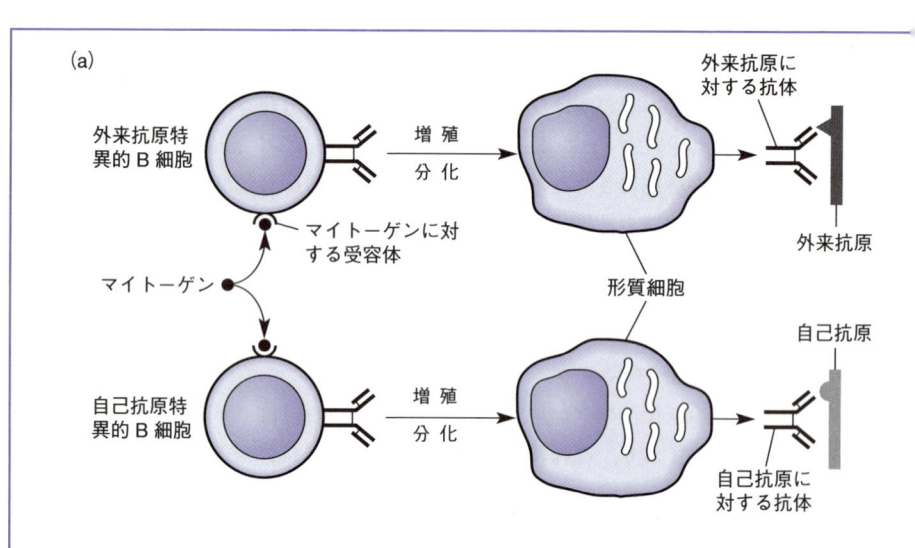

図12・8 自己抗体産生の誘導 (a) B細胞マイトーゲンによる自己抗体の産生. B細胞マイトーゲンは, B細胞のもつ抗原特異性に関係なくB細胞を活性化して増殖に導き, 形質細胞へと分化させる. その結果, 外来抗原に対する抗体だけでなく, 自己抗体も産生される. (b) 交差反応性エピトープによる自己抗体の誘導. 図(b)の右側に示したように, 自己タンパク質が, 自己のB細胞エピトープ一つと自己のT細胞エピトープを一つもつとしよう. 自己B細胞エピトープに特異的な自己反応性のB細胞は, このエピトープを介して自己タンパク質に結合し, 抗原を取込んで加工して, 自己反応性のT細胞エピトープをクラスII MHC分子上に乗せて抗原提示する.

12・5 免疫寛容の破綻

病原体由来の抗原や化学物質が外来性の（外来抗原に似た）T細胞エピトープを提示するこれらの状況では，通常，自己抗体の産生は一過的である．病原体が排除されたり，薬剤や化学物質の摂取を中止すれば，これらの外来性T細胞エピトープはなくなり，自己反応性のB細胞がT細胞の助けを得ることはなくなる．しかし，遺伝的に感受性の人では，環境要因が引き金になって，自己抗原と特異的に反応するヘルパーT細胞の活性化を導くことがあり，その結果，環境要因が排除されても，自己免疫応答を自ら持続させてしまう．なぜ自己反応性のCD4 T細胞が存在し，それらがいかにして活性化するかは，さまざまな角度から研究がなされている．現時点では答は定まっていないが，いろいろな機構が提唱されている．

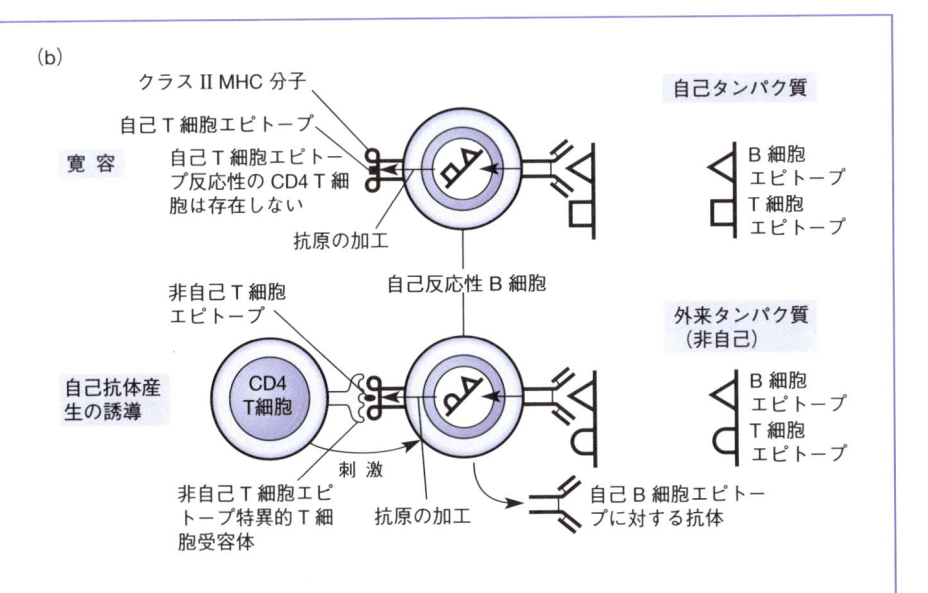

(b)

寛容：クラスII MHC分子，自己T細胞エピトープ，自己T細胞エピトープ反応性のCD4 T細胞は存在しない，抗原の加工，自己タンパク質（B細胞エピトープ，T細胞エピトープ）

自己抗体産生の誘導：非自己T細胞エピトープ，CD4 T細胞，自己反応性B細胞，刺激，非自己T細胞エピトープ特異的T細胞受容体，抗原の加工，外来タンパク質（非自己）（B細胞エピトープ，T細胞エピトープ），自己B細胞エピトープに対する抗体

しかし，自己T細胞エピトープに反応するCD4 T細胞は存在しないので，B細胞はCD4 T細胞の助けが得られず，活性化されることはない．図(b)の下図では，外来タンパク質（病原体由来など）が自己のタンパク質と共通のB細胞エピトープをもち，非自己のT細胞エピトープをもつ場合を考える．同じ自己反応性のB細胞が，外来抗原上のB細胞エピトープに結合し，非自己T細胞エピトープをクラスII MHC分子に乗せて抗原提示する．T細胞エピトープは外来抗原なので，このT細胞エピトープと反応するCD4 T細胞が存在し，B細胞は活性化され，外来タンパク質と自己タンパク質に共通なB細胞エピトープに反応する抗体が産生される．

12・5・2　自己反応性ヘルパーT細胞の活性化

病因となる自己反応性ヘルパーT細胞が出現するまでには，§12・4に記載した多くの遺伝的要因と環境要因が複雑に絡み合った多段階の過程を経ると考えられている．

遺伝的要因

当初，CD4 T細胞の自己寛容が消失するのは，"誤った"遺伝子の存在によって，正常の自己寛容の機構が破綻するためと考えられていた．非常に多くの遺伝子が自己免疫に対する感受性を規定している理由は，いくつかの異なる寛容の機構（自己反応性のクローン除去，クローンアネルギー，積極的制御）があるためである．これらのメカニズムは，いずれも，自己反応性ヘルパーT細胞の産生を止めるように働かなければならない．

自己免疫疾患が多くの遺伝的要因によって支配されているという見解は，いくつかの驚くべき観察により，今日では修正が加えられている（詳細はBox 12・2を参照）．これらの研究によると，同じ自己抗原に対する寛容を維持する場合でも，人それぞれによってメカニズムは異なっていることが示唆されている．ある自己抗原に対して，ある人はその自己抗原に特異的なCD4 T細胞のクローン除去を行っているが，別の人では必ずしもそうではない．自動的に自己免疫疾患を発症するわけではないが，自己反応性のCD4 T細胞を除去できない人では，自己反応性 CD4 T細胞を除去している人に比べて，明らかに自己免疫疾患を発症する危険性が高い．

ある特定の自己抗原に対して寛容を維持するために，人それぞれが用いる機構は，遺伝的な支配を受けているはずであり，どのような遺伝子かは明らかにはなっていないが，これらの遺伝子が自己免疫に対する感受性に影響している．自己免疫に対する遺伝的な感受性の相違は，多くの遺伝子の特定の対立遺伝子の組合わせをもっているか否かに依存すると，今日では考えられている．これらの遺伝子は自己寛容を制御するのに加えて，サイトカイン産生やアポトーシスなどの免疫応答にかかわる他の因子を制御している可能性もある．遺伝子の数は明らかにされていないが，大変多いと考えられており，I型糖尿病や全身性エリテマトーデスの感受性にかかわる遺伝子は20種類に上る．多くの遺伝子のある特定の対立遺伝子の組合わせが，ある自己免疫疾患を発症する危険性をはらんでいるが，いくつかの感受性の対立遺伝子をもっていても組合わせが揃うことは希なので，大部分の人たちは危険な状況ではない．危険な対立遺伝子の組合わせをもつ人たちが，自己免疫疾患を発症する危険性をもっているが，発症には環境要因も必要である．

Box 12・2　自己寛容の多様性

　ミニサテライトとよばれる DNA 配列が，ゲノム中に数多く存在している．ミニサテライトは 10～100 塩基対（bp）の配列が反復したもので，長さは 0.5～40 kb にまで及ぶ．しばしば，ミニサテライトには反復数に多型が見られ，これを**タンデム反復数**（variable number tandem repeat, VNTR）という．タンデム反復数は DNA の構造に影響を与えるので，この近くの遺伝子産物の発現量にも影響がある．一つの例として，インスリン遺伝子の 5′ 側にあるミニサテライトのタンデム反復数に多型があり，対立遺伝子によって I 型糖尿病に対する感受性が異なっている．どのような機構でタンデム反復数の違いによって感受性の違いが生ずるかについての詳細な解析はなされていないが，胸腺におけるインスリンの発現に影響しているという興味深い知見がある．胸腺におけるインスリンの発現を調べたところ，一部の人で，mRNA とタンパク質レベルの両方で，明確なインスリンの発現が認められた．驚くべきことに，他の胸腺外の組織に特異的なタンパク質についても，一部の人では，同様に胸腺内で発現が観察された．また人によって発現はさまざまであったが，胸腺において他の組織に特異的であるはずのいくつかのタンパク質が発現していることも確認された．末梢の自己抗原が胸腺において発現している理由は，これらの自己抗原に特異的な胸腺細胞のクローン除去に必要なためであり，これらの発現に個人差があるということは，人によってクローン除去もさまざまであることを意味している．このことは，多くの末梢の自己抗原に対して，人が異なれば，同じ自己抗原に対しても異なる自己寛容の方法を用いている可能性があることを示唆している．異なる寛容の方法を用いているということは，生体内で活性化された自己反応性の細胞も異なるリスクをもつことを意味している．すなわち，ある自己抗原反応性の CD4 T 細胞をクローン除去した人は，この自己抗原に対してヘルパー T 細胞を産生する危険性が最も少ない．一方，自己反応性の CD4 T 細胞を末梢にもつ人は，この自己抗原に対する自己免疫応答を発動する危険性がかなり高い．

　なぜ，自己寛容を維持する方法が，人によって異なるのだろうか．最も安全な方策は，あらゆる自己反応性の CD4 T 細胞クローンをすべて除去することである．しかし，必ずしもそうなっていない理由は，病原体に出会う危険性と自己免疫になる危険性のバランスで説明される．自己抗原に特異的な CD4 T 細胞クローンを除去した人は，類似の抗原をもつ病原体に対するクローンも排除されている可能性がある．すなわち，この人は，自己免疫になるリスクは少ないが，同時に病原体に対する免疫応答も低下しており，感染の危険性が増加している．逆に，自己抗原に対して強い寛容を誘導しない人は，自己免疫になるリスクは大きいが，同時に病原体に対してもより強い応答をすることができるので，感染に対して生き残る可能性が高い．自己抗原や病原体に対する応答性がさまざまな集団ゆえに，集団では概ね両者のリスクに対するバランスが恒常的に保たれている．

自己反応性ヘルパーT細胞の環境による活性化

動物実験では自己反応性ヘルパーT細胞の活性化を誘導することができるが，ヒトの自己免疫疾患において，どのような環境要因が自己反応性のヘルパーT細胞を誘導するのかは明らかになっていない．最も重要と思われる点は，活性化には樹状細胞が関与していることである．自己反応性 CD4 T細胞は，他のT細胞と同様に，初期の段階で樹状細胞上の抗原/クラス II MHC 分子複合体によって，活性化される必要がある（6章参照）．どのような環境要因が，樹状細胞による自己反応性 CD4 T細胞の活性化を促進するかについて，二つの機構が考えられている（図12・9）．

● **分子模倣** 感染性微生物のような環境因子は，免疫系では非自己と見なし，樹状細胞はその病原体由来の抗原ペプチドをクラス II MHC 分子に結合させて

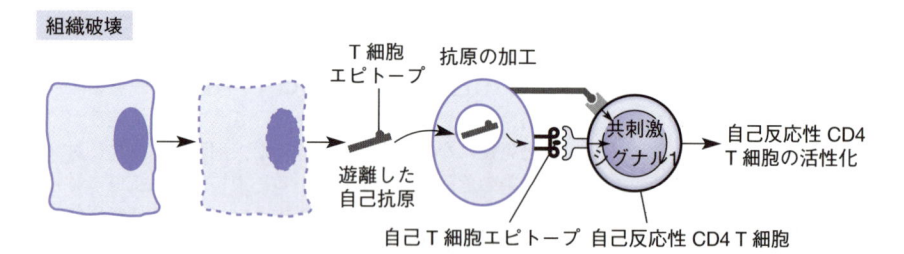

図12・9 自己反応性 CD4 T 細胞の活性化 自己反応性の CD4 T 細胞の活性化は，自己ときわめて類似した抗原エピトープをもつ病原体が存在し，この病原体由来の類似のエピトープによって活性化された CD4 T 細胞が自己抗原と反応する場合に起こりうる（図上）．また，組織が破壊されたときも，自己抗原が遊離し，その抗原が樹状細胞によって取込まれて加工され，自己反応性の CD4 T 細胞を活性化する．

抗原提示する．これら外来抗原ペプチドの一つが自己抗原ペプチドときわめて類似している場合，両方の抗原を認識できる CD4 T 細胞が活性化を受け，ヘルパー T 細胞へと分化する．分化したこのヘルパー T 細胞は，外来性の微生物とだけでなく自己抗原とも反応し，自己免疫疾患を発症させる．

- **組織損傷** 　　毒性物質や病原体によって組織損傷がひき起こされた場合，サイトカイン産生を伴う炎症反応を誘導すると同時に，損傷を受けた細胞から自己抗原が遊離される．この二つの作用により活性化された樹状細胞は，自己抗原由来のペプチドをクラス II MHC 分子に結合させて抗原提示する．その結果，自己反応性の CD4 T 細胞が活性化される．

12・6 ま と め

- 自己免疫疾患にはさまざまな種類があり，自己のからだを構成する一つ，あるいは複数の物質に対して免疫応答することにより誘発される疾患である．さまざまな疾患を合わせると，先進国では，自己免疫疾患の患者は人口の 5% を占める．
- 自己抗原に対する高親和性の自己抗体の産生が，病因を説明できる自己免疫疾患もあるが，標的組織にはさまざまな炎症性細胞の浸潤が見られ，免疫系を介して損傷をもたらした病因を正確に特定することは困難な疾患も多数ある．
- 自己免疫疾患の病因は複雑であり，多くの遺伝的要因や環境要因がそれら疾患の感受性にかかわっている．遺伝要因の中で最も重要なものが，クラス II MHC 遺伝子である．自己免疫疾患に対する感受性を規定する遺伝子は，ほかにはあまり知られていない．
- 自己免疫疾患の発症に環境要因がどのようにかかわっているのかは不明であるが，さまざまな環境要因が自己反応性 B 細胞に抗体産生を促したり，自己反応性 CD4 T 細胞の活性化を行っているのではないかと考えられている．

13 アレルギーと過敏症

この章で学ぶこと

不適切な抗体反応が病気をひき起こす経路について学ぶ．ぜん息について，免疫，臨床，遺伝，環境の側面から理解する．抗体反応によって誘発される他の過敏症について知る．接触過敏反応を理解する．

重要項目

- **I 型過敏症（アレルギー）**
  - ・I 型アレルギー反応の免疫学的背景
  - ・アレルギーの臨床症状
  - ・アレルギーの遺伝学
  - ・環境要因
- **II 型過敏症**
- **III 型過敏症**
- **接触過敏症**

13・1 序　論

抗体は病気の原因となる病原体や物質を積極的に排除しようとするが，無害な抗原に対して過剰な抗体産生が起こると，逆に病気をひき起こすことがある．この反応を**過敏症**（hypersensitivity）という．抗体の関与する過敏症は3種類に分類される．最も一般的な過敏症が，I 型過敏症，すなわちアレルギーである．この反応は，IgE 産生によってひき起こされる反応であり，アレルギー反応として一般に知られているものである．II 型過敏症は正常組織あるいは修飾を受けた自己成分に対する細胞傷害活性をもつ抗体によって誘引される反応である．また，III 型過敏症は，さまざまな組織の血管に抗原抗体複合体が沈着することにより起こる過敏反応である．II 型および III 型過敏症では，IgE の産生は関与しない．

13・2　I 型過敏症（アレルギー）

アレルギーに関連する最もよく知られた病気が，ぜん息である．英国では，7人

に1人の子供がぜん息を発病しており，過去50年間に発症率は急激に増加している．20世紀までは，ぜん息は希な病気であったが，自己免疫疾患と同様に，今ではぜん息の発症率は先進国において高い値を示している．

ぜん息は，無害な抗原に対してIgEが産生されることにより現れる症状の一つで，アレルギー反応の一症例である．アレルギー反応を刺激する抗原を，**アレルゲン**（allergen）という．アレルゲンには，以下のようなものがある．

- **花　粉**　さまざまな花粉がアレルギーを誘発し，特に鼻炎やぜん息をひき起こす．木や草の花粉はいずれもアレルギーの原因であり，とりわけブタクサは北米では大きな問題になっている．
- **昆　虫**　室内塵中に含まれるダニ由来のアレルゲンは，ぜん息の最も一般的な原因である．同様に，ゴキブリもありふれたアレルゲンの一つである．ミツバチやスズメバチの毒も，薬理作用をもつ物質を含んでいるために，強いアレルギー反応を誘発する．
- **哺乳動物や鳥類**　動物の毛や排出物，トリの羽毛は，主要なアレルゲンである．一般的な動物アレルゲンはネコ，イヌ，ネズミ由来であるが，これらの動物の特徴というよりは，さらされる頻度に依存しているようである．
- **薬　剤**　アレルギー反応をひき起こす薬剤は多い．その中でも，ペニシリンやスルホンアミド（サルファ剤）がよく知られている．
- **食　物**　さまざまな食物がアレルギーをひき起こし，しばしば重篤な症状をもたらすことも多い．ピーナッツ，エビやカニ，乳製品は，代表的な食物アレルギーの原因である．

アレルギー反応が，ぜん息以外の病気をひき起こすこともある．花粉症（枯草熱），湿疹，結膜炎，下痢は，すべてアレルギー反応である．これらのアレルギー反応は局所で起こり，通常はアレルゲンにさらされた箇所で起こる．空気で運ばれるアレルゲンは，ぜん息や花粉症をおもに誘発し，食物アレルゲンは胃に症状が現れることが多い．しかし，すべてに当てはまるわけではなく，皮膚に食物アレルギーの症状が現れる場合もある．最も重篤なアレルギー反応の形は全身性のアナフィラキシーであり，治療をしないと死に至る場合もある．ピーナッツアレルギーは最近の関心事であり，ピーナッツを含んだ食品を摂取してアナフィラキシー反応をひき起こし，多くの人が死亡している．

13・2・1　アトピーとアレルギー

"アトピー（atopy）"と"アレルギー"という言葉は，混同して使われている．この二つの言葉はしばしば同義語として使われているが，多少違った意味合いを含

んでいる．アレルギーは，IgEを介した特定の物質に対する過敏反応であり，臨床的には前述のいくつかの症状として現れるほか，皮刺試験で陽性になる（§13・4参照）．アトピーの患者とは，IgEの反応性が過度に高まっている人である．この定義からすると，アレルギー患者はアトピー患者に含まれるが，特定のアレルゲンに対するIgEをもつ人で，臨床的な症状がなく皮刺試験で陰性でアレルギー患者でなくてもアトピー患者に含まれる．しかし，大部分のアトピー患者は，アレルギー患者である．

13・2・2 アレルギーの免疫学的基礎

アレルギーの進行はさまざまな段階で起こるが，その最初の段階が**感作**（sensitization）である．

感 作

感作では，アレルゲンにさらされた応答として，IgEが産生される（図13・1参照）．このIgE産生はCD4 T細胞依存的であり，CD4 T細胞はアレルゲンに応答してヘルパーT細胞の一つであるTh2細胞へと分化する．Th2細胞からのIL-4の分泌は，アレルゲン特異的なB細胞をIgEへクラススイッチさせるのに必須である．分泌されたIgEは，IgEのFc部分に結合するFcε受容体（FcεR）をもつ肥満細胞に結合する．肥満細胞はさまざまな組織に存在しているが，これらは粘膜型肥満細胞と結合組織型肥満細胞の二つに分類される．この2種類の肥満細胞は非常に似通っているが，いくつかの応答において違いが見られる（Box 13・1）．IgEは数カ月から長い場合には数年間，肥満細胞に結合したままで存在することができる．アレルゲンに初めてさらされた際には，通常，何の症状もひき起こさない．

肥満細胞の活性化

アレルゲンに感作された後に，再びアレルゲンにさらされると，アレルゲンは肥満細胞上のFcε受容体に結合したアレルゲン特異的なIgEに結合する．このことにより，Fcε受容体の架橋が起こり，細胞内の一連のシグナル伝達を介して肥満細胞の活性化が起こる．肥満細胞の活性化が起こると，ただちに細胞内顆粒の脱顆粒が誘導され，顆粒中に蓄えられていた生理活性物質が細胞外へ放出される．また，新たな生理活性物質の合成やそれらの放出が引き続き行われる（図13・1）．このようにして放出される生理活性物質（脱顆粒前に蓄えられていたものとその後に合成されるもの）およびその生理活性を，表13・1に示す．これらの生理活性物質は，血管拡張，血管透過性の亢進，平滑筋収縮などを含むさまざまな作用をひき起こす．

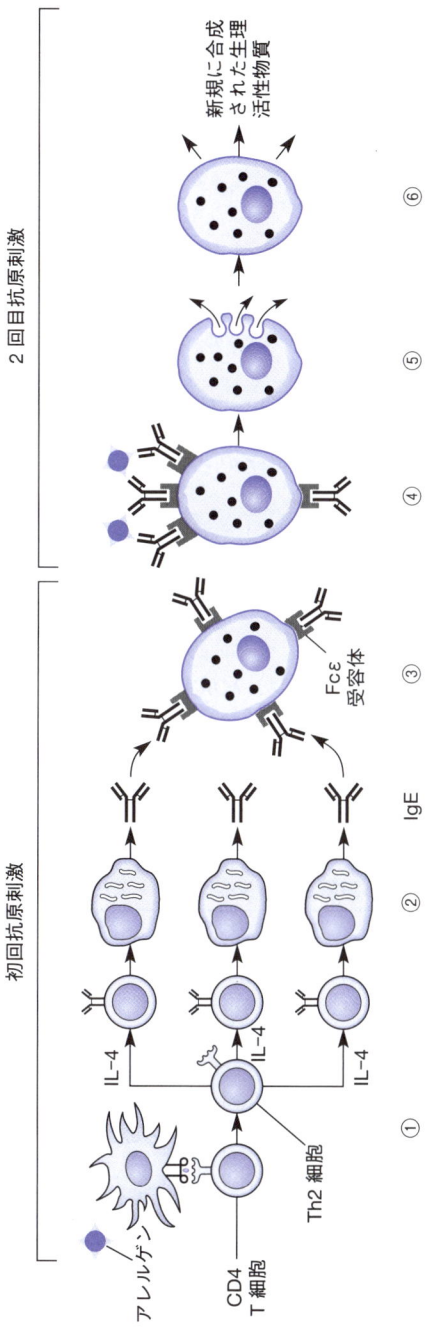

図13・1 アレルギー反応 初回の抗原刺激が起こると、抗原特異的な CD4 T 細胞が活性化されて Th2 細胞になり (①)、B 細胞が形質細胞に分化してアレルゲン特異的な IgE の分泌を助ける (②). IgE は肥満細胞や好塩基球上の Fcε 受容体に結合する (③). 2 度目以降のアレルゲンによるアレルゲンでは、アレルゲンは肥満細胞上の IgE に結合して Fcε 受容体の架橋をもたらし、肥満細胞の活性化の即時応答として、脱顆粒反応が起こり、顆粒内の物質が細胞外へ放出される (⑤). 放出される物質は、ヒスタミンやヘパリンなどの生理活性物質である. また、活性化された肥満細胞は、ロイコトリエン、プロスタグランジン、腫瘍壊死因子 α (TNF-α) などの新たな炎症性メディエーターを合成する (⑥).

> **Box 13・1　粘膜型肥満細胞と結合組織型肥満細胞**
>
> 　粘膜の肥満細胞と結合組織の肥満細胞は組織学的に類似しているが，局在する場所，T細胞に対する依存性，Fcε受容体の発現，炎症性メディエーターの種類，薬剤に対する感受性などは，下記に示すようなさまざまな違いがある（ただし，下記はマウスでの違いで，ヒトでも同じ違いがあるかどうかは，いまのところ不明である）．
>
> **粘膜型肥満細胞と結合組織型肥満細胞の性質**
>
> | 性　質 | 粘膜型肥満細胞 | 結合組織型肥満細胞 |
> | --- | --- | --- |
> | 局在する場所 | 消化管，肺 | 大部分の組織 |
> | T細胞依存性 | 有 | 無 |
> | ヒスタミン含有量 | 低い | 高い |
> | Fcε受容体の発現 | 高い | 低い |
> | 主要なプロテアーゼ | トリプターゼ | キモトリプターゼ |
> | ロイコトリエン C4 の含有量 | 高い | 低い |
> | プロスタグランジン D_2 の含有量 | 低い | 高い |
> | クロモグリク酸ナトリウムによる阻害効果 | 無 | 有 |

　これらの生理活性によってもたらされる症状は，次項で述べるように，組織によって異なる．これらの反応は，一般に，アレルゲンにさらされてから数分以内に起こる．

後期の反応

　活性化された肥満細胞は TNF-α を分泌し，分泌された部位の血管内皮細胞を

表13・1　肥満細胞から遊離される炎症性メディエーター

炎症性メディエーター	おもな生物活性
刺激前に合成されている物質（脱顆粒により放出）	
ヒスタミン	血管拡張，血管透過性の亢進
酵素（プロテアーゼ）	血管内皮細胞の破壊
好酸球走化性因子	血液からの好酸球の遊走
好中球走化性因子	血液からの好中球の遊走
腫瘍壊死因子 α（TNF-α）	炎症の亢進
肥満細胞活性化に伴い新たに合成される物質	
プロスタグランジン類	血管拡張，血小板凝集
ロイコトリエン類	血管透過性の亢進，粘液分泌
血小板活性化因子（PAF）	血小板凝集，血小板の脱顆粒
腫瘍壊死因子 α（TNF-α）	炎症の亢進

TNF-α が活性化して接着分子の発現を誘導する．内皮細胞に接着分子が発現誘導されると，その部位に血液中の白血球が遊走してくる（2章参照）．また，プロスタグランジン D_2，ロイコトリエン B_4，IL-8，MIP1-α，エオタキシンなどの走化性因子も産生される．これらの走化性因子は，その部位への好酸球，好塩基球，好中球，T細胞の遊走をもたらし，遊走してきたこれらの細胞が活性化を受けて，炎症反応にかかわるさまざまな物質を産生する．この炎症反応は，後期の反応で特徴的に観察される（図 13・2）．

13・3 アレルギーの臨床症状

アレルギー反応は，アレルゲンにさらされた部位で起こる場合もあれば，からだ全体に広がって全身性の症状が現れる場合もある．局所的なアレルギー反応の臨床症状は肥満細胞がどこに局在しているかによって，ぜん息，鼻炎，下痢，嘔吐，皮膚炎（湿疹，じんま疹）などのさまざまな症状として現れる．全身性のアレルギー反応は，アナフィラキシーという．

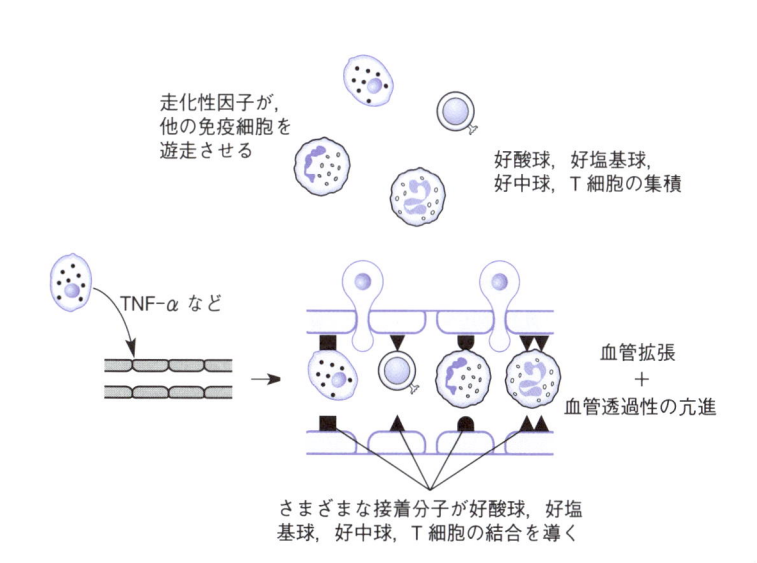

図 13・2　後期の炎症反応　後期の炎症反応は，アレルゲンにさらされて数時間後に起こる．肥満細胞から分泌された TNF-α は，その部位の内皮細胞を活性化し，好酸球，好塩基球，好中球，T細胞を炎症部位に遊走させるための接着分子の発現を上昇させる．遊走した細胞は活性化されて，後期の炎症反応に関与する．

13・3・1 局所的なアレルギー反応
ぜん息

ぜん息の主症状は,呼吸困難である.この症状は,気管支および細気管支の狭窄が起こることによるもので,この状況を気管支痙攣という.気管支が狭窄する原因は,三つある(図13・3および口絵16).一つ目は,肥満細胞から遊離されたヒスタミン,ロイコトリエン C_4 およびプロスタグランジン D_2 が,気管支平滑筋の収縮をひき起こすためである.二つ目として,ヒスタミンおよびロイコトリエン C_4 は,気管支の粘液分泌を促進させ,空気の流れを妨げる.三つ目に,後期のアレルギー反応において,好酸球,好中球,好塩基球,マクロファージ,血小板などの炎症性の細胞が集積し,これがさらに気管支を閉塞する.

さらに長時間アレルゲンにさらされると,気管支機能亢進という状態になる.この状態では,気管支がヒスタミンや他の生理活性物質に鋭敏に反応し,アレルゲンにさらされなくても,運動,冷気,喫煙などによって,気管支痙攣や喘息発作を起こすようになる.ある一定の期間,アレルゲンにさらされることがなければ,この気管支機能亢進は消失する.

鼻炎(花粉症)

花粉症の症状は,鼻詰まり,鼻水,咳,くしゃみ,目のかゆみなどであり,鼻粘膜や目の結膜に存在する肥満細胞が活性化されるために起こる.アレルゲンである花粉は季節性であるため,ある特定の花粉が飛散する,1年のある限られた時期に発症する.肥満細胞から放出される生理活性物質が,局所的な血管拡張や血管透過性を亢進させる.通常では結合組織型肥満細胞しか見いだされない鼻粘膜に,粘膜型肥満細胞が集積する場合もある.2種類の肥満細胞に同時に効果を発揮する薬剤がないために,両方の細胞が存在する場合は,鼻炎の治療が複雑になる(§13・7・2参照).

食物アレルギー

消化管にいる肥満細胞が活性化を受けると,平滑筋の収縮,血管拡張,消化液分泌の亢進,蠕動の低下が起こり,嘔吐や下痢をひき起こす.粘膜の炎症によって,食物由来のアレルゲンが血流に入ることもあり,他の部位の肥満細胞を活性化して,ぜん息や皮膚アレルギーを起こすこともある.

皮膚アレルギー

皮膚に存在する肥満細胞が活性化されると,血管拡張や血管透過性の亢進が起こ

正常　　　　　　　　急性ぜん息　　　　　　　慢性ぜん息

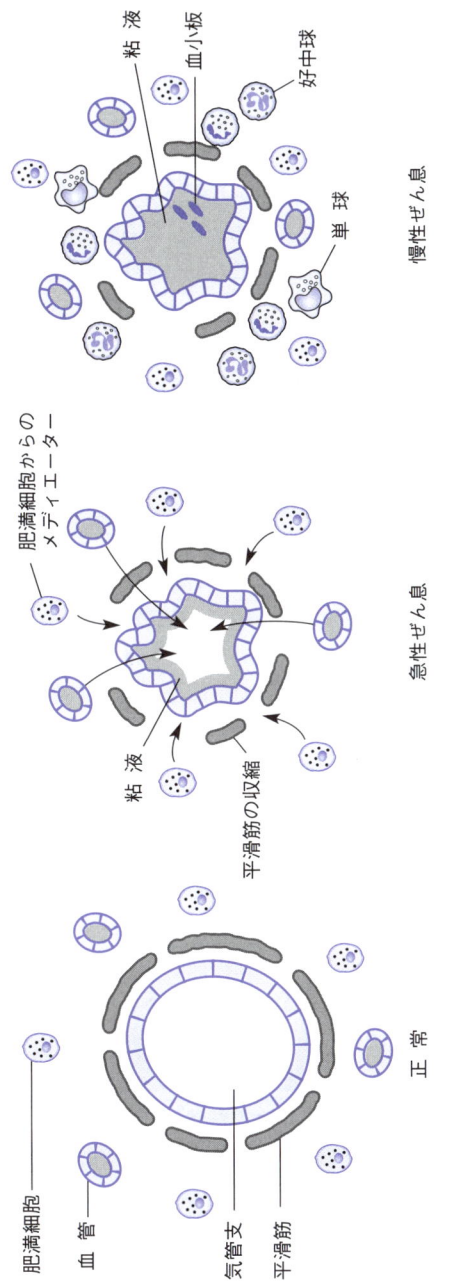

図 13・3　ぜん息　急性のぜん息発作は，肥満細胞から放出されたヒスタミン，ロイコトリエン C_4，プロスタグランジン D_2 が下気道（気管支）の平滑筋の収縮をひき起こすことが原因である。ヒスタミンとロイコトリエン C_4 は，粘液の分泌を促進し，気道の狭窄をもたらす。ぜん息後期の反応では，肥満細胞以外の炎症細胞の浸潤を伴っており，これらの細胞が粘液の分泌を促進したり，上皮細胞を傷害したり，血小板を活性化して気道内に微小血栓をつくったりする。

る．これによって，血流が増加して浮腫が起こり，じんま疹になったり，慢性の場合には重篤な湿疹をもたらす．

13・3・2 アナフィラキシー

アナフィラキシーは全身性のアレルギー反応であり，生命にかかわる重篤な場合もある．症状の程度にもよるが，局所的なアレルギー反応と同様のさまざまな症状をもたらすほかに，アナフィラキシーショックとして知られる命にかかわる危険な状態に陥ることもある．アナフィラキシーの最も軽い症状の場合は，じんま疹や湿疹が現れる．より重い症状になると，口唇・舌・喉頭の腫脹，吐き気，嘔吐，ぜん息などの症状が見られる．アナフィラキシーショックでは，重篤な喉頭の腫脹(喉頭浮腫)，激しいぜん息のほかに，大量の体液が血液から組織へ移行することによる急激な血圧低下が起こり，いわゆる循環虚脱の状態になる．呼吸器系や循環器系の不全により，死に至ることもある．

13・4 アレルギーの検査

最も一般的なアレルギーの検査は，皮刺試験である．この検査では，微量（数 μl）のアレルゲンをランセットとよばれる針を用いて皮内に注入する．もし，アレルゲンに感作されている場合は，皮膚に**膨疹と発赤**（wheal and flare）が認められる（口絵 16）．膨疹・発赤反応の機構は，湿疹やじんま疹を起こす反応と同じである．アレルゲンが皮膚に局在する肥満細胞上の Fcε 受容体を架橋し，肥満細胞を活性化させると，肥満細胞は生理活性物質を放出する．その結果，その部位の血流量が増加し，その周囲が発赤する．肥満細胞から放出される生理活性物質は，同時に血管透過性を亢進させ，血管壁から血液を漏れやすくする．血液が組織へ滲出することにより，浮腫や腫脹が起こり，これが膨疹である．肥満細胞から放出される生理活性物質は，さらに痒みの感覚を刺激する．発赤は数秒から数分以内現れ，その後まもなくして膨疹が起こる．通常，急激な膨疹・発赤反応は，アレルゲンを注射してから 1 時間以内に消失するが，後期の反応が継続する場合もある（§13・2・2 参照）．後期の反応は，4〜6 時間後に起こり，瘤のように見え，痛みを伴う場合もある（口絵 16）．組織学的所見では，好酸球，好塩基球，好中球の浸潤が認められる．

皮刺試験はアレルギー状態を的確に反映する場合が多いが，人によっては，症状はあるのに皮刺試験が陰性だったり，逆に皮刺試験は陽性なのに，何の症状も示さない人もいる．

総 IgE 量と抗原特異的 IgE 量が ELISA により測定できる（§12・3 参照）．現在では，抗原特異的 IgE 量のほうが，総 IgE 量より，アトピーの指標として信頼性

が高いと考えられている.

13・5 アレルギーの疫学

自己免疫疾患と同様に,アレルギーは過去50年間に急激に増加している.特に,子供における発症率,ぜん息の重症度や死亡率の上昇は,危惧すべき問題である.また自己免疫疾患と同様に,遺伝的要因ならびに環境要因が,アレルギーに対する感受性に関係している.アトピーの発症例は全体の15%であるが,同じ家族内での発症率を調べると,一方の親がアトピーの場合は子供の発症率が30%に,また両親がアトピーの場合では50%と高く,遺伝的な背景が感受性に影響していることを示している.また,一卵性双生児の一致率は60%であり,環境的な要因も同様に影響を与えている.

13・5・1 アレルギーの遺伝学

アレルギーが自己免疫疾患と共通する一つの特徴として,多くの遺伝子がアレルギー発症の感受性にかかわっていることが挙げられる.多くの遺伝子が,あるものは免疫を介して,またあるものは免疫を介さずに,アレルギー反応のさまざまな局面に影響を及ぼしている.免疫と関連する疾患でよくいわれていることであるが,MHC遺伝子と非MHC遺伝子の両方がアレルギーに影響を及ぼしている.

MHC遺伝子

MHC遺伝子は,総IgE抗体量と個々のアレルゲンに対するIgE応答に影響を及ぼす.ドクムギ中のアレルゲンに対するIgE応答は,*HLA-DR3*遺伝子をもつ人で起こるように,あるアレルゲンに対するIgE応答は,*HLA-DR*遺伝子の特定の対立遺伝子と関連がある.MHC遺伝子が全IgE産生量と関連している理由は,明らかになっていない.

非MHC遺伝子

アレルギー感受性に影響する非MHC遺伝子の候補が,いくつか報告されている,これらは,IgE産生やアレルギー反応などに影響している.

- **IL-4** IL-4遺伝子に存在する多型は,総IgE産生量と相関がある.B細胞がIgEにクラススイッチするためにIL-4が必要なので,この関連は理解しやすい.IL-4をコードする遺伝子が,IL-3,IL-5,IL-9,IL-13,GM-CSFをコードする遺伝子と一緒にクラスターをつくり,第5番染色体長腕(5q)上に存在している点は重要である.なぜなら,IL-4遺伝子に加えて,これらサイト

- **Fcε受容体**　Fcε受容体は，一つのα鎖，一つのβ鎖，二つのγ鎖の，計4分子で構成されている（図13・4）．β鎖をコードする遺伝子は，第11番染色体の長腕（11q）に存在しているが，遺伝子マーカーを使った解析によると，アレルギーは第11番染色体のβ鎖をコードする遺伝子を含む領域に連関していることが知られている．しかし，その連関がFcε受容体β鎖遺伝子そのものかどうかは，まだ証明されていない．
- **非免疫関連遺伝子**　アレルゲンに対する免疫応答に関連する遺伝子は知られていないが，アレルギーによって誘導されるさまざまな生理活性物質の反応性に関連する遺伝子は，ほかにも多数あると予想される．具体的な遺伝子が明確に同定されているわけではないが，興味深い遺伝子の一つにβ_2アドレナリン受容体遺伝子がある．この遺伝子の多型は，平滑筋や内皮細胞の応答性に影響する．

13・5・2　アレルギーにおける環境要因

遺伝的解析や，近年アレルギーの発症率が急激に増加している状況を考えると，さまざまな環境要因がアレルギーの発症にかかわっていることを示している．環境

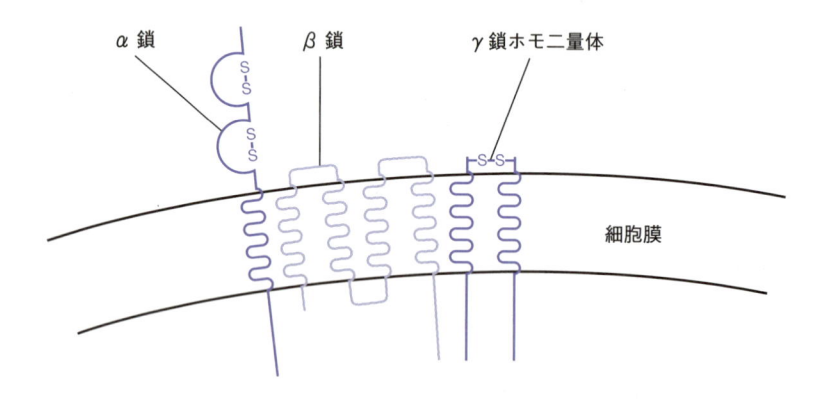

図13・4　高親和性 IgE 受容体（FcεR）　高親和性 IgE 受容体のα鎖は，IgE の Fc 領域と結合する．ジスルフィド結合でホモ二量体をつくるγ鎖は，アレルゲンによる高親和性 IgE 受容体の架橋に伴って細胞内へのシグナルを伝達する分子であり，α鎖および4回膜貫通型のβ鎖と会合している．

要因は，アレルギーの発症と症状の両方に影響を及ぼしている．それゆえ環境要因は大変重要ではあるが，どのような機序でアレルギー発症率の急激な増加にかかわってきたのかは，よくわかっていない．

アレルギーの増加には，三つのおもな環境要因がかかわっているといわれている．第一に近代的な生活スタイルの変化が，アレルゲンに対する曝露を増加させたことが挙げられる．確かに，室内塵中に含まれるダニがアレルギーの大きな原因であることからも，生活スタイルの変化が一つの要因であることは明らかである．住宅そのものの変化であるセントラルヒーティングや敷き詰めたカーペット，また密閉性の高い室内空間などが，ダニの理想的な増殖環境をつくっているように思われる．第二の要因は，汚染の増加である．ただし，アレルギーとの関連が明確に示された汚染物質が，具体的に特定されているわけではない．第三の要因として，近年のワクチン戦略が挙げられる．さまざまなワクチンを接種することにより，幼児期の感染パターンに変化をもたらし，そのことがアレルギーの増加をもたらしたのではないかと指摘されている．これらの可能性については，より詳しく Box 13・2 で取上げる．

13・6　なぜ IgE をもつのか

アレルギーに関するこれらすべての問題は，無害な物質に対して IgE を産生することによりひき起こされており，IgE は不利な点が多いように思われる．しかしながら，IgE は何らかの利点があったからこそ，進化して淘汰に勝ち残ったわけであり，利点より害が多ければ存在しえなかったと考えられる．IgE 産生が最も顕著に起こるのは，アレルギーを除けば，寄生虫感染のときである．しかし，IgE が寄生虫の排除に有利であるという証拠は，必ずしも多くはない．IgE により肥満細胞が活性化されると，好酸球がその部位に遊走してくる．試験管内において，好酸球は抗体依存性細胞傷害（ADCC）反応によって寄生虫を殺すことができるので（§8・8），同様の傷害反応が生体内においても起こっていると考えられている．IgE を介した炎症反応が起こり，粘膜型肥満細胞と好中球が強く活性化されると，寄生虫にとって消化管が生息しにくい場所になり，結果的に寄生虫は消化管からいなくなる．すなわち，数十億の人間を含む地球上の動物が直面する寄生虫感染に対して，IgE はその防御機構として進化してきたと考えられる．進化という観点で考えた場合，過去 100 年あまりに経験した生活スタイルの変化はあまりに急速であったために，これに対応できるように免疫系が自ら学んで進化することはできなかった．それゆえ，人に対する寄生虫感染の減少した先進国では，IgE 産生は有用なものから有害なものへと大きく意味を変化させたと考えられる．

Box 13・2　アレルギーに対する環境の寄与

アレルギー増加の原因として，さまざまな環境要因が挙げられている．

アレルゲンの存在

アレルギー増加の一つの理由として，アレルゲンにさらされる機会が増えたことは明らかである．最も一般的なアレルゲンの一つにチリダニが挙げられる．チリダニへの曝露とアトピーの進行に相関があることが数多く報告されている．

IgE産生に関与する因子

多くの環境要因が，IgE産生を促進することが知られている．これらの要因は以下の通りである．

●**大気汚染物質**　ディーゼル排気粒子中に含まれるアレルギーの原因となる物質を特定することは難しい．マウスを用いた動物実験では，ディーゼル排気粒子がIgE産生のアジュバントとして作用することが示唆されている．しかし，アレルギーの程度とディーゼル排気への曝露との間に，必ずしもよい相関が認められない．この結果は，ディーゼル排気粒子がヒトのアレルギーに関与していないことを意味するのではなく，他の要因が解析を複雑にしていると思われる．

アレルギーを促進させる他の大気汚染物質としてオゾン，二酸化窒素，タバコの煙があるが，これらはアレルギーを促進するよりむしろ，ぜん息発作を誘発する大きな要因である．

●**他の汚染物質**　薬剤，化粧品，消毒薬の中に含まれる塩化第二水銀は，Th2細胞を直接活性化する．この細胞はIL-4の分泌を介してIgE産生を促進することが知られているので，塩化第二水銀によるアレルギー反応促進のメカニズムは，一応，納得できるが，生体内でこのことが実際に起こっているという直接的な証明はない．プラチナ塩，マンガン塩もまた，アレルギーを促進する要因と考えられている．

●**感染パターンの変化**　先進国における近年のぜん息の増加を説明するための，一つの興味深い説が提唱されている．それは，生活環境の変化とワクチンの増加により，子供が感染にさらされる病原体の種類が変化していることである．40年前までは，ほとんどすべての子供がさまざまなウイルス性の疾患（流行性耳下腺炎，水痘，麻疹，風疹など）に感染し，また大部分がポリオや天然痘に感染した．これらの感染症は細胞内へのウイルス感染が原因であり，それゆえTh1応答（Th1細胞を介する免疫応答）を刺激することが推測される．Th1応答の誘導された状況下でアレルゲンにさらされると，アレルゲンに対してもTh1応答をし，IgE産生を促進するTh2反応はあまり起こらない．今日，子供はこれらの感染症に対するワクチンを接種しているばかりでなく，Th2応答を促進するミョウバンをアジュバントとしてワクチンに用いる傾向にある．それゆえ，子供がTh1応答のない状況下でアレルゲンにさらされたり，Th2応答に偏った状態でアレルゲンにさらされるために，アレルゲンに対するIgE産生が促進されるという考えがある．

13・7　アレルギーの治療

アレルギーの治療は，三つに分類される．アレルゲンからの回避，薬物治療，免疫治療である．

13・7・1　アレルゲンからの回避

アレルゲンとの接触を避けることにより臨床症状が改善し，消失することは，多くの研究によって示されている．しかし，必ずしもアレルゲンを特定できるとは限らないし，特定ができても，完全に回避することは不可能である．アレルゲンから回避できたからといって，アレルギーの状態から脱却できるわけではなく，回避から長い年数が経過しても，再びアレルゲンにさらされると症状が再発することがある．

13・7・2　薬物治療

アレルギーの薬物治療は，肥満細胞の脱顆粒を抑制したり，アレルギー反応に伴う炎症反応を抑えることが目的である．これらの治療に用いられる薬物は，アレルギー症状を軽減するための対症療法であり，その根本にある免疫応答そのものを変えるものではないことから，完全に治癒することはない．

アレルギー治療に用いる最も一般的な薬物は，抗ヒスタミン薬である．この薬剤は，ヒスタミンの作用を阻害して，肥満細胞の脱顆粒反応を抑制する．クロモリン（クロモグリク酸ナトリウム）やネドクロミルは肥満細胞の脱顆粒を阻害するが，すべての肥満細胞に作用するかどうかについてはよくわかっていない．

より重症のアレルギーの治療には，ステロイド剤が使われる．ステロイド剤は局所（皮膚や吸入など）や全身に対して用いられる．この薬剤は，好酸球や単球などから分泌される，サイトカインや炎症性の生理活性物質の産生を阻害する．また，アレルギー反応を起こしている部位への炎症性細胞の遊走を阻止する．

アナフィラキシーショックに対しては，アドレナリンが投与される．アドレナリンは平滑筋のβアドレナリン受容体に作用して，平滑筋を弛緩させる．また，アナフィラキシーに伴って起こる血管拡張や血管透過性の亢進を回復させる．しかし，アレルギーの長期治療に用いることはできない．

13・7・3　免疫治療

薬物治療とは異なり，免疫治療は，アレルゲンに対する免疫応答に直接介入し，それによってIgE産生やIgEの活性を無効にしようという治療法である．今日，さまざまな治療法が用いられ，また新たな治療法の開発もなされている．そのいく

つかを以下に述べる．

脱感作（過感作）という治療法は，わずかなアレルゲンを患者に投与し，そのアレルゲンに対してIgG産生を誘導する方法である．この治療を受けた人が，その後アレルゲンにさらされると，IgGがアレルゲンに結合して，そのアレルゲンが肥満細胞上のIgEに結合するのを阻害し，肥満細胞の活性化を防ぐ（図13・5）．この方法は効果的だが，大量のアレルゲンによって致死的なアナフィラキシーショックを起こす可能性があるという大きな欠点がある．

抗IgE抗体を投与することによってIgEが肥満細胞上のFcε受容体に結合するのを阻害し，肥満細胞の活性化を阻止しようという方法もある．理由は明らかではないが，抗IgE抗体の投与はIgE産生とIgEの活性を同時に阻害する．おそらく，

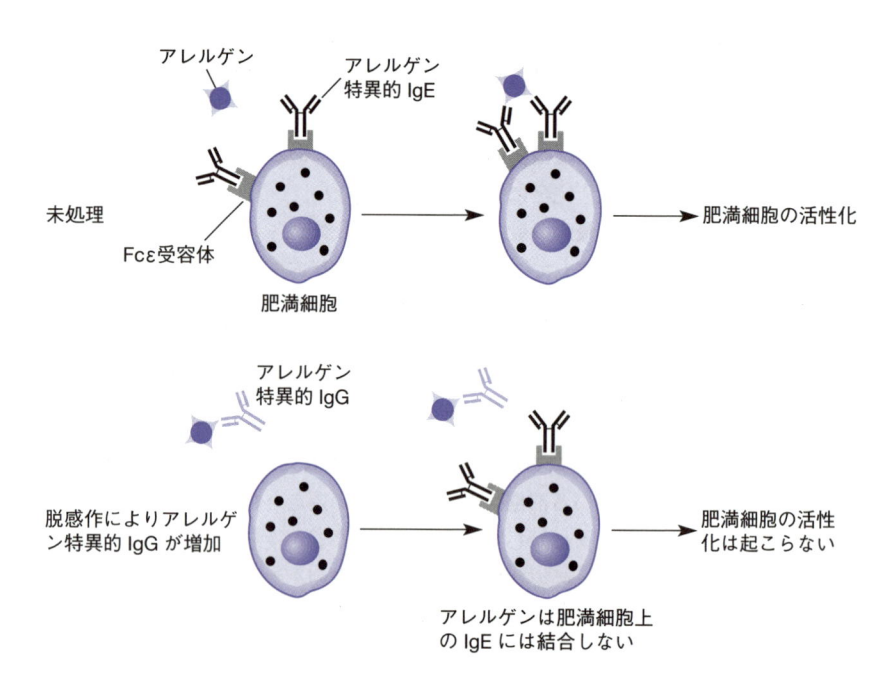

図13・5 アレルギーの脱感作 アレルギー反応の引き金を引くには不十分な少量のアレルゲンを，繰返しアレルギー患者に投与すると，アレルゲンに対するIgG産生が促進される．その後，大量（通常のアレルギー反応をひき起こすのに十分な量）のアレルゲンにさらされると，IgGがアレルゲンに結合し，アレルゲンが肥満細胞上のIgEに結合するのを阻害して，肥満細胞の活性化とアレルギー性の発作を抑制することができる．

抗IgE抗体がB細胞上のIgEに結合し，B細胞の活性を阻害したり，B細胞によるオプソニン作用を阻害するためと考えられる．この手法は，臨床試験において，室内塵中に含まれるダニに対するアレルギー反応を抑えるのに有効であることが示されている．

13・8 II型過敏症

II型過敏症は，細胞あるいは組織上の抗原に反応するIgGあるいはIgMが関与する過敏反応である．この反応の関与する代表的な症例は，輸血反応，新生児溶血性疾患，薬物過敏症の三つである．自己免疫疾患のいくつかは，細胞や組織に対する自己抗体産生を伴い，II型過敏症に類似の反応をひき起こす（12章参照）．

13・8・1 輸血反応

血液を誰でも相互に輸血できないことは，20世紀の初頭にはわかっていた．赤血球上には20種類を超える抗原が存在し，それらは人によりそれぞれ異なっている．輸血の際に最も重要でよく知られている抗原が，ABO式血液型抗原である．赤血球上の糖タンパク質の糖鎖は，その構造の違いによって，A, B, O型の3種類に分類することができる．これら3種類の糖鎖は，同じ赤血球上に同時に発現することができるので，O, A, B, AB型の4種類の人がいる（図13・6）．これらの糖鎖は，細菌に存在する糖鎖と部分的に類似しているので，輸血によって別の血液型物質に感作されていない場合でも，その血液型と反応しうる抗体を産生する可能性がある．O型の人は，A型およびB型に対する抗体をもっている．一方，A型の人はB型に対する抗体をもち，B型の人はA型に対する抗体をもっている．これらの抗体は，通常，IgMである．AB型の人はA型およびB型のいずれに対する抗体も産生せず，どの型の血液も輸血できる．

不適合な血液を輸血された場合，血液中に存在する抗体は輸血された赤血球に結合をする．IgMは補体反応を効率よく誘導する抗体なので，補体の古典経路の活性化が起こり，輸血された赤血球が溶血する．溶血した結果，大量のヘモグロビンが血液中に遊離し，その一部はビリルビンへと代謝されるが，このビリルビンは高濃度で毒性を示す．臨床的所見としては，発熱，悪寒，悪心，嘔吐，そして胸部および下背部の痛みが挙げられる．

輸血反応はABO式血液型抗原以外の血液型抗原でも起こる．これらに対する抗体は，微生物抗原との交差反応性が低いのでできないが，輸血を繰返すとできることがある．

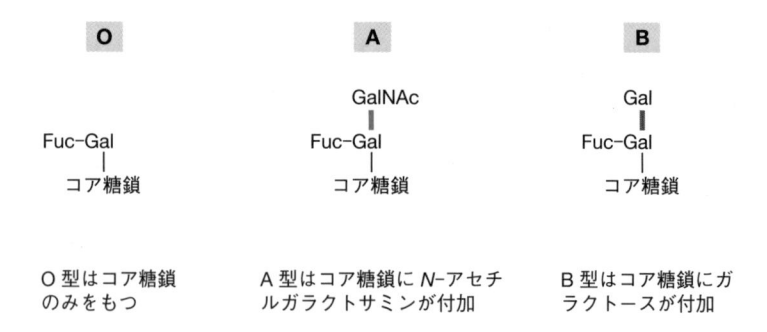

O	A	B
	GalNAc	Gal
Fuc-Gal	Fuc-Gal	Fuc-Gal
コア糖鎖	コア糖鎖	コア糖鎖
O型はコア糖鎖のみをもつ	A型はコア糖鎖にN-アセチルガラクトサミンが付加	B型はコア糖鎖にガラクトースが付加

図 13・6 ABO 式血液型 赤血球表面の糖タンパク質の糖鎖構造が異なることにより ABO 式血液型が規定されており，O 型はコアの糖鎖のみ，A 型はコア糖鎖の非還元末端に N-アセチルガラクトサミン (GalNAc) が付加しており，B 型は非還元末端にガラクトース (Gal) が結合している．

13・8・2 新生児溶血性疾患

赤血球の血液型でよく知られているもう一つが Rh (rhesus) 式血液型である．大部分の人は Rh(+) であるが，一部の人は Rh 抗原をもっていない Rh(−) である．出産の際に，かなり大量の胎児の血液が母体の血流に流れ込む．Rh(−) の母親が Rh(+) の胎児を宿せば，母体は出産の間に Rh 抗原に感作され，Rh 抗原に対する IgG を産生するようになる (図 13・7)．母親が再び Rh(+) の子供を身ごもれば，抗 Rh 抗体は胎盤を通過して胎児の赤血球に結合する．その結果，赤血球はオプソニン化され，肝臓や脾臓において貪食されて破壊される．これにより胎児の脾臓と肝臓が肥大化し，ビリルビンの毒性によって障害を受ける．症状が重篤な場合には，死に至る場合もある．

母体における感作は，出産直後に Rh 抗原に対する抗体を投与することにより，阻止することができる．抗 Rh 抗体は胎児由来の赤血球に結合するため，Rh 抗原をもつ赤血球は速やかに除去・分解されて，母体において感作されることはない．

13・8・3 薬物に対する過敏反応

赤血球や血小板の表面に，薬物やその代謝物が結合する場合がある．薬物それ自体は低分子であることから，免疫応答を誘導することはないが，自分自身のタンパク質に結合して複合体を形成すると，その複合体は免疫系にとって非自己と認識しうる新たな抗原になる．わずかではあるが，これらの新たな抗原が刺激となって，薬剤に対する抗体が産生される場合がある．この抗体は薬剤に結合し，その結果，

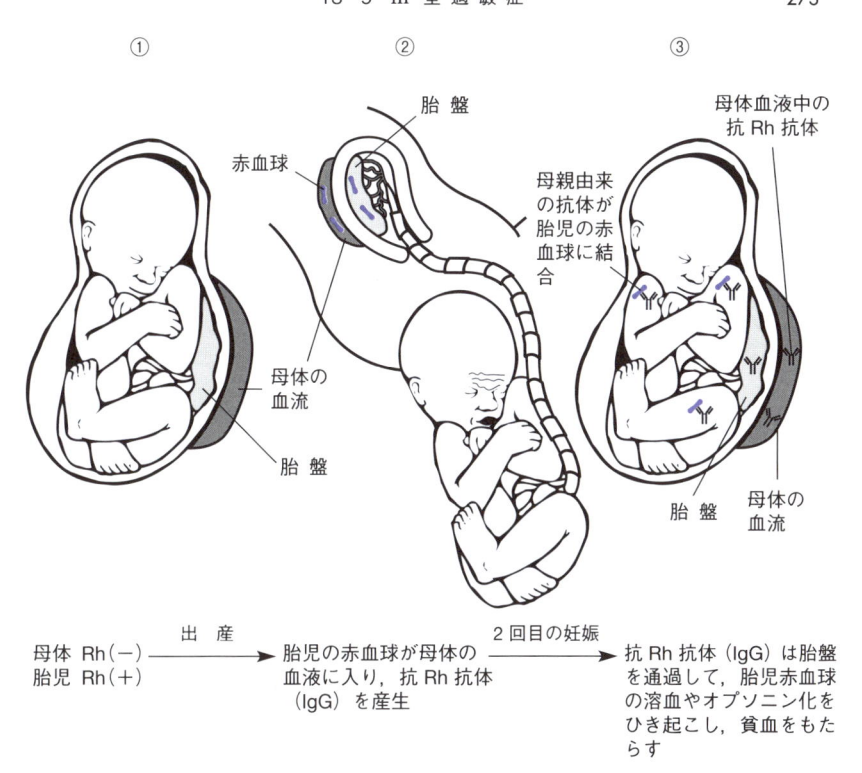

図13・7 新生児の溶血性疾患 Rh(−)の母体がRh(+)の胎児を宿せば，出産時に胎児の赤血球が母体の血流に入り(②)，Rh抗原に対する抗体産生を誘導する．もし母親が再びRh(+)の胎児を宿すと，母体由来のRh抗原に対するIgGが胎盤を通過して胎児の血流に入り，胎児の赤血球上のRh抗原に結合する．その結果，補体の活性化と赤血球の溶血が起こり，貧血をもたらす．

補体を介した細胞破壊や，貪食細胞上のFc受容体やC3受容体を介したオプソニン化と，それに続く貪食をひき起こす(図13・8)．ペニシリンは赤血球に結合して貧血をもたらし，キニジンは血小板に結合して血小板減少をひき起こす．通常，薬剤の投与を中止すれば，薬剤の結合した血液細胞は結合していないものと置き換わるために，症状は改善する．

13・9 III型過敏症

III型過敏症は，抗原と抗体の複合体によりひき起こされる反応である．これら

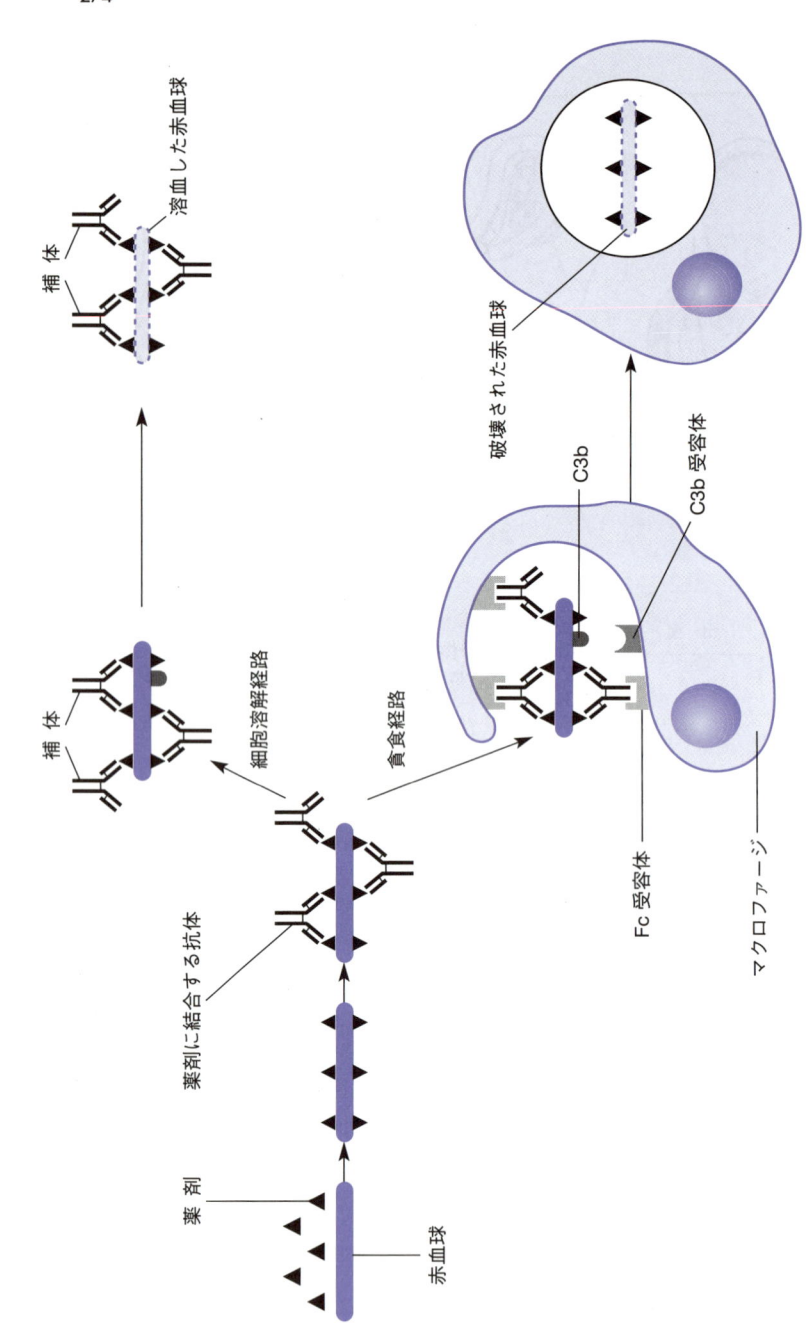

図13・8 薬剤誘導性の過敏反応 薬剤は細胞表面上の分子に結合し(図中では赤血球)，新たな抗原エピトープをつくり，この新たなエピトープが抗体産生を誘発する．抗体は細胞表面の薬剤に結合し，補体の活性化や細胞の溶解，あるいはオプソニン化をもたらす．

の反応は，さまざまな状況において起こり，局所的な反応もあれば全身性のものもある（図13・9）．

全身性免疫複合体病

　全身性免疫複合体病の古典的な例として，血清病がある．ジフテリアや破傷風の治療の際に，これらの細菌から放出された毒素を中和するために，抗毒素抗体を含む動物血清（通常はウマ血清）が用いられる．血清は他の動物由来であるため，これらの中に含まれる異種の血清タンパク質が強力な抗体産生をひき起こす．再度，同様の血清を投与されると，初回投与の際に産生された抗体が血清タンパク質に結合し，免疫複合体を形成する．これらの複合体は，特に腎臓や皮膚，関節などの血管壁に沈着し，そこで補体を活性化して炎症反応を誘導する．臨床的所見としては，発熱，発疹，関節炎，腎機能不全がある．今日では，血清病は回避できるが，ハンセン病，マラリア，肝炎，連鎖球菌性感染症などの慢性の感染症では，全身性の免疫複合体病を起こすことがある．

局所性免疫複合体病

　III型過敏症が，局所的な病気をひき起こす場合もある．抗原を繰返し吸入すると起こる過敏症肺炎が，その例である．干し草に生えた真菌の胞子を繰返し吸引することによって起こる農夫肺，乾燥したハトの糞に含まれる抗原を吸引して起こる鳩飼病がよく知られている．

13・10　II型過敏症とIII型過敏症の相違

　II型過敏症とIII型過敏症は，いずれも同じクラスの抗体（通常はIgG）と補体の活性化を伴って炎症に至る点が共通しているため，しばしば混同される．両者の決定的な違いは，抗原の性質である．II型過敏症では，疾患の標的となっている組織上に抗原が存在している．たとえば，新生児溶血性疾患では，抗体によって除去・分解される赤血球上に，Rh抗原が存在している．一方，III型過敏症では，抗体は標的組織とは関連がない．III型過敏症は，抗原と抗体が免疫複合体を形成した結果，ひき起こされる反応である．抗体の特異性が，III型過敏反応を起こす組織を規定しているのではない．III型過敏反応が起こる組織は，免疫複合体が沈着する部位であって，関節，皮膚，腎臓などの毛細血管などである．

13・11　接触過敏症

　接触過敏反応は，低分子の化学物質が皮膚に接触した際に起こる反応である．腫

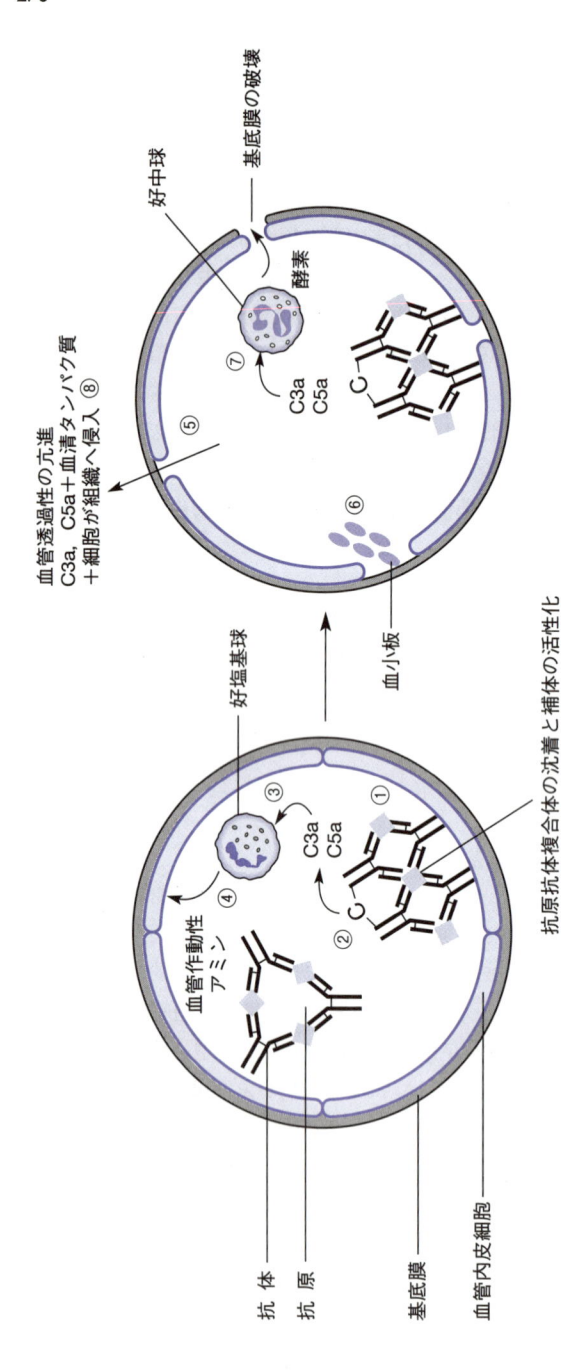

図 13・9　Ⅲ型過敏症　抗原抗体複合体が血管の細胞壁に沈着し（①），そこで補体を活性化し（②），C3a および C5a は好塩基球を活性化し（③），そこから血管作動性のアミン（ヒスタミンなど）が分泌される（④）．これらのアミンは，血管拡張や血管透過性の亢進をもたらし（⑤），基底膜を露出させて血小板の結合と活性化を導き，微小血栓をつくる（⑥）．C3a および C5a は好中球も活性化し（⑦），そこから酵素が分泌されて基底膜を破壊する．これらの反応が継続すると，炎症性のメディエーターが組織内に侵入し，そこで肥満細胞を活性化して炎症反応の引き金を引く（⑧）．

脹, 発赤, 強い痒みを伴う湿疹性の反応であり, 化学物質に過敏な人がそれと接触してから 24〜72 時間後に起こり, 臨床では**接触性皮膚炎**（contact dermatitis）という病名が付いている. 接触性皮膚炎を起こす最もよく知られた物質は, 特に米国に多いツタウルシである. ツタウルシの葉にはペンタデカカテコールが含まれており, この低分子の化学物質が, 強い接触過敏症をひき起こす. 他に接触過敏症を起こすものとして, 装身具の材料であるニッケル, 金, クロムなどの金属, またゴム製品に含まれる化合物が知られている. これらの接触過敏症をひき起こす物質は非常に低分子であり, 分子量 100 以下のものも少なくない. これらの物質は小さいので, 単独で免疫応答をひき起こすことはできず, **ハプテン**（hapten）とよばれる. ハプテンは宿主のタンパク質と化学的に結合して自己のタンパク質を修飾することによって, 新たな抗原エピトープを形成し, それによって接触過敏症を誘導する.

接触過敏反応は, T 細胞と単球の関与した反応であり, 抗体は関係していない点で遅延型過敏反応（§9・3 参照）に類似している. しかし, 遅延型過敏反応は細胞内の病原体を標的として起こる反応であるのに対して, 接触過敏反応は宿主にとって有害であろうとなかろうと, 同じように起こる反応である. さらに付け加えれば, 役割は明らかではないが, 接触過敏症では CD8 T 細胞の寄与がより大きい. 接触過敏反応は, ハプテンの結合した自己のタンパク質が, 皮膚のランゲルハンス細胞（組織樹状細胞の一種）に取込まれることから始まる. このランゲルハンス細胞はリンパ節に移動した後, そこでハプテンを特異的に認識する CD4 T 細胞を活性化させ, この細胞をヘルパー T 細胞へと分化させるとともに, ハプテン特異的な CD8 T 細胞をも活性化する. 最初に感作されてから約 1 週間後に, 活性化された CD4 T 細胞はハプテンと接触した部位へ移動し, その組織へ浸潤し, そこで樹状細胞や組織性マクロファージのクラス II MHC 分子に提示されたハプテンによって刺激を受ける. このヘルパー T 細胞は刺激を受けて, さまざまなサイトカイン（IFN-γ, TNF-α, TNF-β, IL-3, GM-CSF）やその部位に単球を遊走させるケモカインを分泌して, 腫脹や発赤, そしてマクロファージ活性化による組織の損傷をひき起こす. CD8 T 細胞もその部位へ移動する. この CD8 T 細胞が直接ハプテンをもつ宿主細胞を攻撃したり, サイトカインを分泌することにより組織に傷害を及ぼしているかについては, よくわかっていない. 再びハプテンに曝露されると, すでにハプテン特異的な T 細胞が存在しているので, 反応はより重篤になる. この場合の反応は, マクロファージ（おそらく CD8 T 細胞も）の徹底的な活性化が皮膚により大きな損傷を与え, 皮膚の細胞が遊離して水疱が形成される.

13・12 ま と め

- 抗体を介した過敏症には，I型，II型，III型の3種類の反応がある．
- I型過敏症は，花粉，室内塵中に含まれるダニの糞，食物などの無毒な抗原に対して，IgE産生が起こり，ひき起こされる．
- IgEは，肥満細胞上に存在するFcε受容体に結合する．アレルゲンに再びさらされると，アレルゲンはこのFcε受容体を架橋し，肥満細胞の脱顆粒をひき起こす．
- どの部位の肥満細胞が脱顆粒を起こすかにより，ぜん息，鼻炎，嘔吐，下痢，じんま疹，湿疹，アナフィラキシーショックなどの，さまざまな形でアレルギー反応が現れる．
- 遺伝的要因および環境要因のいずれもが，アレルギーの発症にかかわっている．過去50年の間に，アレルギーの発症率は劇的に増加した．
- アレルギーの治療には，アレルゲンからの回避，抗ヒスタミン薬による肥満細胞の脱顆粒の阻害，ステロイド剤，脱感作や抗IgE抗体投与による免疫応答への介入などがある．
- II型過敏症は，細胞や組織の抗原と反応するIgGやIgMによりひき起こされる．これらの抗体は，細胞や組織に結合してオプソニン化し，補体の結合をもたらす．
- II型過敏反応には，輸血反応，新生児溶血性疾患，薬物過敏症の3種類の反応がよく知られている．
- III型過敏症は，免疫複合体の形成によってひき起こされ，これらが沈着して炎症反応を誘導する．抗原としては，異種の血清タンパク質（血清病の原因）やハトの糞中の抗原（鳩飼病）のような無害なものであったり，マラリア，ハンセン病，肝炎のような慢性的な感染により産生されるものが知られている．
- 第四の過敏反応として接触過敏症がある．この反応には抗体は関係しておらず，CD4 T細胞，CD8 T細胞，単球/マクロファージが関与している．

14 エイズ（AIDS）

この章で学ぶこと

AIDSの歴史と，発病率，病気の進行について学ぶ．AIDSウイルスの生物学を学び，どのようにしてウイルスが免疫系を抑制するかを知る．AIDSウイルスに対する免疫応答を学び，AIDSに対する化学療法とワクチン開発について学習する．

重要項目

- AIDSの歴史
- ヒト免疫不全ウイルス
  - 構　造
  - 複製のサイクル
- HIV感染の臨床経過
- HIV感染の免疫学
  - 免疫系に及ぼすHIVの影響
  - HIVに対する免疫応答
- AIDSに対する化学療法
- AIDSワクチン

14・1 AIDS発見の歴史

AIDSの歴史は，1981年に，ある人々の集団の中に，奇妙ないくつかの病気が見つかったことから始まる．その希な病気は二つあり，ニューモシスチス・カリニとよばれる酵母の一種によりひき起こされる肺炎と，カポジ肉腫とよばれる珍しいがんであった．当初，これらの病気は同性愛者の男性に限られていたが，その後，麻薬の乱用者や血液凝固因子を投与している血友病患者にも観察されるようになった．病気の発生の経緯から，伝染性の病原体が関連している可能性が考えられた．これらの病気は，免疫能の低下している人にのみ見られ，免疫系が十分に機能しているような健常人には発症しないという特殊な側面をもっていた．これらの病気の患者は，CD4 T細胞の数が減少しているという共通した所見を示し，免疫能の低下を説明できることから，1982年に米国アトランタの疾病対策センターで，**後天性免疫不全症候群**（acquired immunodefciency syndrome），すなわちAIDSという病名

が使われるようになった．

　1983年，パリのモンタニエ（Luc Montagnier）らのグループによって，感染した患者のリンパ節からAIDSウイルスが単離され，これを**ヒト免疫不全ウイルス**（human immunodeficiency virus, HIV）とよんだ．AIDSを発症させる第二のウイルスが1986年に単離され，これをHIV-2と命名したが，前者をHIV-1とよび改めて区別している．HIV-1とHIV-2は，毒性ならびに発症している地域が異なっている．HIV-2はHIV-1に比べて毒性が低く，主として西アフリカで流行している．遺伝子解析の結果，HIV-1もHIV-2もヒト以外の霊長類のウイルスであり，これがヒトに感染するように変異したものであることが明らかになった．HIV-1はチンパンジー由来のウイルスであり，HIV-2はオナガザル科のシロエリマンガベーのウイルスが変異したものである．これらの動物は，いずれも捕獲されて食物として供されていることから，その過程でウイルスがヒトに感染したものと考えられている．HIV-1やHIV-2は，もともとの宿主であるチンパンジーやシロエリマンガベーに対して免疫抑制作用を示すことはなく，ヒトに感染することにより重篤な免疫抑制をひき起こし，AIDSを発症させる．

14・1・1　HIV感染と最近のAIDSの発病率

　2005年末までに，世界中で6500万人の人々がAIDSに感染し，2400万人がAIDSで死亡している．HIV感染の増加率の最も高い地域は，サハラ以南のアフリカであり，ここでは若い成年の20～40％がHIVに感染している．この結果，この地域に住む人たちの平均寿命は約半分，すなわち，AIDSの広範な流行がなければ70歳程度と予想されるが，現時点では30～40歳である．アフリカ地域における感染の経路は，おもに異性間での性的接触によるので，男女間での感染率は同程度と予想される．対照的に，ヨーロッパや米国，オセアニア地域での感染の広がりは，いまだに大部分が感染リスクの高い同性愛者や麻薬の乱用者であり，患者は女性に比べ，男性がはるかに多い．しかしながら，米国では女性の感染者の増加という，感染拡大の傾向が変わる兆候が見られる．

14・2　ヒト免疫不全ウイルス
14・2・1　ウイルス株と変異体

　HIVを記載する際の用語に，いくつか誤用がある．HIVには二つの株があり，それぞれHIV-1，HIV-2という名称が与えられている．また，HIV-1には多くの異なるサブタイプがあり，これらすべてのサブタイプに対するさまざまなワクチンが必要である．さらに，HIVは高頻度に変異を起こすので，変異体とよぶ異なる型のウ

イルスが生ずる．これらの変異体は，以下に述べるように，どのような細胞に感染するかが異なっているため，区別は重要である．

HIV には，異なる株，サブタイプ，変異体が存在するが，これらの構造や複製の方法はほぼ同じなので，これらを合わせて HIV と総称して以下に記載する．

14・2・2 HIV の構造

HIV はレトロウイルスであり（図 14・1），遺伝物質として RNA をもっている．HIV はゲノムとして一本鎖の RNA を 2 本もっており，それぞれに p64 逆転写酵素が結合している．このゲノムには，p10 プロテアーゼと p32 インテグラーゼも含まれている．ゲノムは二重のヌクレオカプシドで包まれていて，p24 タンパク質で構成された内層と p17 タンパク質で構成された外層がある．ウイルスの外被は宿主細胞由来の脂質二重膜であり，ウイルス由来の gp120 および gp41 タンパク質が含ま

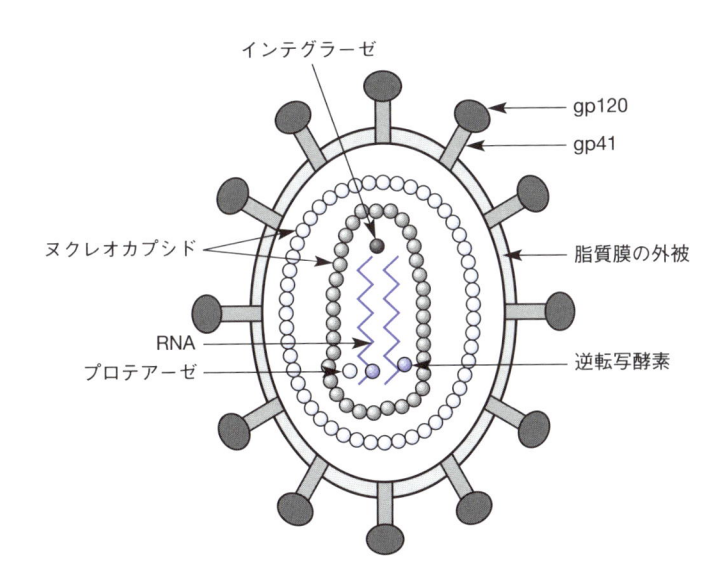

図 14・1 HIV 粒子の構造 HIV はレトロウイルスの一種で，二つの一本鎖 RNA をゲノムとしてもっている．この RNA には逆転写酵素，インテグラーゼ，ポリメラーゼが結合している．これらの酵素はウイルス DNA やウイルス RNA の合成に必要である．これらを取囲んでいるのがヌクレオカプシドであり，内側に p24 タンパク質で構成された内層と p17 タンパク質でつくられた外層によって囲まれている．ウイルスの外被は宿主由来の脂質膜から成り，そこにウイルス由来の gp41 外被タンパク質が挿入されている．gp41 外被タンパク質は，gp120 外被タンパク質と会合している．

れている．これらウイルス由来のタンパク質を，**外被タンパク質**（envelope protein）と総称する．

14・2・3　HIV の 複 製

他のウイルスと同様に，HIV も，自分を複製して他の細胞へ感染を拡大するために，まず宿主細胞に感染する必要がある．

感　　染

HIV は CD4 を発現した細胞に感染する．CD4 T 細胞に比べて発現レベルは低いが，単球や樹状細胞も CD4 分子をもっている．HIV の感染過程には二つの段階がある．宿主細胞に結合する段階と，細胞膜と融合してウイルスが細胞内に侵入する段階である（図 14・2）．HIV が宿主細胞に感染するための最初の段階である結合では，HIV 粒子表面に存在する gp120 が CD4 に結合する．

しかし，gp120 が CD4 に結合したからといって，HIV の宿主細胞への感染に十分ではない．HIV の他の外被タンパク質である gp41 が，宿主細胞の別のタンパク質に結合する必要がある．この gp41 が結合するタンパク質は，HIV の変異体によって異なっている．いくつかの変異体は，CD4 T 細胞，単球，樹状細胞の表面に発現したケモカイン受容体 CCR5 に gp41 が結合するので，これらすべての細胞に感染することができ，マクロファージ指向性（M-tropic）とよばれている．他の変異体は，別のケモカイン受容体 CXCR4 に結合する．この受容体は CD4 T 細胞のみに存在し，単球や樹状細胞には存在しないため，T 細胞のみに感染し，T 細胞指向性（T-tropic）とよばれて区別されている．CCR5 をコードする遺伝子には二つの対立遺伝子が存在し，一つは機能をもたない CCR5 タンパク質をコードしている．コーカサス人の約 1% は，この機能をもたない対立遺伝子のホモ接合体であり，発現した CCR5 はまったく機能しない．この人たちは，HIV の感染に対して抵抗性をもっているが，CXCR4 の発現が正常なので，感染の初期の過程には，CCR5 受容体を介したマクロファージ指向性の HIV による感染が必要であることを示唆している．事実，HIV 感染初期の患者から単離された HIV は，大部分がマクロファージ指向性であることが報告されている．T 細胞指向性をもつ変異体の出現は，しばしば急激な AIDS 進行の前兆になっている．

gp120 の CD4 への結合に続いて gp41 が対応するケモカイン受容体に結合すると，gp41 がウイルスの外被と宿主細胞膜との融合を促し，ウイルスのヌクレオカプシドが宿主細胞内へ挿入される．

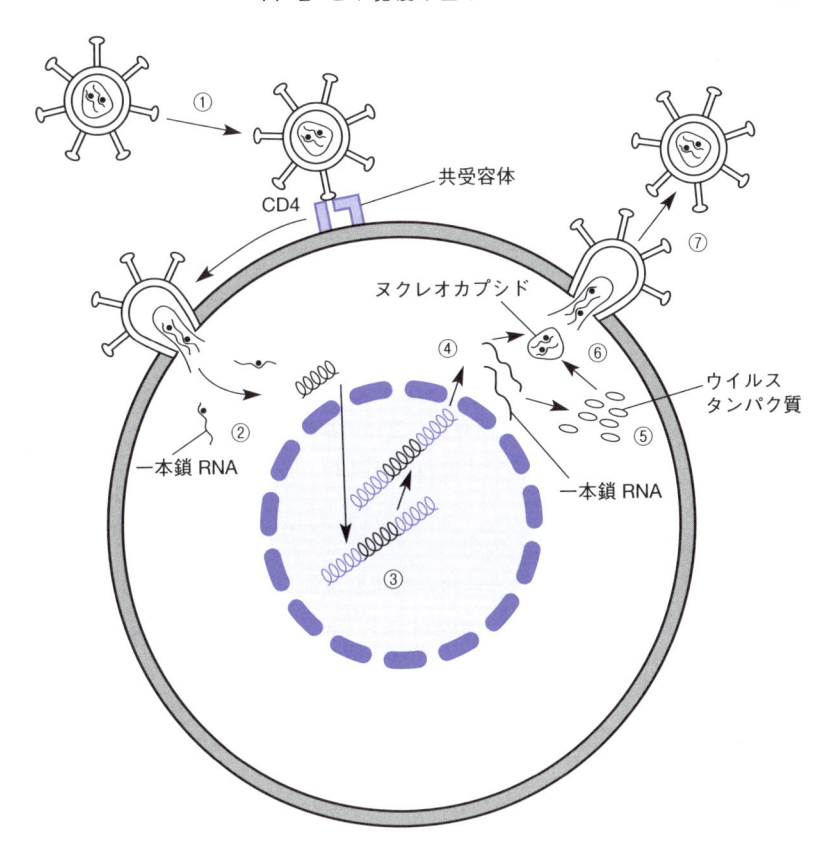

図14・2 HIVの生活環 ① HIVは，gp120とCD4の結合ならびにgp41とケモカイン受容体の相互作用を介して，CD4陽性細胞に結合する．② ヌクレオカプシドは細胞内に侵入後に，細胞質内で解離して，ウイルスRNAを遊離する．遊離されたRNAから，逆転写酵素で二本鎖DNAが逆転写される．③ ウイルスDNAは宿主のゲノムに挿入され，そこでプロウイルスとして休眠する．④ その後の細胞の活性化に伴い，ウイルスDNAからウイルスRNAが転写される．⑤ ウイルスタンパク質は，そのRNAから翻訳される．⑥ 種々のウイルスタンパク質と一本鎖ウイルスRNAが集まって，新しいウイルス粒子を形成する．⑦ ウイルスは宿主細胞から出芽して，宿主細胞の膜の一部をまとって，他の細胞に感染できるウイルス粒子となる．

複　製

　細胞内に入ると，ウイルスのヌクレオカプシドは取除かれ，ウイルスゲノムRNAを鋳型にして逆転写酵素が二本鎖DNAを複製する．複製されたDNAは宿主細胞のゲノムDNAに挿入されるが，この状態をプロウイルスという．ウイルス感

染のこの段階を**潜伏期**（latent stage）といい，ウイルスは長時間にわたって休眠状態で細胞内に存在することができる．

感染した細胞が何らかの刺激によって活性化されると，プロウイルス DNA からウイルス RNA が転写され，宿主細胞のタンパク質合成系を使ってウイルスタンパク質が翻訳される．このようにしてつくられたウイルスタンパク質とウイルス RNA は，宿主細胞の膜を取込んでウイルスエンベロープをつくりながらウイルス粒子を形成し，宿主細胞から出芽してゆく．このようにしてつくられたウイルス粒子は，他の細胞へ感染することができる．

14・3 HIV 感染の臨床経過

HIV 感染の進行に伴う臨床的な所見は，三つの病期に区別することができる．すなわち，感染，潜伏期，AIDS の発症である（図 14・3）．

14・3・1 感　　染

感染の直後は，大部分の感染者に何の症状も現れないが，感染者の 15% では，発熱，倦怠感，咽喉痛，リンパ節の腫脹などのインフルエンザのような症状が見られる．リンパ節の腫脹だけが現れる人もいる．感染後は，HIV 抗原に対する抗体が産生されるようになり，この状態のことを**抗体陽転**（seroconversion）とよぶ．HIV に感染したかどうかの検査は，この HIV に対する抗体の有無によって診断する．

14・3・2 潜　伏　期

潜伏している期間は一般に症状は現れないが，約 33% の感染者にリンパ節の腫脹が認められる．感染から AIDS の発症までの平均的な期間は約 10 年であるが，潜伏期の長さは個人差が大きく，1 年以内の患者もいれば，15 年を超える場合もある．HIV に感染した人すべてが AIDS を発症するのかという点は，必ずしも明らかにはなっていない．

14・3・3 AIDS の発症

潜伏期の最後の段階では，さまざまな臨床所見が見られるようになり，治療をしないと AIDS に進行する．体重の低下，寝汗，発熱，下痢などの症状のほかに，珍しい日和見感染であるカンジダ症，単純疱疹，帯状疱疹などの感染症も認められる．

AIDS の診断は，日和見感染を起こしていることや，血中の CD4 T 細胞の数が 200 個/μl 以下に低下しているかに基づいて判定される．日和見感染としては，あらゆる種類の病原体によってひき起こされるさまざまな感染症が報告されており，

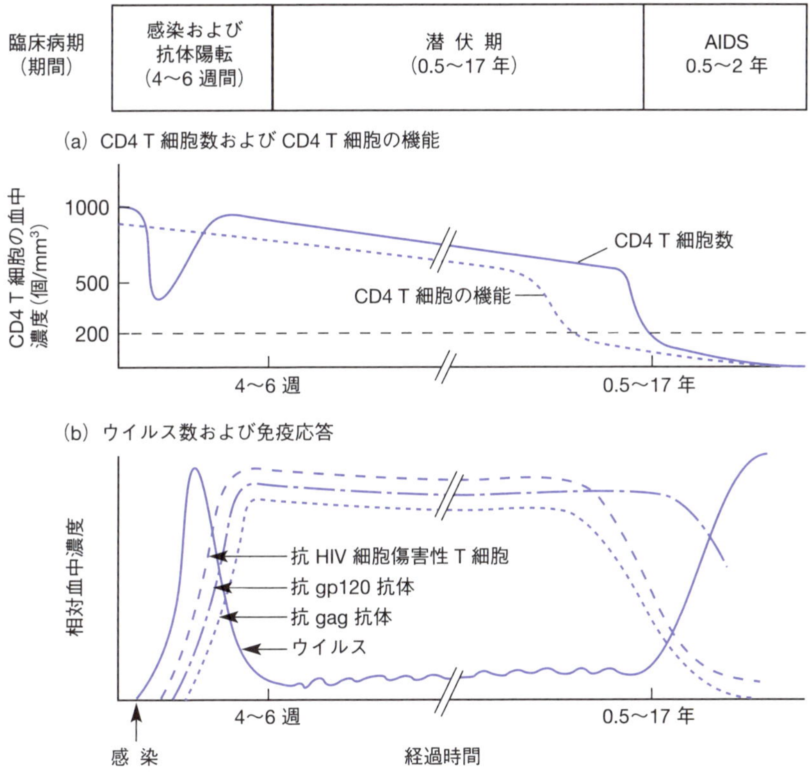

14・4 HIV 感染に伴う免疫学的事象

臨床病期 （期間）	感染および 抗体陽転 （4〜6週間）	潜 伏 期 （0.5〜17 年）	AIDS 0.5〜2 年

(a) CD4 T 細胞数および CD4 T 細胞の機能

(b) ウイルス数および免疫応答

抗 HIV 細胞傷害性 T 細胞
抗 gp120 抗体
抗 gag 抗体
ウイルス

図 14・3 AIDS の発症 HIV 感染の後，抗 HIV 抗体が産生され，また細胞傷害性 T 細胞が誘導されて，大部分のウイルスが除去される．一部のウイルスは生存し，疾病は潜伏期に入る．さまざまな期間を経過した後に，CD4 T 細胞の機能低下がウイルスの増殖を制御できなくなり，AIDS を発症する．

表 14・1 に示した通りである．AIDS の治療を行わないと，必ず死に至る．地域によって特定の感染症が致命的な原因になっている場合もあるが，表 14・1 に記したようないろいろな感染の合併症がおもな死因である．ヨーロッパ，米国，オセアニアでは，ニューモシスチス・カリニによる肺炎が最も一般的な感染症である．一方，アフリカやアジアでは，重篤な下痢と体重減少をもたらす原虫クリプトスポリジウムの感染や，結核菌の感染が多く見られる．

14・4 HIV 感染に伴う免疫学的事象

HIV は，さまざまな感染性病原体の中で，最も複雑に免疫機構と関連している．

表14・1　AIDSにおける日和見感染

病原体	生物種	感染症
カンジダ・アルビカンス	真菌	鵞口瘡,播種性粘液カンジダ症
ニューモシスチス・カリニ	真菌	肺炎
クリプトコッカス・ネオフォルマンス	真菌	髄膜炎
単純ヘルペス	ウイルス	肺炎
水痘帯状疱疹ウイルス	ウイルス	帯状疱疹,肺炎
サイトメガロウイルス	ウイルス	肺炎
結核菌	細菌	肺炎
サルモネラ	細菌	下痢,敗血症
クリプトスポリジウム	原虫	下痢
トキソプラズマ原虫	原虫	脳炎

HIVが感染する細胞や結合する分子が免疫にかかわるものなので,免疫系に劇的な変化を与え,最終的に大きな免疫抑制をもたらす.AIDSが見つかった当初,免疫系はHIVに対して免疫応答をしないと考えられていた.しかし現在では,免疫抑制に至る前の段階まで,これらのウイルスに対して非常に強力な免疫応答をしていることが明らかになっている.他のウイルスと同様に,HIVに対する免疫応答はそれらを排除するのに十分なものと考えられるが,HIVの特殊な性質がHIVの生存を可能にし,結果的に免疫系の破壊に至る.

14・4・1　HIV感染に伴う免疫系の変化

HIV感染の顕著な特徴として,CD4 T細胞の数が徐々に減少していくこと挙げられるが,他にもさまざまな免疫系の変化が感染に伴って起こっている.

リンパ節における変化

多くのHIV陽性の患者では,感染初期にリンパ節の腫脹が進行し,潜伏期においてもこの症状が継続する.この時期のリンパ節の組織学的所見では,正常なリンパ節の構造の破壊が進行し,CD8 T細胞の侵入と胚中心の消失が認められる.

CD4 T細胞の機能消失

感染の進行に伴って,HIV陽性患者はCD4 T細胞の機能を消失するが,このことは単にCD4 T細胞数の減少では説明できず,何らかのウイルスの影響が関係していると思われる(図14・3参照).なぜなら,免疫抑制剤を投与された臓器移植患者では,HIV感染者と同様にCD4 T細胞数が減少するが,CD4 T細胞の活性は

HIV 感染者に比べてはるかに高いからである．HIV 感染者において CD4 T 細胞の機能が低下している理由は，よくわかっていない．ヘルパー T 細胞活性の消失の結果として，遅延型過敏反応（9 章）を起こす能力が低下しており，また感染の進行に伴って抗体産生能も失われる．

抗体の異常

矛盾しているようにも思われるが，HIV 陽性の患者は特異的な抗体産生能が低下しているにもかかわらず，血清中の免疫グロブリン量が増加している．なぜこのようなことが起こっているかは明らかではないが，HIV 感染によって免疫応答の制御に異常が生じているためと考えられている．また HIV 陽性の患者では，全身的な免疫不全が原因と思われるが，赤血球，精子，ミエリン（神経鞘の成分）のような自己抗原に対する抗体産生が上昇しており，湿疹などのアレルギーの再発を伴う場合もある．

14・4・2 HIV に対する免疫応答

HIV に感染した直後には，ウイルスの急激な複製が起こり，血液中にウイルスが大量に検出される（ウイルス血症，図 14・3）．HIV は細胞内の病原体であるため，細胞傷害性 T 細胞の応答を刺激し，抗体産生と同時に，遅延型過敏反応を誘導するはずである．実際に，gp120 外被タンパク質やヌクレオカプシドを構成する p24 タンパク質（gag タンパク質）に対する強い抗体産生が HIV の感染直後に認められ，また，gp120，p24，逆転写酵素を構成するいくつかのタンパク質（pol タンパク質）に対する強力な細胞傷害性 T 細胞も存在している．これらの抗体と細胞傷害性 T 細胞は，免疫応答として大変効果的であり，HIV の 99% 以上を排除している．このような強力な免疫応答の後に，病期は潜伏期へと移行する．

HIV 感染の潜伏期では，ウイルスの大部分が不活性なプロウイルスの状態にあるので，ウイルスの感染によって破壊される CD4 T 細胞はほとんど存在しないと考えられてきた．これは，HIV 感染者の血液中に存在する全 CD4 T 細胞数に対する，感染した CD4 T 細胞の数（完全なウイルス粒子を産生した細胞数）の報告に基づく結論である．しかし，最近のいくつかの研究結果によると，この血液中の CD4 T 細胞数に基づく臨床像は，必ずしも正しくないようである．

最新のウイルス RNA（ウイルスの複製の指標）を測定する技術を用いて血液を精査したところ，潜伏期においても，HIV は相変わらず活発に複製していることを示唆する結果が得られている．血中のウイルス数を調べることは，病気の進行を知るためのよい診断の指標であり，ウイルス血症の進行が軽度の感染患者は，重度の

患者よりも AIDS 発症は遅い．

リンパ節を調べると，血中の CD4 T 細胞に比べて，リンパ節中のウイルスに感染した CD4 T 細胞の割合は 10〜100 倍多い．さらに，潜伏期にある HIV 陽性患者のリンパ節では，構造の異常が観察され，病気の進行に伴ってその異常は拡大する．また，感染が進行するにしたがって血中の CD4 T 細胞数の相対的な割合は増加しており，実際に消失した CD4 T 細胞の数は，血中の細胞数に反映された数字よりも大きな割合を占めている．

新たなウイルス感染を阻害する薬剤による治療から明らかになっていることは，以下の二つである．(1) 免疫系は 1 日に増殖する全ウイルス量の 30% を排除することができるが，薬剤投与を中止するとウイルスの複製が急速に起こり，ウイルス量は増えてもとの状態に戻る．(2) 1 日に 2×10^9 個の CD4 T 細胞が感染によって破壊されているが，その大部分が免疫系により補われており，血中の全 CD4 T 細胞数はわずかに低下する程度である．

HIV 感染の潜伏期は，臨床的な所見からはまさに潜伏期には違いないが，膨大な数のウイルスの破壊と複製，そして多数の CD4 T 細胞の破壊と増殖が起こっていることが，今日では明らかになっている．このような臨床像から，次のような二つの疑問が生まれる．なぜ免疫系はウイルスを完全に排除できないのか，また，多数の CD4 T 細胞の破壊は何が原因なのだろうか．

前者の疑問に対しては，免疫の猛攻撃に直面しても，HIV は以下のような生き残るためのさまざまな特徴をもっているからと考えられる．

- 複製の速度がきわめて速い．このことは，ウイルスを完全に排除できない大きな理由である．
- HIV ウイルスは免疫系から認識されないプロウイルスの形で潜伏することができる．
- 変異を起こす頻度がきわめて高く，抗体や細胞傷害性 T 細胞の認識する抗原を変異させて，免疫系に認識されないように回避している．抗体や細胞傷害性 T 細胞がこれらの変異した抗原を認識できるように対応しても，ウイルスは再び変異を起こし，免疫系からの回避を繰返す．

後者の疑問，すなわち CD4 T 細胞の消失の原因は，ウイルスによる直接的な細胞破壊と，ウイルス感染細胞を標的とする免疫系のさまざまな傷害反応の両方が考えられる（図 14・4）．ウイルスに感染した CD4 陽性細胞は，細胞表面にウイルスの抗原を発現する．これらは，感染したウイルス由来のペプチドがクラス I MHC 分子に抗原提示された場合もあれば，T 細胞上の CD4 分子に結合した可溶性の gp120 タンパク質の場合もある．HIV 陽性患者では大量の可溶型 gp120 が血液やリ

ンパ液中を流れており,これがCD4に結合するからである.このようにウイルス抗原が発現・提示されることにより,CD4 T細胞は下記のいくつかの経路で破壊されることになる(図14・4).

- **抗体と補体による作用**　抗gp120抗体はCD4に会合したgp120に結合し,補体系の活性化と補体による細胞溶解を誘導する.
- **抗体依存性細胞傷害**　マクロファージやナチュラルキラー(NK)細胞は,細胞表面にFc受容体をもっている.これらの細胞が,Fc受容体を介してCD4 T細胞に結合した抗gp120抗体のFc部分と結合し,CD4 T細胞を傷害する.

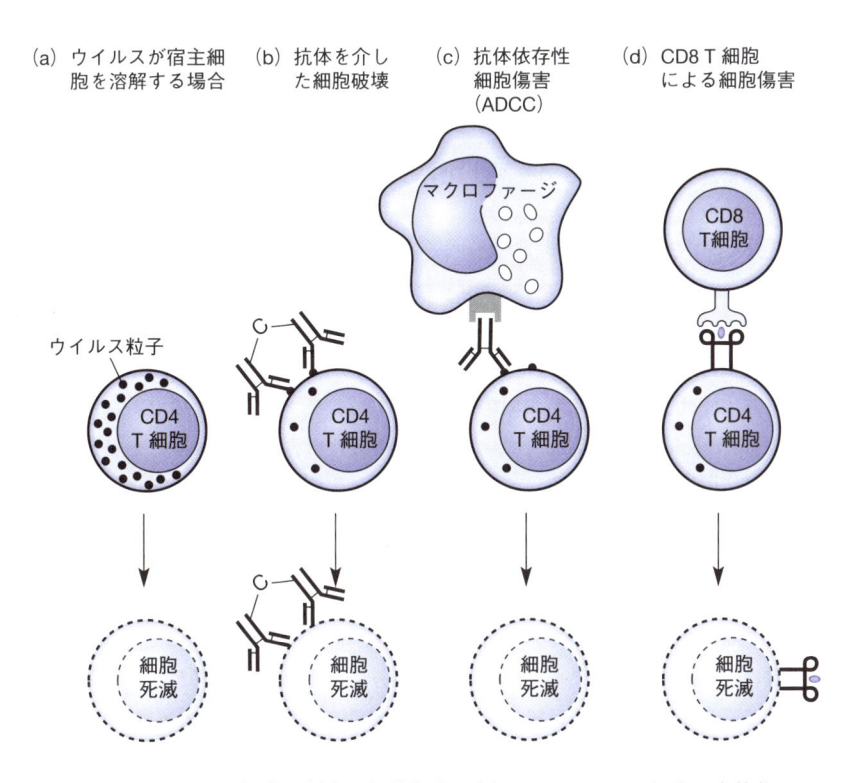

図14・4　CD4 T細胞に対する細胞傷害　(a) HIVはCD4 T細胞に直接作用して,細胞を破壊する.(b) HIV抗原をもつ感染細胞は,抗体と補体によって殺されたり,(c) 抗体依存性細胞傷害反応によって傷害される.(d) HIV感染を起こしたCD4 T細胞は,HIV由来のペプチドをクラスI MHC分子に抗原提示し,細胞傷害性T細胞によって傷害される.

● **細胞傷害性 T 細胞**　　細胞傷害性 T 細胞は，HIV 由来の抗原ペプチドをクラス I MHC 分子に提示したウイルス感染細胞を傷害する．

これらのさまざまな反応を介して，免疫系はウイルス感染細胞を排除して，結果的にウイルスを除去している．しかし，感染細胞の大部分は CD4 T 細胞なので，ウイルスを攻撃するのに必須の細胞を同時に殺してしまう．絶えず破壊されている CD4 T 細胞を補うために，免疫系は CD4 T 細胞を産生し続けているが，産生が分解に追いつかず，細胞数が徐々に減少する．最終的には CD4 T 細胞数が低下して，正常の免疫能を維持することができなくなり，免疫能の低下に至る．

14・5　HIV の化学療法

　HIV が変異を起こす頻度が高いことは，ウイルスを排除する免疫系だけの問題ではない．HIV 陽性患者を抗ウイルス薬で治療する場合にも，考慮しなければならない問題である．最初に抗 HIV 薬として用いられたものは，ジドブジン（アジドチミジン，AZT）である．この薬剤は逆転写酵素の阻害薬（図 14・5）であり，1987 年に臨床に導入された．この薬剤は HIV の複製を阻害したが，ウイルスは高頻度に変異を繰返し，薬剤耐性となった．

　3 種類の新しい抗 HIV 薬が臨床で使われており，これらのうちの二つ，あるいは三つを組合わせて服用することにより，より長い臨床効果が得られている．なぜなら，ウイルスがこれらの薬剤に同時に耐性を獲得する可能性は低いからである．3 種類の抗 HIV 薬とは，逆転写酵素の阻害剤であるヌクレオシド類似体，ヌクレオシド類似体ではない逆転写酵素阻害剤，そしてプロテアーゼ阻害剤である（図 14・5）．2 種類の逆転写酵素阻害剤は，異なる作用機作により逆転写酵素を阻害するので，その作用は相補的である．一方，プロテアーゼ阻害剤は，HIV プロテアーゼを特異的に阻害する薬剤である．この薬剤の標的である HIV プロテアーゼは，さまざまなウイルスのポリタンパク質を加水分解し，HIV を構成するいくつかのタンパク質や酵素をつくり出す（図 14・5）．そのため，このプロテアーゼ活性が阻害されると，ウイルスの複製ができなくなる．

　通常の化学療法では，これら 2 種類の逆転写酵素阻害剤とプロテアーゼ阻害剤を組合わせて投与されている．この治療法は非常に有効であり，血中のウイルスが減少するとともに CD4 T 細胞数が上昇し，多くの AIDS 患者が退院して帰宅できるほどの顕著な治療効果が認められる．この新しい治療法の導入によって，米国では AIDS による死者が 1996 年以降急激に減少した．しかし，薬剤併用療法の問題点もいくつかある．第一に，この治療法は特に骨髄や腸管に強い毒性が現れ，投薬に耐えられない患者がいる．第二に，投薬の処方が複雑であり，正常の生活を送るた

14・6 HIV ワクチン

(a)

HIV RNA ——— CGUCCGACCAGAGUCUCACCAAC

逆転写酵素

非ヌクレオシド類似体の逆転写酵素阻害剤は酵素活性を阻害する

HIV DNA ——— GCAGGC T*

ヌクレオシド類似体の逆転写酵素阻害剤は DNA 鎖伸長反応を終結させる

(b)

HIV DNA ————————————

↓

HIV RNA ————————————

↓

HIV ポリタンパク質 ————————

↓

HIV プロテアーゼ ← プロテアーゼ阻害剤は HIV ポリタンパク質の切断を阻害する

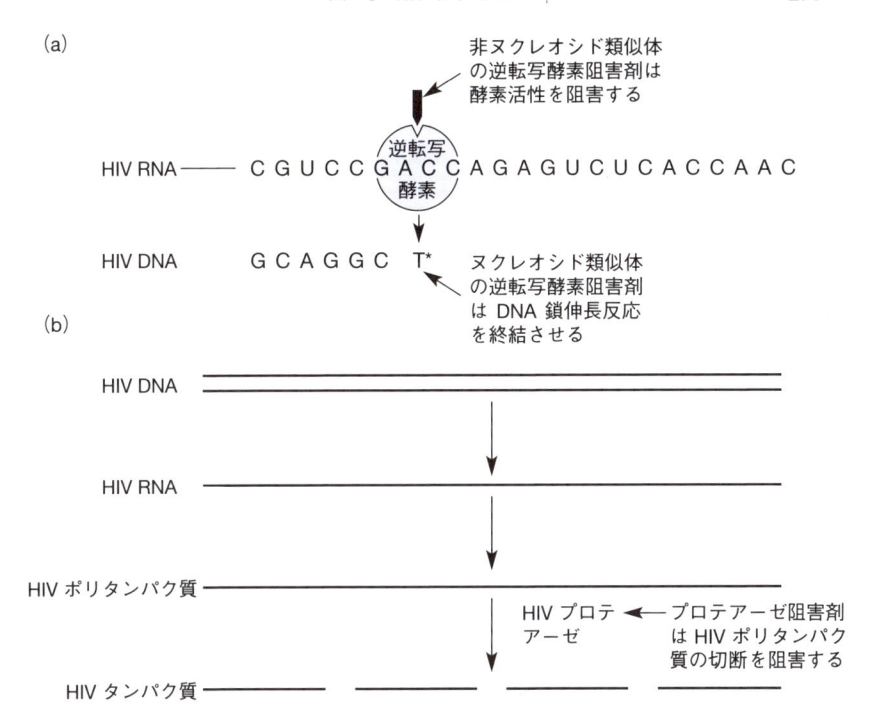

HIV タンパク質 —— —— —— ——

図 14・5 抗 HIV 薬 (a) 逆転写酵素阻害剤は，ウイルス RNA からウイルス cDNA を合成する反応を阻害する．(b) プロテアーゼ阻害剤は，ウイルスのポリタンパク質を切断して複数のウイルスタンパク質をつくり出す反応を阻害する．ウイルスタンパク質がない場合には，ウイルスは複製をすることができない．

めには煩雑なことである．食事と一緒に服用する必要がある薬もあれば，食事とは別に服用しなければならないものもあり，別の薬を服用してから一定の時間をおいて飲まなければならない薬もある．また，この薬剤療法は大変高価で年間 1 万 5000 ドルほどかかり，薬剤治療の必要な開発途上国の患者にとっては入手が困難である．

14・6 HIV ワクチン

　HIV に対するワクチン作製の試みは，経済的な理由と科学上の理由から，何年にもわたり重視されたり軽視されたりと波があった．当初は，2 種類のワクチンが考案された．

● **予防ワクチン**　このワクチンの目的は，ウイルスに感染していない人たち

を，感染から守ることだった．麻疹，流行性耳下腺炎，ポリオ，天然痘などの感染性病原体に対するものと同じ目的のワクチンである．

- **治療用ワクチン**　　当初，AIDS は免疫能が抑制される疾患であり，感染者はウイルスに対して免疫応答をうまくできないと考えられていたため，ワクチンによって HIV 感染患者の免疫応答を増強することができれば，免疫能を回復してウイルスを排除することができると期待された．当初の理解とは違って，最近の理解では HIV 感染患者はウイルスに対して強力な免疫応答をしていることが明らかになっており，治療を目的とするこのワクチンが効果があるかは疑わしい．

HIV に対する予防ワクチンの開発は，免疫学の観点および実行可能性の点で，大きな困難がある．

HIV には多くの種類のサブタイプや変異体があり，また変異を起こす頻度も異なっている．このような状況下で，HIV ワクチン開発における免疫学的な問題点は，多くの異なる最新のアプローチ（10 章参照）の中からどの手法を用いるのか，またどのような免疫応答をひき起こそうとするのかということである．さらに，HIV 研究のためのよい動物モデルがない点も問題である．

実行上の問題点は，ワクチンの評価に関する点である．従来のワクチンは，波状的に伝染する病気や流行性の急性疾患（麻疹，耳下腺炎など）に対して開発されたものであり，死亡率は低い．それゆえに，ある集団に対してワクチンを投与し，投与していない群と比較して感染から回避できているかを検討することができ，ワクチンの効果を短時間で評価することが可能である．一方，AIDS は慢性的に進行する病気なので，このような従来法による評価には多くの年月を要するが，患者の多くはその結果を待つことはできない．現在，DNA ワクチンや組換え体ワクチン，抗原ペプチドを用いたワクチンが臨床試験に入っているが，決定的な予防効果の認められたワクチンはこれまでに存在しない．

14・7　ま　と　め

- AIDS は，1981 年，感染リスクの高い同性愛者，麻薬の乱用者，血友病患者の中に最初に見いだされた病気である．現在，AIDS ウイルスに感染している人は，3000 万人に上ると見られている．
- 1983 年に，AIDS をひき起こすウイルスが単離され，ヒト免疫不全ウイルス（HIV）と命名された．HIV-2 とよばれる第二のウイルスは，1986 年に同定された．
- HIV は，RNA を遺伝物質とするレトロウイルスの一種である．CD4 分子をもつ細胞，特に CD4 T 細胞に加え，単球や樹状細胞にも感染する．

- HIV 感染の臨床所見は，酵母の一種であるニューモシスチス・カリニによる日和見感染や，カポジ肉腫などの希ながんを特徴とする．
- AIDS の発症には，感染から 15 年以上かかる場合もある．感染と抗体陽転の後に，臨床症状を伴わない潜伏期がある．
- 潜伏期は無症状であるが，その間，大量のウイルスの破壊や複製が起こっており，また CD4 T 細胞の破壊と増殖も継続している．しかし，全体の CD4 T 細胞数は徐々に低下し，最終的に免疫抑制の状態に陥り，日和見感染などを発症し，治療をしないと致命的となる．
- HIV に対する最も有効な化学療法は，HIV の逆転写酵素阻害剤とプロテアーゼ阻害剤の併用療法である．しかし，この治療法には，重い副作用があり，投薬方法も複雑で，非常に高価である．
- HIV ワクチンは，ウイルスの変異率が高いという問題点と，慢性的な感染に対するワクチンの効果を調べる方法がないという根本的な問題を抱えている．

15 免疫系の操作
―移植とがん―

この章で学ぶこと
移植およびがんの免疫療法における,免疫系を操作する最新の手法について理解する.

重要項目
- **移 植**
  - 移植の種類
  - 移植抗原
  - 移植臓器に対する免疫応答
  - 移植片拒絶反応の抑制
- **腫瘍免疫**
  - 腫瘍抗原(がん抗原)
  - がんの抗体療法
  - がんワクチン療法

15・1 序 論

免疫系がどのように機能しているかを可能な限り理解する理由の一つは,免疫系を操作してさまざまな病気を防いだり,治療法を開発する助けにするためである.この免疫系を操作する代表例が,感染症に対するワクチンである(10章に記載).ワクチンは何百万人の人々を死から救い,数十億人の子供たちを麻疹,流行性耳下腺炎,ポリオ,ジフテリアなどの小児期特有の病気やその苦痛から解放した.しかし,免疫系の操作は,ワクチンだけではない.移植においては,移植片を拒絶しないように免疫系を抑制しなければならず,またがんではがん細胞を攻撃するように免疫能を引き出すことが必要である.この章では,移植とがんにおける免疫系の操作について,現状を概観する.

15・2 移 植

移植とは,細胞や組織,そして臓器を,解剖学的に異なる別の場所へ移すことである.火傷の際の皮膚移植のように,摘出される箇所と移植される箇所が同一個体

表 15・1　臨床で実施されている移植の種類

移植臓器	対象となる疾病
腎臓	腎炎，糖尿病合併症
心臓	心不全
肺，心臓＋肺	嚢胞性繊維症
膵臓，ランゲルハンス島	I型糖尿病
肝臓	肝臓の先天性欠損，肝炎，肝硬変
角膜	白内障
皮膚（通常，自家移植）	火傷
骨髄	先天性造血欠損（サラセミア，重症複合免疫不全症），白血病，リンパ腫

の異なる場所の場合もあれば，心臓移植のように，異なる個体の同じ部位である場合もある．細胞，組織，臓器の移植は，さまざまな病気の治療法として今日では広く受け入れられるようになってきており，移植による治療対象の範囲も広がっている（表 15・1 参照）．

15・2・1　移植の分類

免疫のさまざまな研究領域と同様に，移植においても多くの特殊用語が用いられている．移植では，ドナー（提供者）とレシピエント（受容者）間の関係を記述する際に，多くの専門用語が用いられる．

- **自家移植片**　同一個体内である場所から別の場所へ移植する際の移植片を，自家移植片という．最も一般的な例は，感染や脱水を防ぎ，皮膚の創傷治癒を促すために，火傷をした人が自分の正常な皮膚を火傷を受けた場所へ移植する場合である．
- **同系移植片**　遺伝的に同じ個体間（双生児など）で移植をする際の移植片が，同系移植片である．自家移植片と同様に，免疫抑制治療を行わなくても，同系移植片は生着するのが一般的である．
- **同種移植片**　同じ種間において，遺伝的に異なる個体間で移植する際の移植片を，同種移植片という．これが最も一般的な移植であり，免疫抑制の治療を行わないと，移植片は拒絶されてしまう．
- **異種移植片**　ある組織を別の種に移植する際の移植片を指し，ヒヒからヒトや，ブタからヒトなどの例がある．容易に想像できるが，異種移植片は最も強力な拒絶反応を起こし，その反応を抑制するにはさまざまな問題がある．

15・2・2 移植抗原

　異なる個体のドナーとレシピエント間の移植片（同種移植片，異種移植片）に対して，免疫系は移植片に発現している外来抗原を認識し，非自己を排除するための特異的な免疫応答を発動する．この移植片に対する拒絶反応を誘起する抗原を，移植抗原という．

　同種移植片の拒絶反応を誘導する移植抗原は，主要移植抗原と副移植抗原の二つに分類される．

主要移植抗原

　ヒト主要移植抗原には，クラス I MHC 分子である HLA-A, B, C と，クラス II MHC 分子の HLA-DP, DQ, DR がある．4章に記載したように，MHC 遺伝子は高度な多型をもっているために，少なくともいくつかの MHC 遺伝子座において，ドナーとレシピエント間で異なる対立遺伝子をもっている．移植片の細胞はレシピエントにとって非自己の MHC 分子をその表面にもつ．この非自己（同種異系）の MHC 抗原は，きわめて強力な免疫応答をひき起こす（図 15・1）．その理由は完全には明らかになっていないが，異なるクラス I MHC 分子は強力な抗体産生と細胞傷害性 T 細胞の応答をひき起こすためである．また異なるクラス II MHC 分子は CD4 T 細胞を刺激してヘルパー T 細胞へ誘導し，抗体産生を増強する．ヘルパー T 細胞は，クラス I およびクラス II MHC 分子に対する抗体産生と，細胞傷害性 T 細胞の増殖を助け，遅延型過敏反応を誘導する（図 15・1）．

副移植抗原

　MHC 分子以外のタンパク質にも多型が存在するが，クラス I およびクラス II MHC 分子ほど多様性には富んでいない．しかし，移植をしたドナーとレシピエント間では，こられのタンパク質に関しても相違があるので，これらが移植抗原として攻撃の対象になる可能性がある．こららの抗原は MHC 分子ほど強力な拒絶反応を起こすことはないので，副移植抗原とよんで区別している．病原体由来の抗原と同様に，副移植抗原はレシピエントの MHC 分子に結合して，レシピエントの T 細胞によって認識される（図 15・2）．移植片とレシピエントのすべての MHC が一致していれば，レシピエントの細胞は移植片を自己と認識し，MHC は共有される．同定されていないものもあるが，おそらく 70 種類以上の副移植抗原が存在する．それらの大部分は，T 細胞を活性化するのみであり，抗体は移植片上の MHC 分子に対して産生されるのみである．

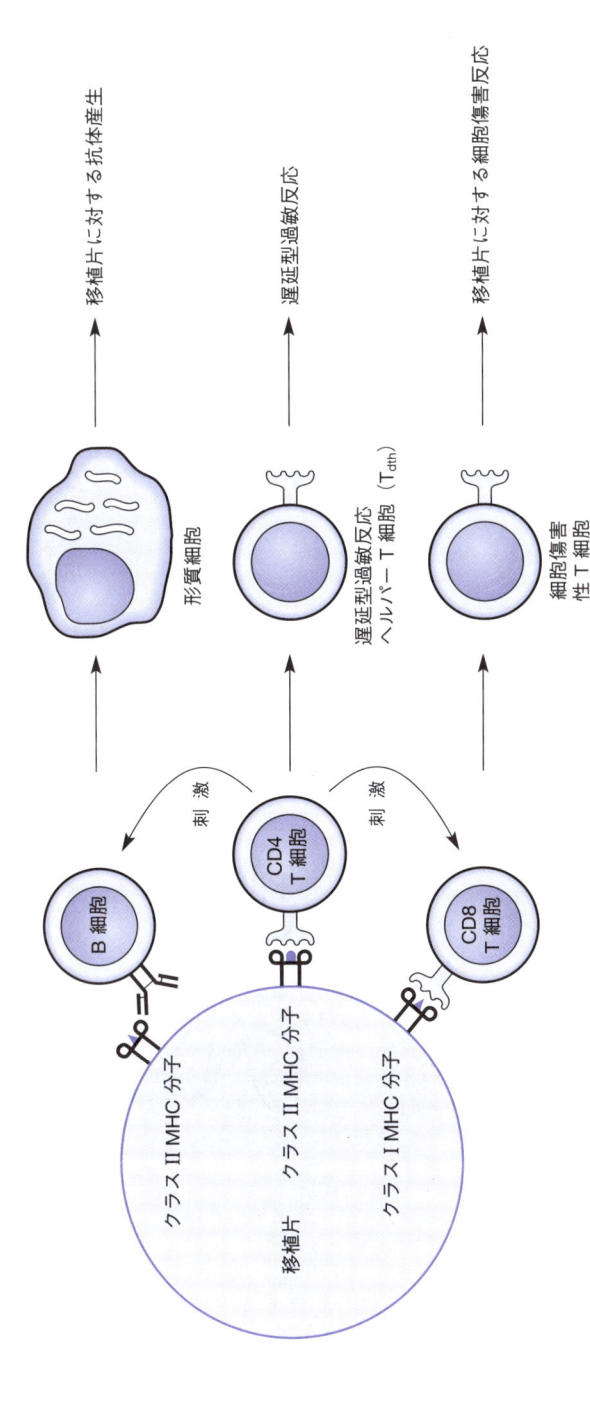

図 15・1　非自己 MHC 分子に対する免疫応答　移植片上の非自己クラス I MHC 分子は，強力な抗体産生と細胞傷害性 T 細胞の応答を誘導する．非自己のクラス II MHC 分子は CD4 T 細胞を活性化することにより，クラス I MHC 分子に対する B 細胞や細胞傷害性 T 細胞の産生を助けたり，移植片内での遅延型過敏反応を促進する．また，非自己のクラス II MHC 分子は B 細胞を直接活性化し，クラス II MHC 分子に対する抗体を産生させる．

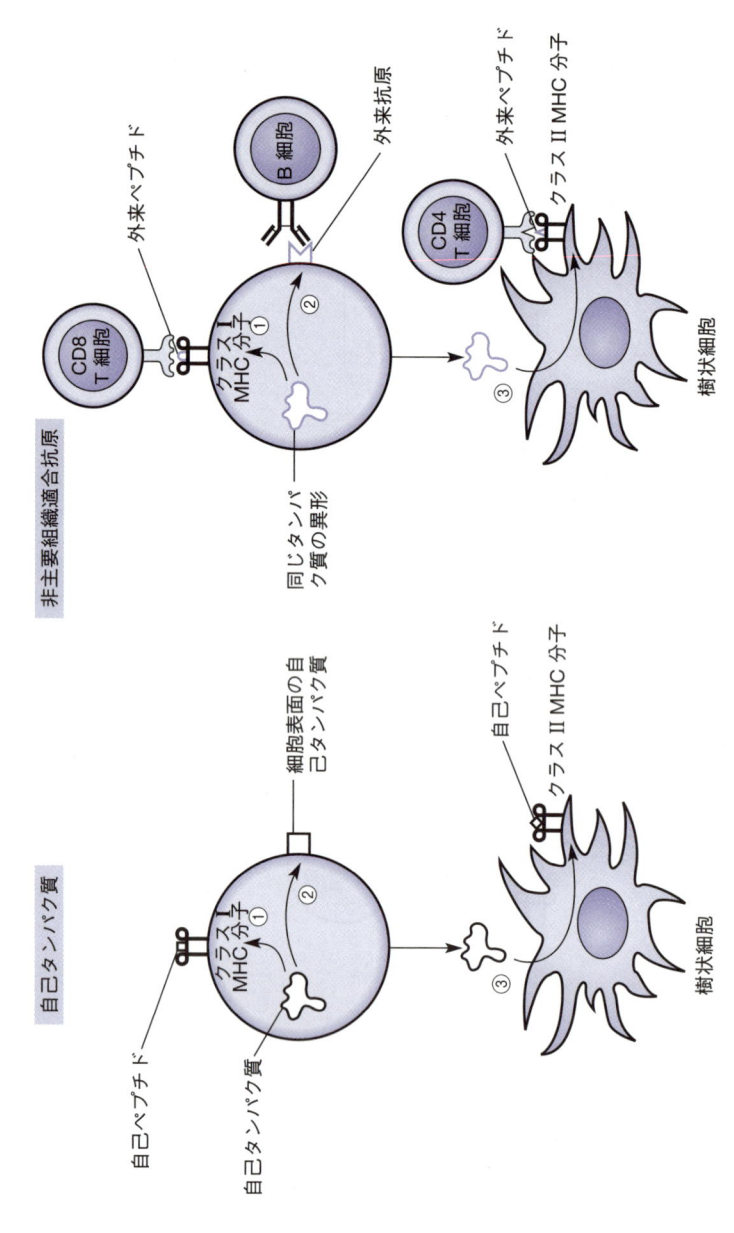

図15・2 副移植抗原 遺伝子に多型のあるタンパク質は、どんなものでも副移植抗原になる可能性がある。細胞表面のタンパク質は抗体産生を刺激し（②）、細胞内タンパク質はクラスI MHC分子上に抗原提示されて（①）、CD8 T細胞の応答を刺激する。細胞表面のタンパクも、どんなものでも副移植抗原になる可能性がある。樹状細胞に取込まれた多型をもつタンパク質は、加工されてクラスII MHC分子に抗原提示され（③）、CD4 T細胞を活性化し、抗体産生やCD8 T細胞による細胞傷害反応を誘導する。

15・2・3 移植片に対する免疫応答

移植片拒絶反応は，超急性拒絶反応，急性拒絶反応，慢性拒絶反応の三つに分類される．

- **超急性拒絶反応**　超急性拒絶反応は，レシピエントが移植片に対する抗体を最初からもっている場合に起こる拒絶反応である．抗体は移植片上の抗原に結合し，補体の結合と血液凝固系の活性化が起こる．移植後数分から数時間で，移植片は血栓形成をひき起こす．超急性拒絶反応は，事前の交差適合試験によって回避すべきである（§15・2・4参照）．

- **急性拒絶反応**　急性拒絶反応は，移植片に対する一次免疫応答と同等である．移植片に対して，すべての種類のエフェクター機構（抗体，細胞傷害性CD8 T細胞，遅延型過敏反応）がひき起こされる．これらの中でどの反応が誘導されるかは，移植片との適合性を含めたさまざまな要因に依存する．これらの移植片に対する免疫反応は，8，9章に記載した病原体に対する反応と同じである．免疫抑制を行わないと，移植片は7〜20日後に拒絶される．

- **慢性拒絶反応**　慢性拒絶反応は，移植片が1年以上生着した後に開始される反応である．おもな病理組織学的所見の一つとして，移植片の動脈の血管が肥厚し，動脈の閉塞と虚血が起こる．最終的に，移植片の大部分に血液が供給できなくなり，移植片が機能しなくなる．

15・2・4 移植片拒絶の抑制

移植片に対する拒絶反応を抑制するために，段階的に三つの方法が用いられる（図15・3）．第一段階では，ドナーとレシピエントの血液型を調べ，これらが一致しているかどうかを調べる．また，ドナーに対する抗体を最初からもっているかどうかの確認として，交差適合試験を行う．交差適合試験は，レシピエントから血清を少量採取し，補体と一緒にドナー由来の白血球と混合する検査である．もし，レシピエントがドナー由来の抗原（おもにMHC分子）に対する抗体をもっている場合は，抗体がドナーの白血球に結合し，さらに補体が活性化されて白血球は溶解する．

第二段階は，移植の成功率を上げるために組織適合抗原（HLA）の型を調べ，ドナーとレシピエントのHLAを適合させることである．HLAのタイピングは，4章に記載した通りである．MHC分子群は共発現しており，複数のMHC遺伝子座に関して，異なる二つの対立遺伝子を両方発現している場合もあることを想定すると，ドナーが同じ家族でない場合は，六つのすべてのHLA座において，ドナーとレシピエント間で完全に一致することはほとんど皆無である．しかし，ドナーとレシピエント間で一致したHLAの数が多いほど，移植の成功率は上がる．その中で，

①血液型適合試験　②交差適合試験　③HLAタイピング　④免疫抑制剤投与

レシピエント
由来血清

最適な適合
(特に HLA-DR)

アザチオプリン
プレドニゾロン
シクロスポリン
タクロリムス
シロリムス
抗体（抗 CD3 抗体，抗 CD4 抗体）

ドナー由来細胞＋補体

色素添加（トリパンブルーなど）

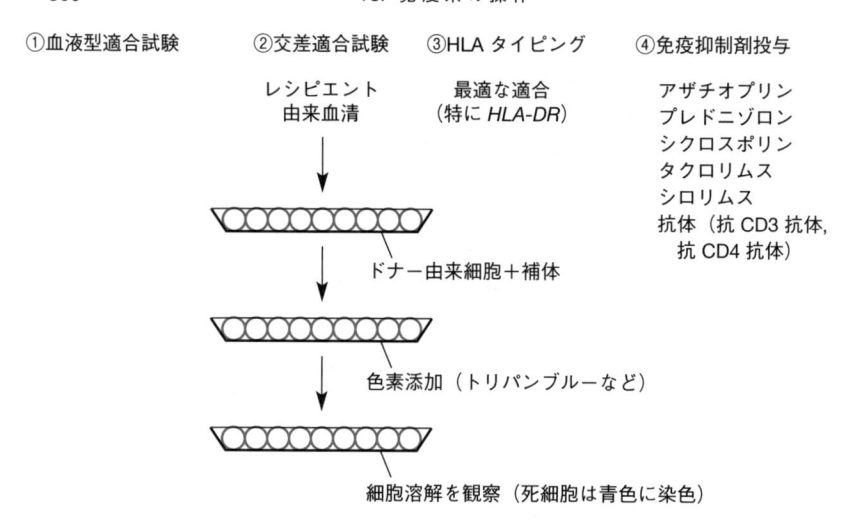

細胞溶解を観察（死細胞は青色に染色）

図 15・3　拒絶反応を防ぐための手法　ドナー由来の抗原に対する抗体があらかじめ存在することによる超急性拒絶反応を防ぐためには，レシピエントとドナーの血液型が一致しているかの検査と，交差適合試験を行う．交差適合試験は，レシピエントの血清とドナーの白血球を，補体存在下で混合して調べる．もしレシピエントがドナーの抗原に対する抗体をもつ場合には，抗体はドナーの細胞に結合し，さらに補体の結合を伴って，細胞が溶解する．この細胞溶解は，トリパンブルーのような色素を加えると，死細胞は青色に，生細胞は白色に染め分けられるので，顕微鏡下で観察して検出できる．ドナーとレシピエントの HLA のタイピングを行い（4 章参照），最もよく適合したドナーが移植の相手として選択される．最後に，移植片に対する免疫応答を抑制するために，レシピエントに免疫抑制剤を投与する．

HLA-DR（図 15・4）における一致が最も有効であり，また HLA-A および HLA-B における一致も重要である．

　移植片の拒絶を抑制して移植を可能にする第三段階は，免疫抑制の利用である．抗原特異的な免疫抑制とは，病原体などの他の抗原に対する免疫応答に影響を及ぼすことなく，移植片に対する免疫応答を抑制することである．移植に関してはまだ実験の段階であり，臨床には応用されていない．抗原非特異的な免疫抑制には，薬剤の利用やさまざまな抗原に対する免疫能を阻害する抗体の利用などが知られている．抗原非特異的な免疫抑制の場合，確かに移植片に対する免疫応答が抑制されるが，病原体に対する応答も同時に抑えられてしまう欠点がある．しかしながら，実際には抗原非特異的な免疫抑制が臨床に用いられており，移植を受けたレシピエントは，感染のリスクとある種のがんを発症するリスクが高い．

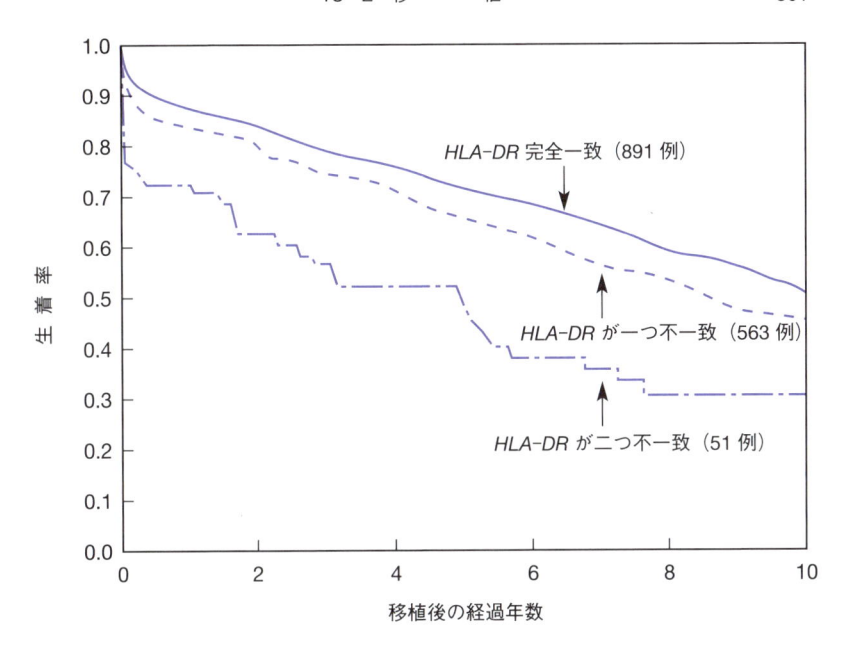

図 15・4 移植片の生着に及ぼす HLA-DR 適合性の影響 ドナーとレシピエントの HLA-DR 対立遺伝子がいずれも一致している場合には,一つだけあるいは両方一致していない場合に比べて,移植片がよりよく生着する.図はマンチェスター王立病院で 1985 年から 1999 年までに行われた腎移植の結果である (Philip Dyer 博士のご好意による).

15・2・5 臨床における免疫抑制

　免疫抑制剤として最初に用いられたものは,細胞分裂阻害剤であった.これらの薬剤は,特異的な免疫応答を起こす際に必要なリンパ球の増殖を阻害する.移植の際によく用いられている薬剤は,アザチオプリンである.この薬の問題点は,骨髄や腸管上皮のような細胞分裂が活発に行われている他の組織においても,細胞分裂が阻害されてしまうことである.

　副腎皮質ステロイド剤は,リンパ球や他の細胞におけるさまざまな遺伝子の転写に影響を及ぼす.その結果,副腎皮質ステロイド剤はリンパ球の遊走を阻止し,移植片へ侵入するリンパ球の数が減少する.またステロイド剤は,マクロファージや単球の機能を阻害することによる,さまざまな抗炎症作用をもっている.移植の際に一般的に用いられているステロイド剤は,プレドニゾンである.

　1980 年代までは,免疫抑制にはアザチオプリンとプレドニゾンを組合わせた処

方が用いられていた．この投薬法はきわめて有効であり，ある医療機関では腎臓移植の1年生着率が80％を超えた．1980年代になって，新たな免疫抑制剤が移植の臨床現場に導入されるようになり，移植片の生着率に大きな進歩をもたらした．その薬剤とは，**シクロスポリン**（cyclosporin）である．これは真菌が産生する物質であり，後に発見されるタクロリムス（FK506）やシロリムス（ラパマイシン）と同じ仲間で，特異的に CD4 T 細胞の機能を阻害する作用をもっている．これら薬剤の分子レベルでの細かな作用機作は異なっているが，主要な効果は共通しており，**IL-2 シグナル伝達経路**（IL-2 pathway）を阻害することである．シクロスポリンとタクロリムスは IL-2 産生を阻害し，またシロリムスは IL-2 受容体を介したシグナル伝達を阻害する．IL-2 は CD4 T 細胞の増殖に必須であり，この経路を阻害することにより強力な免疫抑制効果をもたらす．

Box 15・1　モノクローナル抗体

　抗体を作製する古典的な方法では，動物（通常はウサギやヤギ）を抗原で免疫し，その動物の血清を抗体として用いていた．この手法の問題点は，血清中に多くの異なる種類の抗体が含まれていることであり，免疫した抗原に対する抗体だけでなく，動物が感染した病原体に対する抗体なども含まれている．1970年代に，1個の B 細胞に由来する1種類の抗体を，大量に産生させる手法が開発された．この手法では，免疫をした動物から B 細胞を取出し，それを不死化した骨髄腫（ミエローマ）細胞と融合させる．骨髄腫は形質細胞のがんであり，形質転換しているので試験管内で増殖することができるが，単離した B 細胞は培養中に死んでしまう．B 細胞と骨髄腫細胞の融合した細胞を**ハイブリドーマ**（hybridoma）という．このハイブリドーマは骨髄腫細胞のもつ不死の性質と，B 細胞の抗体産生能を併せもっている．骨髄腫細胞を B 細胞と融合させ，ヒポキサンチン，アミノプテリン，チミジンを含む培地（HAT 培地）で，ハイブリドーマだけを選別することができる．骨髄腫細胞はヒポキサンチングアニンホスホリボシルトランスフェラーゼ（HPRT）を欠損しており，アミノプテリン存在下で増殖することができない．また，B 細胞は HPRT をもっているが，すぐに培養で死んでしまう．ハイブリドーマは B 細胞と融合したため HPRT をもつので，ハイブリドーマだけが増殖することができる．クローン化したハイブリドーマは，試験管内で増殖するため，大量の同じ細胞から1種類の抗体を産生することができる．そのため，ハイブリドーマが産生する抗体はモノクローナル抗体とよばれている．今日では，抗体のクラスも特異性も同じであるモノクローナル抗体を，大量につくれるようになっている．この手法は，研究や工学的応用，また臨床応用のための抗体づくりに革命をもたらした．

移植においては，抗体もT細胞の機能を阻害するために用いられる．ヒツジやヤギにヒト胸腺細胞を免疫して作製した胸腺細胞に対するポリクローナル抗体や，CD3やCD4のようなT細胞抗原に対するモノクローナル抗体（Box 15・1参照）がその例である．これらの抗体はT細胞を破壊したりT細胞の機能を阻害することにより，免疫抑制効果を発揮する．これら抗体の投与は強力な免疫抑制をもたらすので，移植直後や急性拒絶反応など，従来の免疫抑制法で拒絶反応を阻害できないようなときに用いられる．

15・3　がんに対する免疫系の利用

腫瘍免疫の研究には，過去にさまざまな歴史がある．19世紀には，がん患者が細菌感染を起こしている間は，がんの症状に一時的に寛解（改善）が認められるこ

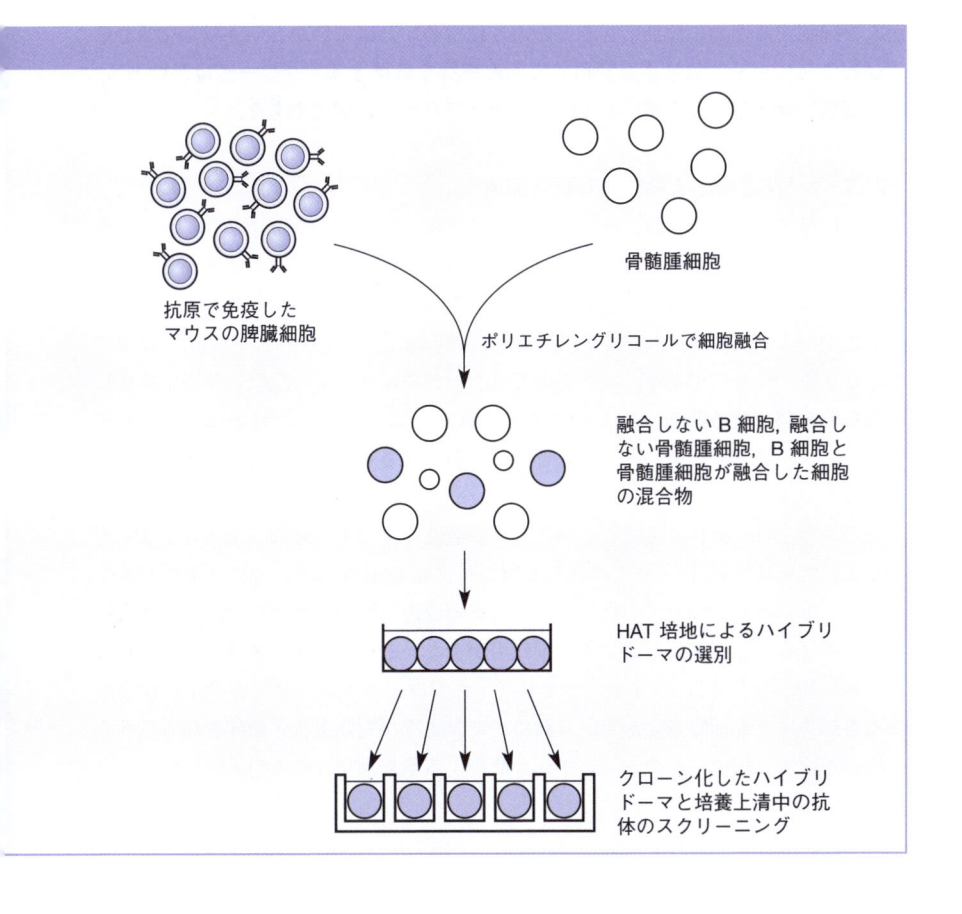

抗原で免疫したマウスの脾臓細胞

骨髄腫細胞

ポリエチレングリコールで細胞融合

融合しないB細胞，融合しない骨髄腫細胞，B細胞と骨髄腫細胞が融合した細胞の混合物

HAT培地によるハイブリドーマの選別

クローン化したハイブリドーマと培養上清中の抗体のスクリーニング

とが知られていた．これに基づき，がん患者に故意に細菌を感染させるという，患者を救うどころか逆に死に至らしめる危険な治療も試みられた．20世紀後半には，がん遺伝子などが明らかになり，がんとは正常な遺伝子に変異を伴うものであり，変異を起こした遺伝子から産生される変異タンパク質が非自己の新しい抗原として認識されることが明らかになった（図15・5）．このことから，免疫監視機構という概念が生まれた．この概念は，免疫系は絶えずからだの中を巡り，がん化した細胞，すなわち変異を起こして非自己と認識される抗原を発現した細胞を監視しているというものである．免疫応答は変異した抗原に対して発動し，がん細胞を破壊するという考えから，単に免疫系を幾分増強してがんを治療しようという稚拙な治療が試みられた．このような試みは成功することはなく，腫瘍免疫の学問領域の評価を下げることになった．

現在，免疫学だけでなく腫瘍生物学に関してもはるかに多くの知識が蓄積され，がんを抑制するために免疫応答をどのように増強すればよいかという新たな関心をよび起こしている．免疫系を利用してがん細胞を破壊するアプローチは二つある．がん細胞に対する抗体を用いる方法と，がんワクチンの開発である．

15・3・1　がん細胞を傷害する抗体医薬

がんに対する抗体を治療に用いる方法では，がんに特異的なモノクローナル抗体を作製し（Box 15・1），それを患者に投与する．これには，二つの変法が考えられた．一つは，何の修飾も行っていない抗体そのものを投与する方法であり，これらの抗体ががん細胞に結合し，そこに他の免疫系の成分が集積してがん細胞を傷害することを狙ったものである．この反応では，補体の結合による細胞の溶解や抗体依存性細胞傷害反応が関与するものと考えられた（図15・6）．今日では，多くのモノクローナル抗体が医薬品として認可されており，さらに多くの抗体が臨床試験に供されている（表15・2）．

第二の方法は，抗体に毒性をもつ物質（放射性同位元素や毒素）を結合させて用いる方法である（図15・6）．これらの物質は，直接治療に用いるには毒性が強すぎるが，抗体はがん細胞上の抗原に結合して細胞内に取込まれるので，がん細胞特異的に毒性物質を運ぶことができ，副作用が少ないという考えに基づいて用いられた．毒性物質としては，^{131}Iやジフテリアトキシン，リシン（ヒマの種子に含まれる毒素）のような植物毒素が用いられた．このような免疫毒素と総称される数多くの抗体が臨床に用いられたが，いずれも期待する効果は得られなかった．

自己タンパク質

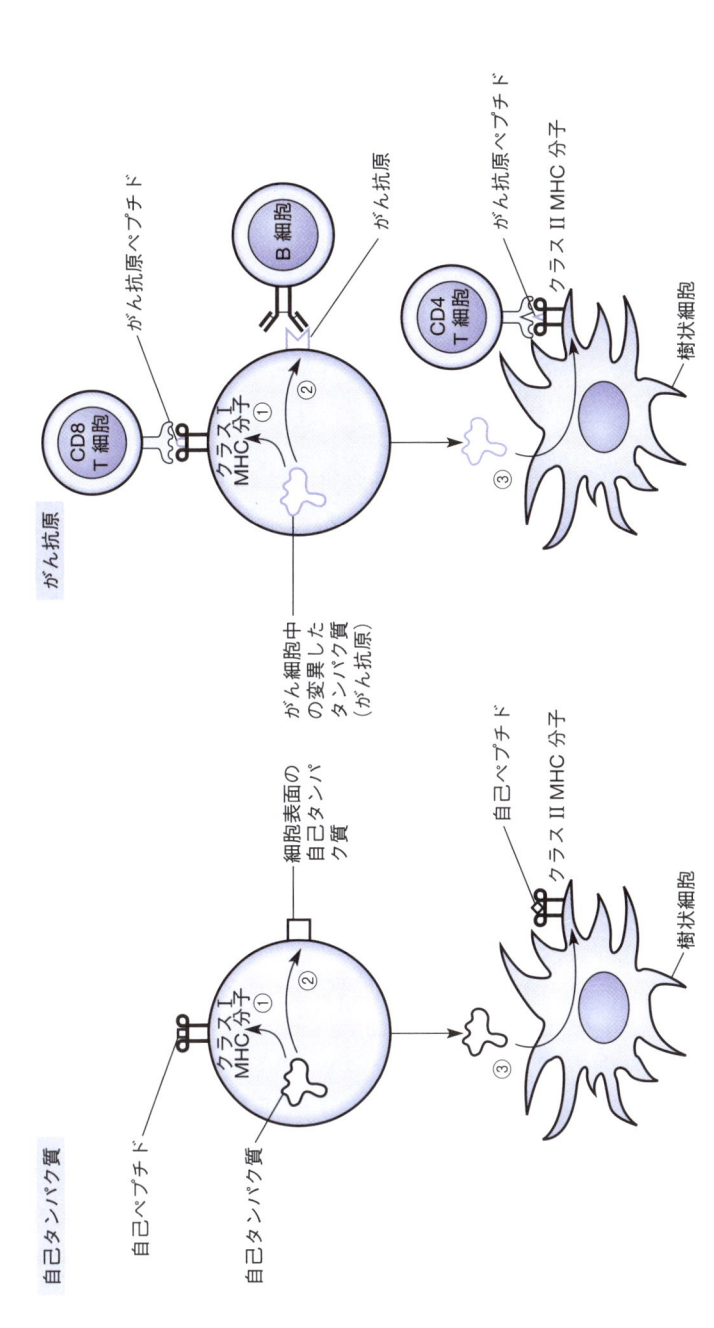

細胞表面の自己タンパク質

自己ペプチド

クラスI MHC分子

自己タンパク質

クラスII MHC分子

自己ペプチド

樹状細胞

がん抗原

CD8 T細胞

クラスI MHC分子

がん抗原ペプチド

B細胞

がん抗原

がん細胞中の変異したタンパク質（がん抗原）

CD4 T細胞

がん抗原ペプチド

クラスII MHC分子

樹状細胞

図15・5 がん抗原 がん細胞中の遺伝子の変異により異なるタンパク質が産生され、免疫系では非自己と認識される。細胞表面のタンパク質は抗体産生を刺激し、細胞内のタンパク質はクラスI MHC分子によって抗原提示され、CD8 T細胞を活性化する。また、これらのタンパク質は樹状細胞によって取込まれてクラスII MHC分子上に提示されて、CD4 T細胞を活性化することにより、抗体産生やCD8 T細胞による細胞傷害反応を誘導する。

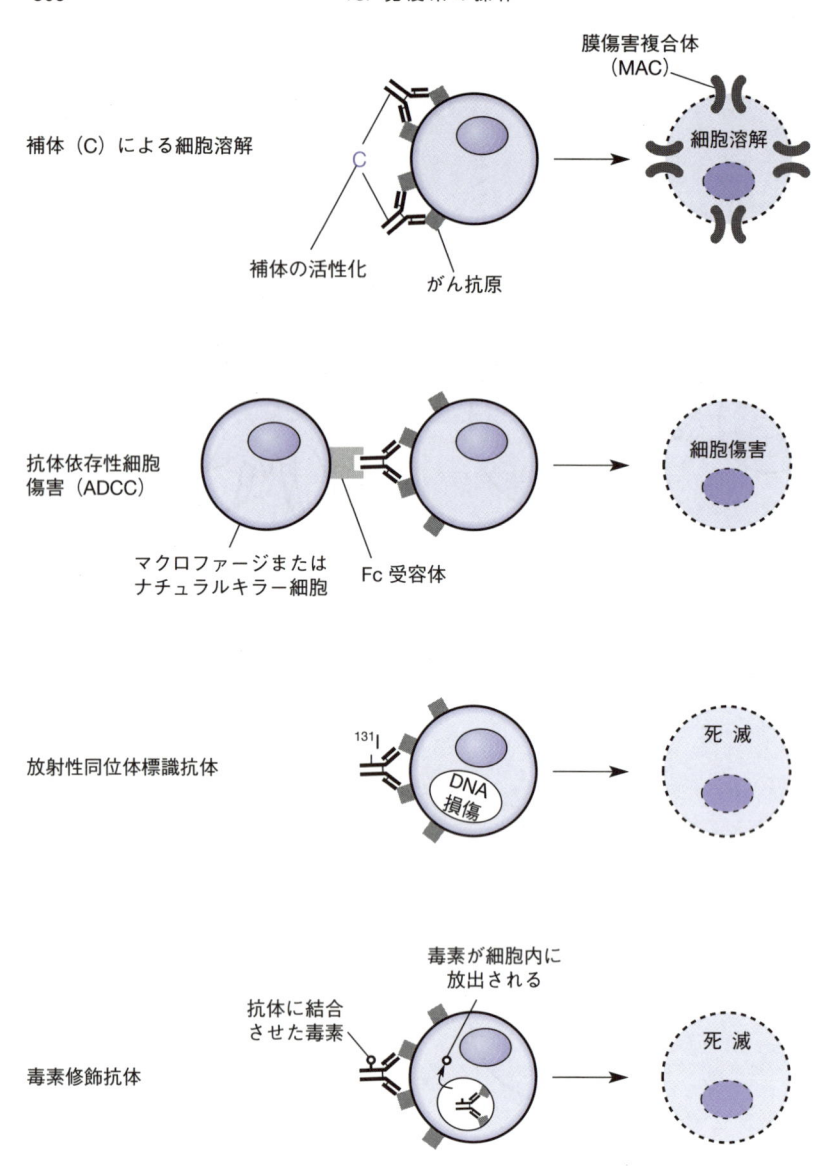

図15・6 抗体による抗腫瘍療法 がん細胞に対する抗体は,がん細胞に結合した後,補体の結合を誘導してがん細胞を溶解させたり,抗体依存性細胞傷害反応(ADCC)を誘起する.放射性同位体標識あるいは毒素を共有結合させた抗体は,がん細胞特異的に放射同位体を送り届けたり,毒素を作用させることができる.

15・3 がんに対する免疫系の利用

表 15・2 抗がん薬として使われている抗体

抗体医薬名	標的抗原	がんの種類	段 階
リツキシマブ	CD20	非ホジキンリンパ腫	認 可
セツキシマブ	上皮成長因子受容体 (EGF-R)	結腸直腸腺がん	認 可
トラスツズマブ	Her2 (EGF 様受容体)	乳がん	認 可
HuJ591	前立腺特異抗原 (PSA)	前立腺がん	臨床試験
ベバシズマブ	血管内皮増殖因子 (VEGF)	結腸直腸がん (転移性)	認 可
^{131}I 標識トシツモマブ (放射性同位体標識抗体)	CD20	非ホジキンリンパ腫	認 可
ゲムツズマブ-オゾガマイシン (毒素修飾抗体)	CD33	急性骨髄性白血病	認 可

15・3・2 がんワクチン療法

病原体に対する免疫応答を刺激するために用いる細菌ワクチンと同様に,がんに対する免疫能を活性化しようというアプローチががんワクチンである.それぞれのがんが特異的な抗原性をもつことが実験的に明らかになっているので,がんは免疫反応の標的になるさまざまな抗原を発現していると考えられる.しかし一方で,がんは免疫応答の活性化を回避することができるようである.たとえば,多くのがん細胞では,MHC 分子の発現が低下しており,そのため T 細胞による認識が行われない.また,トランスフォーミング増殖因子 β (TGF-β) などの免疫を抑制する物質を分泌するがんも存在する.それゆえ,がんワクチンの目的は,むしろがんに対する免疫応答の消失を回復させることであり,このために多くの方法が試みられてきた.

ペプチドワクチンおよび DNA ワクチン

多くの腫瘍抗原(がん抗原)が同定されており,T 細胞が認識するエピトープとして提示されたペプチドも明らかになっている(表 15・3 参照).がん抗原をコードする遺伝子の変異はランダムであるため,その抗原は個々のがんによって異なっている場合もあれば,がんに共通した抗原の場合もある.共通したがん抗原とは,がんにのみ発現されていて正常の組織には発現されてない抗原であったり,正常の細胞に比べてがん細胞に発現量が上昇しているようなものである.これらのがん抗原は,抗原そのものまたはペプチドをアジュバントと混合して投与するワクチンや(図 15・7),DNA ワクチンの対象になっている.臨床で従来から用いられている

表15・3　がん抗原

抗　原	抗原の種類	がん細胞での発現	正常細胞での発現
抗体認識抗原			
がん胎児性抗原 (CEA)	胎児性タンパク質	大腸+その他	有
MUC1 ムチン	糖鎖異常ムチン	乳　房	有
p53	変異体タンパク質	広範に存在	無
T 細胞抗原			
MAGE-1, MAGE-3	胎児性タンパク質	メラノーマ, 乳房	精　巣
ras	変異体タンパク質	広範に存在	無
チロシナーゼ	分化した細胞のタンパク質	メラノーマ	有
ヒトパピローマウイルス E6 および E7 タンパク質	ウイルス遺伝子産物	子宮頸がん	無

　アジュバントには, アラム (水酸化アルミニウムアジュバント) とスクアレンエマルションの二つがある. ほかにも, IL-2, GM-CSF, IL-12 のようなサイトカインが, 免疫応答を増強するために, がんワクチンの中に添加される. さまざまながんワクチンの臨床試験が行われてきたが, その中でも, MAGE ファミリーや MUC-1 がん抗原/がん抗原ペプチドを用いた, メラノーマや乳がん患者に対するワクチンが有名である.

　病原体に対する DNA ワクチンと同様に (§10・2・3), がん抗原あるいはがん抗原ペプチドをコードする DNA を, 遺伝子銃を使って筋肉内や皮内へ投与する DNA ワクチンも行われている. 細菌の DNA (細菌から調製したプラスミド) は, それ自体がアジュバントとして機能することが知られている. なぜなら, 細菌の DNA はメチル化されていない CpG モチーフをもち, それが樹状細胞の Toll 様受容体によって認識されるので, 樹状細胞を刺激して T 細胞を効率よく活性化するためである.

細胞ワクチン

　抗原/抗原ペプチドを用いたワクチンの一つの問題点は, 多くのがんに共通のがん特異的な抗原が見つかっていないことであり, 既知のさまざまながん抗原が, すべてのがん患者に発現しているとは限らないことである. そこで別法として, 放射線照射して死滅させたがん細胞, あるいはがん細胞の溶解液をワクチンに用いる方法が考案された. この方法の有利な点は, 特殊ながんであろうとがん抗原を共有する未知のがんであろうと, がんに対する免疫応答を活性化する可能性が高いことで

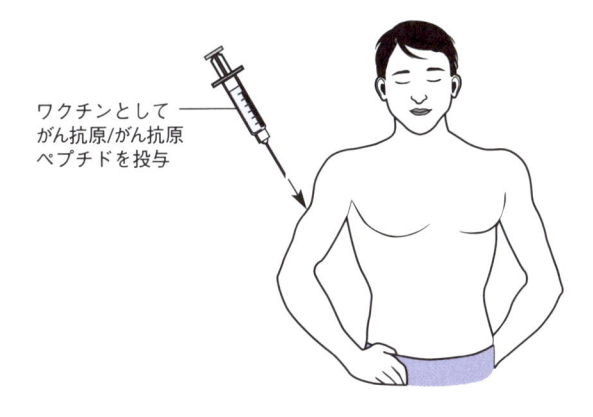

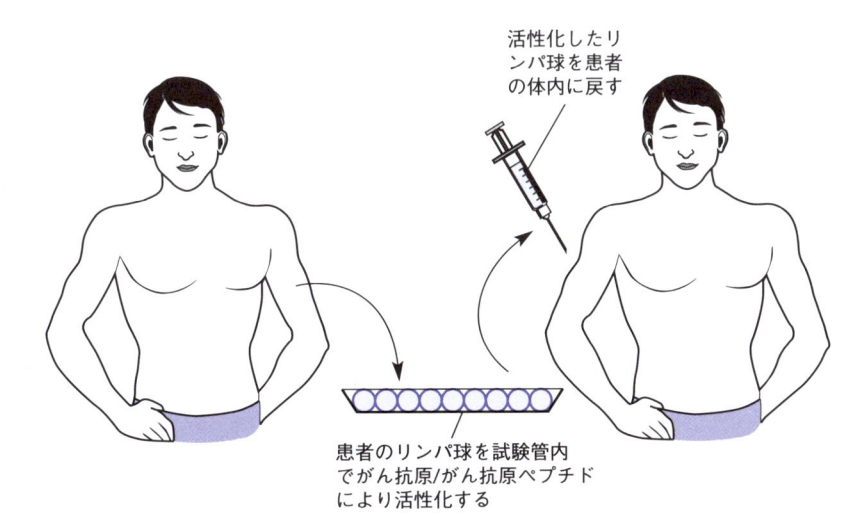

図15・7 がんワクチン 既知のがん抗原は，その抗原に対する免疫応答を促進させ，がん細胞を傷害するためのワクチンの標的となる．抗原あるいは抗原ペプチドを生体内に投与して免疫応答を刺激する方法や（上図），患者の細胞を抗原存在下で培養し，その後に患者の体内へ戻す方法がある（下図）．

ある．細胞ワクチンでは，がん患者のがん組織から調製した細胞や，1人のがん患者から樹立したがん細胞株を丸ごと用いているために，ある患者に特異的ながん抗原に対する免疫応答のみを活性化することはない．このワクチンも，アジュバントと一緒に投与されるのが一般的である．細胞ワクチンは，メラノーマや膵がんなどのがんに対して，臨床試験が行われている．

遺伝子導入細胞ワクチン

がん細胞を用いたワクチン単独の実験および臨床試験の結果は，必ずしも強い免疫応答を誘導しなかった．細胞ワクチンにアジュバントを用いる別法として，遺伝子導入細胞を用いる方法がある．このアプローチの利点は，特異的ながん抗原に関する情報が必要ないことである．その代わりに，がん細胞が直接的あるいは間接的に，免疫応答を活性化するように操作しなければならない．一般的なアプローチとしては，がん組織の一部を取出し，がん細胞の抗原性を高めたり炎症反応を誘発するような遺伝子を導入することが多い（図15・8）．たとえば，共刺激分子であるCD80やCD86をがん細胞に発現させれば，この細胞は直接CD4 T細胞を刺激することができる．実際にこの遺伝子導入したがん細胞は，遺伝子導入したがん細胞だけでなく，導入していない細胞に対しても免疫応答を誘導することが，実験的に検証されている．実験的に検証された最も成功した手法は，がん細胞に顆粒球マクロファージコロニー刺激因子（GM-CSF）をコードする遺伝子を導入したがん細胞をワクチンに用いた例である．この遺伝子導入したがん細胞を動物体内に戻したところ，その細胞はGM-CSFを分泌し，それによって樹状細胞をその細胞の近傍へ遊走させた．この遊走してきた樹状細胞は，がん抗原を加工してリンパ節へ運び，そこでクラスII MHC分子に抗原提示してがん特異的なCD4 T細胞を活性化し，最終的にがんに対する免疫応答を誘導した．また，このようなGM-CSFを発現させたがん細胞は，遺伝子導入した細胞だけでなく，導入していない細胞に対しても免疫反応を誘導することが示されている．遺伝子導入した細胞が，遺伝子導入していない細胞に対しても免疫応答を誘導することは，きわめて重要なポイントである．なぜなら，臨床現場においては，がん組織は一部しか取出すことができないために，遺伝子導入した一部のがん細胞に対する反応が，遺伝子導入していないがん細胞を含めたすべてのがん細胞に対して効果を発揮しなければならないからである．

樹状細胞によるワクチン

GM-CSFが，がん細胞の免疫原性を高めるという考えに基づく方法の一つに，樹状細胞を活性化してがん抗原をより効率的に抗原提示させて，CD4 T細胞を活性化しようという方法がある．現在では，末梢血単球をGM-CSFとIL-4で培養することにより，試験管内で樹状細胞へ誘導することができる．このように培養で得られた樹状細胞にがん細胞の溶解物あるいはがん特異的な抗原/抗原ペプチドを添加して培養すると，これらの細胞は抗原を取込んで，クラスII MHC分子に取込んだ抗原を提示する．次に，この樹状細胞を患者に戻せば，がん特異的なT細胞を活性化することが期待される．このアプローチは，メラノーマや胃腸のがん患者に

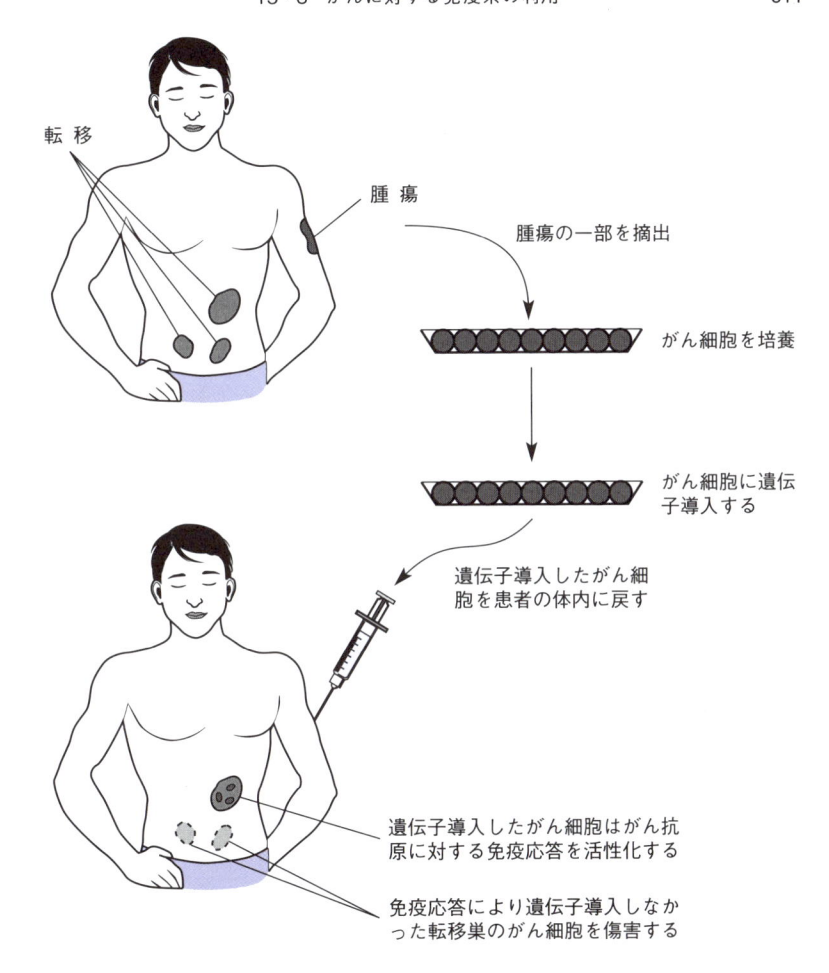

図15・8 遺伝子導入したがん細胞によるワクチン 腫瘍の一部を切除し，試験管内で組織培養する．この培養したがん細胞に，より免疫原性が高くなるようなタンパク質（GM-CSF，CD80 など）をコードする遺伝子を導入する．遺伝子導入したがん細胞を，患者の体内に戻す．その際に，形質導入した細胞だけでなく，遺伝子導入していない本来のがん細胞に対しても免疫応答を促進することが期待される．

対して臨床試験が行われている．

サイトカイン，抗原特異的T細胞，ナチュラルキラー細胞

　免疫応答を増強させるために，いくつかのサイトカインが全身投与されたが，い

くつかのがんにおいて多少有効性が認められた程度である．サイトカインをワクチンと一緒に投与する例もある（上記参照）．サイトカインを利用した他の方法として，IL-2 を用いて，がん特異的な T 細胞を試験管内で増殖させる方法もある．がん組織から単離したリンパ球（いわゆるがん浸潤リンパ球，TIL）を IL-2 存在下で培養することにより，生体内においてがん抗原で活性化されたばかりの T 細胞を増殖させることができる．別法として，TIL あるいは血液由来の T 細胞を，がん特異的な抗原/抗原ペプチドおよび IL-2 存在下で培養すると，このがん抗原特異的な T 細胞が抗原によって刺激されて，IL-2 の刺激を受けて増殖することができる．次にこの細胞を，患者に戻し，抗腫瘍活性を発揮させようという手法である．

サイトカインを用いた別の手法として，ナチュラルキラー細胞の活性を増強する方法がある．血液中のナチュラルキラー細胞は，高濃度の IL-2 存在下で培養することができ，増殖してリンホカイン活性化キラー細胞（lymphokine activated killer cell, LAK）になる．この LAK 細胞は抗腫瘍活性が増強されており，この細胞を患者に戻してがんを傷害しようというのが LAK 療法である．

これらの例からも明らかなように，がんに対する免疫応答を誘導したり増強するための，さまざまなアプローチが試みられている．多くの臨床試験が試みられてきたが，必ずしも画期的な成果が得られているわけではない．初期の臨床試験では，がんが広範に広がった治療の難しい末期の患者に対して行われ，また試験が十分に管理できていなかったことが，問題点として挙げられる．臨床試験において，部分的に有効，あるいはがんが完全に退縮という判定は，そのがんの歴史的な寛解率と比較してなされた．しかしながら，いくつかの臨床試験では，より大がかりな臨床試験へ進む価値のある十分な結果が得られている．免疫系とがんとのかかわりあいに関して増えつつある知見は，発症したがんを排除することのできるがんワクチンの開発に，必ずや結びつくものと思われる．

15・4 まとめ

- 最も一般的な移植の形態は同種移植であり，同じ種内の遺伝的に異なる二つの個体間での移植である．異なる種からヒトへ組織を移植する異種移植にも，関心が高まっている．
- 同種移植では，非自己の MHC 抗原ならびに非 MHC 抗原に対して，強い免疫応答をひき起こす．この応答は，移植片に対する抗体や細胞傷害性 T 細胞の産生，そして遅延型過敏反応が原因である．
- 移植片拒絶反応は，免疫抑制剤によって抑えることができる．免疫抑制剤は拒絶反応には有効であるが，一方でレシピエントに対して感染症やある種のがんを

発症する危険性を高める.
- がんの免疫療法には二つのアプローチがある.がんに対する抗体(抗腫瘍抗体)を用いてがん細胞を傷害しようという方法と,がんワクチンである.
- 抗腫瘍抗体は,そのまま修飾せずに患者に投与する場合と,放射性同位元素や毒素で標識をして投与する方法がある.しかし,臨床試験の結果は,いずれも十分な効果が認められていない.
- がんは免疫応答を誘導しないので,がんに対する免疫応答を刺激する目的で,2種類のがんワクチンがおもに試みられている.一つは特定のがん抗原で免疫をし,その抗原に対して免疫反応を誘導しようという試みである.もう一つは,がん細胞が免疫応答を誘導するようにある遺伝子をがん細胞に導入して免疫する方法であり,これによって遺伝子を導入した細胞だけでなく,導入しないがん細胞に対しても免疫反応をひき起こすことができる.

索　引

あ

I 因子（factor I）　167
IFN → インターフェロン
IFN-α　39
IFN-γ　39, 139
IFN-β　39
IL → インターロイキン
IL-1　32, 33, 36
IL-2　128
IL-2 シグナル伝達経路（IL-2 signaling pathway）　302
IL-4　139, 258, 265
IL-5　139
IL-6　33, 37, 140
IL-8　29, 261
IL-10　229
IL-12　192
IL-13　139
IL-18　193
Ig → 免疫グロブリン
IgE　54, 197, 258, 267, 268
IgE 受容体（IgE receptor）　266
IgA　54, 146, 147, 197
ICAM-1（intercellular adhesion molecule-1）　29, 31, 127, 152
IGF → インスリン様増殖因子
IgM　53, 195, 271
ICOS（inducible co-stimulator）　130, 139
IgG　53, 195, 271
IgD　54
悪性貧血（pernicious anemia）　234, 241
アザチオプリン（azathioprine）　301
アジソン病（Addison's disease）　234
アジドチミジン（azidothymidine）　290
アジュバント（adjuvant）　268, 307
アセチルコリン（acetylcholine）　240
アセチルコリン受容体（acetylcholine receptor）　152, 240
アデノイド → 咽頭扁桃
アトピー（atopy）　258, 258
アドレナリン（adrenaline）　269
アナフィラキシー（anaphylaxis）　257, 264
アネルギー（anergy）　227
アビディティー（avidity）　51, 52
アフィニティー（affinity）　50
アポトーシス（apoptosis）　178
アラキドン酸（arachidonic acid）　35
アラキドン酸経路（arachidonic acid pathway）　34
アリル → 対立遺伝子
RANTES　31
Rh 式血液型（Rhesus blood group）　272
RGD モチーフ（RGD motif）　152
RT1　65
α グロビン（α-globin）　89
アレルギー（allergy）　4, 54, 257, 265, 267, 268
アレルギー反応（allergic response）　259, 262
アレルゲン（allergen）　257, 268
暗帯（dark zone）　134

い

ELISA → 酵素免疫測定法
eIF2（elongation factor-2）　16, 40
ELC（Epstein-Barr virus-induced receptor ligand chemokine）　123
EGF-R → 上皮成長因子受容体
胃酸（gastric acid）　7
異種移植片（xenograft）　295
移植（transplantation）　3, 294
移植抗原（transplantation antigen）　296
移植片拒絶反応（graft rejection response）　299
I 型過敏症（type I hypersensitivity）　257
I 型糖尿病（type I diabates mellitus）　232, 234, 246
一次応答（primary response）　195
一次病変（primary pathology）　232
一次リンパ組織（primary lymphoid tissue）　109
一酸化窒素（nitric oxide, NO）　156
一酸化窒素合成酵素（nitric oxide synthase, NOS）　156
一致率（concordance rate）　243
遺伝子導入細胞ワクチン（transfected tumour cell vaccine）　310
遺伝的対立遺伝子（genetic allele）　71
インスリン（insulin）　226, 247

インスリン依存性糖尿病 → I 型糖尿病
インスリン遺伝子（insulin gene） 247
インターフェロン（interferon, IFN） 25, 26, 38
インターロイキン（interleukin, IL） 25, 26
インテグラーゼ（integrase） 281
インテグリン（integrin） 27, 31, 117
咽頭扁桃（adenoid） 2, 110
インフルエンザ（influenza） 11, 201
インフルエンザウイルス（influenza virus） 11, 152, 174
インフルエンザ菌（*Haemophilus influenzae*） 9, 202

う，え

Wiscott-Aldrich 症候群（Wiscott-Aldrich syndrome） 189
ウイルス（virus） 6, 150
ウイルス血症（viremia） 287
ウェルシュ菌（*Clostridium perfringens*） 16
AIRE（autoimmunity-associated regulatory element） 227
AIDS（acquired immunodeficiency syndrome） 2, 279, 285
ADCC → 抗体依存性細胞傷害
ABO 式血液型（ABO blood group） 272
APC → 抗原提示細胞
エオタキシン（eotaxin） 31, 261
SAA → 血清アミロイド A タンパク質
SMAC → 超分子活性化クラスター
SLE → 全身性エリテマトーデス
SLA（swine LA） 65
SOD → スーパーオキシドジスムターゼ
SC（secretory component） 57
SCID → 重症複合型免疫不全症
S タンパク質（S-protein） 167
HIV（human immunodeficiency virus） 152, 280, 281
HIV ワクチン（HIV vaccine） 291
Her2 307
HEV → 高内皮細静脈
H 因子（factor H） 167
HLA（human leukocyte antigen） 63, 72, 296, 299
HLA-DR 適合性（HLA-DR matching） 301
H 鎖（heavy chain） 43
H-2 65
Edelman, Gerald 48
NK 細胞 → ナチュラルキラー細胞
N ヌクレオチド（N-nucleotide） 96, 100
エピトープ（epitope） 45, 87
　　交差反応性―― 249

T 細胞―― 251
B 細胞―― 251
Fas 178, 179
Fas リガンド（Fas-ligand, Fas-L） 179
FHA → 繊維状赤血球凝集素
Fab 47, 48
$F(ab)_2$ 48
エフェクター機構（effector mechanism） 149, 173, 242
エフェクター反応（effector response） 149, 185
FK506 302
Fc 受容体（Fc receptor） 52, 154, 155, 171
Fcε 受容体（Fcε receptor） 258, 266
Fc 領域（Fc portion） 44, 48
エプスタイン-バーウイルス（Epstein-Barr virus） 152
MIP-1α 31, 261
MIP-1β 31
MALT → 粘膜関連リンパ組織
MAGE-1 308
MAGE-3 308
MadCAM-1 183
MHC（major histocompatibility complex） 63, 296
　　――の多型性 82
MHC 遺伝子（MHC gene） 63, 65, 66, 265
　　自己免疫疾患に関連する―― 246
MHC 抗原（MHC antigen） 65
MHC 拘束性（MHC-restricted recognition of antigen） 76, 77
M 細胞（microfold cell） 146
MCP → 単球走化性因子
MCP-1 31
MBP → マンノース結合タンパク質
MBP 結合性セリンプロテアーゼ（MBP-associated serine protease, MASP） 163
MUC1 308
LAK 療法 312
LFA-1 29, 127
LFA-3 127
LMP2 79
LMP7 79
L 鎖（light chain） 43
LT → ロイコトリエン
LPAM-1 183
炎症性メディエーター（inflammatory mediator） 36, 164, 260
炎症反応（inflammatory response） 26, 27, 32, 33, 261
塩素化合物（chlorine product） 157
エンドクリン（endocrine） 24
エンドサイトーシス（endocytosis） 80

索引 317

エンドソーム (endosome) 80
エンドリソソーム (endolysosome) 80

お

オートクリン (autocrine) 24, 128
オプソニン (opsonin) 38, 154
オプソニン化 (opsonization) 52, 169, 239
オプソニン作用 (opsonization) 164
2′,5′-オリゴアデニル酸合成酵素 (2′,5′-oligoadenylate synthase) 40

か

回旋糸状虫 (Onchocerca) 3
回虫 (Ascaris lumbricoides) 3, 6
外毒素 (exotoxin) 15
外被タンパク質 (envelope protein) 282
化学的障壁 (chemical barrier) 7
化学療法 (chemotherapy)
 HIV の―― 290
獲得 (provision)
 免疫の―― 20
ガス壊疽 (gas gangrene) 16
かぜ → 感冒
河川盲目症 (river blindness) 3
カタラーゼ (catalase) 181
κ鎖 (κ chain) 43, 88
 ――の再構成 90
カテリシジン (cathelicidin) 7
化膿性連鎖球菌 (Streptococcus pyogenes) 6
過敏症 (hypersensitivity) 256
過敏反応 (hypersensitivity reaction) 272, 274
花粉症 → 鼻炎
可変部 (constant region) 43, 88
カリクレイン (kallikrein) 36
カリニ肺炎 (pneumonia) 2
顆粒 (granule) 178
顆粒球マクロファージコロニー刺激因子 (granulocyte macrophage colony-stimulating factor, GM-CSF) 310
顆粒放出経路 (granule exocytosis pathway) 178
がん (cancer) 3, 303
肝炎 (hepatitis) 201
がん抗原 (tumor antigen) 305, 308
感作 (sensitization) 258
カンジダ・アラビカンス (Candida albicans) 3, 6, 286
がん浸潤リンパ球 (tumor-infiltrating lymphocyte, TIL) 312
関節リウマチ (rheumatoid arthritis) 232, 234, 246
感染症 (infectious disease) 3

感染性微生物 (infectious organism) 1
がん胎児性抗原 (carcinoembryonic antigen, CEA) 308
感冒 (common cold) 3, 11
γ/δ T細胞 (γ/δ T cell) 220
寛容 (tolerance) 218, 226, 252
がんワクチン (tumor vaccine) 307, 309

き

記憶 T 細胞 (memory T cell) 197, 198
記憶 B 細胞 (memory B cell) 134, 139, 197
寄生原虫 (protozoan parasite) 6
寄生虫 (metazoan parasite (worm)) 6, 267
偽足 (pseudopodia) 22
キニジン (quinidine) 273
キニノーゲン (kininogen) 36
キニン (kinin) 36
逆転写酵素 (reverse transcriptase) 281
逆転写酵素阻害薬 (reverse transcriptase inhibitor) 290
急性期タンパク質 (acute phase protein, APP) 33, 37
急性期反応 (acute phase response) 36
急性拒絶反応 (acute rejection) 299
牛痘 (cowpox) 199
胸管 (thoracic duct) 110
狂犬病 (rabies) 199
狂犬病ウイルス (rabies virus) 14, 152
共刺激 (co-stimulus) 125, 228
共刺激分子 (co-stimulatory molecule) 191, 227
凝集反応 (agglutination) 153
共生微生物 (commensal organism) 1, 15
胸腺 (thymus) 2, 60, 110, 220
胸腺教育 (thymic education) 220
胸腺細胞 (thymocyte) 222, 224
強皮症 (scleroderma) 234
巨核球 (megakaryocyte) 210
局所性炎症反応 (local inflammatory response) 33
局所性免疫複合体病 (localized immune complex disease) 275
拒絶反応 (transplant rejection) 300
キラー細胞 (killer cell) 171, 174

く

グッドパスチャー症候群 (Goodpasture's syndrome) 234, 246
組換えベクターワクチン (recombinant vector vaccine) 204

く

クラス（class）
　抗体の―― 52
クラス I MHC（class I MHC）
　古典的―― 69
　非古典的―― 69
クラス I MHC 分子（class I MHC molecule） 66, 67
クラス IA MHC（class IA MHC） 69
クラス IB MHC（class IB MHC） 69
クラス III MHC 分子（class III MHC molecule） 66
クラススイッチ（class switch） 120, 132, 136, 142, 145
クラス II MHC（class II MHC） 68, 74
クラス II MHC 分子（class II MHC molecule） 67, 80, 123, 254
クラミジア（*Chlamydia psittaci*） 174
グラム陰性菌（Gram-negative bacteria） 16, 152
グランザイム（granzyme） 178
クリプトコッカス・ネオフォルマンス（*Cryptococcus neoformans*） 2, 3, 174, 286
クリプトスポリジウム（*Cryptosporidium*） 285, 286
グレーブス病（Graves' disease） 234, 240
Gross, Ludwik 61
クロストリジウム（*Clostridium*） 3
クロモリン（cromolyn） 269
クローンアネルギー（clonal anergy） 217, 227
クローン除去（clonal deletion） 216
クローン選択（clonal selection） 120
クローン増殖（clonal proliferation） 120
クローン無視（clonal ignorance） 229

け

軽鎖 → L 鎖
形質細胞（plasma cell） 56, 106, 134, 139, 141, 197
血液凝固系（clotting system） 34
結核（tuberculosis） 3
結核菌（*Mycobacterium tuberculosis*） 180, 286
血管（blood vessel） 14
血管外遊走（extravasation） 29
血管拡張（vasodilation） 32
血管細胞接着分子-1（vascular cell-adhesion molecule-1, VCAM-1） 31, 183
血管透過性（vascular permeability） 32
血管内皮細胞（endothelial cell） 32
血小板（platelet） 210
血小板活性化因子（platelet-activating factor, PAF） 32, 260
血清アミロイド A タンパク質（serum amyloid A, SAA） 37
血清学的対立遺伝子（serologically determined allele） 71
血清病（serum sickness） 275
ケモカイン（chemokine） 25, 26, 29, 31

こ

抗ウイルス作用（anti-viral action） 40
抗 HIV 薬（anti-HIV drug） 291
好塩基球（basophil） 34, 210
口腔カンジダ症（thrush） 3
抗原（antigen） 45
　外来性の―― 78, 80
　内在性の―― 78
抗原エピトープ → エピトープ
抗原結合部位（antigen-binding site） 44, 46
抗原決定基（antigen-presenting cell） → エピトープ
抗原受容体（antigen receptor） 213
　プレ B 細胞の―― 213
抗原提示（antigen presentation） 76
抗原提示細胞（antigen-presenting cell） 125, 191
抗原プロセシング（antigen processing） 76
抗原ペプチド（antigenic peptide） 79
抗原量（antigen dose） 191
交差適合試験（cross-matching test） 299
交差反応（cross-reaction） 249
好酸球（eosinophil） 210
好酸球カチオン性タンパク質（eosinophil cationic protein） 171
好酸球走化性因子（eosinophil chemotactic factor） 260
抗受容体抗体（antireceptor autoantibody） 240
抗腫瘍療法（antitumor therapy） 306
甲状腺（thyroid） 233
甲状腺刺激ホルモン（thyroid-stimulating hormone） 240
甲状腺上皮細胞（thyroid epithelial cell） 233
甲状腺濾胞（thyroid follicle） 233
構造多型（structural polymorphism） 244
酵素免疫測定法（enzyme-linked immunosorbent assay, ELISA） 236, 238
抗体（antibody） 43, 150, 287, 289, 304, 307
　――による中和 151
　――の凝集反応 153
　――のクラス 52
　オプソニンとして機能する―― 154
抗体依存性細胞傷害（antibody-dependent cell-mediated cytotoxicity, ADCC） 170, 242, 289, 304
抗体産生（antibody production） 106, 119, 131
抗体認識抗原（antibody antigen） 308
抗体陽転（seroconversion） 284
好中球（neutrophil） 20, 30, 33, 210

好中球走化性因子（neutrophil chemotactic factor） 260
後天性免疫不全症候群 → AIDS
高内皮細静脈（high endothelial venule, HEV） 116
抗ヒスタミン薬（antihistamine） 269
骨髄（bone marrow） 2
骨髄系幹細胞（myeloid stem cell） 210
古典経路（classical pathway）
　補体活性化の―― 159
コレクチン（collectin） 7, 3, 201
コレラ菌（*Vibrio cholerae*） 16
コロニー刺激因子（colony-stimulating factor, CSF） 25, 26

さ

サーファクタントタンパク質（surfactant protein） 9
細菌（bacteria） 6, 153
再構成（rearrangement）
　遺伝子―― 100
　インフレームの―― 212
　抗原受容体の―― 94
　フレームシフトを起こした―― 212
サイトカイン（cytokine） 24, 26, 36, 140, 190, 191, 277, 311
サイトメガロウイルス（cytomegalovirus） 286
細胞傷害（cytotoxicity） 41, 155, 175, 178, 289
細胞傷害性T細胞（cytotoxic T cell） 106, 174
　――への分化 177
細胞性免疫（cell-mediated immunity） 149, 173
細胞溶解（cell lysis） 13, 164, 239
細胞ワクチン（whole-cell based vaccine） 308
ザイモサン（zymosan） 22
杯細胞（goblet cell） 8
鎖骨下静脈（subclavian vein） 110
サブクラス（subclass） 52
サブユニットワクチン（subunit vaccine） 202
サルモネラ（*Salmonella*） 3, 11, 286
Ⅲ型過敏症（type Ⅲ hypersensitivity） 273
酸素ラジカル（oxygen radical） 156

し

シアリルルイスX（sialyl-Lewis X） 29
シアル酸（sialic acid） 152
ジアルジア（*Giardia*） 3
ジアルジア鞭毛虫症（giardiasis） 3
CR（complement receptor） 21, 165
CR1 164
CR3 21, 31, 152
CR4 21
CRP → C反応性タンパク質
C1 160
C遺伝子（C gene） 90
gag 287
CSF → コロニー刺激因子
CXXXCファミリー（CXXC family） 31
CXCR4 282
CXCR5 117
CXCファミリー（CXC family） 31
GM-CSF → 顆粒球マクロファージコロニー刺激因子
C3 37, 152
C3コンバーターゼ（C3 convertase） 161, 163, 167
C5コンバーターゼ（C5 convertase） 161, 164
CCR5 282
CCR7 123
CCファミリー（CC family） 31
CDR → 相補性決定領域
CD2 179, 223
CD3 62
CD4 152, 223, 282
CD4 T細胞（CD4 T cell） 61, 105, 120, 140, 181, 223, 252, 253, 277, 279, 286, 289
　――の活性化 123
　――の分化 192
　ナイーブ―― 129
CD4 T細胞エピトープ（CD4 T cell epitope） 206
CD4 ヘルパーT細胞 → ヘルパーT細胞
CD8 174, 223
CD8細胞傷害性T細胞 → 細胞傷害性T細胞
CD8 T細胞（CD8 T cell） 61, 105, 223, 277
CD8 T細胞エピトープ（CD8 T cell epitope） 206
CD14 21
CD19 217
CD20 307
CD25 229
CD28 125, 227
CD33 307
CD34 31
CD40 130, 138, 176
CD58 179
CD80 125, 176, 176, 227, 310
CD86 125, 176, 176, 227, 310
CD154 130, 138
CTLA-4 247
C反応性タンパク質（C-reactive protein, CRP) 37
gp41 281
gp120 281
CPL（compartment for peptide loading） 80
C領域 → 定常部

J遺伝子（J gene） 90, 53, 55
Jenner, Edward 199
自家移植片（autograft） 295
シクロオキシゲナーゼ経路（cyclooxygenase pathway） 35
シクロスポリン（cyclosporin） 302
自己寛容（self-tolerance） 209, 216, 253
自己抗原（autoantigen） 231, 231, 236
自己反応性ヘルパーT細胞（autoreactive helper T cell） 231, 249, 252
自己分泌 → オートクリン
自己免疫応答（autoimmune response） 231
自己免疫疾患（autoimmune disease） 4, 231, 234, 235, 243, 244, 247, 252
　抗体を介した―― 237
自己免疫性血小板減少症（autoimmune thrombocytopenia） 234, 239
自己免疫性溶血性貧血（autoimmune hemolytic anemia） 234, 238, 239
糸状虫（filarial worm） 17
自然免疫 → 先天性免疫
実質細胞（parenchymal cell） 227, 228
ジドブジン（zidovudine） 290, 16, 150, 201
ジフテリア菌（Corynebacterium diphtheriae） 16
ジフテリアトキシン（diphtheria toxin） 304
シャーガス病（Chagas' disease） 3
弱毒化病原体（attenuated pathogen） 202
住血吸虫（Schistosoma） 3
住血吸虫症（schistosomiasis） 3
重鎖 → H鎖
重症筋無力症（myasthenia gravis） 234, 240, 246
重症複合型免疫不全症（severe combined immunodeficiency, SCID） 189
集団免疫（herd immunity） 201
宿主（host） 1
樹状細胞（dendritic cell, DC） 20, 123, 176, 210, 222, 228, 310
出芽（budding） 12
腫瘍 → がん
主要移植抗原（major transplantation antigen） 296
腫瘍壊死因子（tumor necrosis factor, TNF） 25, 26, 33, 260, 261
主要塩基性タンパク質（major basic protein） 171
主要組織適合遺伝子複合体 → MHC
腫瘍免疫（tumor immunology） 303
猩紅熱（scarlet fever） 15
小柱（traveculum） 112
条虫類（Taenia） 3
上皮成長因子受容体（epidermal growth factor-receptor, EGF-R） 307
静脈洞（venous sinus） 114, 115

食細胞 → 貪食細胞
食中毒（food poisoning） 3, 11
食胞（phagosome） 22
食物アレルギー（food allergy） 262
所属リンパ節（draining lymph node） 124
シロリムス（sirolimus） 302
神経毒（neurotoxin） 16
尋常性天疱瘡（pemphigus vulgaris） 234
新生児溶血性疾患（hemolytic disease of the newborn） 272
親和性成熟（affinity maturation） 133, 133, 144
　――の利点 145
　抗体の―― 120, 132
親和力 → アフィニティー

す

髄索（medullary cord） 112
髄質（medulla） 112, 221
髄質上皮細胞（medullary epithelial cell） 221, 222
スイッチ領域（switch region） 138
水痘（chickenpox） 3, 201
水痘帯状疱疹（varicella zoster） 286
髄膜炎（meningitis） 3, 201
睡眠病（sleeping sickness） 3
スカベンジャー受容体（scavenger receptor） 21
スクアレン（squalene） 307
ステロイド（steroid） 269
スーパーオキシドジスムターゼ（superoxide dismutase, SOD） 181
スーパー抗原（superantigen） 16

せ

生化学的障壁（biochemical barrier） 7
性関連遺伝子（sex-related gene） 246
制御性T細胞（regulatory T cell） 228
成長因子（growth factor） 25, 26
正の選択（positive selection） 224
赤脾髄（red pulp） 114
セツキシマブ（cetuximab） 307
接触過敏症（contact hypersensitivity） 275
接触性皮膚炎（contact dermatitis） 277
接着分子（adhesion molecule） 27, 27, 117
セービンワクチン（Sabin vaccine） 202
セレクチン（selectin） 27, 29, 117, 183
繊維芽細胞増殖因子受容体（fibroblast growth factor receptor, FGF-R） 152
繊維状赤血球凝集素（filamentous hemagglutinin, FHA） 152
全身性エリテマトーデス（systemic lupus erythematosus, SLE） 234, 246

全身性炎症反応（systemic inflammatory response） 33
全身性自己免疫疾患（systemic autoimmune disease） 234
全身性免疫複合体病（systemic immune complex disease） 275
ぜん息（asthma） 54, 262, 263, 268
先天性免疫（innate immune system） 20, 38
先天性免疫不全症（congenital immunodeficiency disease） 189
セントロサイト → 中心細胞　135
セントロブラスト → 胚中心細胞
潜伏期（latent stage） 284
繊毛（cilia） 7
繊毛上皮細胞（ciliated epithelial cell） 8

そ

走化性（chemotaxis） 164
走化性因子（chemotactic factor） 27, 32
臓器特異的自己免疫疾患（organ-specific autoimmune desease） 234
臓器非特異的自己免疫疾患（non-organ-specific autoimmune desease） 234
造血系（hematopoiesis） 210
創傷（wound） 9
増殖（multiplication）
　病原体の—— 11
相対危険度（relative risk, RR） 244
象皮病（elephantiasis） 17
相補性決定領域（complementary-determining region, CDR） 49, 99, 135
阻害性自己抗体（blocking autoantibody） 240
即時応答（immediate response） 19, 20
ソークワクチン（Salk vaccine） 202
組織樹状細胞（tissue dendritic cell） 123
組織性マクロファージ（tissue macrophage） 33
組織タイピング（tissue typing） 71
組織適合性（histocompatibility） 65

た

体液性免疫（humoral immunity） 149
大気汚染物質（air pollutant） 268
体細胞変異（somatic mutation） 102
　免疫グロブリン遺伝子の—— 135
代替軽鎖（surrogate light chain または pseudo-light chain） 213
大腸菌 O157:H7 株（Escherichia coli strain O157:H7） 16
第二経路（alternative pathway）
　補体の—— 163
対立遺伝子（allele） 71, 244
対立遺伝子排除（allelic exclusion） 211, 214, 216
多核巨細胞（giant multinucleated cell） 188
タクロリムス（tacrolimus） 302
多型（polymorphism） 70, 245
　クラス I MHC とクラス II MHC の—— 69
脱感作（desensitization） 270
ダニ（mite） 257
多能性造血幹細胞（pluripotent hematopoietic stem cell） 209
多発性硬化症（multiple sclerosis） 232, 234, 246
ターミナルデオキシヌクレオチドトランスフェラーゼ（terminal deoxynucleotide transferase） 96, 102
多様性（diversity） 104
　結合箇所における—— 104
多量体免疫グロブリン受容体（poly-immnoglobulin receptor） 147
単型（monomorphism） 70
単球（monocyte） 33, 183, 210
単純ヘルペス（herpes simplex） 286
単純ヘルペスウイルス（herpes simplex virus） 14, 152, 174
炭疽菌（Bacillus anthracis） 16
タンデム反復数（variable number of tandem repeats） 253
タンパク質分解酵素（proteolytic enzyme） 158

ち

チェックポイント（checkpoint）
　リンパ球産生における—— 209
遅延型過敏反応（delayed-type hypersensitivity） 106, 174, 180, 182, 186
遅延型反応（delayed response） 19
チフス菌（Salmonella typhi） 17
中心細胞（centrocyte） 134, 135
中和反応（neutralization） 150
超可変部（hypervariable region） 47
腸管上皮細胞（enterocyte） 146
超急性拒絶反応（hyperacute rejection） 299
腸チフス（typhoid） 17
超分子活性化クラスター（supramolecular activation cluster） 128
チログロブリン（thyroglobulin） 247
チロシナーゼ（tyrosinase） 308

て

D 遺伝子（D gene） 92
D 因子（factor D） 163

TAP（transporter associated with antigen processing）78
TAP1　79
TAP2　79
Th1 細胞（Th1 cell）　190
Th2 細胞（Th2 cell）　190, 258, 268
DNA ワクチン（DNA vaccine）　205, 307
TNF-α（tumor nucrosis factor alpha）　33, 260, 261
TLR → Toll 様受容体
DLA　65
T 細胞（T cell）　209, 210, 219, 223, 229
　　──サブセット　60
T 細胞依存性抗原（T-dependent antigen）　121
T 細胞抗原（T-cell antigen）　308
T 細胞指向性（T-tropic）　282
T 細胞受容体（T cell receptor, TcR）　62, 88, 213, 219, 219
　　──の抗原結合部位　75
　　α/β──　219
　　γ/δ──　219
T 細胞受容体遺伝子（T cell receptor gene）　93
T 細胞非依存性抗原（T-independent antigen）　121
DC → 樹状細胞
TcR → T 細胞受容体
TGF-β（transforming growth factor-β）　139, 229
定常部（variable region）　43, 88
ディフェンシン（defensin）　7, 158
T リンパ球 → T 細胞
天然痘（smallpox）　3, 199

と

同系移植片（isograft）　295
同種移植片（allograft）　295
動物咬傷（animal bite）　11
動脈周囲リンパ球鞘（periarteriolar lymphoid sheath, PALS）　113, 114, 131
トキソイド（toxoid）　204
トキソプラズマ原虫（*Toxoplasma gondii*）　286
特異性（specificity）
　　免疫系の──　42
特異的免疫応答（specific immunity）　108
毒素（toxin）　15, 150
ドナー（donor）　295
ドメイン（domain）　43
トラスツズマブ（trastuzumab）　307
トランスポーター（transporter）　79
トリパノソーマ（*Trypanosoma*）　3, 6, 174
Toll 様受容体（Toll-like receptor, TLR）　21, 22, 176

トロンボキサン（thromboxane）　35
貪食（phagocytosis）　22, 23, 153
貪食細胞（phagocyte）　22

な 行

ナイーブ CD8 T 細胞（naive CD8 T cell）　198, 225
ナイーブ CD4 T 細胞（naive CD4 T cell）　197, 225
ナイーブ B 細胞（naive B cell）　116, 197, 215
内因子（intrinsic factor）　241
ナイセリア（*Neisseria*）　3
内毒素（endotoxin）　15
内分泌 → エンドクリン
ナース細胞（nurse cell）　221, 222
ナチュラルキラー細胞（natural killer cell, NK cell）　39, 311
II 型過敏症（type II hypersensitivity）　271
肉芽腫（granuloma）　187, 188
二次応答（secondary response）　195
二次病変（secondary pathology）　232
二次リンパ組織（secondary lymphoid tissue）　109
ニューモシスチス・カリニ（*Pneumocystis carinii*）　2, 174, 285, 286
認識（recognition）　4, 154
　　自己と非自己の──　4
　　貪食細胞による──　24
　　病原体の──　21
認識シグナル配列（recognition signal sequence, RSS）　96

ヌクレオカプシド（nucleocapsid）　281

ネドクロミル（nedocromil）　269
粘液（mucus）　7
粘液分泌腺（mucus-secreting gland）　8
粘膜（mucosa）　7, 9
粘膜関連リンパ組織（mucosal associated lymphoid tissue, MALT）　109, 116, 146

農夫肺（farmer's lung）　275

は

パイエル板（Peyer's patch）　110, 116
肺炎（pneumonia）　3
肺炎連鎖球菌（*Streptococcus pneumoniae*）　201
胚中心（germinal center）　114, 132
胚中心細胞（centroblast）　133, 134, 143
ハイブリドーマ（hybridoma）　302
白癬菌（*Trichophyton*）　3
白脾髄（white pulp）　114

索　引

橋本甲状腺炎（Hashimoto's thyroiditis）　233, 234, 246
破傷風（tetanus）　3, 150, 201
破傷風毒素（tetanus toxin）　202
バージンB細胞（virgin B cell）　215
バセドウ病 → グレーブス病　234
発疹チフスリケッチア（Rickettsia prowazekii）　180
発赤（flare）　264
鳩飼病（pigeon fancier's disease）　275
パパイン（papain）　48
パピローマウイルス（papilloma virus）　308
パーフォリン（perforin）　178
ハプテン（hapten）　277
ハプトグロビン（haptoglobin）　37
パラクリン（paracrine）　24, 128
破裂（bursting）
　　細胞の——　162
ハンセン病（leprosy）　3

ひ

P1キナーゼ（P1 kinase）　40
B因子（factor B）　163
PAF → 血小板活性化因子
PALS → 動脈周囲リンパ球鞘　113
PSGL-1　31
BLC　117
pol　287
B型肝炎（hepatitis B）　3
p53　308
B細胞（B cell）　56, 105, 209, 210, 214, 217
　　——とヘルパーT細胞との相互作用　132
　　——におけるクローン選択とクローン増殖　122
　　——の活性化　130
　　——の記憶　197
　　——のクラススイッチ　137, 140
　　——の形質細胞への分化　140
　　——の抗体の分泌　140
　　——の増殖　140
　　——の分化　217
B細胞エピトープ（B cell epitope）　206
B細胞抗原受容体複合体（B cell receptor complex）　58
B細胞領域（B cell area）　131
PG → プロスタグランジン
ピーナッツアレルギー（peanut allergy）　257
B7.1　125
B7.2　125
B7RP　130, 139
Pヌクレオチド（P-nucleotide）　96, 100
p88　78

Bリンパ球 → B細胞
非MHC遺伝子（non-MHC gene）　246, 265
鼻炎（rhinitis）　262
非構造多型（non-structural polymorphism）　244
ピコルナウイルス（picornavirus）　3
脾索（splenic cord）　115
皮刺試験（prick test）　264
皮質（cortex）　112, 221
皮質上皮細胞（cortical epithelial cell）　222
脾静脈（splenic vein）　124
ヒスタミン（histamine）　33, 34, 260, 262
ヒストプラズマ・カプスラーツム（Histoplasma capsulatum）　6
脾臓（spleen）　2, 110, 113, 131
　　——への抗原の輸送　124
ビタミンB_{12}欠乏症（vitamin B_{12} deficiency）　241
脾柱（trabeculum）　114
脾柱静脈（trabecular vein）　114, 114
脾動脈（splenic artery）　124
ヒト免疫不全ウイルス → HIV
ビトロネクチン（vitronectin）　167
ピノサイトーシス（pinocytosis）　80
皮膚（skin）　7, 9
皮膚アレルギー（skin allergy）　264
ビブリオ（Vibrio）　3
皮膚リンパ球活性化抗原（cutaneous lymphocyte-activation antigen, CLA）　183
ヒポキサンチングアニンホスホリボシルトランスフェラーゼ（hypoxanthine guanine phosphoribosyl-transferase）　302
被膜（capsule）　112
肥満細胞（mast cell）　20, 33, 34, 258, 264
　　結合組織型——　34, 260
　　粘膜型——　34, 260
非免疫関連遺伝子（non-immunological gene）　266
百日咳（pertussis, whooping cough）　11, 201
百日咳菌（Bordetella pertussis）　11
病原体（pathogen）　1, 5, 6
　　——の大きさ　6
　　——の拡散　13
　　——の種類　5
　　——の侵入経路　10
　　——の生活環　6
標的細胞（target cell）　174
日和見感染（opportunistic infection）　2, 286
ヒンジ領域（hinge region）　44

ふ

ファゴリソソーム（phagolysosome）　156

V 遺伝子（V gene）　90
VCAM-1 → 血管細胞接着分子-1
フィブリノーゲン（fibrinogen）　37
フィブリノペプチド（fibrinopeptide）　34
フィブロネクチン（fibronectin）　31
V 領域 → 可変部
風疹（rubella）　201
副移植抗原（minor transplantation antigen）　296
ブタクサ（ragweed）　257
物理的障壁（physical barrier）　7
ブドウ球菌（*Staphylococcus*）　16
負の選択（negative selection）　226
不変鎖（invariant chain）　81
ブラジキニン（bradykinin）　36
プラスミン（plasmin）　54
ブルトン無γグロブリン血症（Bruton's agammaglobulinemia）　189
プレ T 細胞（pre-T cell）　213
フレームワーク領域（framework region）　47
プレドニゾン（prednisone）　301
プレ B 細胞（pre-B cell）　214
プロ酵素（proenzyme）　158
プロスタグランジン（prostaglandin, PG）　32, 35, 260, 261, 262
プロテアーゼ（protease）　281
プロテアーゼ阻害薬（protease inhibitor）　290
プロテアソーム（proteasome）　78, 79
プロ B 細胞（pro-B cell）　214
分化（differentiation）　119
分子模倣（molecular mimicry）　254
分泌型免疫グロブリン（secreted immunoglobulin）　56
分泌片（secretory piece）　54, 147
分類不能型低γグロブリン血症（common variable hypogammaglobulinemia）　189

へ

βアドレナリン受容体（β-adrenergic receptor）　152
$β_2$ミクログロブリン（$β_2$-microglobulin）　66
ペニシリン（penicillin）　273
ベバシズマブ（bevacizumab）　307
ヘパドナウイルス（hepadnavirus）　3
ヘパリン（heparin）　34
ペプチドワクチン（peptide vaccine）　206, 307
ヘマトキシリン-エオジン（H & E）染色（hematoxylin-eosin staining）　113, 220
ペルオキシダーゼ（peroxidase）　171
ヘルパー T 細胞（helper T cell）　120, 134, 140, 187, 190, 248, 297

──への分化　129
　　エフェクター──　183
　　遅延型過敏反応──　297
ヘルペスウイルス（herpesvirus）　3
辺縁帯（marginal zone）　114, 131
扁桃（tonsil）　2, 110

ほ

崩壊促進因子（decay-accelerating factor, DAF）　167
防御（defence）　1
膨疹（wheal）　264
傍皮質（paracortex）　112, 131
傍分泌 → パラクリン
ホスホリパーゼ A2（phospholipase A2）　35
Porter, Rodney　48
補体（complement）　34, 158, 164, 238, 289
補体系（complement system）
　　──の制御　168
補体系制御分子（complement regulatory molecule）　167
補体結合反応（complement fixation）　159
補体受容体 → CR
補体成分（complement component）　37, 165
補体調節タンパク質（membrane co-factor protein, MCP, CD46）　167
ポックスウイルス（poxvirus）　3, 6
ボツリヌス菌（*Clostridium botulinum*）　16
ボツリヌス中毒（botulism）　3, 15, 150
ポリオ（polio）　3, 201
ポリオウイルス（poliovirus）　6
ポリタンパク質（polyprotein）　291
ホルモン（hormone）　24

ま

マイコバクテリウム（*Mycobacterium*）　3, 174
マイトーゲン（mitogen）　249, 250
膜型免疫グロブリン（membrane-bound immunoglobulin）　56
膜侵襲複合体（membrane attack complex, MAC）　161
　　──の制御　167
マクロファージ（macrophage）　20, 32, 185, 222
　　固定──　20
　　組織性──　27
　　遊走──　20
マクロファージ指向性（M-tropic）　282
麻疹（measles）　3, 17, 201

索引

麻疹ウイルス（measles virus） 17, 174
末梢抗原（peripheral antigen） 226
マラリア（malaria） 3
マラリア原虫（*Plasmodium berghei*） 3, 6, 174
慢性拒絶反応（chronic rejection） 299
慢性肉芽腫症（chronic granulomatous disease） 189
マンノース結合タンパク質（mannose-binding protein, MBP） 9, 37, 163
マンノース受容体（mannose receptor） 21

み，む

ミエローマ（myeloma） 302
ミエロペルオキシダーゼ（myeloperoxidase） 157
ミクソウイルス（myxovirus） 3
未成熟B細胞（immature B cell） 215
ミニサテライト（minisatellite） 253
Miller, Jacques 61

虫刺され（insect bite） 9
ムチン様血管アドレシン（mucin-like vascular addressin） 27

め

明帯基底部（basal light zone） 134
明帯先端部（apical light zone） 134
免疫（immunity） 198
　　――の獲得 20
免疫応答（immune response） 287, 297, 299
　　移植片に対する―― 299
　　HIVに対する―― 287
　　非自己MHC分子に対する―― 297
免疫学的特権部位（immunologically privileged site） 229
免疫感作（immunization） 195, 196
免疫寛容（immunological tolerance） 248
免疫記憶（immunological memory） 195
免疫グロブリン（immunoglobulin, Ig） 43, 88, 92
免疫グロブリンスーパーファミリー（immunoglobulin superfamily） 27
免疫グロブリン様ドメイン（immunoglobulin-like domain） 28
免疫系（immune system） 1
免疫蛍光法（immunofluorescence） 237
免疫細胞化学法（immunocytochemistry） 237
免疫シナプス（immunological synapse） 126
免疫治療（immunological intervention）
　　アレルギーの―― 270
免疫複合体（immune complex） 164, 241
免疫抑制剤（immunosuppressive drug） 301

も

毛細リンパ管（lymphatic capillary） 111
モノクローナル抗体（monoclonal antibody） 302
Montague, Elizabeth 199
Montagnier, Luc 280

や行

薬剤（drug）
　　アレルギー反応をひき起こす―― 257
薬物治療（pharmacololgical intervention）
　　アレルギーの―― 269
火傷（burn） 9

有鈎条虫（*Taenia solium*） 6
遊走（migration） 26, 27
　　ヘルパーT細胞の―― 184
輸血反応（blood transfusion reaction） 271
輸出リンパ管（efferent lymphatic vessel） 111, 113
輸入リンパ管（afferent lymphatic vessel） 111, 112

ら行

らい菌（*Mycobacterium leprae*） 6, 180
ライノウイルス（rhinovirus） 11
ラパマイシン（rapamycin） 302
λ5定常部遺伝子（λ5 constant segment） 213
λ鎖（λ chain） 43, 90
ランゲルハンス細胞（Langerhans cell） 123, 277

リウマチ熱（rheumatic fever） 248
リーシュマニア（*Leishmania*） 180
リシン（ricin） 304
リステリア菌（*Listeria monocytogenes*） 174, 181
リソソーム（lysosome） 80
　　――依存性の傷害機構 156
　　――非依存性の傷害機構 156
リゾチーム（lysozyme） 7, 8, 158
リツキシマブ（rituximab） 307
リポキシゲナーゼ経路（lipoxygenase pathway） 35
流行性耳下腺炎（mumps） 3, 201
淋菌（*Neisseria gonorrhoeae*） 11
リンパ管（lymphatic vessel） 2, 14, 109, 110, 111
リンパ球（lymphocyte） 208
　　――の再循環 116
　　ナイーブ―― 109
リンパ系（lymphatic system） 110

リンパ系幹細胞（lymphopoietic stem cell） 209, 210
リンパ小節（lymphoid nodule） 2, 110
リンパ節（lymph node） 2, 111, 112, 131, 286
　——への抗原の輸送　124
リンパ本管（lymphatic duct） 110
淋病（gonorrhoea） 3, 11
リンホカイン活性化キラー細胞（lymphokine-activated killer cell, LAK） 312

類上皮細胞（epithelioid cell） 188

レクチン経路（lectin pathway） 162
レジオネラ・ニューモフィラ菌（*Legionella pneumophila*） 174, 180
レシピエント（recipient） 295
レトロウイルス（retrovirus） 281
連鎖球菌（*Streptococcus*） 3, 16

ロイコトリエン（leukotriene, LT） 35, 260
ロイコトリエンC_4（leukotriene C4） 262
ロイコトリエンB_4（leukotriene B4） 261
ロタウイルス（rotavirus） 11, 152, 201
濾胞（follicle） 112, 114
濾胞樹状細胞（follicular dendritic cell） 133, 134
ローリング（rolling） 29

わ

ワクシニアウイルス（vaccinia virus） 204
ワクチン（vaccine） 198
　組換えベクターによる—— 205
　DNA—— 205
　ペプチド—— 206
ワクチン接種（vaccination） 198

山　本　一　夫（やま　もと　かず　お）
1957 年　福島県に生まれる
1979 年　東京大学薬学部 卒
1984 年　東京大学大学院薬学系研究科博士課程 修了
現　東京大学大学院新領域創成科学研究科 教授
専　攻　生化学，免疫化学，糖鎖生物学
薬　学　博　士

第 1 版第 1 刷　2010 年 10 月 18 日発行

免　疫　学
──巧妙なしくみを解き明かす──

Ⓒ 2010

訳　　者　　山　本　一　夫
発行者　　小　澤　美　奈　子
発　　行　　株式会社 東京化学同人
東京都文京区千石3丁目 36-7（☎ 112-0011）
電話 (03)3946-5311・FAX (03)3946-5316
URL : http://www.tkd-pbl.com/

印　刷　大日本印刷株式会社
製　本　株式会社 松岳社

ISBN 978-4-8079-0730-4
Printed in Japan